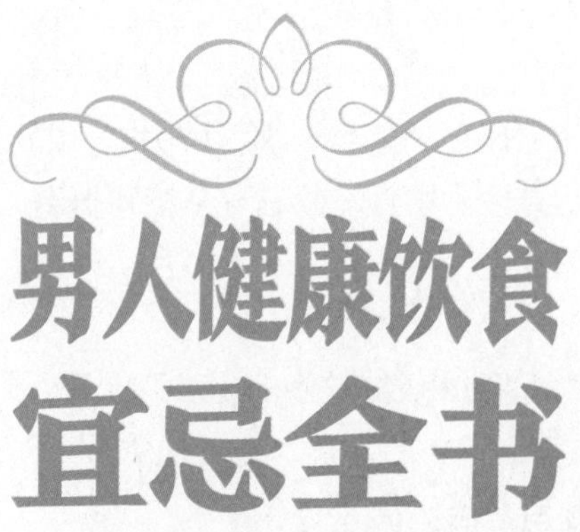

男人健康饮食宜忌全书

王 斌 高海波 主编

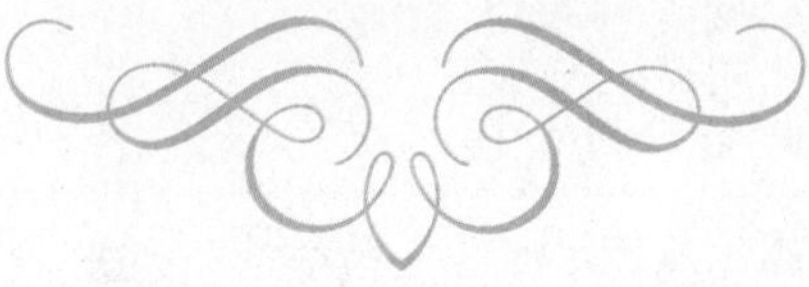

江苏凤凰科学技术出版社

图书在版编目（CIP）数据

男人健康饮食宜忌全书 / 王斌，高海波主编. -- 南京：江苏凤凰科学技术出版社，2017.5

（含章. 掌中宝系列）

ISBN 978-7-5537-5638-7

Ⅰ. ①男… Ⅱ. ①王… ②高… Ⅲ. ①男性－食物养生－基本知识②男性－饮食－禁忌－基本知识 Ⅳ. ①R247.1②R153.9

中国版本图书馆CIP数据核字(2015)第260553号

男人健康饮食宜忌全书

主　　编	王　斌　　高海波
责任编辑	樊　明　　葛　昀
责任监制	曹叶平　　方　晨
出版发行	凤凰出版传媒股份有限公司 江苏凤凰科学技术出版社
出版社地址	南京市湖南路 1 号 A 楼，邮编：210009
出版社网址	http://www.pspress.cn
经　　销	凤凰出版传媒股份有限公司
印　　刷	北京文昌阁彩色印刷有限责任公司
开　　本	880mm × 1 230mm　1/32
印　　张	14
字　　数	380 000
版　　次	2017年5月第1版
印　　次	2017年5月第1次印刷
标准书号	ISBN 978-7-5537-5638-7
定　　价	39.80元

图书如有印装质量问题，可随时向我社出版科调换。

序言

男性是家庭的主力，不仅需要赡养老人、教育子女，还要应对繁重的工作，因此，他要面对的压力可想而知。均衡营养对每个人都很重要，然而许多男性往往对此关注比较少；即使有些男性想吃得健康，但由于工作上的应酬，不得不经常大鱼大肉，推杯换盏。而这些，对男性的身体有着不小的损害。

近些年，男性健康状况普遍滑坡，猝死现象屡屡发生。在这种情况下，男性健康逐渐引起了大家的重视，越来越受到人们的普遍关注。强健的体魄与充足的精力是男性具有活力的表现。在现代社会，男性的健康更应受到关注，男性养生的知识也更应该引起我们的重视。

“安身之体，必资于食，不知食宜者不足以存生也”。饮食在日常生活中一直居于首位，而应用饮食来养生防病和保健祛疾的食物疗法是中国医学的宝贵遗产。男性养生需要根据男性的生理特点和营养需求，把食物的特性与身体状况相结合，进行合理安排，以达到强身健体的功效。

本书参考了《黄帝内经》这本医学著作，共分为四个章节。首先，对男性中医饮食养生的内容进行了介绍，同时补充介绍了男性饮食养生的“宜”与“忌”，让男性更全面地了解相关的饮食常识；其次，收集整理了数十种男性养生保健食物，分别对其性味归经、养生功效、选购保存等知识进行了介绍，还推荐了适合男性食用的养生餐；再次，对男性饮食中须慎食的食物进了介绍，阐述了慎食的原因，让男性更好地规避这些饮食误区；最后，列举了 36 种常见的男性疾病和症状，进行了总结和分析，并列举了对症的药膳供广大男性患者选择。希望男性读者能从中受益，做好日常保健护理，远离疾病的困扰。

在此，我们真诚地希望本书能对广大男性朋友的健康有所帮助，愿本书能让更多男性朋友活出健康，保持良好的体质，面对生活的种种压力时，能够信心百倍。

阅读导航

全书收录了 200 多张精美的高清食谱图片，让您在学习烹饪的同时，还能一饱眼福。

香菇

Xiang Gu

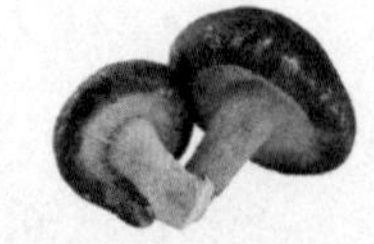

概况介绍

通过别名、性味归经、适用量、热量等版块，让读者了解食材的基本信息。

别名：冬菇、香菌、爪菰　性味归经：性平，味甘；归脾、胃经

适用量：每次 100 ~ 150 克　热量：108 千焦 /100 克

食材解读

通过养生关键词、食疗功效、选购保存、应用指南等栏目，全面解读食材，使读者了解食材在日常生活中的应用。

养生关键词

化痰理气，健脾补虚

香菇富含碳水化合物、钙、磷、铁、维生素 B_1、维生素 B_2、烟酸以及蛋白质类物质，并含有香菇多糖、天门冬素、腺嘌呤、三甲胺、甘露醇、海藻糖等多种活性物质，有化痰理气、益胃和中等作用。

食疗功效

香菇具有透疹解毒、防癌抗癌等功效，对食欲不振、身体虚弱、小便失禁、大便秘结、形体肥胖、癌症等病症有食疗作用。香菇还对糖尿病、肺结核、传染性肝炎、神经炎等症起辅助治疗的作用。

选购保存

优质香菇体圆齐整，菌伞肥厚，盖面平滑，手捏菌柄有坚硬感，放开后菌伞随即膨松如故。其色泽黄褐，菌伞下面的褶皱要紧密细白，菌柄短而粗壮，远闻有香气，没有焦片、雨淋片、霉蛀和碎屑。应将香菇放在通风干燥处储存。

♥ 应用指南

1. 润肠通便，健脾益气，可辅助治疗便秘、食欲不振：鲜香菇 500 克，鲜桃仁 200 克，鸡汤 200 毫升，淀粉 50 克，盐、料酒、白糖各适量。将鲜桃仁上锅蒸熟；取鸡汤加盐、料酒、白糖，下锅煮沸，再加入熟桃仁和鲜香菇共煮熟，用淀粉勾芡。
2. 健脾益气，补虚，辅助治疗食欲不振：排骨 200 克，香菇 10 个，姜片、盐、料酒、鸡精各适量。将香菇切成块洗净，将排骨洗净切成块；将锅中水烧沸，加少许盐，放入排骨，水开后去沫；加入料酒、姜片、香菇，小火炖 30 分钟左右。调入盐、鸡精即可。
3. 辅助治疗消化不良：猪肉 150 克，香菇 40 克，盐、油各适量。将猪肉、香菇处理好，下入油锅炒熟，加盐。

相宜搭配

向读者介绍食材的几种最佳搭配方式，指导读者科学饮食。

相宜搭配		
宜	香菇 + 木瓜 降压、减脂	香菇 + 豆腐 健脾胃、增食欲

252

男性养生宜吃的73种食物  第二章

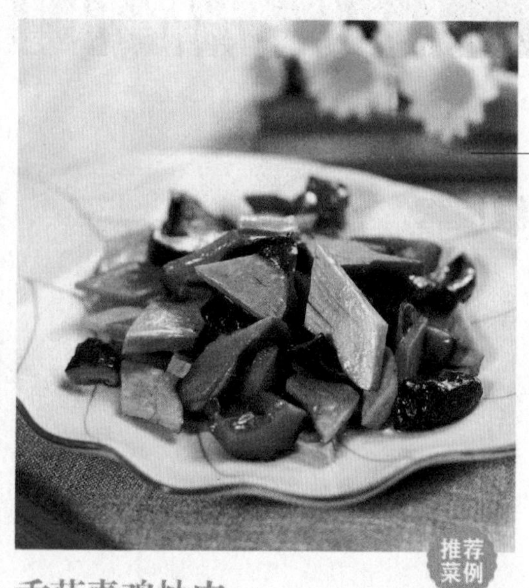

推荐菜例

香菇素鸡炒肉

原料：香菇200克，素鸡180克，猪肉150克，红甜椒20克，盐2克，味精3克，油适量

做法：

❶将素鸡切成菱片，焯水后捞出；香菇洗净，对切；红甜椒洗净切片；猪肉洗净后切片。

❷锅中加入油，烧热，下入肉片滑开。

❸爆香香菇，加入素鸡片、红甜椒片和盐、味精，炒至入味即可。

专家点评

本菜品适合食欲减退、少气乏力的成年男性或少年儿童食用。

253

高清美图

每种食谱配以高清美图，搭配食谱的详细做法，图文并茂，一目了然。

食谱名称

整体所用食材的高度概括，更方便读者的快捷检索与选择。

专家点评

列出了适合食用本菜品的人群，让读者的选择更具有针对性。

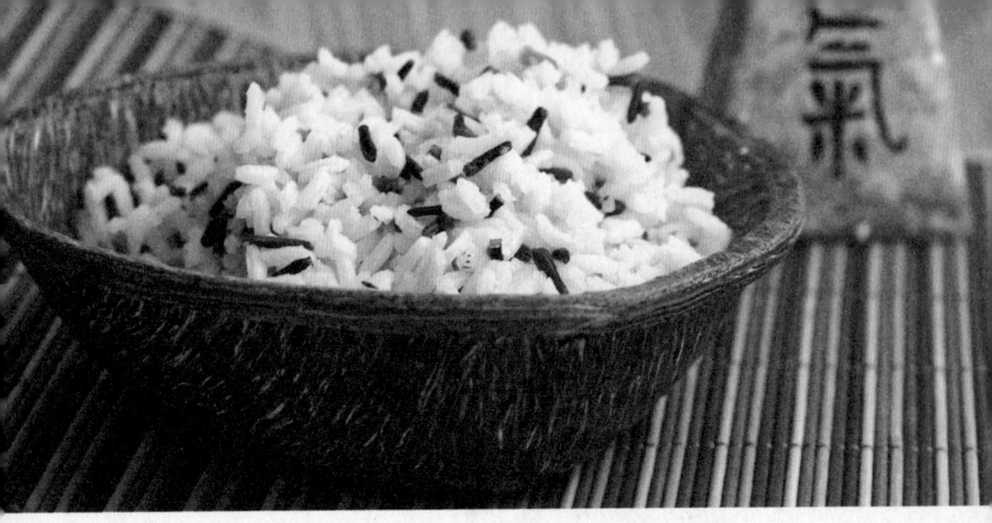

目录

第一章 男性养生保健指南

男性饮食养生禁忌事项

第二章　男性养生宜吃的 73 种食物

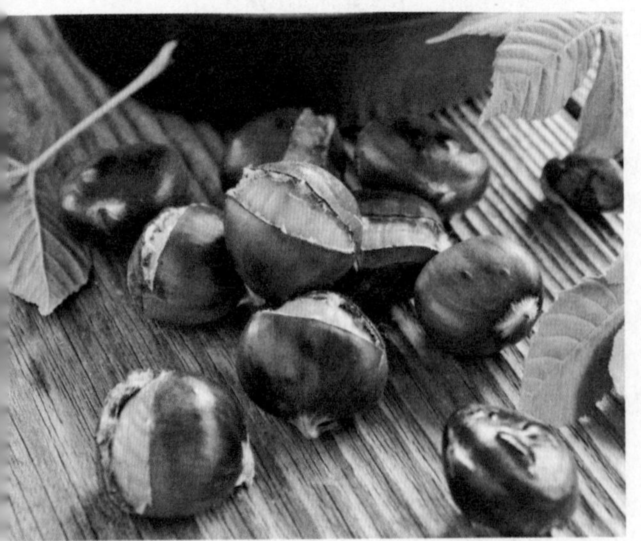

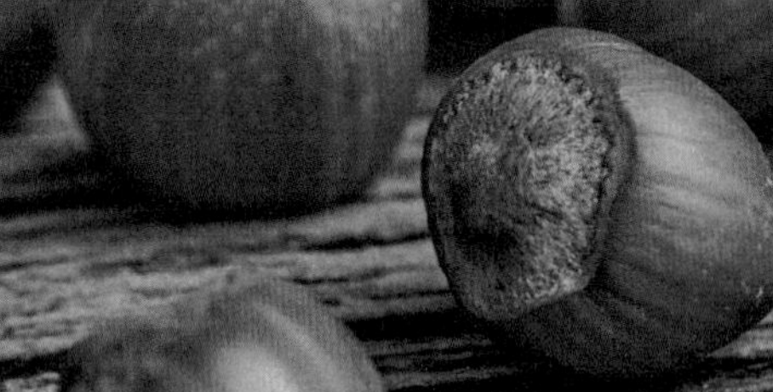

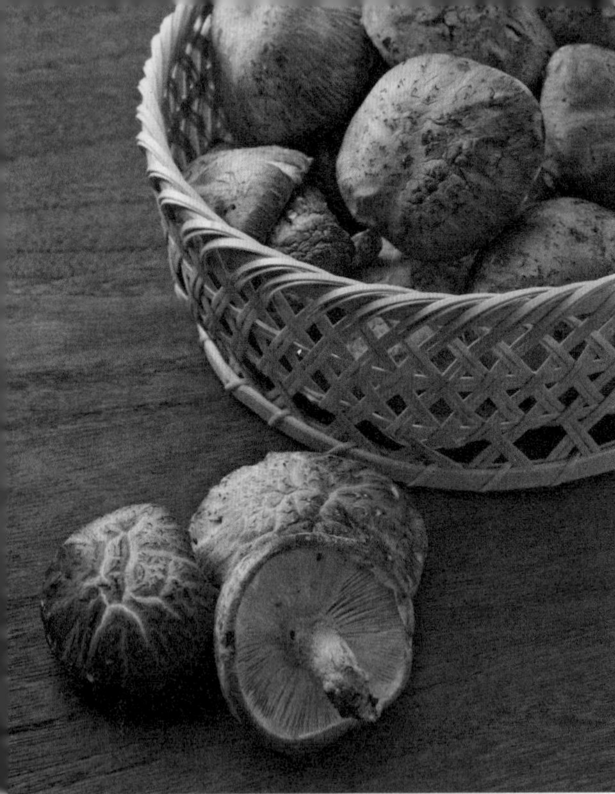

第三章 男性养生慎吃的 64 种食物

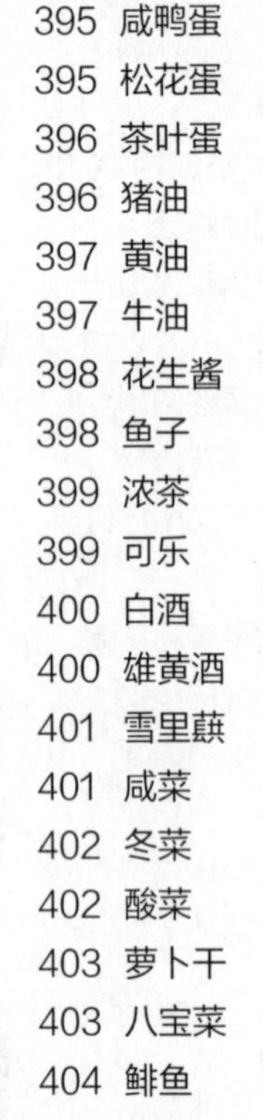

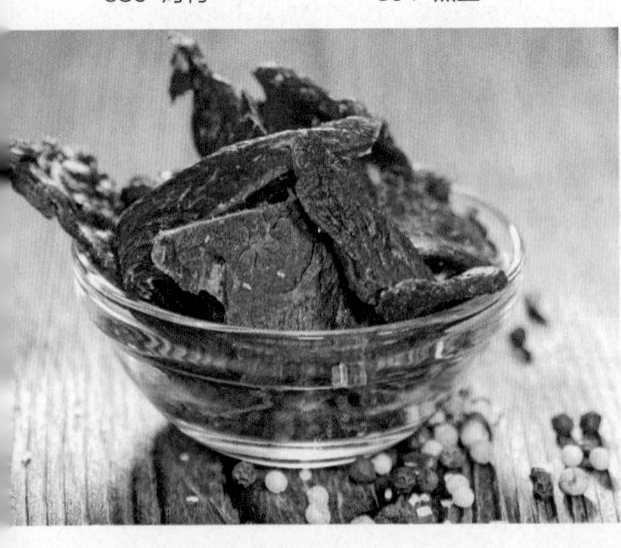

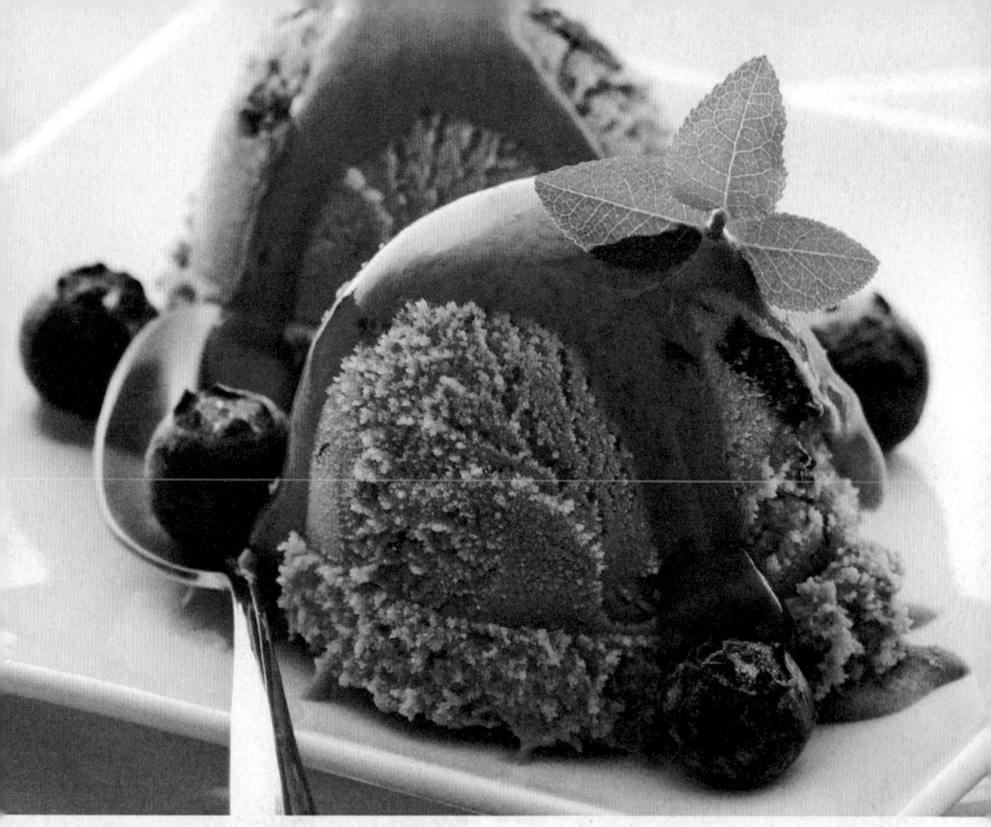

第四章　36 种男性常见病饮食宜忌

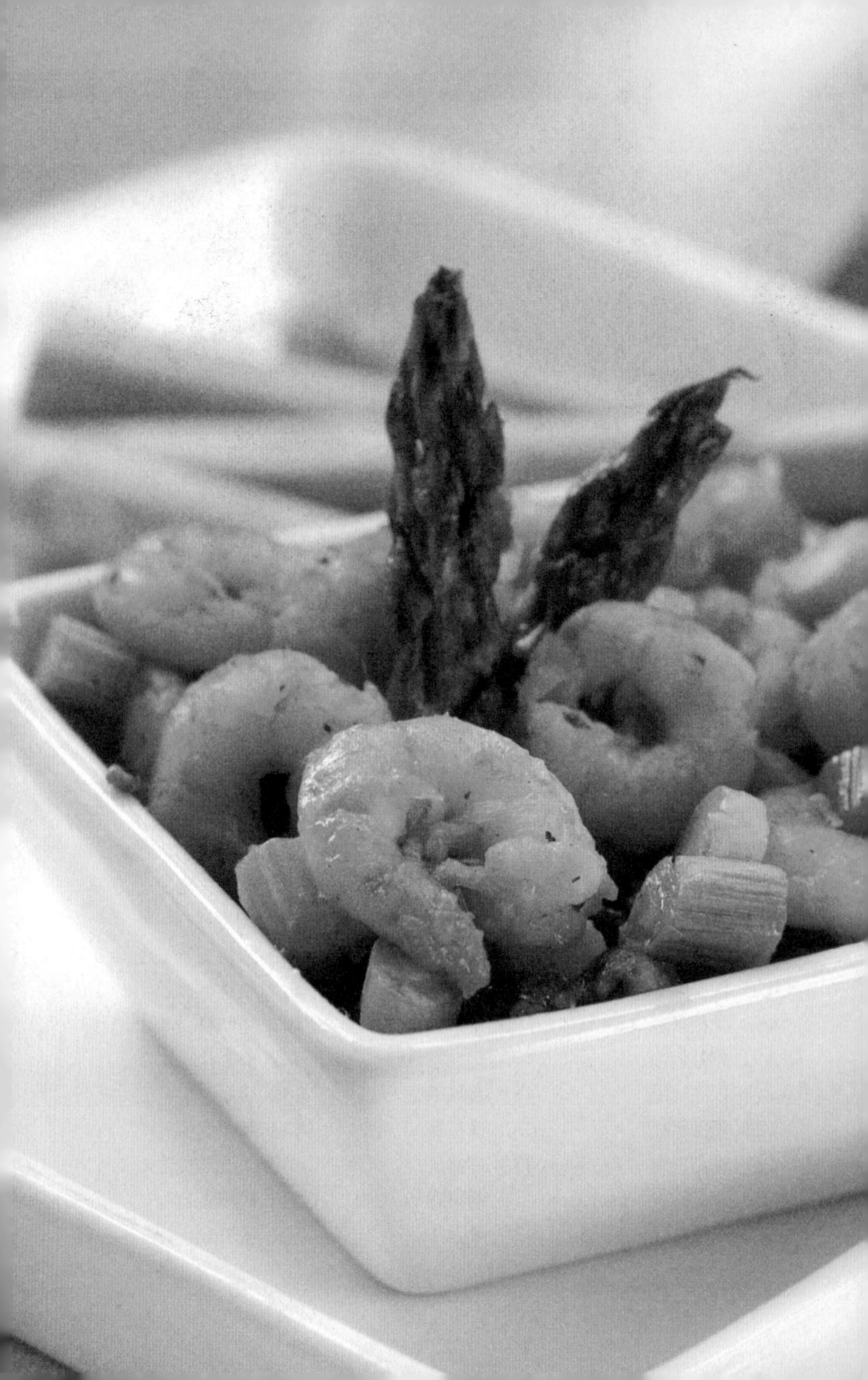

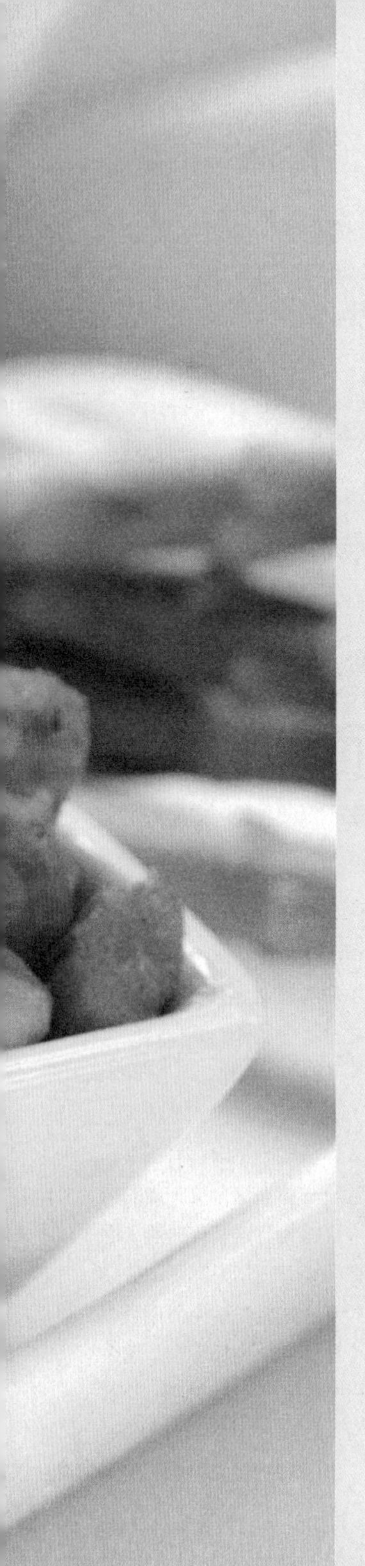

第一章

男性养生保健指南

男性的养生保健不仅关系到男性自身的健康，更关系到整个家庭的幸福。随着全民健康意识的提高，中医“防病胜于治病”的观念逐渐深入人心，“是药三分毒”“药补不如食疗”的古语又被广泛地提及。本章从《黄帝内经》中所讲的男性养生知识出发，详细介绍了中医基础养生知识、男性五种体质的判别与调养方法、五脏的食疗调养方法，以及各个年龄阶段男性对饮食的营养需求，同时列出了数十条男性饮食养生宜忌，全面科学地带领男性走进养生课堂。

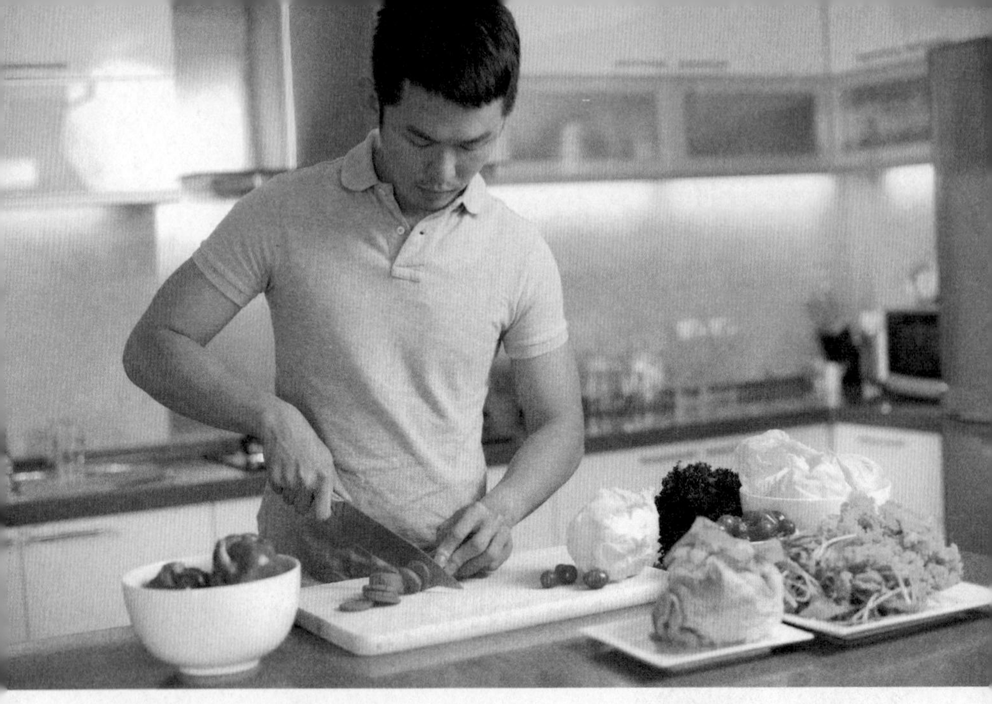

男性健康养生知识面面观

不管对于男性还是女性，养生都是非常必要的。养生不仅要养护，更需要正确的方法。以下这些“养生之道”你都知道吗?

保持“生命物质能量间的平衡”

从物理意义上来讲，“能量”是度量物质运动的一种物理量。而从中医的角度来解读，我们生命的物质能量其实可以概述为“气”“血”“津液”“精”几个部分。其中，“气”“血”“津液”是经由饮食与呼吸摄取的水谷精华、清气所运化而成的，然后进一步成为制造骨肉、驱动内脏与筋肉活动的能量来源。“精”与“阳气”也是维持生命活动的重要因素。“精”是人体生命本源，是维持成长、发育等人体功能的物质能量来源。“阳气”自筋肉的收缩以及饮食中产生，具有温暖身体、固位体表的作用，以维持生命的功能。构成人体的物质也有阴阳之分。气属于“阳”，血、津液、精属于“阴”，因此，血与津液、精也合称为“阴液”。

中医把人体看成一个以心为主宰、五脏为中心的统一体。这个统一体的内部各系统通过经络相互连接在一起。而以“气”“血”“津液”为其活动的物质基础，同时又通过相生相克而相互调节，维持整个身体的协调和平衡。这个统一体从另一个角度可分为“阴”“阳”

两部分，这两部分既相互制约又相互联系，以维持平衡。

中医的整体观念贯穿于中医的生理、病因、发病、诊断、治疗、养生等领域。我们可以发现，中医在整体观念的指导下，衍生出了一个重要观点，就是“平衡”——强调人体内各部分的协调和平衡，强调人与外界环境的平衡。我们也可以说，平衡其实是中医眼中人的身体健康与否的核心，具有相当的重要性。平衡是中医治病的目的，中医治疗即是促成自然、心理、社会和人这个大整体的平衡，而组成这个整体的所有要件都是中医治疗所要整合的。平衡是整体观念和辨证论治的灵魂，具体到一病一症，是辨证的宗旨。

“精”——生命之本

《景岳全书 · 脾胃》一书中指出：“人之始生，本乎精血之原；人之既生，由乎水谷之养。非精血，无以充形体之基；非水谷，无以成形体之壮。”

精是构成人体、维持人体生命活动的物质基础，我们说它是“生命之本”，是因为它既是生命活动的物质基础，又是脏腑器官生理活动的产物。人之精根源于先天而充养于后天，从精的来源来说，则有先天与后天之分。

“先天之精”又叫作“元精”。它是与生俱来的，秉受于父母，是人类生殖繁衍的基本物质，是人体生长发育的基础，被视为人体生命活动的原始物质。故而《黄帝内经 · 灵枢》中称：“人始生，先成精。”《颅囟经》中也有提及：“人之始生，秉精血以成，借阴阳而赋命。父主阳施，犹天雨露；母主阴受，若地资生。男女媾精，胎孕乃成。”“一月为胞胎，精气凝也；二月为胎形，始成胚也。”

父母生殖之精结合，形成胚胎之时，便转化为胚胎自身之精，此禀受于父母以构成脏腑组织的原始生命物质。胚胎形成之后，在女子胞中，直至胎儿发育成熟，全赖气血育养。胞中气血为母体摄取的水谷之精而化生。因此，先天之精，实际上包括原始生命物质，以及从母体所获得的各种营养物质，主要秘藏于肾。

“后天之精”又称“脏腑之精”。它主要来自于后天水谷精微，透过脾胃的消化吸收，肺的呼吸调节，产生精微

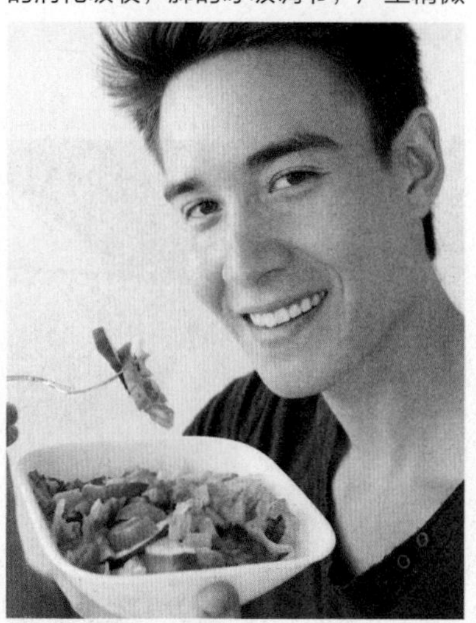

物质，藏于五脏，作为人体生命活动的基本物质。由此可见，后天之精具有维持人体生长发育的功能，是人体需要的营养物质。

为了确保后天之精，首先要确保脾胃之和，这是生成后天之精的根本所在。中医的五脏是一个统一的整体，它是按五行的关系来运行的。脾五行属土，克它的是肝，它生的是肺，生它的则是心，所以单是调和脾胃是没有用的，必须要调和整个藏象系统。

后天之精有两个来源，一个是脾藏化取饮食中的精华，一个是经络透过穴位直接吸取的宇宙精气。所以养生不仅要确保脾胃之和，还要调通人体经络，使其处在一个良好的接收状态中。《黄帝内经·素问》说："是故刺法有全神养真之旨，亦法有修真之道，非治疾也，故要修养和神也。"可见养生实际上涉及中医的全部内容。因此，说中医就是养生医学也不为过。

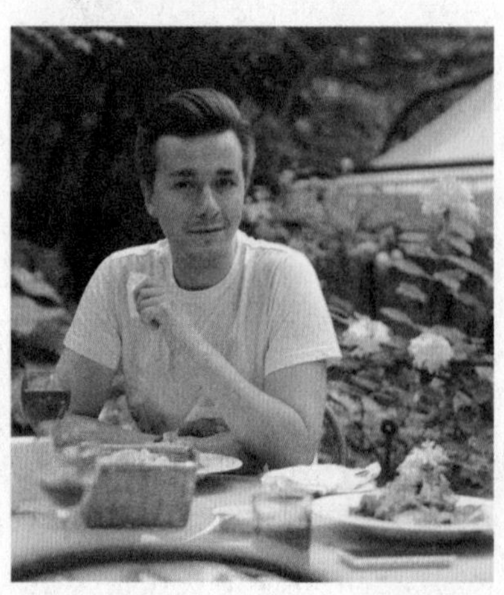

精尽管有先天和后天之分，但两者是相辅相成、互为依存的。先天之精要依靠后天之精的不断补充，后天之精则必须依赖先天之精的活力，而且它们还共同存储于人的两肾之中，形成所谓的"肾精"。五脏之精充盛，注入于肾，透过肾气的作用与先天之精结合转化为肾精。肾精化生元气，运行全身，促进人体的生长、发育和生殖，并且推动和调节全身的生理活动功能，是人体生命活动的原动力。同时，在生殖过程中，男女之精交合，则产生新的生命，故此精对于男性而言，更为重要。

"气"——生命的动力

中医学认为，气是构成人体的最基本物质，又是维持人体生命活动的最基本物质。人体必须不断地从自然界中摄取精气，才能维持生命活动。比如人必须呼吸自然界的清气（氧气），也必须摄取水谷之精气（食物中的营养物质），这样才能维持人体生命活动。所以，气是维持人体生命活动的最基本物质。中医学把气的运动变化叫作"气机"。由于气的运动变化，就有物质和能量的转化，即称为"气化"。凡有生机的组织器官，都是气化的场所。整个生命过程就是气在人体不停地升降出入的过程，气化停止生命也就终结。总之，生命活动的生与死，实际上寓于气的运动中，有气则生，无气则死。

在中医学理论中，气既是物质，又是功能，比如把人体脏腑的功能活动称为“脏腑之气”，人体血液的运行，要靠心气的推动；肺的呼吸运动，也要靠肺气的宣发与肃降功能；尿液的贮藏与排泄，由肾的气化作用完成。又比如经络的功能活动被称为“经气”，在针刺治疗时，必须“得气”（有酸、胀、麻的感觉），才能针对病症，取得一定的疗效。具体来说有下面的几个作用。

推动作用：促进内脏的功能与血和津液流动。人体的生长发育，脏腑经络的生理功能，血液的循环运行，津液的输布和代谢，都要依赖气的激发与推动才能维持正常。若气的这一功能不足，就会影响人体的生长发育或出现早衰，脏腑、经络功能会减退，还会引起血虚、血脉淤滞和水湿停滞等病变。

温煦作用：维持体温、温暖内脏，以提高内脏的功能。《难经·二十二难》中说“气主煦之”，即指气有熏蒸温煦的作用，是人体热量的来源，人体能维持正常的体温，与气的温煦作用密切相关。若温煦作用不足，便可出现畏寒肢冷、血运迟缓等。

防卫作用：保护身体肌肤表面，防止外邪侵入，又能与入侵之病邪作斗争。若驱邪外出，则身体康复；若气的这一功能不足，则无法抗病而导致发病。正如《素问·评热病论》中说：“邪之所凑，其气必虚。”

气化作用：气化是指通过气的运动而产生的各种变化。具体是指气将血转换成精，或者将津液转换成汗，使气、血、津液和精互相循环变换。若这一功能失常，就会影响气、血、津液的新陈代谢，影响食物的消化吸收，影响汗液、尿液和粪便等的排泄。

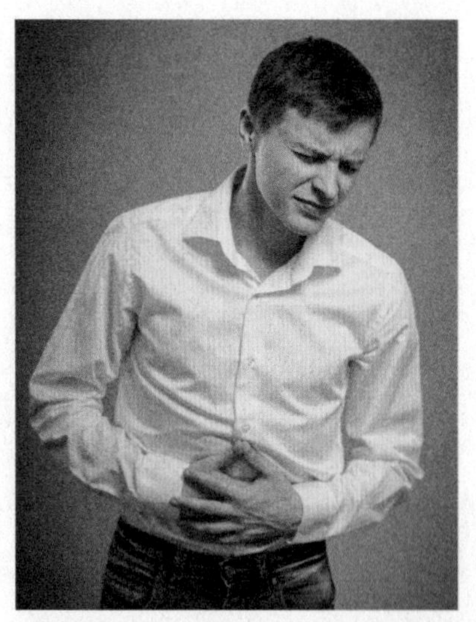

固摄作用：调节汗水与经血的分量，调整体内物质的排泄。气的固摄作用，主要是对血、精、津液等液态物质具有防止其无故流失的作用。若这一功能不足，便会出现出血、自汗、遗尿、遗精等病症。

这五种作用密切配合，相互为用，才能够保持人体正常的生命活动。

“血”——生命的营养液

血即血液，为循行于脉管中的富有营养的红色液体，是构成人体和维持人体生命活动的基本物质之一。血液必须在脉管中运行，才能发挥其正常的生理效应。脉则具有阻碍血液逸出的功能，故又有“血府”之称。如因某些原因而致血液逸出脉外，则失去其正常的营养和滋润生理作用，即为出血，又称为“离经之血”。

营养和滋润脾胃为气血生化之源。血液主要来源于水谷精微，而水谷精微主要靠脾脏将食物消化所得的营养。所以，血液是由水谷精微转化为营气和津液，所生成的血液被送往身体各个部分，并且提供营养支持着身体各个部分的活动。肌肉和骨骼是否强壮，眼睛能否看清东西，肌肤和头发是否有光泽等都取决于血能否正常和谐地流通于身体的各个部分。

血为神志活动的物质基础，能维持人体正常的神志活动。血气的充盛，血脉的和谐运行可以让人精力充沛，神志清晰，感觉灵敏，活动自如。无论何种原因所形成的血虚或运行失常，都可能出现不同程度的神志方面的异常。如心血虚、肝血虚，常有惊悸、失眠、多梦等神志不安的表现。失血甚者，还可出现烦躁、恍惚、昏迷等神志失常的病症表现。可见，血液与神志活动有着密切的关系。血液供应充足，其神志活动才能正常进行。

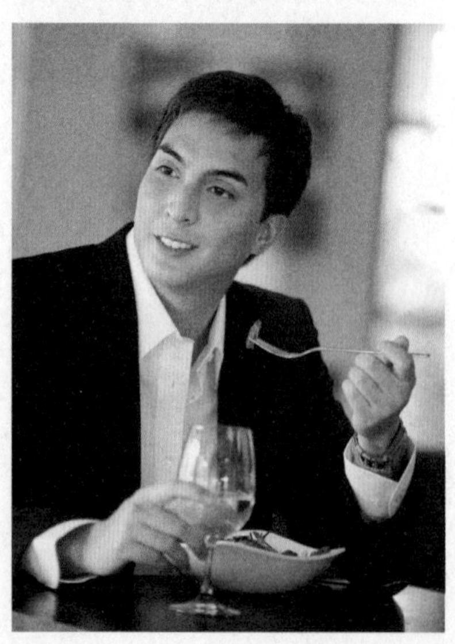

如果血液能够正常流通，与身体各个需要营养的器官和功能可以和谐配合，那么身体会处于一种正常而健康的状态。如果血液不能够正常流通，则会出现很多的问题，主要表现为：血虚、血热、血淤。

血虚：血虚是血的不足或者血的功能减弱所引起的症状。造成血虚的原因有失血、血消耗太过；或者造血机能减弱等；月经出血量过多，也会造成血虚。如果血量不足，则血带来的营养与滋润作用也会不足，这样一来，人体的肌肤、毛发、筋肉等也会出现异常。例如若头部发生血虚，会发生眼翳与目眩；在心脏则会造成心悸等症状；在肝脏则会造成眼睛干涩及指甲变形；在经脉则会导致月经不顺和手脚发麻的症状。

血热：血热是因为热邪作用于血中，血的循环作用停滞而造成热累积，也可能是因为吃太多重口味的食物而引起的。血过于燥热会伤害血本身所通过的经络和脏腑，血的循环速度加快也会造成身体异常状况的出现。血过于燥热所引起的症状有：发热、口苦、便秘，如果血液循环过于迅速，则产生流鼻血、牙龈出血等症状。

血淤：血淤是指体内血流不畅，经脉受阻，血液淤滞所引起的症状。如果血淤的状态持续下去，会产生淤血。血是由心脏送往全身各处的，由肝脏控制血液循环，因此，产生血淤症状的原因是肝与心脏的异常。除此之外，寒邪让血液循环停滞，热邪让血液循环过度黏稠，或者是气虚与气滞让气辅助血液循环的功能降低，以及摄取过多的油脂或者是吸烟喝酒等不良生活习惯等都是造成血淤的原因。血淤的症状常伴随着疼痛，例如经痛与神经痛，还有便秘、肌肤失去光泽、黑眼圈、痔疮等症状。若血淤的情况加重，也有可能引起脑血管障碍等重大疾病。

“血”与“气”的平衡

“血”和“气”一起构成了人体运行的主要方式。古时候中医诊断所用的“阴”“阳”“虚”“实”等名词，用在描述人体的整体状态时，就是对人体血气这种能源调度的描述。例如，“阴”代表储存的能源，“阳”代表日常生产的血气能量，“阳虚”就代表日常生产的能源不足，也就是中医所说的血气不足，“阴虚”则说明储存的能源正在透支。

血气代表日常产生的能源，透支的能源则被称为“火”。“阴虚火重”则说明人体正在透支储存的能源。“阴阳两虚”则说明日常能源生产不足，而储

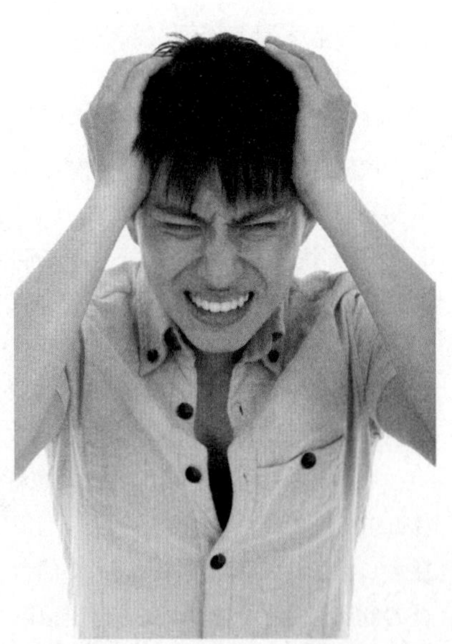

存的能源也快用完了，也就是“血气”不足而“火”也快用尽了，身体必须想办法使用第三种特殊的能源来供应透支所需的能量。“气血枯竭”就是“血气”和“火”全部消耗殆尽。用这样的方法来解读中医的术语，就非常具体，也不再有任何“玄”的感觉了。

中医学将“气”和“血”的关系概括为“气为血之帅，血为气之母”。

气能生血：是指血液的生成及其生成过程中均离不开气和气的运动变化。

气能行血：是指气具有推动血液在经脉中运行的作用。

气能摄血：是指气具有统摄血液，使血行脉中而不逸出脉外的作用。

血能载气：气属阳而主动，必须附着于有形气血才能行于脉中而不散失。

血液充足则气得以载，气才能正常运行，发挥其生理功能。

气存在于血中：血在载气的同时不断为气的功能活动提供物质，使其持续得到补充。

一般人在正常生理情况下，气血阴阳是相对平衡的；反之，血气不和，气血阴阳平衡失调，则会出现各种疾病。当气血失去平衡时，可表现为阳虚、阴虚、阴阳两虚以及血气枯竭。

阳虚：血气低于健康水平，这时人体抵抗疾病的能力和疾病侵入的能力很接近，当有外来疾病侵入时，人体仍有能力抵抗，但是不像健康的人一样可以很快地击退疾病，因此会出现各式各样的症状，传统上会认为其体弱多病。

阴虚：血气下降的趋势长期不能扭转，血气降至低于阳虚的下限后，由于人体的能量太低，人体抵抗疾病的机制无法完全正常运行，疾病入侵或器官的损伤如没有立即引发危险，就暂时将之搁置。这时的血气只够维持日常工作或活动的需要。这样的人是目前社会的最大一个群体。

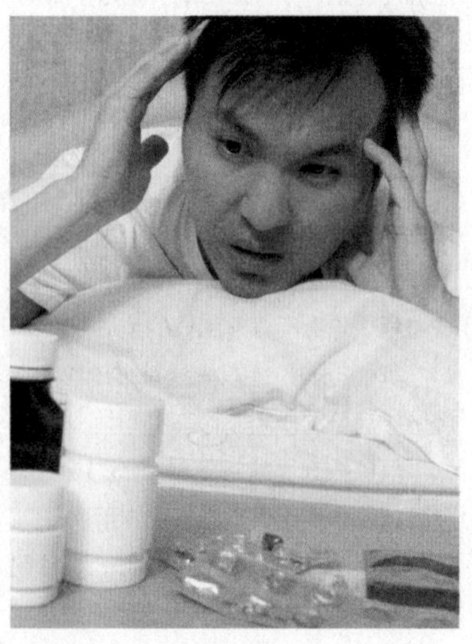

阴阳两虚：由阴虚的状况继续消耗能量，等到储存的能量即将用尽的时候，也就是“火”快用完了，就到了“阴阳两虚”的水平。这时人体会经常处于疲倦的状态。这个时候人体为了取得必要的能量，会到肌肉里或其他部位汲取能量。

血气枯竭：由阴阳两虚的血气水平再继续下降，最终降低到中医所说的“阴阳大虚”的水平，即“血气枯竭”。这时人体血气虚亏导致肝火旺，所透支的能量超过了人体安全库存的下限，身体机能已经到了山穷水尽的程度。

处于任何一个血气水平的人，只要能将血气从下降的趋势转变为上升的趋势，假以时日，血气的水平会不断上升。多数内脏的疾病也就是慢性病，只是不同程度低血气水平的症状。因此，只要提升了血气水平，各种慢性病都有康复的机会。

“津液”——生命甘泉

津液是指人体除了血以外的一切正常水液的总称，包括各脏腑组织器官的内在体液及其正常分泌物，如胃液、肠液、涕、泪等。津液同气和血一样，也

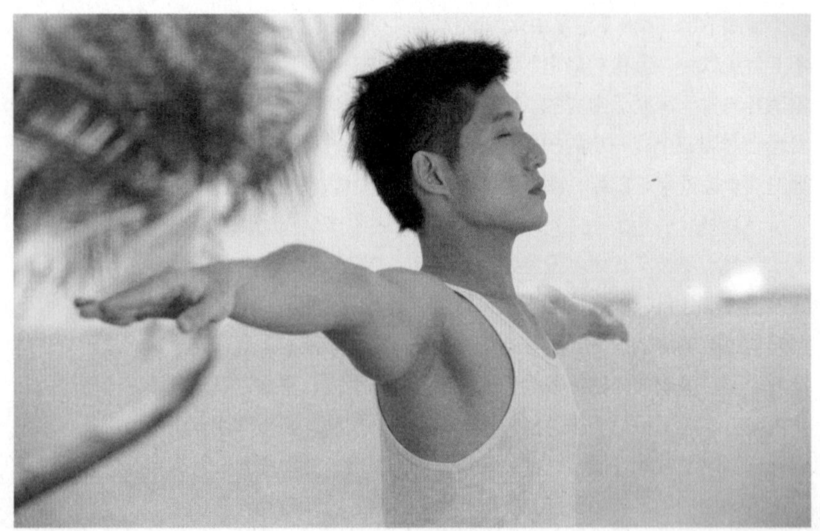

是构成人体和维持人体生命活动的基本物质。津液由脾脏将水谷的精华运化而成。于脾脏生成的津液，在脾与肺、肾的作用下，以三焦为通络送往全身，并具有可滋润身体各部位的功能。

津与液虽然同属于水液，都来源于食物，有赖于脾和胃的运化功能而生成，但由于津和液在其性状、功能及其分布部位等方面有所不同，因而也有着一定的区别。一般地说，性质较清稀、流动性较大，分布于体表皮肤、肌肉和孔窍，并能渗注于血脉之中，起滋润作用的称为“津”；性质较稠厚，流动性小，灌注于骨节、脏腑、脑、髓等组织，起濡养作用的称为“液”。津和液之间，可以相互转化，所以津与液经常同时并称。

《灵枢·决气》：“何谓津？岐伯曰：‘腠理发泄，汗出溱溱，是谓津。’何谓液？岐伯曰：‘谷入气满，淖泽注于骨，骨属屈伸，泄泽，补益脑髓。皮肤润泽，是谓液。’”可见，津液有滋润和濡养的生理功能。被送往体表的津液可滋润肌肤毛发，流注于孔窍的津液，具有滋润和保护眼、鼻、口等孔窍的作用；渗入于血脉的津液，具有充养和滑利血脉的作用，而且也是组成血液的基本物质；注入于内脏组织器官的津液，则具有濡养和滋润各脏腑组织器官的作用；关节内的骨髓也含有津液，使关节能够灵活运动，并滋润骨髓与脑髓。

如果津液和谐地流通于身体的各个部分，让体内各器官之间可以顺畅地运作和活动，那么这个时候人体就是健康的；如果津液失去和谐，则会产生一些问题。津液失去和谐，一般表现为津液不足和痰湿两种情况。

津液不足：津液不足是由营养不良、不卫生的饮食、脾胃的异常、津液的过量消耗与排出等原因造成的，热邪的入侵也会对津液造成一定的损伤。津液不足的症状表现有：口腔、咽喉及鼻腔的干燥、肌肤松弛、毛发失去光泽、便秘等。

痰湿：津液滞塞大多是因为负责将津液送往身体各处的肺与脾功能失调所引起。过剩的津液——“湿”便在体内泛滥。湿会吸收体内的热量，而造成身体寒冷，当湿囤积后便成为痰。痰具有停滞于固定部位的性质，因此会让气与血的流动更加困难。当痰湿发生时，会引起过敏性鼻炎、支气管哮喘、心悸气短、风湿痛、关节炎、全身水肿等症状。

“津液”与“气血”的平衡

“气”属“阳”，“津液”属“阴”，津液和气的关系与血和气的关系类似。

气能行（化）津：津液的输布和排泄，全赖于气的升降出入运动。津液的输布，首先有脾气的传输和“散津”的作用，上归于肺。肺气通过宣发，将津液向上向外散布，由汗及呼气排出一部分津液；通过肃降，把津液向下输送到胃，经肾中精气的蒸腾汽化，下输膀胱成为尿液，这样，津液的代谢才能平衡协调。若气机不到，则津液的输布、排泄不畅，可导致水液停留而出现痰饮、水肿等病症。所以治疗痰饮、水肿等，常以行气利水为法。

津能载气：津液是气的载体，是气运动变化的场所。如津液的生成、输布、排泄正常，津液充足，则气得以正常存在于体内。当人体由于多汗、多尿、大吐大泻等津液大失时，则“气随津泄”，以致“气随津脱”，出现身倦乏力、气短息微、面色苍白、脉微欲绝等症状。在临床治疗时，应以益气固脱、回阳救逆之法治之。

气能摄津：气具有固摄的作用，可控制津液的排泄，防止其无故流失。具体而言，是指卫气对汗液，肾气对尿液的控制、调节作用。正常情况下，卫气强盛，主司汗孔开合有变、汗液排泄正常；肾气充足，气化作用旺盛，则膀胱开合有度，正常贮存和排泄尿液。若卫气亏虚，卫外不固，汗孔开合失司，是自汗、盗汗；肾气不足，气化作用低下，

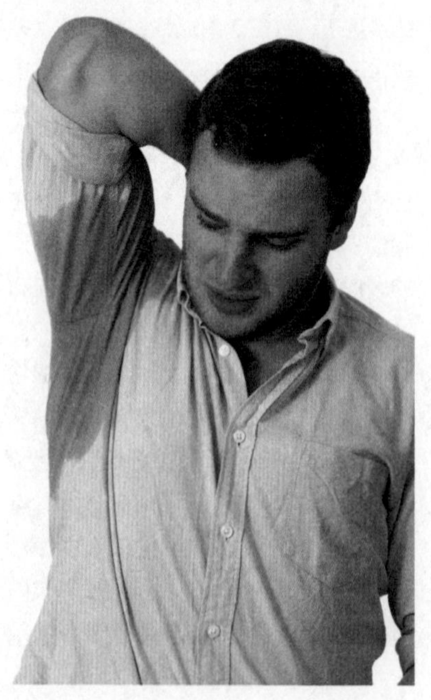

摄纳无权，即常见尿频、多尿、遗尿，甚至尿失禁等症。

气能生津：津液的生成，来源于摄入的饮食，通过胃的“游溢精气”，小肠的“泌别清浊”，其中精微的津液部分被吸收，经过脾的运化水谷精气和“散精”作用，输布于全身。所以，脾胃气旺，则津液化生有源；脾胃气衰，则津液化生不足，可出现津液亏乏之症，甚至出现气津两亏症。

津液为血的组成部分，两者相互交融，密不可分。首先，津液和血同为液体，均属阴性，都来源于水谷精微，都具有滋润濡养作用。两者相互为用，相互补充，共同完成滋养人体的作用，故有“津血同源”之说；其次，在津液和血液的循行、输布过程中，津液可以由脉外注入脉内成为血的组成部分；血中的津液也可渗出脉外成为津液。如失血过多，则津液渗入脉中，使脉外津液不足，导致津液亏损而口干舌燥；若因汗、吐等伤亡津液，则脉中津液渗出脉外，就会导致津伤血燥证。因此，在临床上，出血的患者不宜用发汗法，而多汗津亏的患者，不宜用辛燥耗血的药物。

“阴阳平衡”是健康的核心

阴阳学说是《黄帝内经》三大基本思想之一，它认为阴阳是对立统一的存在，是一切事物的根本法则，事物的变化是由事物本身阴阳两个方面不断运动和相互作用形成的。一切事物都不能违背这个法则而存在，这就是自然界中一切奥妙的所在。以《黄帝内经》的观点，要想治好病，就必须从这个根本问题——阴阳上求得解决。人体疾病的发生发展，也超越不出“阴阳”二字。如果我们想要掌握疾病的发展过程。探求疾病的本质，就必须探求人体阴阳变化的情况。即用阴阳的对立、制约、互根、互藏、交感、消长、转化、自和、平衡等运动变化规律和形式来指导疾病的诊察、辨识、预防和治疗。

《黄帝内经》中有这样一说：“人身的阳气，白天主司体表：清晨时，阳气开始活跃，并趋向于外，中午时，阳气达到最旺盛的阶段，太阳偏西时，体表的阳气逐渐虚少，汗孔也开始闭合。到了晚上，阳气收敛拒守于内，这时不要扰动筋骨，也不要近雾露。”这表明了人体的阴阳是随着自然界阴阳的运动而变化的，并且总是处于不断消长中。

阴阳的平衡其实就是生命活动的根本。阴阳如果平衡，那么人体就能够健康，如果阴阳失衡，那么人体就会患病，就会早衰，甚至于死亡。那什么是阴阳平衡呢？我们来看一下太极图。太极图是由阴鱼和阳鱼合抱而成的，并用S线将其一分为二，它表示着阴阳双方是在不停地消长转化。这种消长转化，就是我们所说的阳长阴消，阴长阳消，阳极则阴，阴极则阳。这是一种动态的平衡，是一种处在阴阳消长转化当中的平衡，这种平衡，表现在大自然就是阴阳气化

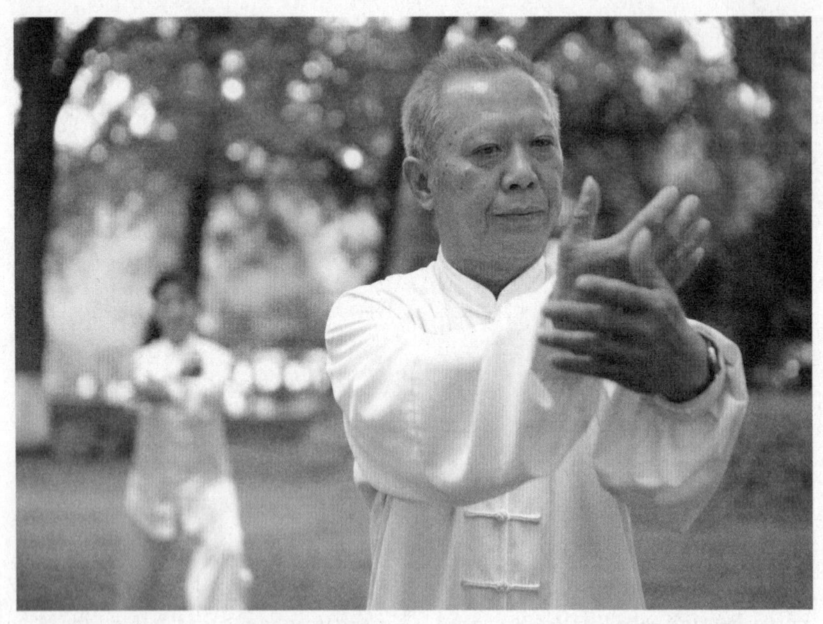

的平衡，表现在人体，便是阳气和阴精的平衡。因此，如果人体阴阳能够得到平衡，那么人一定会气血充足、精力充沛、五脏安康。

那么要怎么样才能维持阴阳平衡呢？大自然的阴阳是平衡的，大自然维持阴阳平衡是通过阴阳气化来表现的。这个阴阳气化是通过宇宙运动，也就是通过太阳和月亮的运动，产生春夏秋冬、寒热温凉，产生四季温差和昼夜的变化，因此可以说人体的阴阳与大自然的阴阳是密不可分的。那么，如果我们能够遵循这个大自然的阴阳气化进行平衡阴阳，就可以事半功倍。既然大自然给我们恩赐，不停地给我们带来阳和阴，那么阳虚的人和阴虚的人就应该利用大自然阴阳气化的规律来进行养阳和养阴。所以，《黄帝内经》便提出春夏养阳，秋冬养阴，维持阴阳平衡的理论。

“五行调和”是健康的保障

五行学说认为，宇宙万物都由木、火、土、金、水五种基本物质的运行和变化所构成。它强调整体概念，描绘了事物的结构关系和运动形式。在它渗透到医学领域以后，首先是用来和人体的五脏相配合，肝属木，心属火，脾属土，肺属金，肾属水。五脏中的一脏和其他四脏的关系，比拟五行中的一行对其他四行的关系，如肝和心、脾、肺、肾之间的关系，是以木和火、土、金、水之间的关系来比拟的。而五行的调和即可理解为五脏的调和。

中医学里能用五行描述人体五脏系统（心肝脾肺肾）的功能和关系，但这里的五脏也是一个功能概念，即藏象，并不限于具体的解剖上的五脏。藏象就是指人体的脏腑、经络、气血津液等的生理构成和生理功能，以及它们在运动变化中显露于外的生理病理现象。藏象学说的特点是以五脏为中心，配合六腑，联系五体、五官、九窍等，连接成为一个“五脏系统”的整体。

中医在使用“五行”来说明藏象五脏功能时用的是比喻的方法。因为藏象系统是无形的，我们不能像描述一件器物一样向大家讲述它的形状、特点、功能。于是使用了比喻的方法。肺为金，象征清洁、清肃、收敛；肝为木，象征生长、生法、柔和、条达舒畅；肾为水，象征寒凉、滋润、向下运行；心为火，象征温热、升腾、明亮；脾为土，象征生化、承载、受纳。

中医五行配五脏的学说，将看似毫不相干的五脏统一在一个体系中，并从生克制化关系中体现相互之间的联系。如肝的健康，不但与心有关（肝生心，心反过来也可以影响肝），而且与脾肺都有关系。同时，五脏再配以五方、五色、五气，又将藏象五脏与外在自然联系到一起，体现人与自然的相互关系。

用五行相生理论说明五脏的相互滋生关系：木生火，即肝藏血以济心；火生土，即心主阳可以温脾；土生金，即脾运化水谷精微可以益肺；金生水，即肺气清肃则津气下行以滋肾；水生木，即肾藏精以滋养肝的阴血等。

用五行相克理论说明五脏的相互制约关系：木克土，即肝木的条达，可以疏泄脾气的壅滞。土克水，即脾的运化，可以防止肾水的泛滥。水克火，即肾阴的上济，可以制约心阳亢烈。火克金，即心火的阳热，可以制约肺金的清肃太过。金克木，即肺金的清肃下降，可抑制肝阳的上亢等。

心、肝、脾、肺、肾，这五脏并不是孤立的，存在相生相克关系，它们是相互影响、相互制约的。天人合一观念指导下的中医养生，除了有“靶向性”的“头痛医头”外，更重要的是具有全局性的调养。只有五脏平衡，才是健康的保障。中医养生通过调养的方式来调动全身的能量，使肌体阴阳平衡、五脏调和、气血畅通，从而健康百岁。

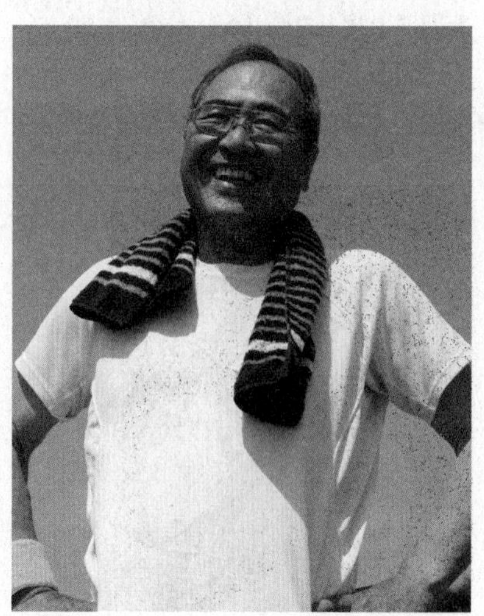

房事应遵循“七损八益”

房事又称性生活，它是人类的本能。男女从青春发育期开始就自然地产生性行为的欲望，这是肾中精气充盈的表现。如果成年之后，没有适当的性生活，不但生理上得不到满足，日久则容易酿成疾病；而且在心理上由于所欲不遂，隐曲难伸，容易形成气机郁滞之证。但由于性生活要消耗肾精，因此必须节制。肾中精气是人生命活动的原动力，全身阴阳之根本，过于消耗，必致亏虚，往往导致性功能减退，全身虚弱，甚至早衰，故肾精不可不惜。

中医房事养生主张节欲保精，既不是禁欲也不是纵欲，要有节度。古代房中术认为，宜采用“七损八益”法。如《黄帝内经》里说：“能知七损八益，则二者可调，不知用此，则早衰之节也。”说明导致人体衰老的重要原因是不懂得运用“七损八益”而致。

所谓“七损”，是指七种性生活中有损人体健康长寿之事，具体来说就是:

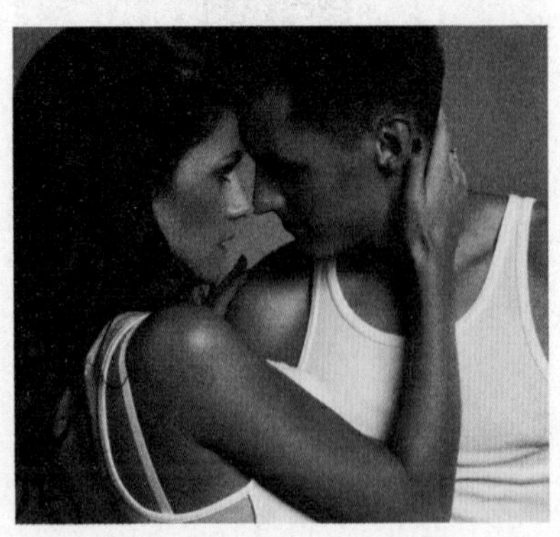

“一曰闭”，即行房时产生性器官疼痛；

“二曰泄”，即行房时虚汗淋漓不止；

“三曰竭”，即恣情纵欲，行房无度，耗绝精气；

“四曰勿”，即欲行房时，因阳痿而不能进行；

“五曰烦”，即行房时心慌意乱，呼吸喘促；

“六曰绝”，即女方无性欲，男方强行，汗泄气少，心热目冥，如陷绝境；

“七曰费”，即行房过于急速，既不愉悦情志，于身体又无补益，徒然耗费精力。

简单地说，就是当你劳累、生病、体虚的时候，或者是心脏、心血管负荷过大的时候，如果行房的话，对身体的危害是很大的。

所谓“八益”，是指有益于人体身心康寿的八种做法，具体来说就是:

“一曰治气”，即行房之前应该先练气功导引，使周身气血流畅；

“二曰治沫”，即舌下多含津液，不时吞服，可滋补身体；

“三曰知时”，即是说要善于掌握交合的时机；

“四曰蓄气”，即蓄养精气，做到强忍精液不泻；

“五曰和沫”，即上吞唾液，下含阳液，双方在交合中非常协调；

“六曰积气”，即交合适可而止，

不可精疲力竭，以便积蓄精气；

“七曰持盈”，即交合之时要保持精气充盈，做到不伤元气；

“八曰定顷”，即是说交合时，男方不要恋欢不止，防止阳痿。

简单地说，就是平时一定要注意以蓄养精气，在行房前应充分嬉戏，使双方都产生强烈的性欲，同房要适可而止，不要恣情纵欲。如果能很好地运用这八种做法，就可以避免七种损害的现象，达到性生活的和谐。

“七损八益”的理论对日常房事养生都很有指导意义，尤其对于中老年人来说，更应参照古人的“七损八益”论述去做，才可以收到固护精液、体质神气协调、经脉通畅、肌力强健、骨骼充实、关节灵活等保健效果，并能治疗漏血、阴冷、闭经、月经不调和阴道炎等女性病症，还能防治遗精、早泄、气血衰损、体力耗伤等男子病症。

男性健康必需的七大营养素

现代生活的快节奏让男性更加忙碌，“营养失衡”这四个字对于一个不爱运动、每日 8 个小时以上的时间与电脑为伴、每周至少三次宴会应酬的男性来说一点也不夸张。而长期营养失衡的结果会带来各种各样的疾病，如性欲受挫、高血压、高脂血症等。了解关系男性健康的营养素，能让我们在忙碌的生活中不忘为健康加加油。

硼：硼元素摄入量大的男性，患

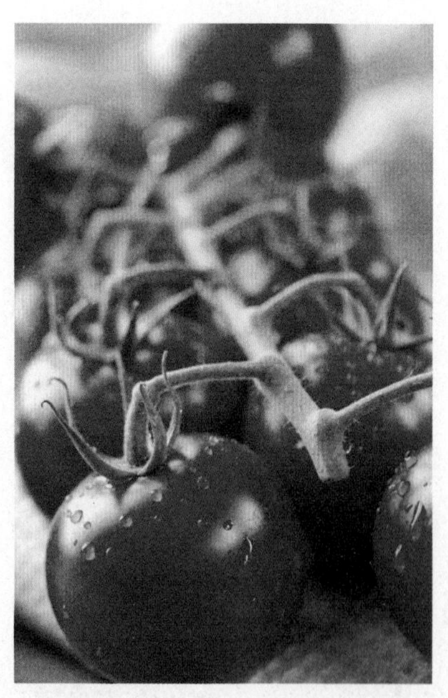

前列腺癌的概率比摄入量小的男性低65%。这说明摄入适量的硼可以有效减少前列腺癌的发生。硼广泛存在于水果和果仁中，多吃番茄也会保护前列腺。其他富含硼元素的食物包括葡萄、干果、鳄梨、红酒和葡萄汁等。

脂肪酸：研究证明，ω-3 脂肪酸的确能够降低心脏病的死亡率。一般人每日可摄入 1 克，患有心脏疾病的男性可每日摄入 2 ~ 4 克。食物中如沙丁鱼、金枪鱼被认为是 ω-3 脂肪酸的良好来源。ω-3 脂肪酸为不饱和脂肪酸，不饱和脂肪酸一般为植物油，如花生油、玉米油、豆油、菜籽油等。以饱和脂肪酸为主组成的脂肪在室温下呈固态，多为动物脂肪，如牛油、羊油、猪油等。

叶酸：有研究者发现，男性阿尔茨海默病发生率高。半胱氨酸增高可以增加阿尔茨海默病的发生率，从而出现智力减退、记忆力丧失等早期症状，另外，半胱氨酸还是一种促进血液凝固的氨基酸。进一步的研究发现，叶酸可以有效地降低半胱氨酸水平，从而能够提高进入到大脑中的血液量，因此，叶酸可以帮助预防动脉栓子的形成。叶酸的食物来源包括柑橘、豆类等。

钙：研究发现，摄入钙较多的男性骨骼较为强壮，而且一般比摄入量少的男性要苗条一些，适当补充钙质还具有减肥的效果。男性每日推荐摄入钙的量为1克，但大部分男性都做不到这一点。柠檬酸钙比较适于吸收。可以这样来分配摄入量：早晨摄入一半的量，晚上摄入另一半，这样服用可以达到最大吸收量。含钙较多的有牛奶、奶酪、豆制品、海带、紫菜、虾皮等。一杯牛奶里大约含有300毫克的钙质。

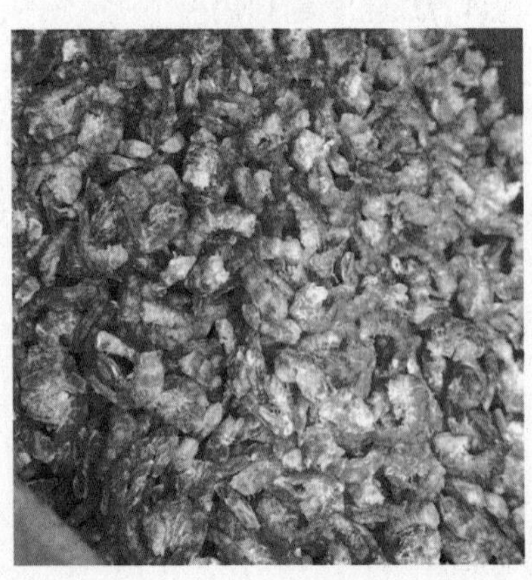

甲壳素：甲壳素可以减轻关节疼痛，并使关节的强度增强25%，还可以预防进行性风湿性膝关节炎。另外，有关研究证实，甲壳素具有免疫强化作用，有助于减少肿瘤细胞的伤害。在环境污染日益严重的今天，甲壳素有助于排出体内废物，减少体内重金属的积蓄，从而确保人体生理功能的正常运作。在饮食中添加虾蟹等食物可以增加甲壳素的摄入。

硒：试验证明，饮食中硒的缺乏，会造成脂质过氧化物的增加。这种脂质过氧化物长在皮肤上就是老年斑，也会存积于心脏、血管、肝脏及脑细胞中，引起诸多系统病变。人体膳食中每日需含200微克硒，当然，如果人在生病时，膳食中的硒元素最好更多一些。巴西坚果中含有丰富的天然硒，每个坚果中含有硒100微克。

镁：镁有助于调节人的心脏活动，降低血压，预防心脏病，提高男性的生育能力。建议男性早餐应吃2碗加牛奶的燕麦粥和1个香蕉。含镁较多的食物有大豆、核桃仁、燕麦粥、通心粉、叶菜和海产品等。

不同劳动类型男性的饮食

据一些营养学专家研究发现，体重超重、压力过大、高血压、高脂血症常常困扰男性健康。为此，营养学家针对不同劳动类型的男性推荐了不同的健康菜单，让男性们能吃得更加健康。

体力劳动型的男性：体力劳动者的能量消耗多，需氧量高，物质代谢旺盛。适合于体力劳动者的食物应具有补充水分、益气补血、消除疲劳、生津止渴、强筋健骨等功效。平时饮食中，可以多摄取海参、海蜇皮等富含胶质的食物以保护身体的各个关节；也可多食用猪肉，猪肉中含有大量的脂肪，对于体力劳动者恢复体力有很好的效果；还可多饮用牛奶，牛奶中含有丰富的营养物质，对于缺钙的体力劳动者用于缓解腰酸腿疼有好处。忌喝生水，忌吃剩饭。经常吃剩菜会引发胃病，应多吃新鲜的饭菜，体力劳动者尤其要注意。

脑力劳动型的男性：脑力劳动者经常使用大脑进行精神思维活动，使大脑长期处于紧张状态，可导致脑血管紧张度增加，脑供血常不足，而产生头晕头痛。长期从事脑力劳动者，在饮食方面应增加有关营养成分的摄入，多吃一些健脑益智的食物，如核桃、香蕉、苹果、鱼类等，以促进大脑功能。同时，不要暴饮暴食，忌常吃精面、精米、甜点、油炸食物，应注意合理膳食，保证营养均衡。早餐应该有主食，干稀搭配、主副食兼顾。午餐讲究营养，上午体内的热量和各种营养素消耗很大，午餐应该吃饱吃好，可吃些肉类、鸡蛋等含能量较高的食物。晚餐吃八分饱，这与休息的时间无关，即使是睡眠较迟，也不该吃过多的食物，尤其是不应该吃油腻不易消化的食物，以免导致消化不良。

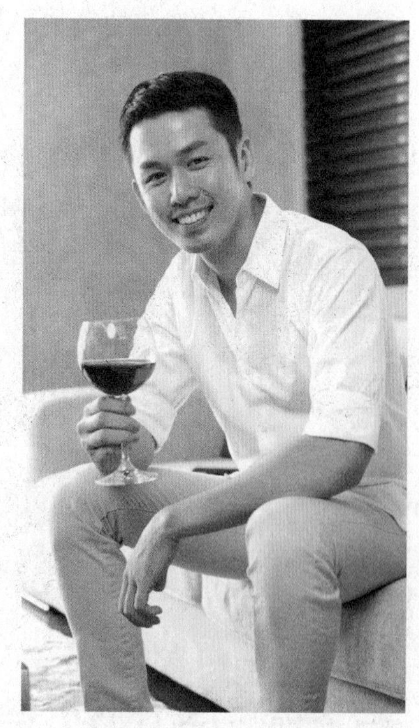

工作压力大和经常熬夜的男性：这些男性因为工作忙碌而有三餐不定、暴饮暴食等问题。在无法准时用餐时，可准备全麦面包、低脂牛奶、全麦饼干，以备不时之需。平时要注意多补充富含 B 族维生素的食物，如牛奶、动物肝脏类食物，有助于提神、减少疲劳感、保持精力旺盛及增加体能。

经常吸烟的工作狂：每吸一支烟会消耗 25 毫克的维生素 C，因此抗氧化剂的补充是重要的。抗氧化剂包括维生素 C、维生素 E、胡萝卜素等。蔬果中也有丰富的天然抗氧化剂，如柠檬、胡萝卜、番茄等。

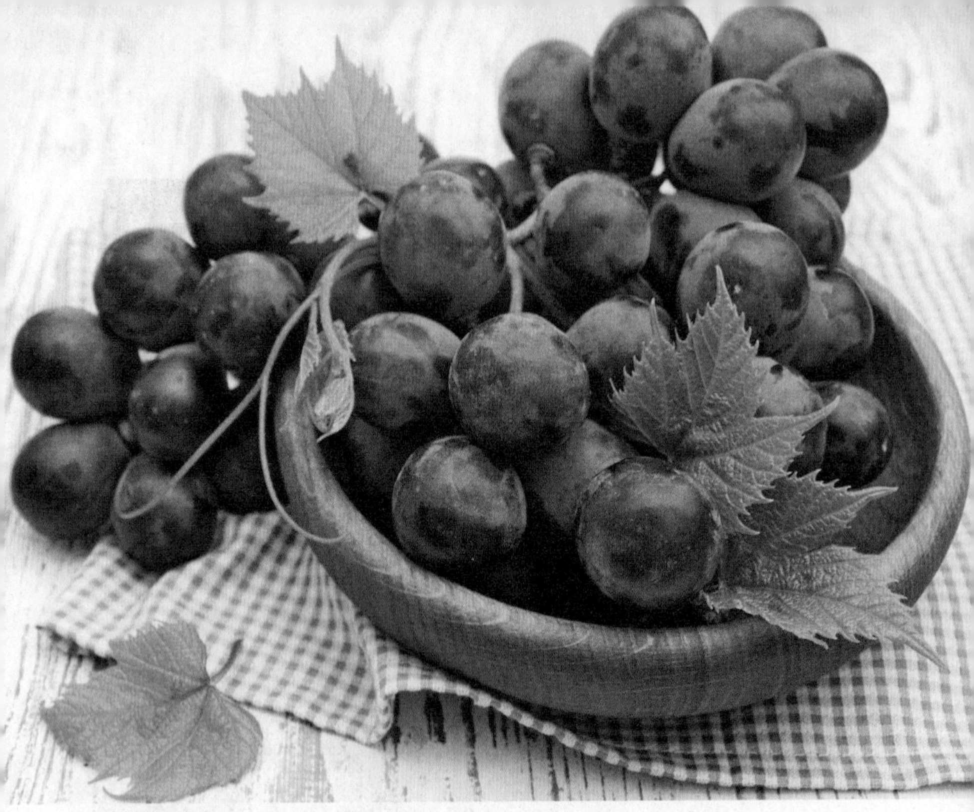

五行体质的饮食养生

中医体质理论源于《黄帝内经》，大部分男性体质可分为金型、木型、水型、火型、土型五种，体质不同，养生方法自然也各异。

金型体质

此类型的人五行属金，金有沉降、肃杀、收敛的作用。金型体质的人在形体上一般肤色较白，头形较小，脸面呈方形，肩膀、背部及腹部都比较小，手足四肢也都较小，足根的部分却非常坚韧厚实，像是另外有骨骼生长在跟骨外部一样。整个人的骨架很坚固，行动也很轻快，性情较为急躁，却也能沉着坚毅，擅长于应付必须果决处断的事情。对于季节的适应性而言，与土型体质的人相似，比较安适于秋、冬季节，在春、夏温热的气候，比较容易生病。

肺在五行属金，故金型体质的人偏于肺气虚，需要注意的是肺和大肠，其次是气管及整个呼吸系统。中医认为，人体五脏与自然界四时相应，燥为秋天的主气，而肺为清虚之体，秋燥最易伤肺，金型体质的人为阴阳相对平之人，但是金型体质的人多有肺脏方面疾病的易感性。因而金型体质的男性要特别注重肺肾两脏的调养。

由于金属肺，通于秋气，因此，金型体质的人大多在秋天出生，身体内阳气多而阴气少，一生健康的好坏全在于调理肺肾。养肺要少吸烟，注意作息，每日坚持跑步、散步、打太极拳、做健身操等运动，以增强体质，提高肺脏的抗病能力。饮食调理以阴柔淡养之品为主，应多吃冬虫夏草、桔梗、鱼腥草、川贝、老鸭、杏仁、玉米、大豆、黑豆、冬瓜、番茄、藕、甘薯、猪皮、贝类、梨等食物，金型体质的人大都皮肤干燥、大便干结，容易出现肺燥咳嗽，应多吃具有滋阴润燥、宁心安神功效的食物，如百合、麦冬、沙参、玉竹、银耳、燕窝、桂圆等。

生活起居上，金型体质的人应经常锻炼身体以提高身体免疫力，改善通风环境，保持空气清新，以抵御和预防呼吸系统的疾病发生。平时宜多饮水，以保持皮肤及体内水分的充足。悲属金，与肺同源，过度悲伤就会造成损伤肺气，故金型体质的人应保持心情愉快，避免过度悲伤的情绪发生。

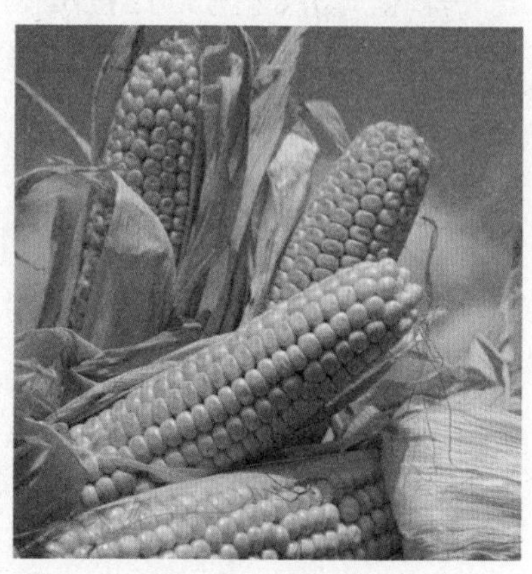

木型体质

此类型的人五行属木，木性条达曲直，性禀风质，风性属阳，其性开泄。木型体质的人在形体上，肤色一般较为苍白，头形较小，脸形较长，肩膀宽阔广大，背部挺直，身材小，手足四肢较为灵活；有才干，办事利索；心智能力强，体力却较不足，属于脑力工作者居多；喜思考，比较容易忧虑伤神；性格较为外向，善外交不善内务；此类型的人易过敏、猜忌、波动。对于季节的适应性而言，木型体质的人比较安适于春、夏季节，在秋、冬寒凉的气候，比较容易生病。

木型体质的人也需要助阳，因此，辛甘之品也需常吃，如葱、姜、韭菜宜适度进食。春季由于气候冷暖不一，需要保养阳气。韭菜性温，最宜保养人体阳气。而且春季常吃韭菜可增强人体脾胃之气，因此，可常吃韭菜炒蛋、韭菜炒虾等菜肴。木型体质的人要少饮酒，但当归酒等滋补类的药酒可适当饮用，能起到疏通血脉的作用。黄绿色蔬菜如胡萝卜、小白菜、甜椒等都宜常食，应少食寒凉、油腻、黏滞的食物。有条件的话，木型体质的人要常食菊花粥、陈皮粥。

一般来说，木型体质的人，身体内多阴少阳，而由于风气通于肝，肝与神经系统的关系较为密切，故木型体质的人肝气较旺，易出现肝火旺盛、烦躁易怒或精神抑郁、多愁善感。还易出现肝风内动，如眩晕、头痛、高血压、脑卒中等，多具有肝、胆及现代医学神经精神系统的潜在易感性。因此，木型体质的人要注重精神调节，多选择清泻肝火的药材及食物，如菊花、决明子、赤小豆、绿豆、苦瓜等；宜选择疏肝解郁的药材及食物，如柴胡、佛手瓜、陈皮、猕猴桃、黄花菜等；宜常食活血化淤的药材和食物，如山楂、丹参、黑木耳等。

木型体质的人还要多吃苦味食物。蔬菜中的苦瓜，果品中的杏仁和柑橘，还有粮食中的荞麦等，这些食物营养丰富，且含有多种能防病、治病的活性成分，经常食用不仅能提高人体的免疫力，而且还能强身健体，对健康有益。

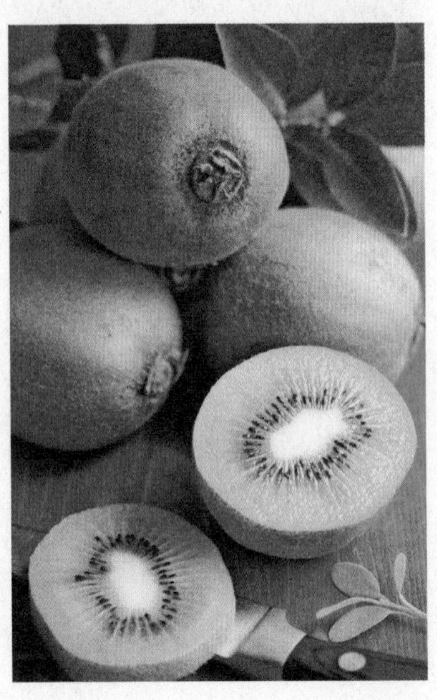

水型体质

此类型的人五行属水，水性润下，具有滋润、下行、寒凉之意，易袭阴位，易伤阳气。水型体质的人在形体上一般肤色较黑，头形较大，后腮部位呈现方棱形，面部有凹陷，脸部的肌肉不平满，肩膀较为窄小、腹部比较大，全身比例自腰以下显得较长，背部看起来也较一般人长。水型体质的人个性内向，喜独处，易患抑郁症。水型体质的人冬天出生，身体内阴气盛而阳气少。对于季节的适应性而言，与土型体质的人及金型体质的人相似，比较安适于春、夏的季节，在寒凉的气候下容易生病。

水性寒，寒气通于肾，肾与泌尿生殖的关系较为密切，故水型体质的人肾气、肾阳较虚弱，易出现畏寒肢冷、腰膝酸软等症状，要注意的人体重要器官是肾与膀胱，其次是脑与泌尿生殖系统。水型体质的人由于是冬天出生的，身体内阴气盛而阳气多偏不足，所以水型体质的人多具有阳虚阴寒疾病及肾脏方面疾病的潜在易感性。比如水肿、腰痛、不孕症等。水多阴寒，寒性凝滞，寒性收引，故水型体质的人容易气血不通而患经络痹阻的关节骨痛等症，可多食鳝鱼、蛇肉、桂枝、当归、川芎等。因水型体质的人多阴少阳，加之水性寒凉易伤阳气，因此，水型体质的人常常阳气

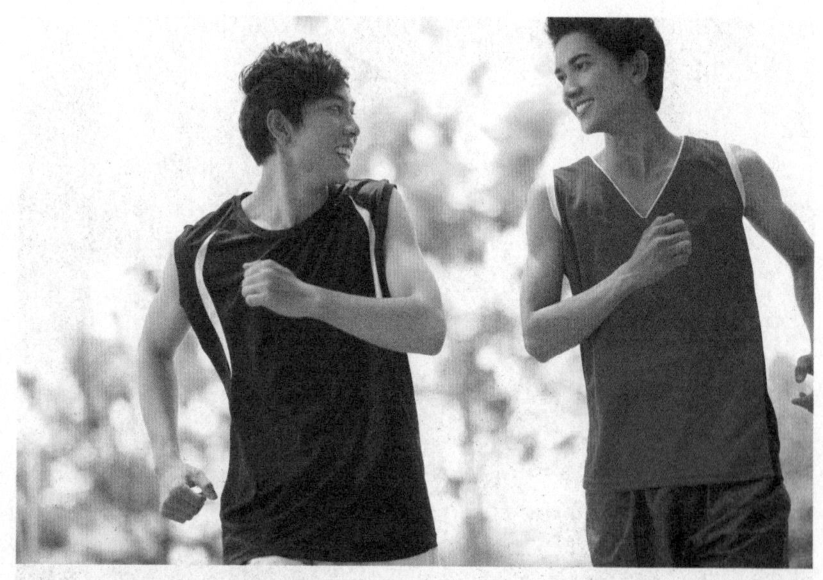

不足，阴气偏盛，而易患肾阳虚衰，命火不足之疾患。因此，水型人养生的关键在于温阳益气，多补火性。可适量吃肉桂、牛肉、羊肉、狗肉、花椒、姜、荔枝、榴莲、洋葱等温热性食物。

生活起居上，水型体质的人适应气候的能力较差，冬季要避寒就温，注意保暖，春夏要注意培补阳气，提高冬季的耐寒能力。要积极参加各种球类运动和跑步锻炼，适当参加体力劳动。“动则阳气生”以达到生阳去阴的效果。

此外，水型体质的人每日晚上最好喝一点葡萄酒，也可多吃姜。可以说，姜是上天赐给水型体质人的最好的食物。“一斤生姜半斤枣，二两白盐三两草，丁香沉香各半两，修合此药胜如宝，每日清晨饮一杯，一世容颜长不老”，这是古医术《奇效良方》中“容颜不老方”的歌诀，该方以姜为主药，每次15～25克，清晨煎服或沸水汤服，有防衰老、保青春的奇效。

火型体质

此类型的人五行属火，火性炎上，其性燥热，易伤阴液。火型体质的人在形体上一般肤色较红赤，头形较小，脸形较瘦，肩膀及背脊的肌肉，比较丰隆而且宽广，肩背髀腹等各个部位都很匀称，手足四肢相对比较小。走路时，脚步给人的感觉很安稳；肩膀在行进时会有摆动感；性情比较急，行事作为很有魄力；注重外表，追求美丽的东西，对钱财较注重，容易对事情不放心而产生疑虑。对于季节的适应性而言，无法安适于秋、冬两季，在秋、冬寒凉的气候，比较容易生病。

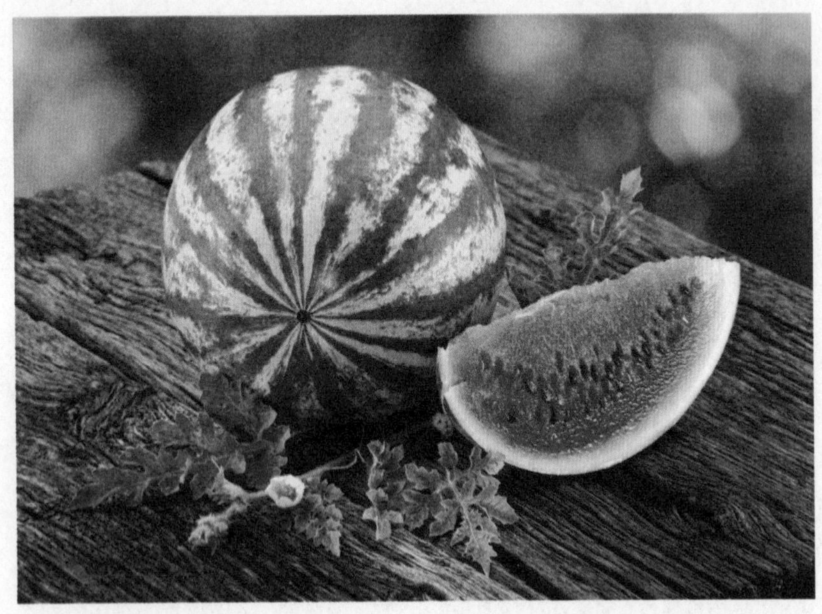

火型体质的人要注意的器官是心脏与小肠，其次是血脉及整个循环系统。火型体质的人有易患热病、血症及暴病的潜在倾向。比如冠心病、动脉硬化、脑卒中等疾病。火型体质的人最重要的是养心，除了多吃养生食物之外，宜在冬季好好补养肾气。

火型体质的人一般“火气”较大，须以“水”来调剂。因此，火型体质的人的饮食以水性食物为主，以清淡阴柔之品为宜，并且须大量进食蔬菜水果。由于火气通于心，心与精神情志的关系较为密切，故火型体质的人心火较旺，易出现急躁易怒、失眠、咽干口燥、口舌生疮、小便黄赤等症，此类人养生关键在于滋阴抑阳，调养心肾，以水济火。饮食上以清淡阴柔之品为宜，可选择豆制品、鱼类、瘦肉类、绿叶蔬菜、凉性水果（如苹果、梨、桃、香蕉、西瓜、山竹、哈密瓜、葡萄、桑葚等），还可多吃如黑米、紫米、黑芝麻、黑木耳、香菇、紫菜、发菜、海带、乌骨鸡等食物。此外，由于火性易耗伤阴液，因此，会出现血液黏稠，运行不畅，易患高血压、冠心病、心肌梗死等病症，这类人宜多食活血化淤、滋阴养血的食物，如丹参、桃仁、当归、三七、何首乌、黑木耳等。

生活起居上，阴虚者畏热喜寒。每逢春夏季，可到海边、林区、山区去旅游休假。火型体质的男性应平心静气、清心宁神，养成遇事冷静、沉着、心平气和的习惯，避免与人产生争执，还可进行一些陶冶情操的休闲运动，如养花鸟以悦心，钓鱼作画以静神。

土型体质

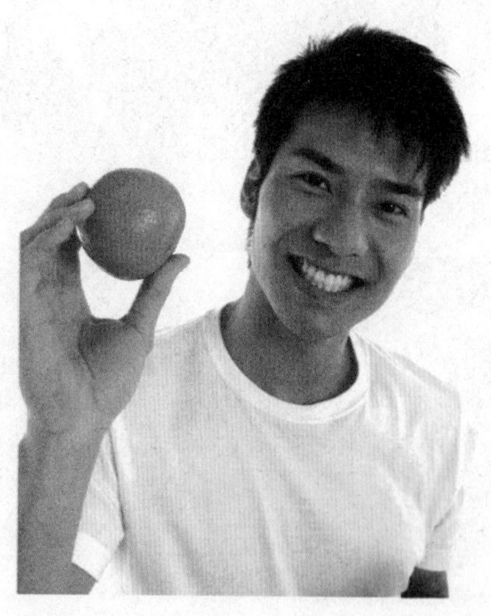

此类型的人五行属土，土性具有生化、承载、受纳的特性。土型体质的人在形体上一般肤色较黄，头形较大，脸面呈圆形，肩膀及背部很健壮，腹部大，下肢由大腿到足踵，肌肉都十分结实，手足较为粗短而厚实，身体的上下部比例颇为均等，走路时脚离地面不高，步伐稳重轻快，时常能够保持心情安定的状态，喜欢帮助别人，且善于与人结交，或做有利于他人的事情，而不喜欢权势。对于季节的适应性而言，比较安适于秋、冬的季节，在春、夏温热的气候下比较容易生病。

土型体质的人要注意的器官是脾与胃，其次是肠及整个消化系统。养生的重点是阴阳并重，形神兼养，综合饮食，脾胃调理好了，气血才会旺盛。土型体质的人要多吃健脾的食物，至于寒凉、油腻、黏滞等易伤脾胃阳气的食物，则应尽量少食。

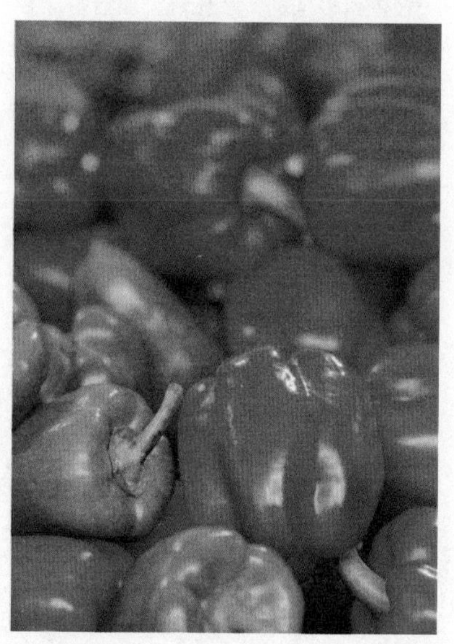

由于土气通于脾，因此土型体质的人容易患胃肠疾病，容易出现腹泻、食欲不振、胃脘不适等症状，这多因脾气虚、脾阳虚所致。因此，土型体质的人的饮食要顺应四季变化，春天应以辛甘之品为主，姜、葱、韭菜要适度进食，黄绿色蔬菜如胡萝卜、小白菜、甜椒等都宜常食；夏天饮食应该清淡，少食高脂厚味、辛辣上火之物，番茄、黄瓜、苦瓜、冬瓜、丝瓜、西瓜等新鲜蔬菜瓜果，可起到清热、祛暑、敛汗、补液等作用，还有助于增进食欲；秋天要少吃辣，火锅之类的食物要远离，要多吃酸的食物；冬天可适当增加温肾壮阳、滋补肾阴的食物。土型体质人的生活一定要有规律，保持情绪稳定，进食不宜过急过饱。

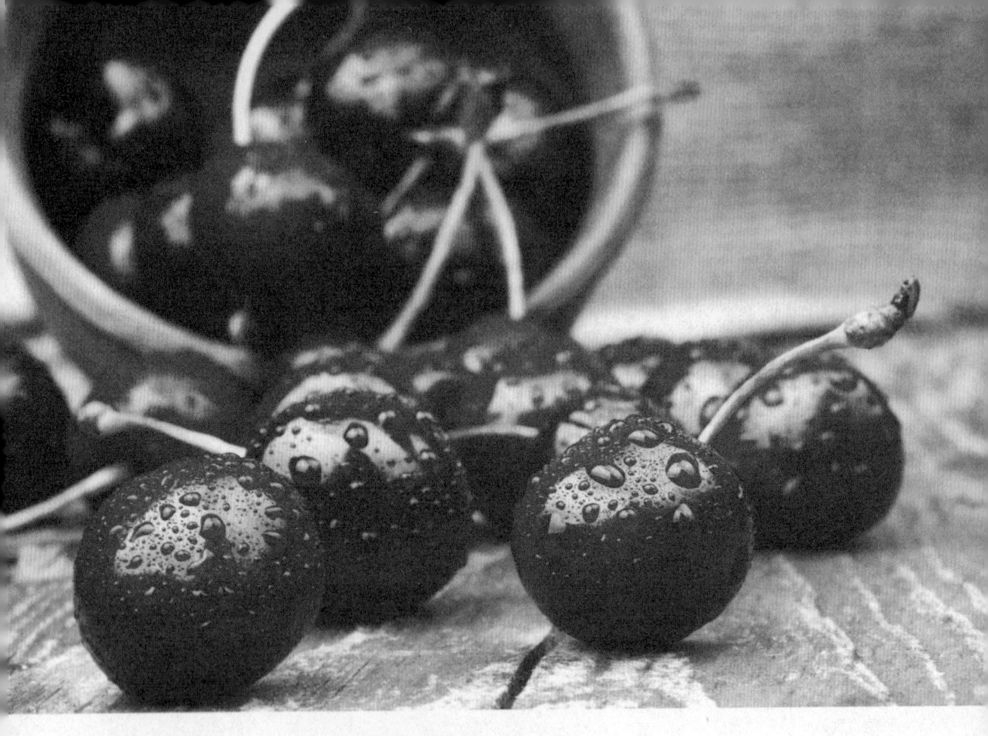

五色、五味调五脏

《黄帝内经》把自然界的五色（绿、红、黄、白、黑）分别对应不同的脏腑，五色调五味，五味养五脏。

心——红色养心　苦味入心

红色养心：红色食物是指外表呈红色的果蔬和“红肉”类。红色果蔬包括红椒、番茄、红枣、山楂、草莓、苹果等，红色果蔬含有糖和多种维生素，尤其富含维生素C。“红肉”指牛肉、猪肉、羊肉及其制品。现代医学发现，红色食物中富含番茄红素、胡萝卜素、氨基酸及铁、锌、钙等矿物质，能提高人体免疫力，有抗自由基、抑制癌细胞的作用。

按照中医五行学说，红色为火，为阳，故红色食物进入人体后可入心、入血，大多具有益气补血和促进血液、淋巴液生成的作用。研究表明，红色食物一般具有极强的抗氧化性，富含番茄红素、单宁酸等，可以保护细胞，具有抗炎作用。如辣椒等可促进血液循环，缓解疲劳，驱除寒意，给人以兴奋感。红色药材，如枸杞子对老年人头晕耳鸣、精神恍惚、心悸、健忘、失眠、视力减退、贫血、须发早白、消渴等多有裨益。此外，红色食物还能为人体提供丰富的优质蛋白质和矿物质、维生素，能大大增强人的心脏和气血功能。因此，经常食用一些红色果蔬，对增强心脑血管活力、提高淋巴免疫功能颇有益处。代表药材和食材：红枣、枸杞子、牛肉、猪肉、羊肉、赤小豆、草莓、西瓜等。

苦味入心：苦味食物可燥湿、清热解毒、泻火通便、利尿。苦味食物还有很强的抗癌作用。

营养学家认为，苦味食物含有的某种氨基酸可促进胃酸分泌，增加食欲。此外，苦味食物中含有的茶碱和咖啡因，食用后能醒脑、消除大脑疲劳、恢复精力。苦味食物中的生物碱还有消炎退热、促进血液循环等药理作用。苦味药材和食材有清热、泻火、除燥湿和利尿的作用，与心对应，可增强心的功能，多用于治疗热证、湿证等，但食用过量，也会导致消化不良。代表药材：绞股蓝、白芍、骨碎补、槐米、决明子、柴胡等。代表食材：苦瓜、茶叶、橄榄等。

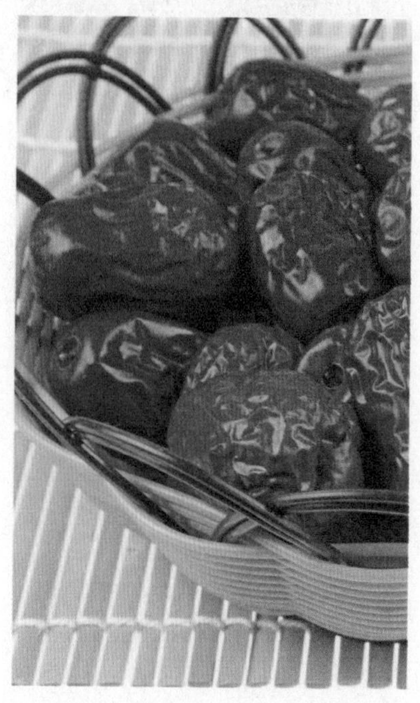

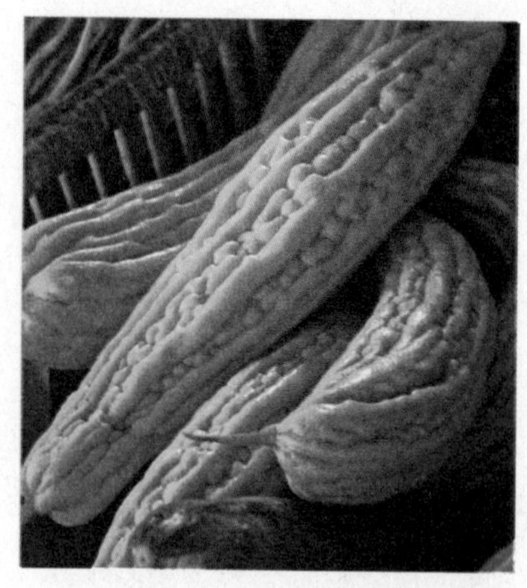

肝——绿色护肝 酸味入肝

绿色护肝：现代医学发现，绿色食物中富含膳食纤维，可以清理胃肠，保持肠道正常菌群繁殖，改善消化系统，促进胃肠蠕动，保持大便通畅，有效减少直肠癌的发生。绿色药材和食物是人体的“清道夫”，其所含的各种维生素和矿物质，能帮助排出体内的毒素，更好地保护肝脏，还可明目，对老年人眼干、眼痛、视力减退等症状，有很好的食疗功效，如桑叶、菠菜等。

中医认为，多食绿色食物具有舒肝强肝的功能，绿色食物是良好的人体“排毒剂”。另外，五行中青绿克黄（木克土，肝制脾），绿色食物还能起到调节脾胃消化吸收功能的作用。绿色蔬菜中含有丰富的叶酸成分，而叶酸已被证实是人体新陈代谢过程中最为重要的维生素之一，可有效地消除血液中过多的同型半胱氨酸，从而保持心脏的健康。绿色食物还是钙元素的最佳来源，对于处在生长发育期或患有骨质疏松症的人，绿色蔬菜无疑是补钙佳品。代表药材和食材：桑叶、枸杞叶、夏枯草、菠菜、苦瓜、绿豆、芹菜、油菜等。

酸味入肝：适当吃酸食可促进食欲，有健脾开胃的功效，并可增强肝脏功能，提高钙、磷元素的吸收。此外，酸味食物可促进血液循环，调节新陈代谢，防治动脉硬化、高血压的发生，还能辅助治疗食积、腹泻等疾病。酸味在烹调中能提味增鲜，并有爽口、解腻、去腥、助消化及消毒的作用。

酸味药材和食物对应于肝脏，大体都有收敛固涩的作用，可以增强肝脏的功能，常用于盗汗自汗、泄泻、遗尿、遗精等虚证，如五味子，可止汗止泻、缩尿固精。食用酸味食物还可开胃健脾、增进食欲、消食化积，如山楂等。酸性食物还能杀死肠道致病菌，但不能食用过多，否则会引起消化功能紊乱，引起胃痛等症状。代表药材：五味子、浮小麦、吴茱萸、马齿苋、佛手、石榴皮等。代表食材：山楂、乌梅、荔枝、葡萄、橄榄、枇杷等。

脾——黄色健脾 甘味入脾

黄色健脾：现代医学发现，黄色食物富含维生素C，可以抗氧化、提高人体免疫力，同时也可延缓皮肤衰老、维护皮肤健康。黄色蔬果中的维生素D可促进钙、磷的吸收，有效预防老年人骨质疏松症。黄色药材如黄芪是民间常用

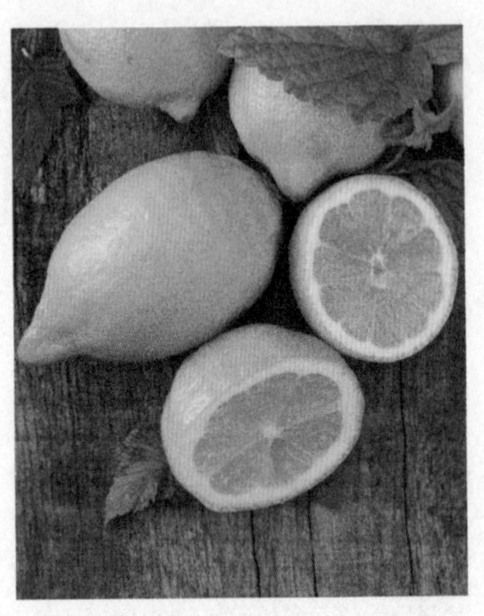

的补气食物，气虚体质的老年人适宜食用。

五行中黄色为土，因此，黄色食物摄入后，其营养物质主要集中在中医所说的中土（脾胃）区域。以黄色为基础的食物如南瓜、玉米、花生、大豆、土豆、杏等，可提供优质蛋白、脂肪、维生素和微量元素等，常食对脾胃大有裨益。此外，在黄色食物中，维生素A、维生素D的含量均比较丰富。维生素A能保护肠道、呼吸道黏膜，可以减少胃炎、胃溃疡等疾患的发生；维生素D有促进钙、磷元素吸收的作用，进而起到壮骨强筋之作用，年轻人可多食用。代表药材和食材：黄芪、玉米、大豆、柠檬、木瓜、柑橘、香蕉、蛋黄等。

甘味入脾：中医认为，甘味入脾，有补养气血、健脾、补虚扶正的作用。在饮食中，甜味可以起到去苦、去腥、调味的作用。

甘味药材和食材有补益、和中、缓急的作用，可以补充气血、缓解肌肉紧张和疲劳，也能中和毒性，有解毒的作用。多用于滋补强壮、缓和因风寒引起的痉挛、抽搐、疼痛，适用于虚证、痛症。甘味对应脾，可以增强脾的功能。但食用过多会引起血糖升高，胆固醇增加，引发糖尿病等。代表药材：丹参、锁阳、沙参、黄精、百合、地黄等。代表食材：莲藕、茄子、萝卜、丝瓜、牛肉、羊肉等。

肺——白色润肺 辛味入肺

白色润肺：现代医学发现，白色食物中的米、面富含碳水化合物，是人体维持正常生命活动不可或缺的能量之源。白色蔬果富含膳食纤维，能够滋润肺部，提高免疫力；白肉富含优质蛋白；豆腐、牛奶富含钙质；白果有滋养、固肾、补肺之功，适宜肺虚咳嗽和老人肺气虚弱体质的哮喘；百合有补肺润肺的功效，肺虚干咳久咳，或痰中带血的老年人，非常适宜食用。

白色在五行中属金，入肺，偏重于益气行气。据科学分析，大多数白色食物，如牛奶、大米、面粉和鸡鱼类等，蛋白质成分都比较丰富，经常食用既能消除身体的疲劳，又可促进疾病的康复。此外，白色食物还属于一种安全性相对较高的营养食物。因为它的脂肪含量要较红色食物中的肉类低得多，十分符合科学的饮食方式。特别是高血压、心脏病、高脂血症、脂肪肝等患者，食用白色食物会更好。代表药材和食材：百合、白果、银耳、杏仁、莲子、白萝卜、豆腐、牛奶等。

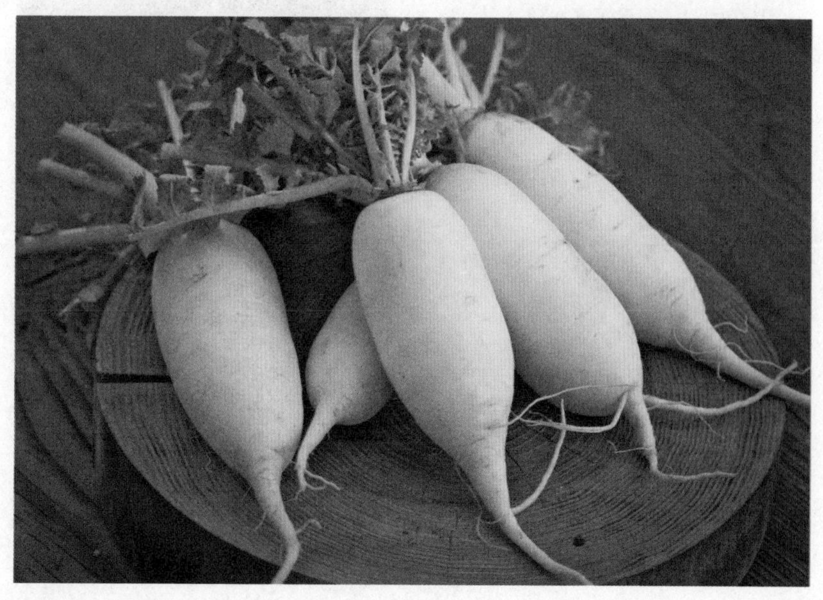

辛味入肺：可发散、行气、活血，能刺激胃肠蠕动、增加消化液的分泌。辛味食品中的辣椒素能刺激体内生热系统，加快新陈代谢，具有减肥作用。辣味食物能促进血液循环，增加血管弹性，减低血管硬化的概率，有助于预防心血管疾患。

辛味药材和食材有宣发、发散、行血气、通血脉的作用，可以促进胃肠蠕动，促进血液循环，适用于气血阻滞或风寒湿邪等病症。但辛味药材或食材食用过量会使肺气过盛，因此，痔疮、便秘的老年人要少吃。代表药材：红花、川芎、紫苏、藿香、益智仁、肉桂等。代表食材：葱、大蒜、洋葱、辣椒、花椒、韭菜等。

肾——黑色固肾　咸味入肾

黑色固肾：现代医学发现，黑色食物含有多种氨基酸及丰富的微量元素、维生素和亚油酸等营养素，可以养血补肾，有效改善虚弱体质，同时还能提高人体的自愈能力。而其富含的黑色素类物质抗氧化成分可清除体内自由基，促进血液循环、延缓衰老，对老年人有很好的保健作用。

五行中黑色主水，入肾，因此，常食黑色食物更益补肾。研究发现，黑米、黑芝麻、黑豆、黑木耳、海带、紫菜等的营养保健和药用价值都很高，它们可减少动脉硬化、冠心病、脑卒中等疾病的发生率，对流感、气管炎、咳嗽、慢性肝炎、肾病、贫血、脱发、早白头等均有很好的辅助疗效。代表药材和食材：何首乌、黑枣、黑木耳、黑芝麻、黑豆、黑米、紫菜、乌鸡等。

咸味入肾：能软坚润下，有调节人体细胞和血液渗透压平衡的作用，在呕吐、腹泻及大汗后，补充适量淡盐水，可防止体内电解质的失衡。由氯化钠等成分组成的盐、酱油是常用的咸味剂。盐能杀菌、防腐，维持人体的新陈代谢。

咸味药材和食材有通便补肾、补益阴血、软化体内酸性肿块的作用，常用于治疗热结、便秘等症。但患有心脏病、肾脏病、高血压的老年人不能多吃咸味药材和食材。代表药材：蛤蚧、鹿茸、龟甲等。代表食材：海带、海藻、海参、蛤蜊等。

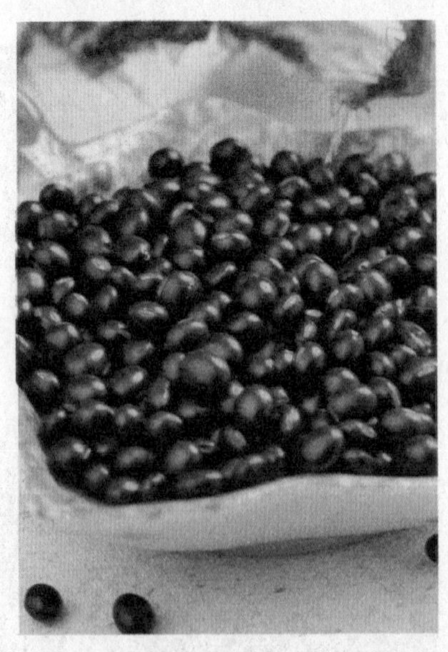

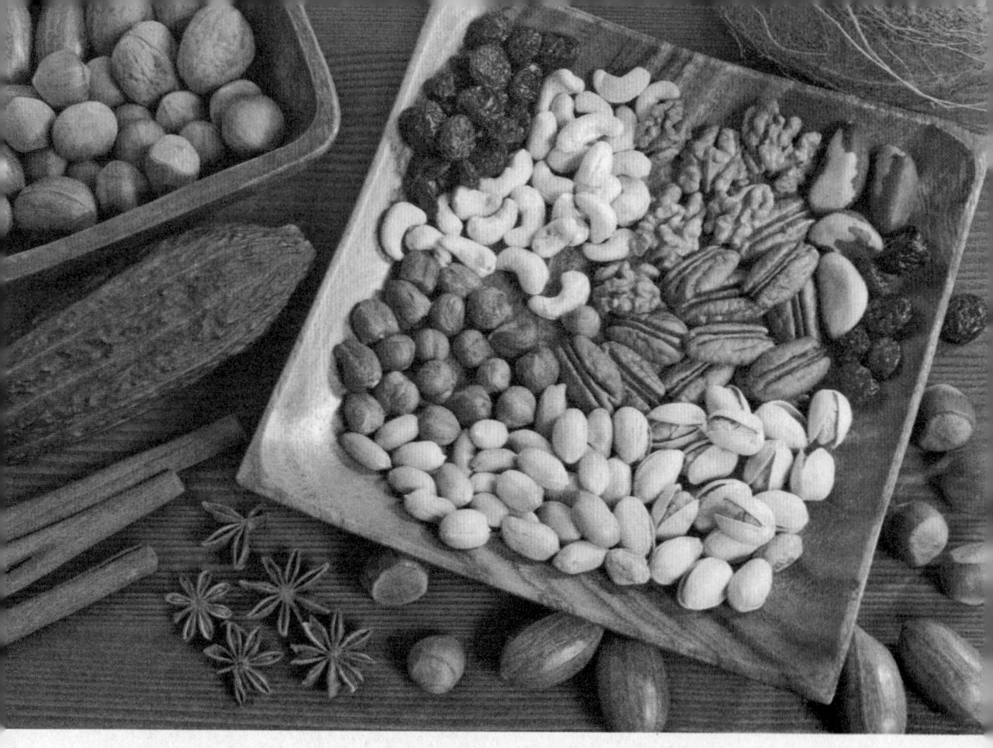

不同阶段的男性营养需求

《黄帝内经》中对于阶段养生有“女七男八”的观点，这里我们以“八”为律，介绍男性的阶段养生。

“一八”“二八”阶段

“一八”，即8岁，《黄帝内经》中讲：“丈夫八岁，肾气实，发长齿更。”即男孩到了8岁的时候，肾气开始充实，头发茂盛，牙齿更换。男子肾气充足的一个表现就是头发乌黑粗壮，8岁后男孩子的头发生长较快，这是精血充盈的表现，另外，乳牙开始脱落，换成新牙。

“二八”，即16岁，《黄帝内经》中讲：“二八，肾气盛，天癸至，精气溢泻，阴阳和，故能有子。”天癸是一种主宰男子生殖能力的基本物质。男子16岁时，肾气充盛，精子已经发育成熟，骨骼也在不断发育，饭量增加，此时是身体生长发育的高峰。

“一八”“二八”这两个阶段的男子正值身体发育的时期，从长头发、换牙、骨骼发育到精子成熟，这些过程都要求平日饮食营养要均衡，钙质要充足，多食富含蛋白质、维生素，以及钙、锌、硒等元素的食物，以保证健康成长。此阶段的男子应常喝牛奶，以保证钙质的摄入，促进骨骼的生长；多食富含蛋白质的食物，如鱼类、蛋类、瘦肉类、虾等；多吃蔬菜、瓜果、菌类食物以保证维生素C、维生素E的摄入。饮食不宜太精细，多吃五谷杂粮，如糙米、玉米、高粱、小米、荞麦等，以保证B族维生素和维生素D的摄入。适当食用果仁类食物，如核桃、花生、杏仁、松子、芝麻等，有补脑益智的作用，对大脑发育有着积极的作用。

值得注意的是，从养生学的角度来说，“一八”“二八”这两个阶段的男性可以开始补肾了，这样有利于帮助孩子打下一个比较好的基础，否则，等他长大了肾气开始衰减的时候再补就来不及了。甜的东西对肾气的伤害是最大的。甜的东西补脾，对脾胃有好处。在五行学说里面，脾胃属于五行里面的“土”，而肾属“水”，“土克水”，所以，吃甜的东西能增强脾胃的功能。但与此同时，这也肯定会降低肾的功能。所以，建议肾功能不太好的孩子少吃糖，或者干脆不吃糖。“苦健肾”，可以炒一些焦黄的坚果类的东西吃，这些食物无论是对小孩子，还是对老年人，都是有好处的。用盐水煮点核桃，或者把核桃烤熟，然后剥去外面那层小薄皮后吃，对肾气不足、不实的人来说，滋补效果特别好。

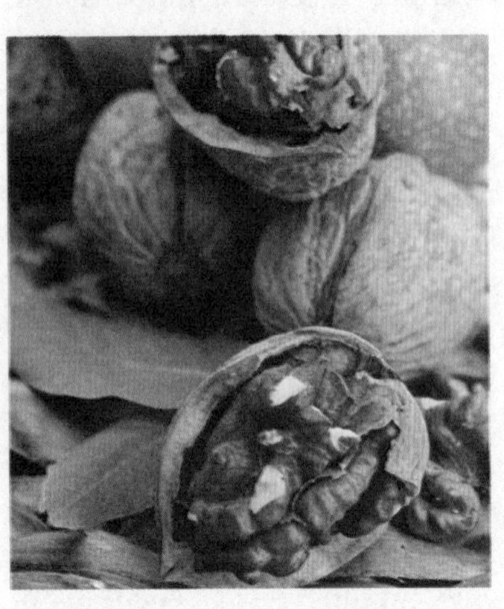

“三八”“四八”阶段

“三八”，即24岁，《黄帝内经》中讲：“三八，肾气平均，筋骨劲强，故真牙生而长极。”从16岁到24岁，男性的肾气除了支撑生育功能外，剩余的部分则分布到全身的各个部位，此时人长得很快，饭量也大。“筋”对应的是“劲”，男性在此阶段非常有劲，皮肤、筋和肌腱都很有弹性。这时的男性也会长智齿，就是“真牙生”。长智齿是肾气比较足的表现。

有些人觉得智齿没有用，就将其拔掉，这对人体没什么影响。如果智齿开始疼痛，可切开一点牙槽，让它长出来。有些人不长智齿，这说明他的身体肾气不太足。

“四八”，即32岁，《黄帝内经》中讲：“四八，筋骨隆盛，肌肉满壮。”我们该怎么理解这句话呢？当我们发力把筋绷起来的时候，鼓起来的那个状态叫隆。而盛的意思是骨髓要充盈，这个骨髓指的就是我们的精髓，是人的生命之本，是精气神的“精”。男性到32岁，不再长高，但剩下的精气会充实到身体的各个部位。在这个阶段男性身体会变宽、变厚，体重也稍微会有所增加，使

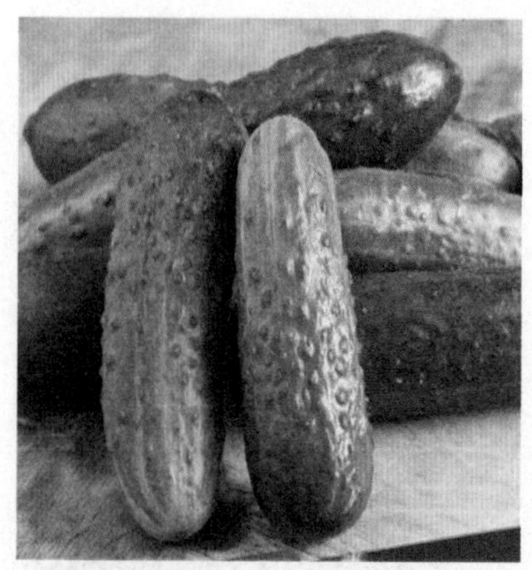

生理发育达到另外一个高峰。这时的男性在女性眼中，就会变得很有安全感，很吸引人。

“三八”“四八”这两个阶段，男子从24岁的青年成熟期到32岁青壮期过渡，此时身体的各方面正处于最佳的状态，生命力旺盛，这个时期要求营养均衡，除继续补充充足的钙质外，还应注重科学用餐，坚持补充蛋白质、维生素A、锌等元素，从而有效地为男性补充能量，增强抵抗力，促进身体各种功能的正常运行。此阶段的男子应注意，由于身体对营养的消耗量较大，往往会食欲大增，暴饮暴食，引起肥胖，所以，该阶段的男性应在适度饮食的同时适当补充天然深海鱼油、白果，多喝茶，减少肥胖等原因引起的心脑血管疾病、慢性疾病。还应少食油腻厚味，常食富含蛋白质的食物，如鱼类、蛋类、瘦肉类、虾，保证蛋白质的摄入，多食用一些富含维生素和矿物质的蔬菜和水果，如黄瓜、萝卜、番茄、西瓜、梨等；再搭配一些谷类，如玉米、小米、荞麦等，才能为身体提供更全面的营养。

“五八”“六八”阶段

“五八”，即40岁。32岁是男性生理发育的一个分水岭。过了32岁，男性的生理功能就开始走下坡路了。到“五八”，即40岁时，男性一般就会开始掉头发，咬不了太硬的东西。用《黄帝内经》里的话来说就是“肾气衰，发堕齿槁”。此阶段中，很多男性开始出现脱发、谢顶。有的人甚至牙齿开始松动、脱落。这无一不体现出男性身体开始衰老。但是懂得养生，平时注意照顾自己的男性，到了40岁则不会出现这样的情况。养生保健，除了增强抵抗力，还能使自己比同龄人看起来更加年轻，不易衰老。

“六八”，即48岁，《黄帝内经》中讲：“六八，阳气衰竭于上，面焦，发鬓斑白。”男子到了48岁，由于阳气衰退，无法充分到达头部和面部，所以面容开始憔悴，头发及双鬓也变得斑白。男性和女人是有区别的。男性属阳，女人属阴。女人到了37岁，阳气不足，就会出现“面始焦，发始堕”的现象。而男性的发育相对于女人来说要晚一点，又属阳，所以要到48岁的时候，阳气才到了脸上，这时候男性的脸才会变得焦黑、长皱纹。这也是为什么男性会比女性老得慢的原因。

“五八”“六八”这两个阶段，男子的身体状态从最旺盛期的一个高峰开始回落，肾气开始衰竭，头发脱落，牙齿枯槁，应及时补益肝肾、补肾益气。营养供给上应重补益，同时还需兼顾预防肥胖。此阶段的男子应坚持科学饮食，同时辅助药物补益。多食用一些具有滋补强壮、添精益血等功效的食物，如羊肉、狗肉、乌鸡、猪腰、猪脊髓等，还可食用一些加入了熟地、杜仲、锁阳、肉苁蓉、龟板等补益中药材的药膳，以补益肝肾、滋阴补阳、提升肾气；同时，五谷杂粮和蔬果也是不能缺少的。如黑芝麻、黑米、黑豆等以及黄花菜、南瓜子、西葫芦、板栗、荸荠、紫菜、香菇、黑葡萄等，还可适当食用如核桃、榛子、腰果、核桃、无花果等干果类食物，营养全面才能确保阴阳调和。

“七八”“八八”阶段

“七八”，即56岁，《黄帝内经》中讲：“七八，肝气衰，筋不能动，天癸竭，精少，肾藏衰，形体皆极。”男子到了56岁，肝气开始衰退，筋变得僵硬，不能随意运动，动作也显得不灵活。处于“七八”阶段的男性多“筋不能动”，意思就是说连接骨骼和肌肉的肌腱失去了弹性。有的人伸展一下腰腿，就能听到关节“咯吱咯吱”响，呈现一副很脆弱、很生硬的状态。说明此人筋的弹性不是很好。还有人会出现骨关节病，在爬楼梯时膝关节会很疼，这也是因为连接骨骼的那个肌腱出了问题。如

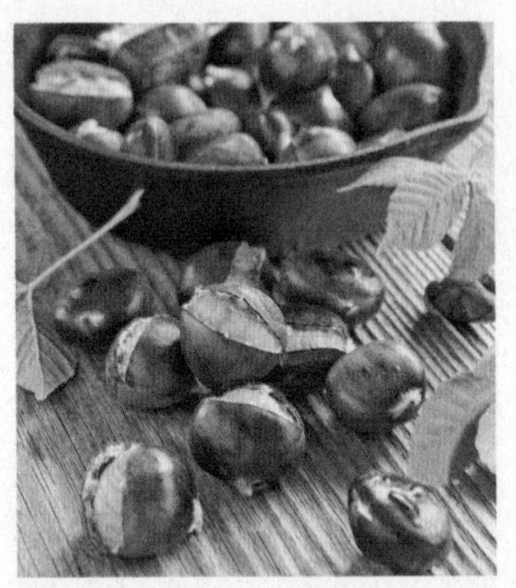

果出现这种问题，可多吃蹄筋，最好是鹿蹄筋。天癸逐渐枯竭，精力稀少，肾脏衰弱，身体各个部分也开始逐渐老化。人在“七八”的时候还只是肾衰弱，筋不能动，不能“行人道”，出现阳痿的现象。但是到了“八八”就过了“一寿”了，男子的精子数目、成活率以及活动度就非常低了，从此就没什么生育能力。到了这会儿其人生的任务也就告一段落了。

“八八”，即64岁，《黄帝内经》中讲：“八八，则齿发去。”男子到了64岁，这个阶段还会出现掉头发、牙齿枯槁的问题。很多老年人到了这个年龄，一张嘴全是假牙，头发也很稀疏。即便没掉，大多头发也已全白。

“七八”“八八”这两个阶段，男子的身体状态继续呈向下趋势，筋骨变得僵硬，肌腱失去弹性，精血枯竭，应及时补益肝肾、强肾健体。同时，由于身体精气不足，容易发生疾病，还应多

预防各类疾病的侵扰。此阶段的男子可多食用一些能强身体、健筋骨、补虚弱、益精血的食物，如牛肉、猪骨、猪蹄筋、猪肚、海参、虾、牛尾、羊蹄筋、鹿肉、猪腰、羊腰等，还可食用一些添加冬虫夏草、枸杞子、巴戟天、何首乌、牛膝等补益中药材的药膳，以补肾助阳、益精生血。同时还应注意蛋白质、碳水化合物、脂肪、矿物质、维生素、水、膳食纤维的均衡，多食黄花菜、韭菜、红枣、红薯、核桃、荸荠、榴莲、豇豆、淡菜等，防癌抗癌。同时忌吃得太辣、太咸，以免增加肾脏负担。

“八八”之后阶段

“八八”之后，即64岁以后，男性全面步入老年期。《黄帝内经》中讲：“今五藏皆衰，筋骨解堕，天癸尽矣，故发鬓白，身体重，行步不正，而无子耳。”男子到了64岁以后，五脏的气都在衰退，筋骨惰性更盛，动作更迟缓，精气血亏，发髻斑白，身体负担感很重，走路会有些歪，耳朵也不灵光了。

“八八”之后，老年男子脏腑功能衰退，对营养的吸收能力降低，所以往往会营养不良，导致各种疾病的发生，因此，需保证营养的全面，同时针对不同的疾病积极防病抗病，补虚强身，才能益寿延年。此阶段的男性应注意饮食的多样化，日常膳食应保证谷类、豆类等主食的定量摄入，少量瘦肉会有益于老年男性身体的保健。饮食还要以清淡为主，多食如核桃粥、玉米粥、桂圆粥等，不仅有利于消化吸收，还可强精健体，延年益寿。药物辅助也是必不可少的，如人参、党参、红枣、当归、黄精、灵芝、枸杞子等也可加入平常的膳食中，同时多食新鲜青菜、赤小豆、芝麻、虾、鸡蛋等食物，烹调时以蒸、炖为主，少放油、盐；少食多餐，才能让身体更健康。

“八八”之后，男子要注重补充肾精，方法之一是不要让它“漏”；另外一个就是要从饮食方面尽可能高效地把吃的东西转化成“精”，去填充人的脑髓和骨髓。食物中排在第一位的是“五谷之精”。现在的人在减肥时大多不吃主食，整天吃黄瓜、茄子、番茄，肉也不吃。减来减去，先是“伤精”，再者“伤神”，到最后不是厌食就是患上抑郁症。

“五果为助”，其实水果吃多了一点也不健康。不论植物还是动物，它们都是把最精华的东西放在种子里面。所以，胎儿如果缺钙的话，母亲就会掉牙、脱钙去给孩子补充钙质，这是一种天赋的、伟大的牺牲精神。植物也是这样，水果最精华的部分就是它的种子，绝对不是外面的皮和肉。真正懂得吃果的人，吃的都是坚果类的东西。

“八八”之后是老年时期，在精神、心理上要知足常乐，怡情悦志，豁达宽宏，谦让平和，善解人意，做到人老心不老，保持自信，勤于用脑，进取不止。还要注意防病治病，适量参加运动锻炼。家庭中的和谐气氛需要老人和全家一起努力创造，要多一些宽容、豁达。

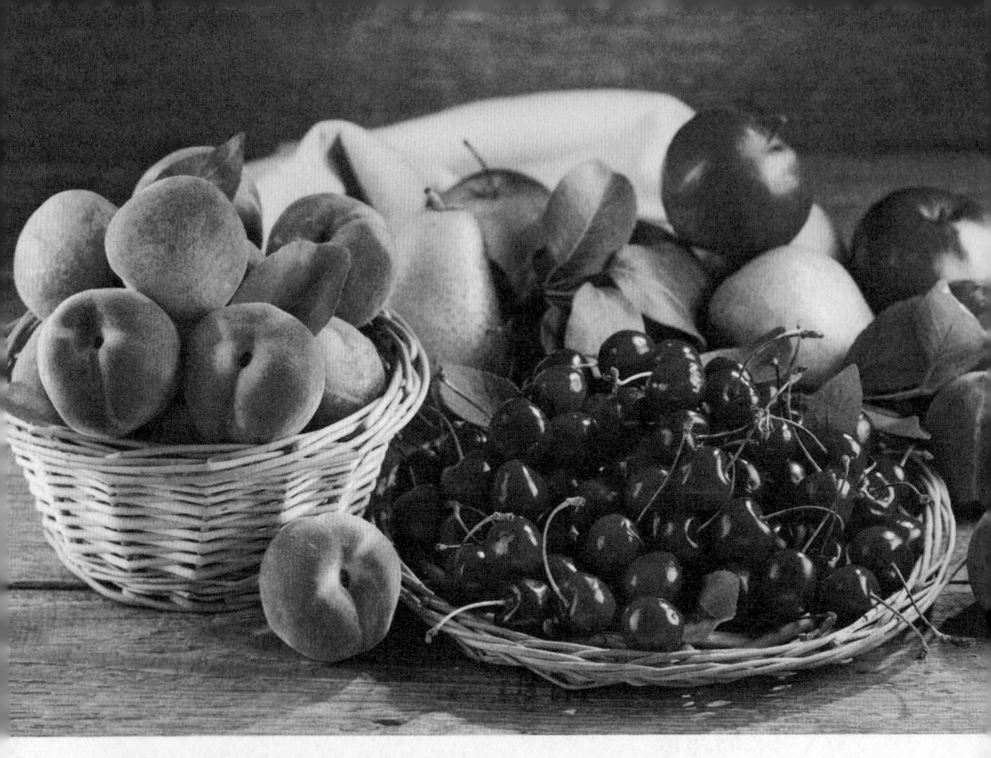

男性饮食养生适宜事项

饮食是生命的源泉，也是维持人体生长、发育，完成各种生理功能，保证生命存活不可缺少的条件，男性养生也应从饮食调养出发。

养成良好的饮食习惯

男性需要养成良好饮食习惯，一般来说，很多男性认为自己的身体状况非常良好，并不需要像女性那样特别注意自己的饮食习惯，因此很少有男性会注意到自己的饮食是否均衡，吃的东西是否健康。其实这种想法是错误的。男性由于体能消耗比女性大，更应该注意自己的日常饮食。

饮食与健康是息息相关的，特别是和心血管疾病以及癌症有关。据统计，2/3的成年男性血液中的胆固醇都过高。胆固醇过高不但会引发心血管疾病、阳痿，严重的还会导致脑卒中。所以，男性应该建立良好的饮食习惯，更要从年轻时就抓起。

减少脂肪的摄取量，特别是肥肉和油炸食品更要减少。要吃肉的话，多吃瘦肉和白肉类。

每周吃两天素食，给胃肠休息的机会。因为过多油腻或刺激性食物，会在新陈代谢中产生大量毒素，给胃肠带来巨大负担。

多吃新鲜和有机食品，少吃加工食品、速食品和清凉饮料，因为其中含有较多防腐剂、色素。

在日常饮食中控制盐分的摄入，过多的盐会导致闭尿、闭汗，引起体内水钠潴留。假如一向口味偏重，可以试试用芹菜等含有天然咸味的蔬菜来替代盐。

适当补充一些维生素 C、维生素 E 等抗氧化剂，以帮助消除体内自由基。

吃东西不要太快，多咀嚼，这样能分泌较多唾液，中和各种毒性物质，引起良性连锁反应，排出更多毒素。

注意饮食的酸碱平衡

自然健康的状况下，我们的身体通常呈现弱碱性，也就是说，血液的酸碱度（pH）通常维持在 7.4 左右。维持酸碱度的物质基础是酸碱性食物的合理搭配。说到酸性食物，通常人们会认为带酸味的食物就是酸性的，其实不然。人体的消化与吸收，好似一种缓慢的燃烧过程。食物在经历这一“燃烧”过程后所剩的“灰烬”，也就是代谢产物，决定了它的酸碱性。凡食物中所含氯、硫、磷元素较多，其在体内最终代谢产物是呈酸性的，即为酸性食物。这类食物主要包括畜、禽肉类、鱼虾类、蛋类、谷类以及坚果中的花生、核桃、榛子等。凡食物中所含的钙、钾、镁等元素的总量较多，其在体内的最终代谢产物是呈碱性的，即为碱性食物。这类食物包括各种蔬菜、水果、豆类、奶类以及坚果中的杏仁、板栗等。而山楂、番茄、柑橘，甚至醋等酸味食物都是典型的碱性食物。还有部分食物既非酸性也非碱性，如烹调油、黄油、淀粉等，被称为中性食物。

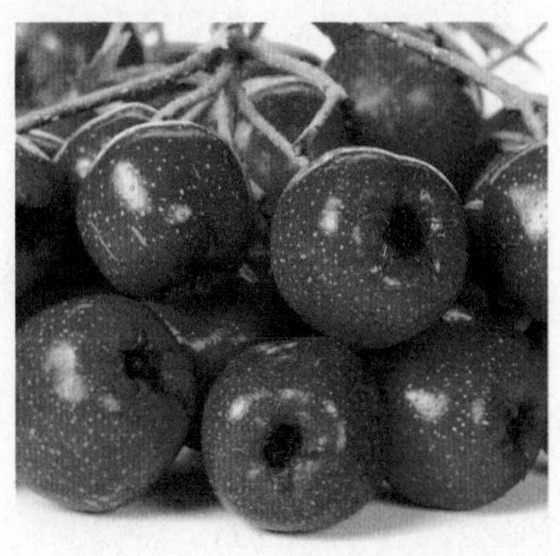

男性饮食也应把握“酸碱关”，为保持好膳食酸碱平衡，需要注意几点：首先，食物多样化，每日摄入食物种类应包括主食、奶制品、蛋类、瘦肉、蔬菜、水果、豆类、油脂和坚果等。过分偏荤或过分偏素，都不利于健康；其次，每日应摄入 500 克（生重）蔬菜、200 克水果、50 克豆类制品，以保持机体弱碱性；最后，每日瘦肉不超过 150 克，鸡蛋 1 个，鲜牛奶 250 毫升（1 袋）。最后，尽量不要吃油炸食品、肥腻食品、动物内脏。

适量补充维生素 A

维生素 A 为淡黄色油溶液，或结晶与油的混合物。它只存在于动物性食物中；植物中的胡萝卜素被人体吸收后，可在体内转化为维生素 A。维生素 A 对皮肤的表皮层有保护作用，并使其功能处于正常状态。如果缺乏，会引起肌肤干燥、角质代谢失常，导致死皮细胞的堆积。维生素 A 能维持牙齿及骨骼的生长，调节上皮组织细胞的生长，有助于提高免疫力，保护视力，预防癌症，还能抗氧化。一个成年男子每日需要摄入约 700 微克维生素 A 就足够了，过量对身体也有害。含维生素 A 较多的食物有动物肝脏、乳制品、鱼类、番茄、胡萝卜、杏、香瓜等。

多补充维生素 E

人体的正常运转离不开各种维生素的补充，不同的维生素对人体具有不同的作用，就拿男性最关心的性能力来说，补充维生素 E 对于提高性能力大有好处。

维生素 E 被认为是一种性维生素，严重缺乏维生素 E 会导致阴茎退化和萎缩、性激素分泌减少并丧失生殖能力。常吃富含维生素 E 的食物能预防并改善

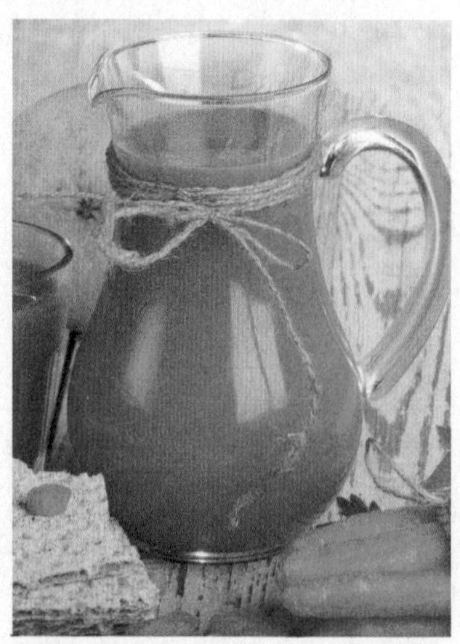

这种状况。近年来，对维生素 E 的功能研究主要集中在抗氧化、预防癌症、增强免疫力及防治肝、肾脏疾病方面。多种研究表明，维生素 E 可以有效增强男性的精子活力，不仅可以增强性能力，还有助于生育保健。同时维生素 E 能保护心血管。男性的胆固醇代谢经常遭到破坏，更易患高血压、脑卒中等疾病。因此，男性更需要补充维生素 E；维生素 E 能预防胆固醇堵塞血管，有助于清除体内垃圾。粗粮、坚果、植物油中都含有维生素 E，因此提倡男性多吃这类食物，但是人很难从这些食物中获取足够量的维生素 E。因此建议男性每日服用 10 微克维生素 E 药剂。

食用含锌的食物

锌除了对提高精液质量有帮助外，保护前列腺的作用也尤其出众。加拿大的两位科学家对人类及动物的前列腺进行了深入的研究，以鉴定其间矿物质成分的差异。他们发现，在健康的前列腺内贮存了高量的锌，锌含量超过其他器官组织。更为重要的是，有恶性病症的前列腺腺体内，锌的成分含量则降低。这两位科学家并未进一步探究其原因，但他们相信前列腺的健康与锌含量有着密切的关系。

据报道，在前列腺炎患者的体内，锌含量只有常人的 1/10，所以炎症本身和前列腺液内的锌是息息相关的。目前的假说是这样的，正常人、狗的前列腺液内含有很强的抗菌因素，这种因素具

有杀菌作用，对引起生殖泌尿系统感染的革兰氏阴性及阳性菌均有效，而这种抗菌因素很可能就是一种锌盐。在慢性细菌性前列腺炎患者中，锌的成分显著下降，抗菌的能力也变弱或消失。可见，锌盐具有自然的防御机制，可对抗上行性（指前列腺以上的器官）的生殖泌尿系统感染。

锌可以保证男性的性能力，辅助治疗阳痿，另外，它还有助于提高人体的抗病能力。建议男性每日服用 15 微克的锌，该剂量是针对运动量大的男性，一般情况下，男性只需服用该剂量的 2/3 就可以了。但是，每日锌的用量绝不能超过 15 微克，因为过量服用锌会影响人体内其他矿物质的作用。120 克瘦肉中含锌 7.5 微克。另外，火鸡肉、海产品、大豆中的锌含量也很高。

多补充维生素 B_6

维生素 B_6 有助于提高人体免疫力，同时，维生素 B_6 可以预防皮肤癌、膀胱癌、肾结石。一般而言，人与动物的肠道中微生物可合成维生素 B_6，但其量甚微，还是要从食物中补充。其需要量其实与蛋白质摄食量的多少很有关系，常吃大鱼大肉的人，应要大量补充维生素 B_6，以免造成维生素 B_6 缺乏而导致慢性病的发生。男性一天共需要 2 毫克的维生素 B_6，它相当于 2 个香蕉中维生素 B_6 的含量。含维生素 B_6 较多的食物有鸡肉、鸡肝、土豆、葵花子、油梨、

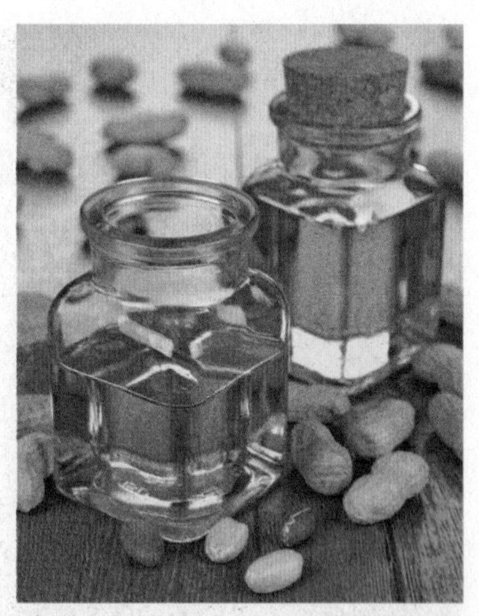

香蕉等。维生素 B_6 在动物性及植物性食物中含量均微少，酵母粉含量最多，米糠或白米含量也不少，其次是来自于肉类、家禽、鱼、土豆、甜薯、绿叶蔬菜等中。

水果宜上午吃

水果不但可口，还可以帮助身体排毒，促进身体健康，进而达到防治疾病、美容养颜的效果。但吃水果的时间一定要正确，新鲜水果的最佳食用时段是上午。选择上午吃水果，对人体最具功效，更能发挥其营养价值，产生有利于人体健康的物质，还能更有效地排毒。这是因为，人体经过一夜的睡眠之后，胃肠的功能尚在激活之中，消化功能不太强，却又需补充足够的营养素，此时吃易于消化吸收的水果，可以满足上午工作或学习活动的营养所需。

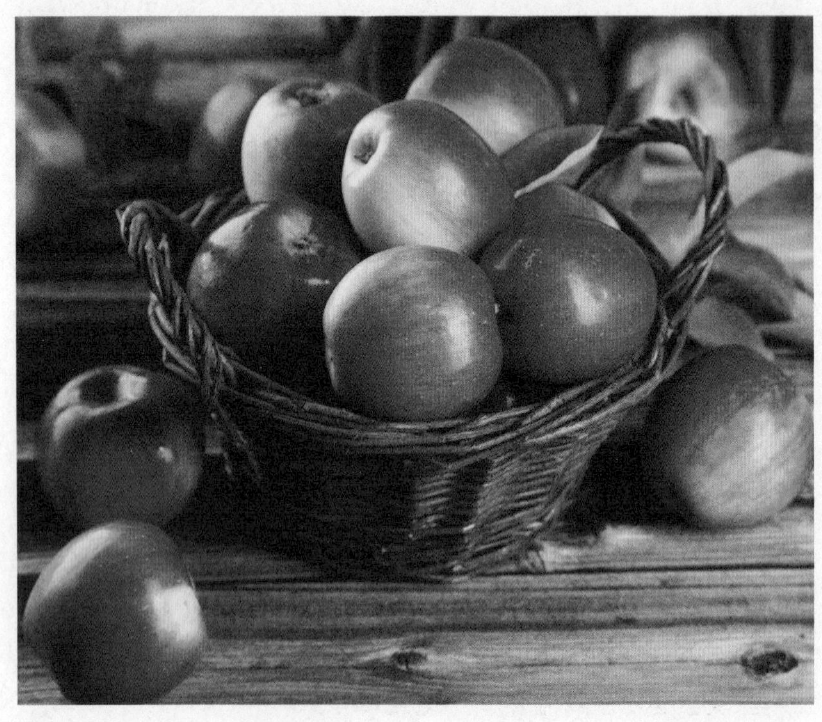

多吃含维生素 C 的食物

维生素 C 的主要作用是提高人的免疫力，预防癌症、心脏病、脑卒中、白内障，保护牙齿和牙龈，有助于伤口的愈合，抗哮喘，辅助治疗男性不育症。另外，坚持按时服用维生素 C 可延缓衰老的过程。维生素 C 含量最高的食物有菜花、青辣椒、橙子、葡萄汁、番茄。有专家认为，每人每天维生素 C 的最佳用量应为 200 ~ 300 毫克，最低不少于 60 毫克。半杯新鲜的橙汁便可满足每人每天维生素 C 的最低用量。另外，每天喝半杯橙汁可预防感冒。吸烟的人更应该多食用维生素 C。

多吃富含植物纤维素的食物

植物纤维的主要作用在于能加速肠的蠕动，降低胆固醇和某些胆盐的吸收，减少血液中的葡萄糖和脂酸，有降压的作用，还能消灭某些致癌物质，避免患直肠癌。人吃了富有植物纤维的食物会有饱胀的感觉，又不用担心积存过剩热量，因此，它还有减肥的效用。建议男士每次用餐时食用 18 ~ 20 克植物纤维。富有植物纤维的食物主要有麦麸、全麦面包、包菜、土豆、胡萝卜、苹果、莴笋、菜花、芹菜等。

常食用红色、白色和黄色的蔬菜

对男性来说，多吃有色蔬菜，对身体大有裨益。我们按照颜色由浅到深的顺序，把蔬菜分为白色蔬菜、黄色蔬菜、红色蔬菜。一般来说，蔬菜颜色的深浅与它的营养含量成正比，即颜色越深营养价值越高。比如胡萝卜的营养价值就比白萝卜高，而莴笋叶的纤维素含量远超莴笋。

白色蔬菜有白萝卜、竹笋、茭白、菜花、冬瓜等。食用白色蔬菜能起到缓解情绪，调节血压和强化心肌的作用，其中尤以白萝卜益处最多。民间自古就流传着“萝卜上街，药铺停歇”的俗语，白萝卜除了能刺激食欲、帮助消化、化痰生津外，还有抗病毒和防癌的功效。值得一提的还有菜花。乳腺癌一直是癌症中的高发病，可别认为乳腺癌只是女人的专利，医学证明，男性也同样存在引发乳腺癌的危险，而菜花中所富含的吲哚物，能有效降低活性雌激素的浓度，起到预防乳腺癌，提高抵抗力的作用。

黄色蔬菜包括韭黄、南瓜、黄花菜等。黄色蔬菜富含维生素 E，能减少皮肤色斑，延缓衰老。

红色蔬菜有番茄、红辣椒、胡萝卜等，这类蔬菜给人醒目、热烈的感觉，能刺激神经系统的兴奋。红色蔬菜中除了含有各种维生素外，还含有一种特殊的抗感冒因子，能增强人体对感冒的抵抗力，同时对心脏和小肠有很大的好处。

常食醋以促进消化

醋除了有调味、增加食欲、帮助消化的功效外，在医疗上也有很多作用。中医还认为，醋有软坚的作用，能消痈、消瘰疬，醋的收敛性可消肿治疮癣。醋中含有大量的磷、钙、铁、蛋白质、碳水化合物等营养物质，是人体营养的来源之一，所以男性常吃醋有益于身体健康。现代医学研究也证实，醋中所含的挥发性物质和氨基酸等能刺激人的大脑神经中枢，使消化器官分泌大量消化液，加强消化功能，从而增进食欲，促进食物消化吸收，保持人体健康。但是患有胃酸过多症以及胃溃疡等疾病的人，则不能过多地食用醋，尤其不能空腹饮醋。

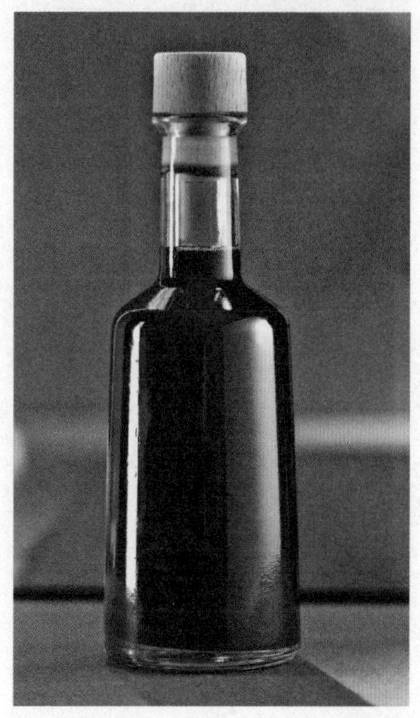

吃饭时宜细嚼慢咽

男性一般吃饭的速度比女性快，狼吞虎咽是男性典型的吃饭形象，但这会毁了胃的健康。假如一口食物嚼 20 次（理想的是 30 次），食物的粉碎程度是 10 分，嚼 10 次可能就是 5 分，食物吸收时可不是什么标准都行的，剩下的那 5 分就需要胃来额外付出了。所以吃饭太快就会增加胃的负担，造成胃部肌肉疲惫，胃动力下降，甚至过于粗糙的食物还会直接磨损胃黏膜。另外，由于咽得太快，一些坚硬、尖锐的食物容易卡住喉咙；吃东西快还容易产生胀气的问题。细嚼慢咽能促进唾液分泌，唾液有一定的杀菌及防癌功能，所以，男性吃东西还是细嚼慢咽为好。

每餐饮食八分饱

《素问·痹论》说“饮食自倍，肠胃乃伤”，强调过饱会影响胃肠功能。其实饮食过饱并非只影响胃肠，现代医学研究发现，过饱还是冠心病、胰腺炎等多种危重病症的诱因。人们在长期的生活实践中已经认识到饮食过饱的危害，所以民间有“饮食莫教足”“吃饭八分饱”等养生谚语。特别是针对男性，如果食用的是易消化的食品，应少食多餐，这样更有利于胃肠的消化和身体对营养的吸收。一次的饮食量应谨慎地控制在八分饱为最佳。另外，当胃处于空空的状况下进食的话，也会给胃带来过重的负担。为了缓和这种状况，可以在饥饿时吃点零食，零食的量应以不影响下一餐的饮食为限，但胃溃疡患者不适宜吃零食。

晨起一杯柠檬水或温开水

清晨起床梳洗后不要急着享用早餐，此时你最需要的是一杯加了柠檬片的温开水，它可以促进肾脏的循环，将积存在体内的残渣废物做一个总清理，促进新陈代谢，排出身体内的毒素。如果你有每日服用维生素或鱼油丸的习惯，此时也可以一并服下，帮助从接下来的早餐中吸收最多的营养元素，从而保证一天的营养和人体的正常运作。

坚持吃早餐

早餐能够在某些方面对人体有益，如供应大脑组成神经递质所需的能量和养分。不吃早餐，男性情绪和视觉空间记忆变差。不吃早餐的人群中，胃肠及胆类疾病的发生率很高。人经过一夜睡眠，到早晨时肠内食物早已消化殆尽，

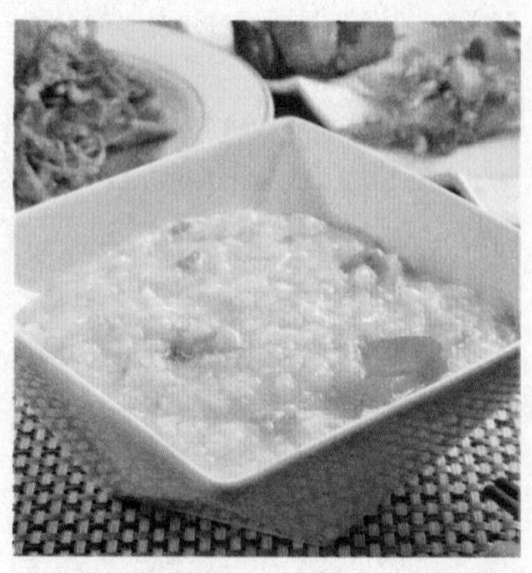

急需补充，如果不吃早餐，将会使消化系统的生物节律发生改变，并使胃肠蠕动及消化液的分泌发生变化。消化液若没有得到食物的中和，就会对胃肠黏膜产生不良的刺激，引起胃炎，严重者可引发消化性溃疡。另外，如果不吃早餐，午餐必然饭量大增，就会造成胃肠道负担过重，导致消化不良、胃炎、胃溃疡等疾病的发生。

晚饭少吃

民间有句俗语：“早饭吃饱，午饭吃好，晚饭吃少。”这是很有道理的。不过因为工作和生活节奏的原因，现在很多人却倒了过来，变成“早饭吃得少，午饭吃不好，晚饭酒菜饱”，其实这对人的健康是很不利的。

健康的晚餐应该在傍晚 6 点左右吃。人的排钙高峰期通常在进餐后 4 ~ 5 个小时，若晚餐过晚，当排钙高峰期到来时，人已上床入睡，尿液便潴留在输尿管、膀胱、尿道等尿路中，不能及时排出体外，致使尿液中钙不断增加，容易沉积下来形成小晶体，久而久之，就会逐渐扩大形成结石，对身体不利。晚餐一定要偏素，以富含碳水化合物的食物为主，含蛋白质、脂肪类的食物则越少越好；与早餐、中餐相比，晚餐宜少吃。如果晚间无其他活动，或进食时间较晚，而晚餐吃得过多，就可引起胆固醇升高，刺激肝脏制造更多的低密度与极低密度脂蛋白，诱发动脉硬化；长期

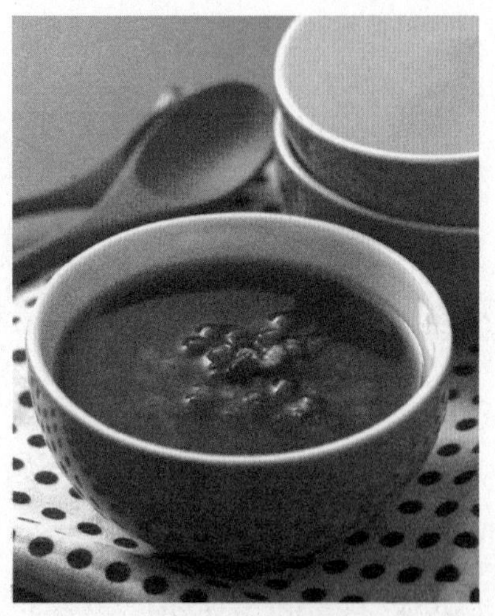

晚餐过饱，反复刺激胰岛素大量分泌，往往造成胰岛素 B 细胞提前衰竭，从而埋下糖尿病的祸根；晚餐过饱还会使胃鼓胀，对周围器官造成压迫，胃、肠、肝、胆、胰等器官在餐后的紧张工作会传送信息给大脑，引起大脑活跃，并扩散到大脑皮质其他部位，诱发失眠。

饭前适量喝点汤

“饭前先喝汤，胜过良药方”，这话是有科学道理的。这是因为，从口腔、咽喉、食管到胃，犹如一条通道，是食物必经之路，吃饭前，先喝几口汤（或进一点水），等于给这段消化道加点“润滑剂”，使食物能顺利下咽，防止干硬食物刺激消化道黏膜，保护消化道，降低消化道肿瘤的发生率。

吃饭期间，中途不时进点汤水也很有益。因为这有助于食物的稀释和搅拌，

从而有益于胃肠对食物的消化和吸收。若饭前不喝汤，吃饭时也不进汤水，则饭后会因胃液的大量分泌使体液丧失过多而产生口渴，这时才喝水，反而会冲淡胃液，影响食物的吸收和消化。所以，有营养学家认为，养成饭前、吃饭时不断进点汤水的习惯，还可以减少食管炎、胃炎、食管癌、胃癌等的发生。同时发现，那些常喝各种汤、牛奶和豆浆的人，消化道也最易保持健康状态。

如果吃饭时将干饭或硬馍泡汤吃却不同了。因为我们咀嚼食物，不但要嚼碎食物，使其便于咽下，更重要的是要由唾液把食物湿润，而唾液会由不断的咀嚼产生，唾液中有许多消化酶，有帮助消化吸收及解毒等生理功能，对健康十分有益。饭前喝汤有益健康，但并不是说喝得多就好，要因人而异，也要把握进汤的时间。总之，为了我们的健康饮食，进汤以胃部舒适为度，饭前饭后切忌“狂饮”。

食用蜂产品

工作繁忙、大量用脑的白领男性，应注意对自己身体的补养。过去人们习惯用加中药的炖品类来补养，这样效果当然好，但却要花费几个小时的时间，难以坚持。于是人们在寻求一种既能达到强身健体、养颜的目的，又不至于花费太多时间的产品，这种产品就是蜂产品。蜂产品琳琅满目，有蜂蜜、鲜蜂王浆、蜂花粉、蜂胶等多个品种。

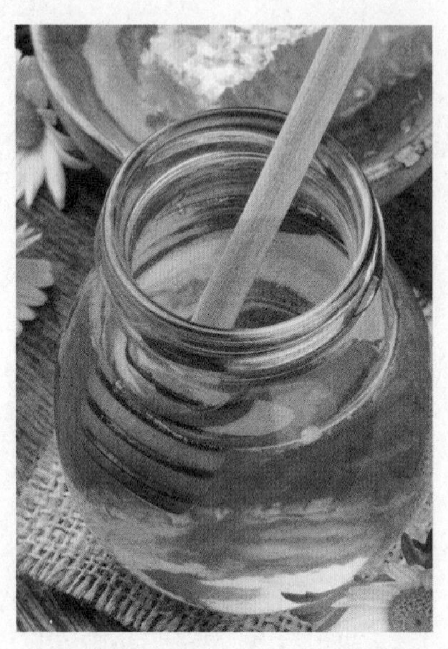

蜂蜜：最传统的、无污染的绿色食品。含多种矿物质、维生素和酸类，有造血、杀菌等多种功能。

鲜蜂王浆：工蜂乳腺分泌出来的一种乳白色浆状物质，酸、甜、涩、辣味一体构成了其独特的质味，是最时兴的滋补品。蜂王浆因其来自于大自然植物精华，含有 70 余种营养素，其营养等级要高于人的初乳和常乳，相当于动物的胚胎组织液。它含有大量的抗衰老物质，对各类肝病、糖尿病等多种疾病有一定辅助疗效。

纯蜂花粉：又称为可吃的化妆品。它有低脂肪、高蛋白、全营养、纯天然等多种优点，还含人体需要的多种氨基酸、维生素、80 余种活性酶等。国际上纯蜂花粉被广泛应用于美容、医疗、体育、营养保健食品等领域。

蜂胶：又称皮肤健康之宝。据介绍蜂胶对皮肤瘙痒症、神经性皮炎、放射性皮炎等有效，能抗菌消炎、改善皮下组织的血液循环，还可以治疗牛皮癣等。

喝下午茶

下午茶不是女性的专利，男性也适合喝下午茶，它不仅能赶走瞌睡虫，还有助于塑造完美身材。据报道，一般下午 4 点左右的加餐，刚好可以帮助男性保持精力，直到黄昏，进而使得晚餐比较清淡，养成最完美的饮食习惯。但下午茶和单纯的吃零食是不同的。零食的热量会储存到体内，而下午茶同其他正餐一样，相当一部分热量用来供机体消耗。因此，下午茶必须像正餐那样搭配。最好挑选 2 ~ 3 种具有互补作用，可以保证营养均衡的食品。比如一种谷物食品（饼干、面包干），配一个奶制品（酸奶、豆奶），或一个时令水果，当然还有饮料，水、清茶皆可。

一项实验证明，有喝下午茶习惯的人，在记忆力和应变力上比其他人平均高出 15%~20%。众所周知，西方人就很注重喝下午茶，正因为这样能振奋精神、提高注意力、消除疲劳、提高工作效率。

此外，英国科学家还发现，喝下午茶对降低血脂也大有裨益。胆固醇水平增高，不但与所吃食物有关，还与进餐次数有关。研究者提出，如果能把一日三餐的食量分成四餐、五餐或六餐来吃，对降低胆固醇更有利。

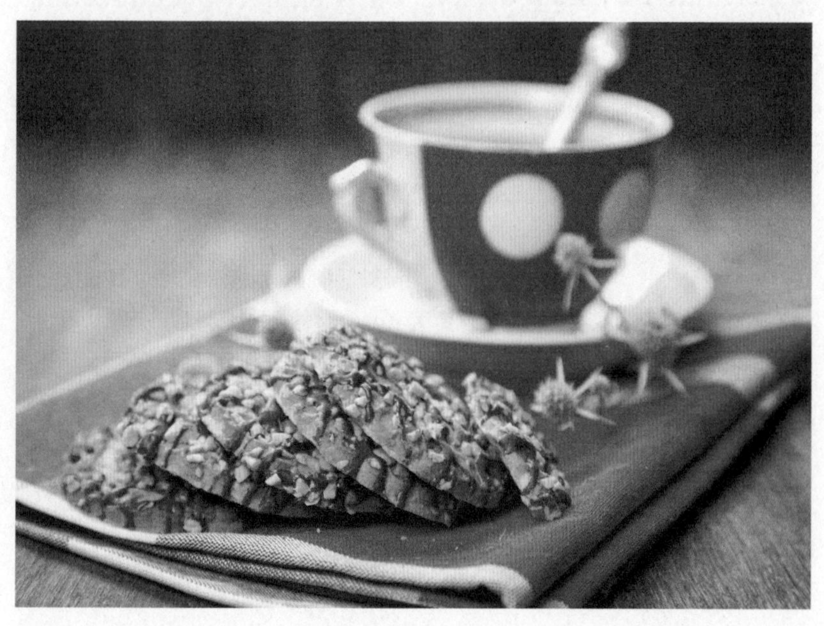

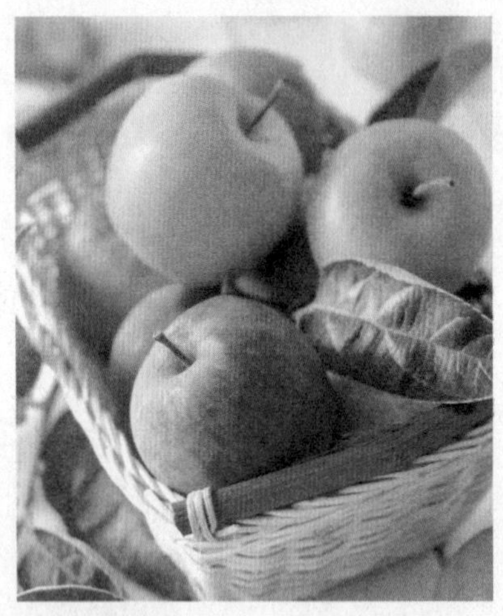

注重排毒

很多男性一提到排毒，就是一脸的不屑，认为排毒养颜是女性的专利，其实不然，男性不用养颜也需要排毒。排毒的目的不只是养颜，更重要的是保持身体的健康。常吃以下 6 种食物能帮助男性排多种“毒素”。

绿叶蔬菜：绿叶菜多为碱性，可以中和饮食中糖、肉、蛋及代谢中产生的过多的酸性物质，使体液保持弱碱性，从而清除血中的有毒物。如油菜叶、菠菜、芥蓝等。

粗粮：常吃红薯、玉米、荞麦等粗粮有助于保持大便的通畅，使体内毒物不会久滞肠道。

水果或果汁：可选择食用柠檬、橘子、柚、葡萄、甘蔗汁、青梅、苹果、番茄等。水果虽多呈酸味，但在体内代谢过程中能变成碱性，并能使血液保持碱性。

绿茶：绿茶中有许多解毒因子，易与血液中的有毒物质相结合，并加速从小便排出。常饮绿茶还能防癌和降血脂。吸烟者多饮绿茶可减轻尼古丁对其身体的伤害。

海带和紫菜：它们含大量胶质，能通便，促使体内的放射性毒物随同大便排出体外。它们都属碱性食物，有净化血液的作用。

黑木耳：黑木耳能抑制血小板凝聚，可降低胆固醇，对心脑血管疾病有益。黑木耳中的胶质，有助于将残留在人体消化系统内的灰尘杂质吸附和聚集，并将之排出体外，清涤胃肠。

春季养生宜养护肝脏

春回大地，万物复苏，人体的内环境开始由冬季向春季转化，人体之阳气也随之升发，此时应养阳。人体与大自然相应，春季养生要掌握春令之气升发的特点，尤其是老年人更应该注意保护体内的阳气，使其保持充沛与旺盛。中医学认为，春属木，与肝相应，肝主疏泄、主升，在志为怒，喜调达舒畅，而恶抑郁恼怒。春阳通于肝，逆春气则伤肝，只有保持肝脏旺盛的生理功能，才能适应春季自然界生机勃勃的变化。春季养生的关键在于制怒，老年人可以通过情志调养，使肝气调达通畅，保持与大自然的协调与和谐，肝脏生理功能才能得以旺盛。老年人更要学会驾驭情绪，以防病由心生，快乐地过好每一天。

从中医“五行学说”得知，春应肝，故春季锻炼应着重保护肝功能，应首选舒肝方面的运动项目，如“攒拳怒目增气力”，就是具有保肝作用的运动。为什么怒目而视可增气力呢？中医脏腑学说认为，肝主筋，开窍于目，在志为怒。怒目可疏泄肝气，激发肝血充盈，才能养筋，筋得其所养，才能活动有力而灵活，筋骨强壮，气力倍增。肝藏血，肝脏功能不好就藏不住血，身体就会虚弱。因此，通过怒目冲拳的动作，有助于肝气的疏泄调达，起到舒肝、养肝的作用。

夏季养生宜清补

盛夏时节，天气炎热，人体出汗多，睡眠少，体力消耗较大，消化功能差。一些平素阴虚体弱者，更易产生精神疲惫、食欲不振、口苦苔腻、脘腹胀闷、体重减轻等“疰夏”的征象。因此，炎夏时体虚者尤其应该重视饮食调补。

中医认为，“脾主长夏”“暑必挟湿”。脾虚者夏令养生，可采取益气滋阴、健脾养胃、清暑化湿的清补原则，饮食调养宜选用新鲜可口、性质平和、易于消化、补而不腻的各类食物。入夏应市的蔬菜、水果甚多，如茄子、冬瓜、丝瓜、番茄、黄瓜、芹菜、西瓜、葡萄等，可轮换配套食用。老年人食补可选用莲子汤、荷叶粥、绿豆粥、豆浆粥、玉米糊等消渴生津、清热解暑之品。患有高血压、高脂血症的老人，还可用海蜇、荸荠等量，洗净后加冰糖适量煮成“雪羹饮”，每日分 3 次服用。若伴有消化不良、慢性腹泻者，用鲜白扁豆 100 克，大米 50 克，加水适量煮粥吃，也可收到食疗之效。

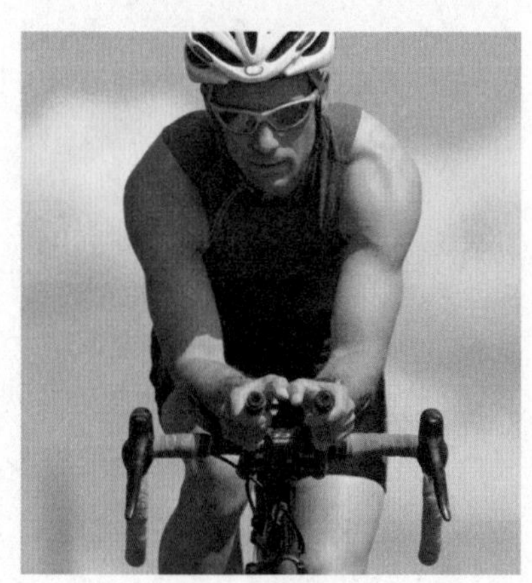

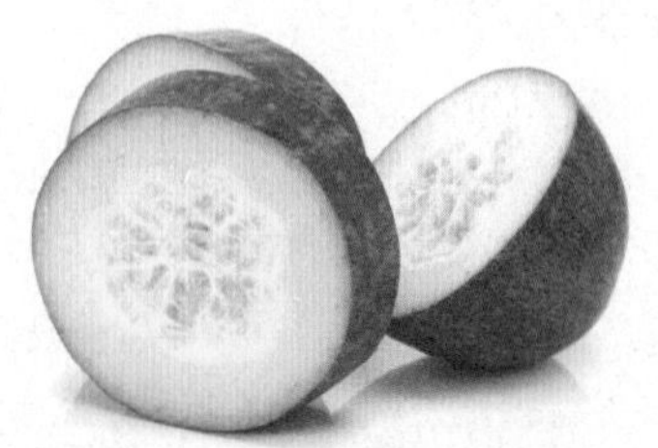

清补，当忌辛辣生火助阳和肥甘油腻、生痰助湿类食物，但并非禁忌荤食。阴虚体弱者在安排膳食时，可选择猪瘦肉、鸭肉、兔肉、白斩鸡、咸鸭蛋、清蒸鲜鱼等富含优质蛋白质的食物，以增加蛋白质的摄取量。

为了提高食欲、增加营养，还可适当吃些带苦味的食物。现代营养学研究表明，苦味食物中含有许多生物碱类物质，具有消炎退热、促进血液循环、舒张血管、清心除烦、醒脑提神及调整人体阴阳平衡的作用。

夏季宜养心

中医认为，心属火，夏亦属火。盛夏季节，心气火旺，故需要重视养心。一个人想要长寿，必须抓住三宝——保精、蓄气、养神。要以神蓄气、以神摄精。人的生命活动中精神因素起着如此重要的作用，所以调摄精神、养心修性应是养生的主导方面。夏季进补养心当注重以下几个方面：

凝心神：调神安神，实为养心之首要，故《医钞类编》中说：“养心在凝神，神凝则气聚，气聚则形全。”所谓凝神，实际上就是要保持精神上的安谧和清静，这样人自然就会心平气和，血脉流畅。

节情志：情志泛指人的情绪，包括喜、怒、忧、思、悲、恐、惊等七情。情绪对人的影响极大，而对心的影响就更大。因为心主管情志，七情中尤以怒、悲、恐等对心脏影响为大。在日常生活中，不少人因大怒、大悲、恐惧等诱发心脏病。所以善养心者必须节制情绪，不使过激。

善运动：通过运动，使气血流畅，百脉俱通，毫无淤滞，自然心气充盛。现代医学也证实，适量运动使心肌得到锻炼，同时加强了心脏的血流量，这对预防和改善冠心病等均有很大的帮助。常见的运动方式如慢跑、散步、拳操、游泳、骑车等。

调饮食：夏季心气旺盛，不宜过食温补润腻之物，否则易火上浇油，宜清淡，宜多食蔬菜。

秋季养生宜先调理脾胃

夏天气温高，人们胃口不好，多不思饮食，因此日常中吃的大多是瓜果、粥类、汤类等清淡和易消化的食物，脾胃活动功能也会减弱。秋凉后如果马上吃大量猪、牛、羊、鸡肉等食物，或其他一些难以消化的补品，势必加重脾胃的负担，甚至损害其消化功能。这正如跑步，必须先慢跑后再逐渐加快一样。如果一下吃进大量难消化的补品，胃肠势必马上加紧工作才能完成这突然到来的巨大任务。结果胃肠功能必定变得紊乱，营养物质就不能被人体正常吸收利用，甚至还会导致其他的问题。

秋季进补的原则是既要营养滋补，又要容易消化吸收。如将芡实与猪瘦肉或牛肉共煮，不但味道鲜美，也是适时的补品。民间用60克芡实、30克花生、10克红枣加入适量红糖合成大补汤，具有易消化、营养价值高、调补脾胃、益气养血等功用，对体虚者、脾胃虚弱的产妇、贫血者、气短者具有良好疗效。由于芡实含糖类极为丰富，约为75.4%，而含脂肪量只为0.2%，因而极容易被人体吸收，特别在炎热的夏季，脾胃功能衰退，进入凉秋后功能尚差，及时食用本品，不但能健脾益胃，而且能补充营养素。平时消化不好或热天出汗多又易腹泻者，经常用芡实煮粥或煮红糖水吃，有较好的效果；如果用芡实与猪瘦肉同炖，对解除神经痛、头痛、关节痛、腰腿痛等虚弱症状，有很大的好处。

冬季养生宜补肾

中医认为，肾为先天之本，生命之源，有藏精主水、主骨生髓之功能，人体随着肾气的逐渐旺盛而生长发育，直到成熟。所以肾气充盈，则精力充沛，筋骨强健，步履轻快，神思敏捷。男性冬季保健养生在很多方面是需要把握好重点的，冬季是补肾的最佳季节。

肾气虚最大的特点是腰酸腿软，小便多。因为肾主二阴，小便多说明肾气弱，尤其是在夜里。同样年龄的人，有人总觉得气不够，那么这时就要好好保养肾气。首先房事要节制。房事不节制对肾精、肾气的伤害很大，尤其到中年以后的夫妻，一定要节制房事；其次，不要用脑过度。肾生髓，脑髓靠肾来滋养，用脑过度便会伤肾气。比如很多头晕并不是脑的问题，归根结底是肾虚。还有一些人失眠，吃养心安神的药都不见效果，可以吃一些养肾的药，再适当加一点养脑、安眠的药。

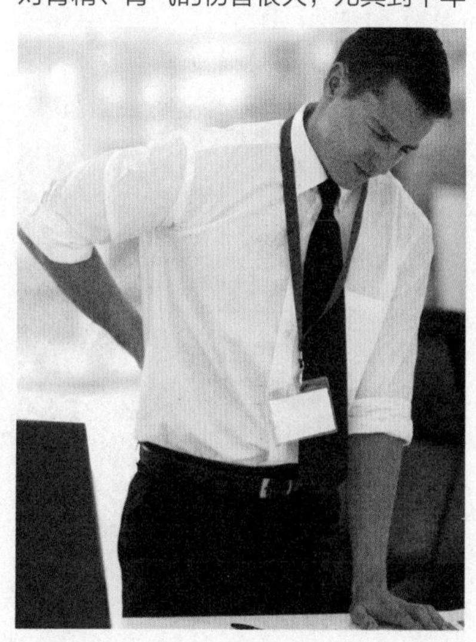

此外，男性还要注意腰的保养，因为腰里边藏着肾虚的命门——两肾，是不可忽视的地方。人有精、气、神三宝，其中精和气的根——元气、元精来自肾，要将腰保养好，不要让它受寒。保护好了先天藏在里边的肾精，它就会维持人的生命。然而，现在有好多人都在过度用腰，这样容易使肾受到损伤。

男性吸烟应补充多种维生素

一支香烟可以破坏 25 毫克的维生素 C。香烟中的焦油所含的苯并芘为致癌的主要化合物，烟雾中含有高浓度的活性氧和自由基，会对肺产生很大的伤害。研究表明，大量补充维生素 C、维生素 E 及 β－胡萝卜素，可以降低人体内的过氧化脂，也会使肺癌的发病率降低。

美国加利福尼亚大学的研究人员发现，维生素 C 可能有助于预防被动吸烟引起的伤害，这为那些不得不待在烟雾缭绕环境中的被动吸烟者提供了一种自我保护的方法。

研究人员将 67 名不吸烟的人请进烟雾缭绕的环境中，结果显示，那些每日服用500毫克维生素C的人所受的伤害较小。有关专家介绍说，被动吸烟会对人体造成氧化损害，但这种损害能被维生素C中含有的抗氧化剂所抵消。据此，研究人员做了进一步的测试。他们将这67名志愿者分为3组，并再次让他们进入有烟的环境中，分别让他们每日服用维生素C、维生素E和抗氧化剂硫辛酸以及安慰剂。两个月后，与服用安慰剂的志愿者相比，前两组志愿者血液中的氧应激水平分别下降了1.4%和12%。

因而，长期吸烟的人以及长期处于烟雾中的“被动吸烟者”，应该多补充维生素C、维生素B_2、维生素E，以及β-胡萝卜素。复合维生素含有维生素A、天然β-胡萝卜素、天然维生素E、维生素B_1、维生素B_2、烟酸、维生素B_6、维生素B_{12}、维生素C、维生素D、维生素K、叶酸等多种维生素，并含有丰富的矿物质镁、铁、铜、锌、铬、硒等，能全面补充营养素、各种维生素及矿物质。

育前注意饮食的健康

想让宝宝更健康，男性在准备生育宝宝前更应该调整自己的饮食结构，让自身更健康。首先，要保证充足的优质蛋白质。蛋白质是细胞的重要组成部分，也是生成精子的重要原材料，合理补充富含优质蛋白质的食物，有益于协调男性内分泌机能以及提高精子的数量和质量。富含优质蛋白质的食物有深海鱼虾、牡蛎、大豆、瘦肉、鸡蛋等。海产品含有促进大脑发育和改善体质的DHA、EHA等营养元素，对准爸爸十分有益，但不能超量摄入。

其次，不可小看水果蔬菜。水果蔬菜中含有的大量维生素是男性生殖生理活动所必需的。一些含有高维生素的食物，对提高精子的质量有很大的帮助。缺乏这些维生素，容易造成精子生成的障碍。同时，脂肪也是不可缺少的。胆固醇是合成性激素的重要原料，脂肪中还含有精子生成所需的必需脂肪酸。肉类、鱼类、禽蛋中含有较多的胆固醇，适量摄入有利于性激素的合成。

最后，还要严格戒烟禁酒。吸烟者中正常精子数减少10%，且精子畸变率有所增加，吸烟时间越长，畸形精子越多，精子活力越低。而过量或长期饮酒，可加速体内睾酮的分解，导致男性血液中睾酮水平降低，出现性欲减退、

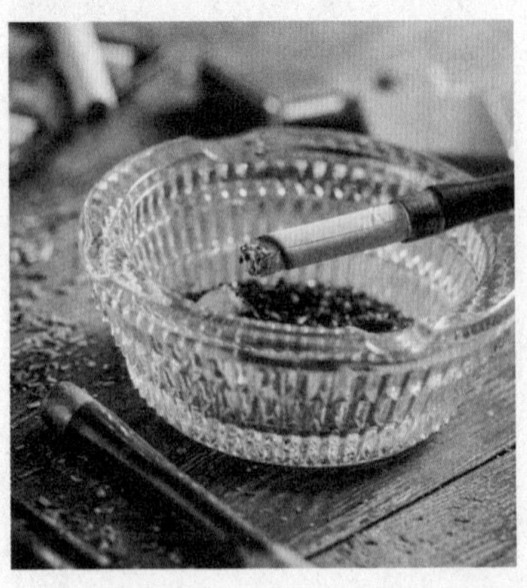

精子畸形和阳痿等。因此，为了下一代的健康，男性应尽量戒烟禁酒。

育龄男性补充“活力素”

补充一些对男性健康有明显作用的有益元素，不仅可增强男性体质，还对男性疾病起到辅助治疗的作用。尤其是准备要孩子的男性，要多吃一些“活力素”，使妻子更易受孕。这些“活力素”中，最好的就是海产品。在海产品中，如海参、墨鱼、章鱼等，它们富含的精氨酸是精子形成的必要成分，这种成分只能从食物中摄取。海产品还含有丰富的矿物质元素，尤其是锌和硒，对男性生殖系统的正常结构和功能的维护有重要作用。

鳝鱼、花生、芝麻、核桃、冻豆腐等食物，也含较多精氨酸。准备要孩子前，男性还可多吃点山核桃、动物肝脏、小麦胚粉、南瓜、扁豆等，对其妻子受孕都有帮助。这些食物都是与男性生育能力相关的“活力素”。

此外，准爸妈孕前应合理安排饮食，体重超重者应在膳食营养素平衡的基础上减少每日摄入的总热量。原则是低热量、低脂肪，适宜优质蛋白（如鱼、鸡蛋、豆制品、瘦肉、牛奶等），以减少脂肪（如肥肉、动物内脏、蛋黄、坚果、植物油等）为主。体重过轻者应纠正厌食、挑食、偏食的习惯，保证每日膳食营养素的摄取，增加碳水化合物、优质蛋白、新鲜蔬菜水果等的食用量。

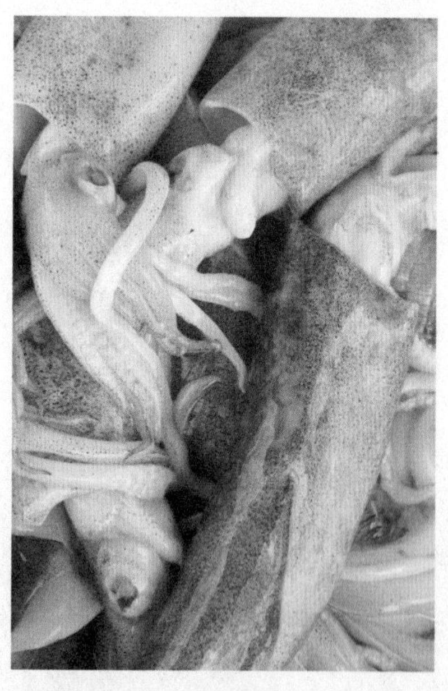

备孕期多食用提高生育能力的食物

现代医学研究发现，精液含有精氨酸、多种维生素、激素、酶、胆碱锌及钙元素等 50 多种物质。在饮食方面，有关专家建议男性多吃些补肾填精、益气、养血生精的食物，以提高精子的质量与活力。

食用含有镁的食物。镁有助于调节人的心脏活动、降低血压、预防心脏病、提高男性的生育能力。含镁较多的食物有大豆、土豆、核桃仁、燕麦粥、通心粉、叶菜和海产品。

精氨酸是构成精子的主要成分，并有助于提高精子的活力。富含精氨酸的食物有海参、鳝鱼、泥鳅、墨鱼及芝麻、山药、白果、豆腐皮、冻豆腐、花生仁、葵花子、榛子等。

锌是精子代谢必需的物质，并能增强精子的活力，多食富含锌的食物，如牡蛎、虾、蛤、贝类、动物肝脏、核桃仁、牛乳、豆类、麸皮及莲子等是必要的。

钙元素对精子的运动、获能、维持透明质酸酶的活性及在受精过程中起着举足轻重的作用。男性也应注意多摄食一些富含钙的食物，如牛奶、豆制品、稣鱼、排骨汤、紫菜、虾皮、海带、裙带菜、黄花菜、香菇、芥菜、芫荽、甜杏仁、葡萄干等。

精子的活动与精囊中所含果糖的数量有关。如精液中果糖含量低，容易引起死精症。而果糖在蜂蜜及各种水果如梨、苹果、葡萄、菠萝、甜橙中含量尤其丰富，可多食用。

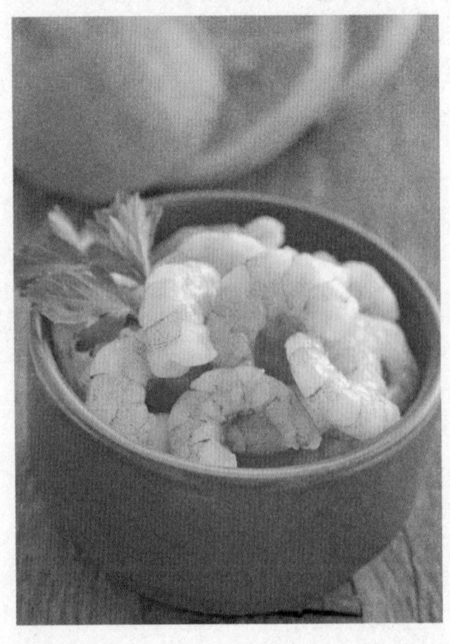

中年男性饮食多样化

食物多样化是保证各个年龄段人，尤其是中老年人均衡营养的关键。食物多样化有助于获得满足健康需要的全部营养，并保证这些营养素的数量和比例是适宜的。每种食物都各有特点，有的含维生素多，有的含矿物质多，或者含其他营养素多一些。只有摄取多样化的食物，才会有利于营养平衡。通过各种食物的互相搭配，取长补短，就可以更加接近人体需要，增加其营养价值。研究发现，食物选择范围小，品种单调，容易导致人体蛋白质、微量营养素和植物化学物质的摄入不足。

多样化的饮食对人体健康有累积保护效应，有助于促进老年人健康，延缓衰老，预防营养不良，增强人体的抵抗力和组织细胞的修复能力。多样化饮食含有多种保护因素，包括营养素和食物中的非营养物质。国内外的一些研究显示，饮食多样化可降低糖尿病患者心血管并发症的概率，并有助于使血糖水平达到良好的标准。

食物在种植和养殖过程中使用的化肥、农药等化学物，会或多或少地在食物中残留，带来饮食隐患。从食物安全性来看，食物品种增多，每种食物的食用量相应就会减少，食物中可能存在的对人体健康不利物质的摄入量也就减少。因此，食物多样化可以在一定程度上降低不安全食物带来的威胁，可能减少致癌物质或其他不安全食物的摄入量。

中年男性多补钙

中老年男性朋友容易患骨质疏松症，所以补钙对其非常重要。因为骨骼在生成以后仍在不断地新陈代谢。人到中年以后，体内容易发生钙质代谢障碍，这种代谢平衡的紊乱，可导致骨质疏松症，因而对外来的抵抗力减弱，容易发生骨折。

骨质疏松症是老年人常见的疾病。40 岁以上的中老年人中，大约有 15% 的人患有骨质疏松症。年龄越大，发病率越高。但此病发生的迟早及速度，与从食物中摄入的钙量多少有直接关系。若每日能保证正常人体钙的需要量，骨质疏松的发生就会晚些、慢些。据营养学家调查表明：我国中老年人从食物中摄取的钙质一般都未达到实际需要量（每日 800 ~ 1000 毫克）。因此，需要经常补充钙质。同时，也应适量补充维生素 D。

中老年知识分子，由于长期坐办公室，缺少日照，容易发生下肢酸痛、乏力，进而逐渐发展到全身骨痛，腰背痛等。因此，除了应该从食物中补充一定数量的钙和维生素 D 外，还应多进行户外活动，多晒太阳，并应该选择适量富含维生素 D 的食物，如鱼肝油、适量动物肝脏、蛋黄等。

中老年人补充钙质，除了能增强体质、防治骨软化症和骨质疏松症外，在防治其他疾病方面也有实际意义。钙离子可维持神经、肌肉的兴奋性。处于更

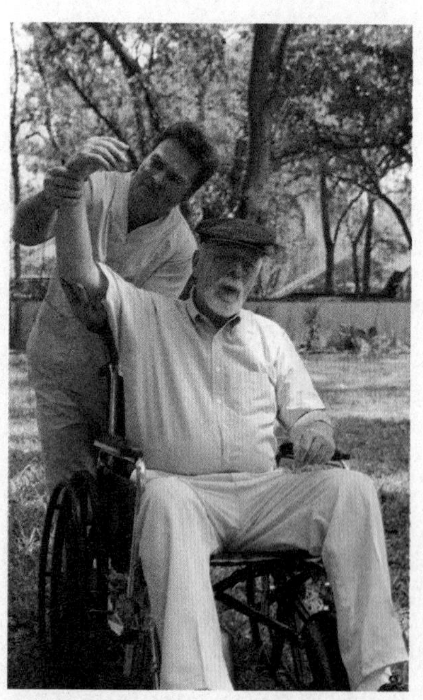

年期的中老年人，受体内激素的影响，情绪不稳定，若体内钙不足更会加重情绪波动，增加精神痛苦，所以，人到中年就要多食用含钙丰富及易于吸收的食物。这类食物有乳类、豆类、水果及蔬菜、海带、紫菜、虾皮、芝麻酱等。

中年男性食用抗衰老食物

人到中年，身体进入另一种状态，男性也要抗衰老，其方法当然与女性不同，男性抗衰老靠的是饮食。

胡萝卜：胡萝卜中含有丰富的钾，有降血压的作用，食物纤维能发挥整肠的功效。β－胡萝卜素会在体内转化成维生素 A，增强身体的抵抗力，抑制导致细胞恶化的活性氧等。

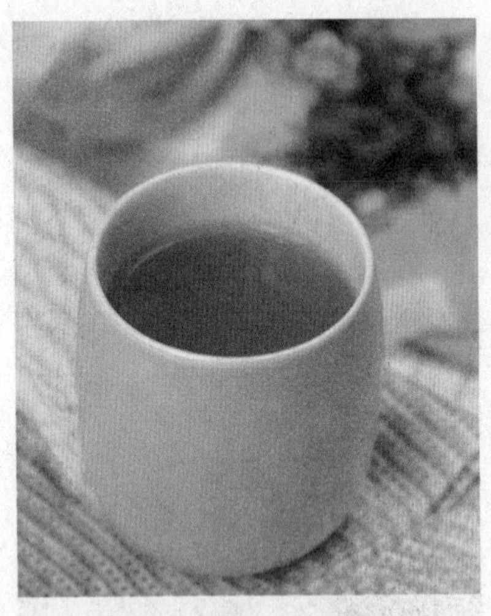

绿茶：绿茶含有丰富的维生素 C。而维生素 C 是预防感冒、抗氧化所不可欠缺的营养素。除此之外，绿茶也富含防止老化的谷氨酸、提升免疫力的天冬氨酸、滋养强身的氨基酸，具有提神作用的咖啡因、降血压的黄酮类化合物等。

大蒜：具有强烈的杀菌力，能消灭侵入体内的病菌。男性多吃大蒜可改善体质并能强身。大蒜里含有的植物化学因子对心脏有益。为了让它发挥最大的功效，最好把大蒜切碎或者捣碎食用，吃时不要长时间加热，否则会丧失它的有益成分。

深海鱼：海鲜可以增强性能力。男性精液里含有大量的锌，当体内的锌不足时，会影响精子的数量与品质。而食物中海鲜类的蚝、虾、蟹的含锌量最为丰富，一颗小小的蚝就几乎可以满足人每日锌的需求量。

鸡蛋：鸡蛋的营养最易被吸收，人体可以轻易把它们分解为氨基酸，成为肌肉生长的原料。

全麦面包：要对抗压力，B 族维生素是非常重要的，它可以维护神经系统的稳定，增加能量的代谢，有助于对抗压力。全谷类的食物如全麦面包、糙米、胚芽米等都有丰富的 B 族维生素。

红酒：如果一定要喝酒，那就喝红酒。因为红酒中葡萄皮的抗氧化物质多酚留存在酒液中，可以降低患心血管疾病的概率。

中年男性食用强精固肾类的食物

中年男性宜食用强精固肾类食物。

韭菜及其种子：经常食用韭菜炒虾仁或炒鸡蛋或内服韭菜籽，有壮阳固精的功效，对大脑皮质抑制偏胜影响功能障碍，如阳痿、早泄及遗精等，效果较好。

山药：有健脾益肺、强精固肾的功效。现代医学研究发现，山药除了含淀粉、精蛋白外，还含有精氨酸等，补而不腻，为食补佳品。将其煎汤服用或做成山药粥，能补肾益精、固涩止遗。

芡实：有健脾止泻、固肾涩精的功效，为收敛性食物，其功效与山药、莲子类似，是养生佳品。

枸杞子：是强精固肾、固本培原、抗衰老的药食两用品。

虾：包含海虾及河虾两种，其功效相同，有补肾、壮阳、益气、开胃、通乳的效果，辅助治疗肾虚阳痿、早泄遗精，效用显著。

莲子：莲子有补脾涩肠、养心固肾的功效。莲子中含有莲子碱、莲子糖等成分，钙、磷、铁的含量也相当丰富，是收敛强壮的健康食物，常吃莲子能够健脾止泻，对梦遗滑精、频尿等都有效。

淡菜、牡蛎与蛏子，它们同属一类，是生长于海藻间的贻贝类的海鲜，均具有补虚益精、温肾散寒的功效，也是滋阴平肝的营养食物。它们对防治肾功能虚损，男性阳痿、早泄、精力不足和女性阴虚白带最为有效。

中年男性食用能改善性功能的食物

中年男子随着雄激素分泌量的减少，性欲和性功能也逐步减退，适量食用下列食物有助于增强和改善中老年男子的性功能。

动物内脏：含有较多的胆固醇，而胆固醇是合成性激素的重要配方。此外，还含有肾上腺素和性激素，能促进精原细胞的分裂和成熟。因此，适量食用动物的心、肝、肾、肠等内脏，有利于提高男性体内雄激素水平，增加精液的分泌量，提高性功能。

含锌食物：锌是人体不可缺少的微量元素，它对于男子生殖系统正常结构和功能的维护有着重要作用。缺锌会使精子数量减少，并影响性欲，使性功能减退。近年来的研究结果表明，缺锌与中医所说的“肾阳虚”有关。含锌量最高的食物首推牡蛎肉，其他如牛肉、牛奶、鸡肉、鸡肝、蛋黄、贝类、花生、谷类、豆类、土豆、红糖等中都含有一定量的锌。

含精氨酸的食物：精氨酸是精子形成的必要成分，常吃富含精氨酸的食物有助于补肾益精。此类食物有黏滑的特点，如鳝鱼、鲇鱼、泥鳅、海参、墨鱼、章鱼、蚕蛹、鸡肉、冻豆腐、紫菜、豌豆等。

含钙食物：钙离子能刺激精子成熟。含钙丰富的食物有虾皮、咸蛋、乳制品、大豆、海带、芝麻酱等。

富含维生素的食物：维生素 A、维生素 E 和维生素 C 都有助于延缓衰老和避免性功能衰退，它们大多存在于新鲜蔬菜、水果中。

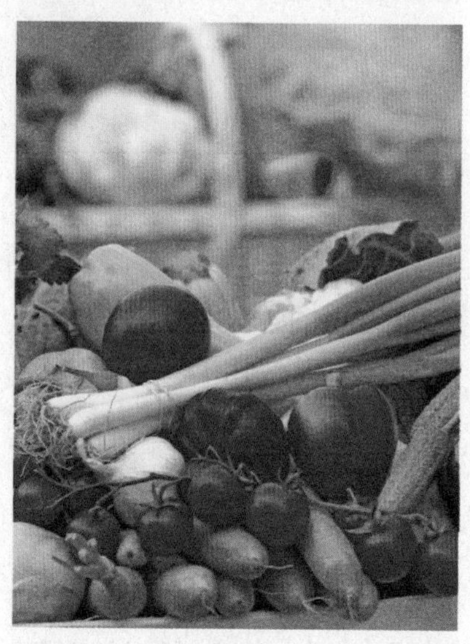

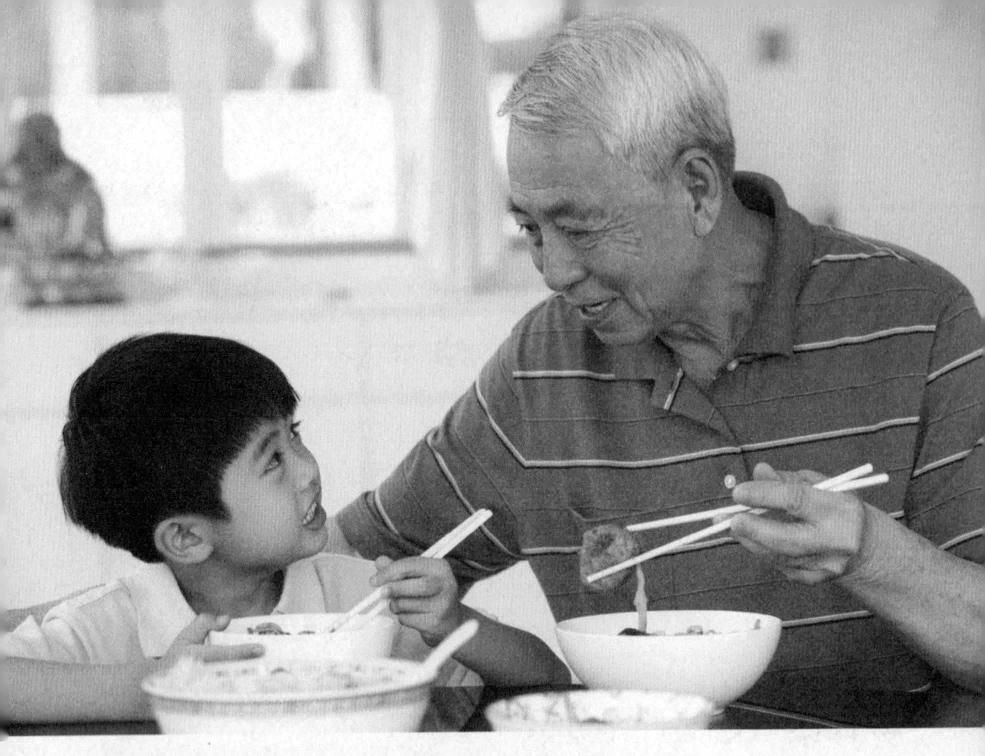

男性饮食养生禁忌事项

边吃饭边看电视

吃饭谁不会，但是，健康的吃法不是人人都知道的，吃饭时有各种各样的禁忌，需要我们引起注意。边吃饭边看电视有多种坏处。

容易影响食欲：食欲除了生理因素可以引起外，外部因素也可以通过条件反射来增强食欲。边吃饭边看电视的人往往以看电视为主，忽视了食物的味道，使本来已经出现的食欲受到抑制或消失，久而久之就会出现营养不良。

影响食物的消化与营养的吸收：人在吃饭时，需要有消化液和血液帮助胃肠消化食物。吃饭时看电视，大脑也需要大量的血液。这样，相互争夺血液的供应。结果，两方面都不能得到充分的血液，就会吃不好饭，也看不好电视。时间长了，还会发生头晕、眼花。所以，在家中不要边吃饭边看电视，最好是饭后 20 ~ 30 分钟再看电视。如果一定要看电视，在选择电视节目时，少看或不看刺激情绪的节目。

边吃饭边看书

在实际生活中，吃饭时看书看报是一些人的癖好，这似乎无可非议。其实这样既不符合生理卫生要求，又是一种效果不佳的阅读方法。

人体是一个统一的整体，各器官都在大脑的指挥下协调工作。同样，吃饭也是在大脑指挥下完成的，它包括对食物的欲望、牙齿咀嚼、舌头搅拌、胃肠蠕动以及唾液、胃液、肠液的分泌，这些无一不是大脑指挥的结果。如果吃饭时能做到集中精力，一心一意地就餐，大脑就会集中全力指挥吃饭这一项工作。这时，饮食欲望强烈，消化液的分泌剧增，胃肠蠕动加强，入肚的食物就会较好地被消化。相反，若一边吃饭一边看书，大脑就要同时指挥两个“战场”的“战斗”，既指挥吃饭，又要指挥看书想问题。这样对唾液腺、胃肠液腺和胃肠蠕动指挥功能必然大大减弱。本来已经勾起的食欲，就可能随之降低或消失。边吃边看，往往更关注于看书，吃起饭来就会漫不经心。因此，不是把就餐的时间拉得太长，就是食之过急，应付了事。结果食物咀嚼不细，消化不完全，常常又是半饱半饥放下碗筷。久而久之，一来消化器官的功能减退，甚至引起慢性胃肠疾病；二来吃入的食物不能充分地消化、完全地吸收，身体得不到足够的营养和热量，就会营养不良。

晚饭吃得太晚

忙碌了一整天，晚上和朋友一起吃夜宵是很多人的习惯。但科学家最近的一项研究发现，经常吃夜宵或晚饭吃得太晚，都会增加胃肠的负担，长期下去会增加患胃癌的风险。同时，一位德国医师也建议，晚饭早一点吃，并且吃清淡一些，可防止胆固醇沉积。海德尔贝格心肌梗死研究中心的施利夫说，在过晚的时候吃厚味的晚饭，夜间血液中会经常保持高脂肪含量，导致肝脏合成胆固醇，并助长胆固醇在动脉壁上沉积，造成动脉硬化。施利夫是从动物的实验获得以上结论的。他发现在晚间吃高脂肪饮食而随后立即睡觉的动物，血液中的脂肪含量在夜间急剧上升，早餐和午饭吃高脂肪饮食，对血液中的脂肪量很少有影响。因此，为了更有效地避免这一有害结果，晚餐还是早吃为好。

饭后吸烟

据统计，吸烟者的溃疡病发病率为不吸烟者的 2 ~ 3 倍，而且，持续吸烟不利于溃疡的愈合，还会让溃疡病复发。吸烟不仅会影响肺部，还会刺激大脑，烟雾进入胃后还会刺激胃壁，使胃液分泌旺盛，同时尼古丁可使血管收缩，并使胃内血液流动状况恶化，减弱胃的运动，导致胃液分泌不均衡。如果再加上情绪紧张，吸烟者得胃癌的机会就会大大增加。

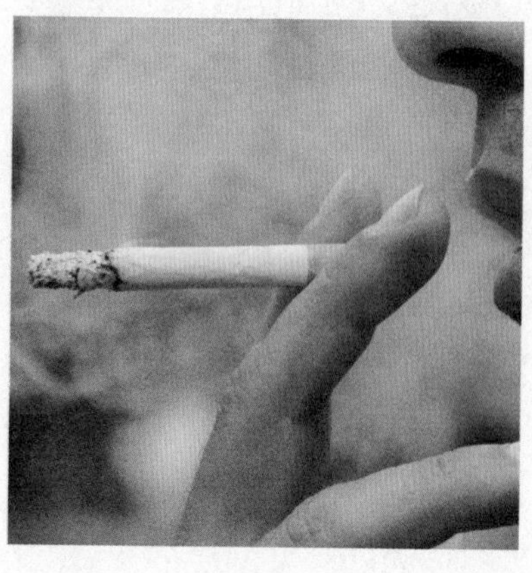

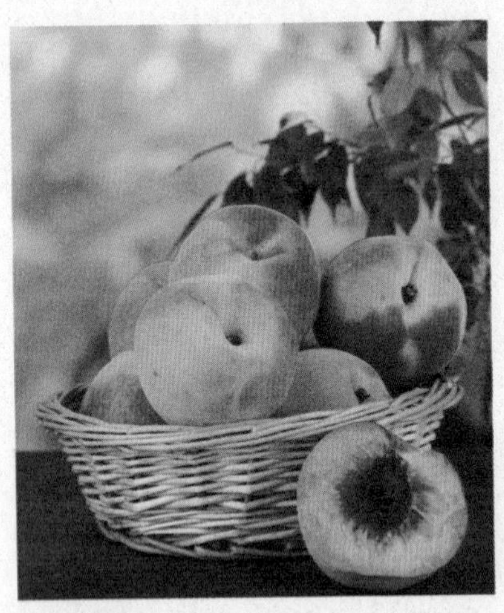

饭后吃水果

饭后吃水果的习惯是错误的。因为如果先吃饭菜接着吃水果，那么消化慢的淀粉、蛋白质会和水果中的果酸结合，生成不易被胃肠消化的物质，引起身体不适，甚至引起胃肠疾病。因此，水果最好在餐后30分钟再吃。

吃刚从冰箱内取出的饭菜

放进冰箱里的饭菜是带菌的，而冰箱冷藏室的温度虽然比较低，但仅能在一定程度上抑制细菌的生长繁殖，并不能杀灭细菌。放入冰箱内的饭菜取出后不经加热灭菌就吃很容易使人感染肠道疾病，出现呕吐、腹痛、腹泻等症状。因此，从冰箱内取出的食物一定要经过加热消毒后再食用。

空腹饮用饮料

碳酸饮料：因为加入了碳酸，而且又是冷饮，所以不会觉得很甜，但事实上它含有较多糖分，这些糖分会加重胃的负担。同时，碳酸饮料中所含有的碳酸可刺激胃液的分泌，若空腹喝了这些碳酸饮料，就会很容易造成胃黏膜损伤。因此，空腹时宜少喝碳酸饮料，尤其是患有胃溃疡的人，以免刺激胃液分泌。

咖啡：咖啡里含有咖啡因，会使大脑兴奋，增进思考力，缓解疲劳。且咖啡里含有一种强有力的胃液分泌剂，饭后喝咖啡有助于肉类的消化；但若空着肚子或在午后3点左右喝咖啡，很容易产生胃肠病，这是因为胃受到刺激会分泌胃液，但又没有食物供其消化，就会引起胃黏膜糜烂，导致胃溃疡的发生。

空腹喝牛奶，只能使牛奶代替淀粉类食物作为热量来消耗，这实际上浪费了牛奶的营养价值。喝牛奶的科学方法是：在淀粉类食物作为热量来源的基础上饮服，或者在早饭后1～2个小时后再饮用，同时进食一些饼干、馒头之类的淀粉类食物。这样，牛奶便能在胃中停留较长时间，与胃液发生充分的酶解作用，并促进胃的消化，使丰富的营养得到完全吸收。

空腹食用以下食物

番茄：番茄中含有大量的胶质、果质、棉胶酚等成分，容易与胃酸发生化学反应，凝结成不溶性的块状物质。这些块状物质有可能使胃内的压力升高，引起胃扩张，甚至产生剧烈的疼痛，严重影响胃的消化功能。而在饭后吃番茄，胃酸与食物充分混合后，大大降低胃酸的浓度，就不会结成块状物。所以，应忌空腹吃番茄。

橘子：橘子含有大量的有机酸、果酸等，这些酸类有一定的刺激作用。而人体处于空腹时，胃黏膜本身就比较脆弱，这个时候食用橘子，橘子中的酸类很容易对胃黏膜造成不良刺激，使得胃功能紊乱，从而导致腹胀、嗳气、反酸，甚至加重胃炎和胃溃疡。

柿子：当人体处于空腹时，胃里面的胃酸分泌得特别多。柿子含有较多的果胶、单宁酸，这些物质与胃酸发生化学反应，易生成难以溶解的凝胶块，甚至形成胃结石。一旦形成胃结石，胃部的正常功能势必受到影响，从而危害身体健康。

过量食用以下食物

大蒜：是目前较流行的一种健康食物，大蒜中含有一种叫蒜素的物质，具有深度抗真菌、消炎的作用，有助于蛋白质的消化，所以它对一些慢性炎症，如慢性胃炎、慢性咽炎、慢性前列腺炎等都具有非常好的辅助疗效。大蒜同时也是一种会损伤胃壁的食物，过量食用生大蒜会引发胃炎，甚至造成急性胃溃疡。所以，吃大蒜也要适量。

苦瓜：含有较多的草酸，草酸能与食物中的钙相结合，从而影响人体对钙质的吸收，若长期大量食用苦瓜，会导致钙质缺乏症。人体食入过多草酸还会对消化系统不利，影响胃肠功能。因此，苦瓜不宜过多食用。为了克服苦瓜的这个缺点，在烹调苦瓜前，最好先把它切好，在沸水中浸泡一下，如此便可以除去部分草酸，使其副作用大大减少。

甘蔗：含糖量高达 12% ~ 17%，如果食用过多甘蔗，会使得大量糖分进入人体内，短时间难以消化、吸收代谢，便会使大量糖分在胃肠道里积存，使局部渗透压增高，血液内的液体成分和机体细胞间的体液渗入胃肠道内，不但影响胃肠道的营养吸收，还可能出现头昏、呕吐、烦躁、四肢麻木、神志不清等症状，因此，甘蔗不宜过多食用。

糖：人体吸收过多糖分会损害肠胃，影响身体健康。过多的糖分会加重胰腺负担。当糖分超过人体吸收代谢的负荷，还会从尿液中排出，形成尿糖。

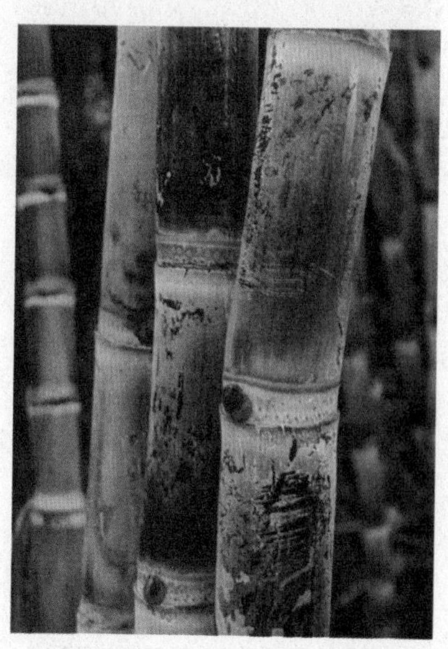

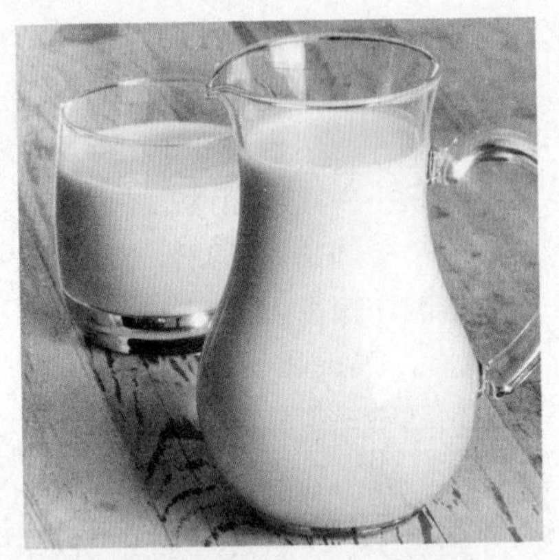

喝牛奶时放很多糖

喝牛奶的时候加糖虽然能使牛奶更加好喝，但是却不利于健康。这是因为牛奶中若加糖过多，会形成高渗奶液，人饮用了这种奶液后，会引起不良反应，易诱发胃肠道疾病，影响营养的吸收及人体健康。

过量饮用牛奶

牛奶是一种营养价值很高的饮品，但如果我们盲目或者过量地饮用牛奶，就有可能会出现腹泻的症状。牛奶导致腹泻主要有以下两个原因。

第一，乳糖酶是一种消化牛奶中糖分的物质，如果我们体内缺乏这种物质，牛奶中的糖分就不能得到及时消化。当乳糖到达大肠时，经细菌分解后就会发酵，使得胃肠蠕动加快，收缩也加强，就会产生腹泻。根据调查研究发现，一些人在婴儿时期不会出现这种情况，这是因为婴儿时期之后，人体内乳糖酶的含量开始降低，就会出现腹泻的情况。

第二，牛奶中含有丰富的蛋白质，如果直接从冰箱中取出就饮用，由于人体对它的适应力较弱，就会使肠胃的蠕动加速，就有可能产生腹泻。

人参与牛奶同食

牛奶中的钙、磷、铁等容易和人参中的有机物发生化学反应，会形成难溶、稳定的化合物，使牛奶和人参的有效成分都相应地受到破坏。人参与牛奶同时食用后，不仅会加重胃肠负担，还会影响人体的正常消化和营养吸收，对健康极为不利。

饮用有水垢的水

日常使用的水壶或保温瓶之类的盛水容器，底部与内腔结上了一层黄白色的沉淀物，这便是水垢。它的主要成分是碳酸钙和一些金属元素，其中如铝、砷、汞等，对人体健康有害，易导致神经、消化、泌尿以及造血系统发生病变，严重影响人体各大系统的功能，因此，不宜饮用有水垢的水。

用饮料代替白开水

人体补充水分的最好物质是白开水。各种果汁、汽水或其他配制饮料，都含有较多的糖分及大量电解质，这些饮品不能像白开水那样很快流过胃，长期饮用后会对胃产生不良刺激，影响消化和食欲，同时还会增加肾脏过滤的负担。另外，过多地糖分摄入还会增加人体的热量，从而引起肥胖。

饮用“千滚水”

办公室里连续烧了数天的水，有些上班族还照喝不误，殊不知，这种反复煮沸的“千滚水”对身体十分有害。这种水因煮沸过久，水中不能挥发性的物质如钙、镁等元素和亚硝酸盐含量都很高。这种水可能会干扰人的胃肠功能，造成腹泻、腹胀及消化功能紊乱，加重肾脏代谢的负担，还可能造成亚硝酸盐中毒。

睡前饮酒

睡前饮酒是不好的习惯，因为酒精是靠肝脏代谢，饮酒后立刻睡觉，此时人体的新陈代谢缓慢，对肝不利，容易得酒精肝。建议酒后坐着休息一会儿，不要立即入睡。饮酒过量的，更不要任其自然入睡，如果是重度酒精中毒，很可能一睡不醒，这种情况下家人要陪在身边，每隔两小时叫醒醉酒者，喂一点白开水，直到完全醒酒为止。有些睡眠不好的人认为在临睡前喝上一杯白酒，就可以让头脑昏沉，很快入睡。其实，饮酒催眠的危害更大。单就睡眠而论，饮酒以后可以因疲乏而入睡，但一般都睡不深。昏昏然的感觉是酒精的麻醉作用，酒性一过就会提前醒来，而且很难再度入睡，结果使大脑仍未得到充分休息。长期如此，会形成恶性循环，使失眠症状加重。因此。神经衰弱的患者切忌睡前饮酒催眠。

空腹大量饮酒

酒对身体的影响，取决于血液中的酒精浓度，与酒内的酒精含量、饮酒的速度、是否空腹以及同时食用食物的种类等都有关系。空腹大量饮酒，胃在没有任何食物的情况下，酒在胃内停留的时间很短，其中的酒精，80% 由十二指肠和空肠吸收，其余的由胃吸收，一个半小时的吸收量可达 90% 以上。饮酒后 5 分钟，人的血液里就有了酒精，当 100 毫升血液中酒精含量在 200 ~ 400 毫克时，就会明显地中毒；酒精含量在 400 ~ 500 毫克时，就会引起大脑深度麻醉，甚至死亡。因此，空腹饮酒即使酒量不多也容易醉，加大了酒精对人体的危害。

空腹饮酒容易引起胃病：人体在空腹时，因胃里没有食物，酒精就会直接

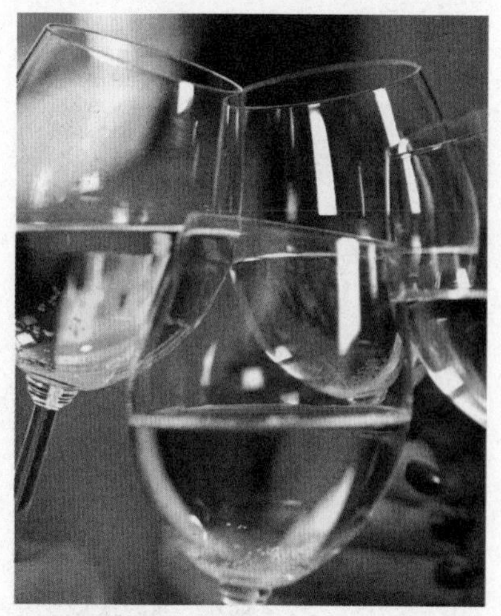

刺激胃壁而引起胃炎，严重者可能导致吐血，长期空腹饮酒还会引起胃溃疡。

空腹饮酒增加低血糖发生：饮酒后，乙醇在人体内经肝脏代谢变为乙醛，再继续分解成水和二氧化碳。如果人在空腹饥饿时饮酒，此时肝脏糖原储存非常少，血糖较低；因为乙醇会很快被吸收到血液里，可刺激胰腺 β 细胞分泌出大量胰岛素，使血糖浓度进一步降低；同时，乙醇迅速进入肝脏，抑制肝糖原的分解和糖异生，更增加低血糖发生的可能。

喝啤酒兑汽水

人们在日常饮酒或酒宴桌上，常为一些酒量小的人准备一些汽水，将汽水兑在啤酒中饮用，认为这样喝下去既醇甜可口、消热解暑，又稀释了酒精，不易醉酒，其实，这种做法是错误的。汽水中含有一定量的二氧化碳，人们在口渴时喝上一瓶汽水，可促进胃肠黏膜对液体的吸收，起到生津止渴的作用。但是，啤酒里兑上汽水就不同了，因为啤酒中原本含有少量的二氧化碳，兑入汽水后，过量的二氧化碳会更加促进胃肠黏膜对酒精的吸收。所以，喝啤酒时不宜在酒中兑入汽水。

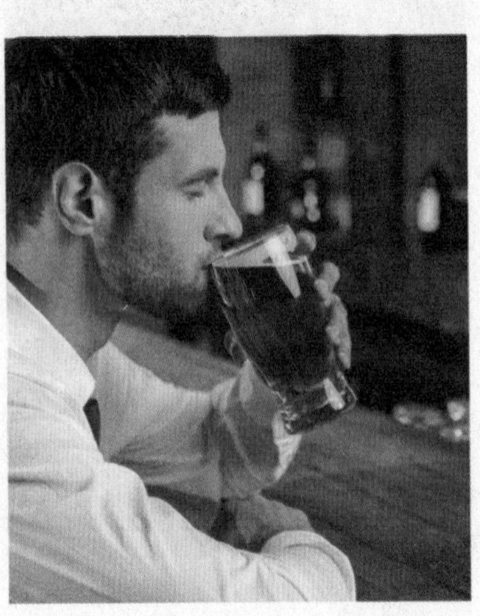

啤酒白酒同饮

一些酒量较好的男性，喜欢喝了烈性白酒后又喝啤酒，这种喝法是很不好的。因为啤酒虽然是低酒精饮料，但其中含有大量水分和二氧化碳，两种酒同喝，会加速酒精的吸收，对肝脏、胃肠和肾脏等器官产生强烈刺激，影响消化酶的产生，使胃酸分泌减少，导致胃痉挛、胃肠炎、十二指肠炎等症状的出现。

吃海鲜时喝啤酒

一般在吃饭的大排档都可以看到一些男性一边吃着海鲜一边喝着啤酒，其实，这样的进食方法是不健康的。海鲜是高蛋白、低脂肪食物，含有嘌呤和苷酸两种成分；啤酒则含有维生素 B_1，它是嘌呤和苷酸分解代谢的催化剂。边吃海鲜边喝啤酒，容易造成嘌呤、苷酸与维生素 B_1 混合在一起，发生化学作用，导致人体血液中的尿酸含量增加，破坏原来的平衡；尿酸不能被及时排出体外，会以钠盐的形式沉淀下来，容易形成结石或引发痛风。严重时，满身红疙瘩，痛痒不止，无法行走，真是“贪得一时口福，吞下难忍苦果”。

饮用冷的黄酒

黄酒是以粮食为原料酿制而成的酒精浓度较低的大众化酒类。虽然一般黄酒的酿制过程都严格按卫生标准进行，但黄酒中仍可能含有一定数量的甲醇、醛、醚类物质。如果饮冷黄酒，这些对人体有一定害处的有机化合物，就会全部进入人体。因此，黄酒必须烫热了再喝。黄酒中这些有害物质的沸点都不高，一般多在25～35℃，即使是甲醇，也在64℃时就可随温度的升高而挥发掉。另外，在加热过程中，黄酒中的脂类、芳香物质也会随温度的升高而蒸腾，从而使酒味更加芬芳浓郁。

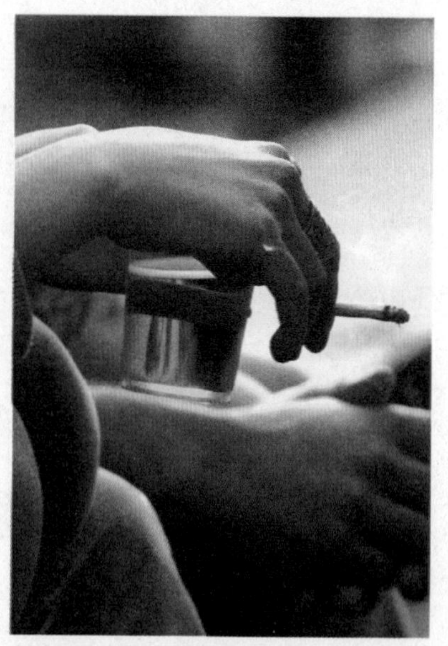

同时吸烟喝酒

会吸烟的人在喝酒时，烟吸得更多，这对身体更为有害。因为既吸烟又同时饮酒，会使毒性加重，对身体危害极大。烟草含有多种致癌物质，这种物质被吸入口腔、鼻、咽喉、气管及肺内，以焦油形成沉积在器官表面，而酒是良好的有机溶剂，可以将沉积的焦油充分溶解，有利于其穿过黏膜，扩散到体内，如此烟的毒害自然增强。此外，烟草毒还能使肝脏无法及时对酒精进行分解代谢，而加重酒精中毒。所以，有吸烟习惯的人，不宜在饮酒时吸烟。

研究表明，“烟酒不分家”并非人们的心理习惯，而是有着生理上的原因。但是尼古丁、酒精同“麻醉品”的结合对人体健康尤其有害。美国得克萨斯大学健康科学中心的科研人员通过动物实验发现，香烟中的尼古丁可明显降低血液中的酒精浓度，因此，吸烟者比不吸烟者平均来说酒量要大。

科学家们指出，酗酒者追求的是一种“中毒”效果。由于尼古丁能降低血液中的酒精浓度，吸烟的酗酒者不能很快得到这种感觉，因此，就要去喝更多的酒。而尼古丁虽能降低酒精浓度，但却不能同样地减少酒精分解时产生的乙醛，致使乙醛对大脑以及肝脏、心脏和其他器官产生更多的毒害。而且当饮酒伴随吸烟时，黏附在口腔、咽喉上的烟油就会随酒下肚，香烟中的烟碱、焦油溶于酒精中，能非常迅速地被吸收到血液里。饮酒时吸烟，在血液中烟碱的含量比单纯吸烟更高，危害更大。

酒后大量饮用咖啡、汽水

过去人们认为，咖啡因可以促进肝、肾脏功能，因此，饮酒后喝咖啡，可促使酒精变化成的乙醛酸化分解成二氧化硫和水，有助于醒酒。但近期研究发现：酒后喝咖啡会诱发高血压。有些人习惯在饮酒后喝一杯咖啡来醒酒。殊不知，美酒加咖啡，会加重酒精对人体的损害，而且危险性还很大。

饮酒后，酒精很快会被消化系统吸收，接着进入血液循环系统，影响胃肠、心脏、肝肾、大脑和内分泌系统，并导致体内糖、蛋白质、脂肪代谢紊乱，其中受害最直接、最严重的就是大脑。而咖啡的主要成分咖啡因，有刺激中枢神经和肌肉的作用，还会加快新陈代谢。

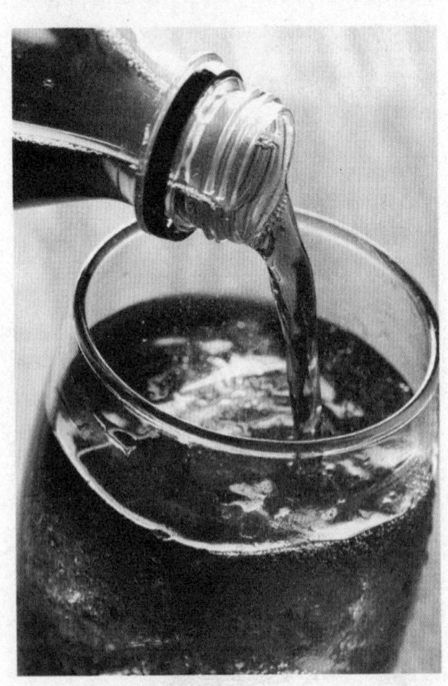

酒后再喝咖啡，会使大脑从极度抑制转入极度兴奋，并刺激血管扩张，加快血液循环，极大增加心血管的负担，对人体造成的损害会超过单纯喝酒的许多倍，甚至诱发高血压，再加上情绪激动、紧张，危险性会更大。

即使饮用有保健作用的葡萄酒后也不适宜喝咖啡。因此，饮用30度以上的白酒超过50毫升的人，酒后不要喝咖啡，喝了少量酒的人，喝咖啡最好不超过一杯（200毫升）。在饮用白酒30～60分钟、葡萄酒1～3个小时，不要喝咖啡。

暴饮暴食

很多男性生活不规律，容易暴饮暴食，其实这样对健康是不好的。一般人饿了很久要吃饭的时候，通常会吃很多，虽然当时得到了满足，殊不知已经为健康埋下了隐患。暴饮暴食很容易导致胃病，尤其是长期处于饥饿状态后大吃一顿，对胃极为不利。胃的承受能力是有限的，大量饮食必定会损伤胃。当口渴非常厉害时也不宜大量饮水，否则会冲淡胃酸，导致胃病。所以有狂饮伤身、暴食伤胃、食不过饱、饮勿过量的说法。尤其对于老年人来讲，老年人消化能力减退，胃肠适应能力较差，暴饮暴食不但会造成消化不良，还可能诱发心肌梗死。因此，老年人饮食要有规律，尽可能少食多餐，不饥饿，不过饱，要定时定量。

用保温杯泡茶

很多人喜欢用不锈钢保温杯来泡茶，认为这样可以长时间使得茶水保温，其实这种做法是非常错误的。因为茶叶中含有大量的单宁酸、茶碱、芳香油等芳香物质和多种维生素，在高温和恒温下会大大减少，泡出来的茶水味道也过涩，只适合用80℃左右的水冲泡。如果用保温杯泡茶，使茶叶长时间浸泡在高温、恒温的水中，就如用温火煎煮一样。茶中的维生素被大量破坏，芳香油挥发，导致茶碱大量浸出，这样不但降低了茶的营养价值，还会使茶汁无香味，茶味苦涩，有害物质增多。假如人们长期饮用这种茶，就会危害健康，导致消化、心血管、神经和造血系统的多种疾病发生。因此，不宜采用不锈钢保温杯来泡茶，如果想喝热茶，可以用紫砂壶或陶瓷茶具冲泡，茶泡好后可再倒入不锈钢保温杯中。

常吃大鱼大肉

以前人们以为油水大就是好饭菜，增加营养就是吃大鱼大肉，于是已到中年仍不节饮食，追求“口福”，结果往往深受其害。动物实验发现，饲料中脂肪含量由占总热量的2%~5%增加到20%~27%时，不仅动物肿瘤的发生率增高，而且肿瘤出现的时间也提前。流行病学调查证明，西欧、北美和澳大利亚等地居民食用脂肪量比非洲、亚洲等地区高，其结肠癌的发病率也明显增

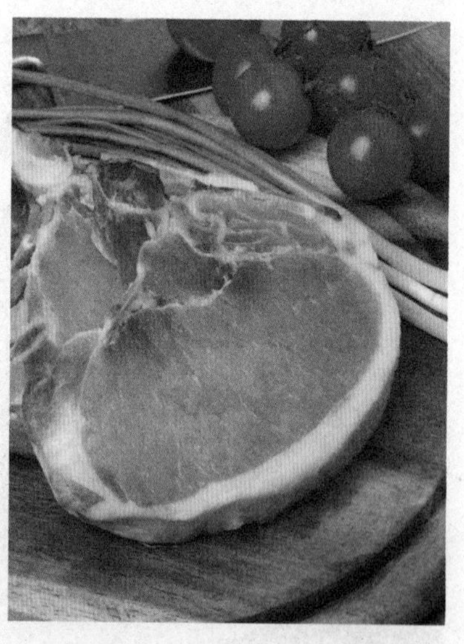

高。移居美国的日本人及其后代，随着饮食中脂肪量的增加，结肠癌的发病率逐渐高于日本本土居民，并且越来越接近于美国当地的居民。

高脂膳食可使胆汁分泌增多，胆汁中初级胆汁酸尤其牛磺胆酸和甘氨鹅脱氧胆酸增多，在肠道厌氧菌的作用下，分别转变为脱氧胆酸和石胆酸，两者均可能为致癌物质。临床检验中也发现有70%的大肠癌患者粪便中的胆汁酸及厌氧梭状芽孢杆菌浓度均明显增高，而其他肠道疾病患者只有9%的人增高。此外，强致癌物质绝大多数为脂溶性物质，高脂膳食中可能溶解或含有较多的化学致癌物质。加上高脂膳食中植物纤维素减少，使肠蠕动减弱，缓慢移动的大便延长了外源性和内源性致癌物质对肠壁的毒性作用。

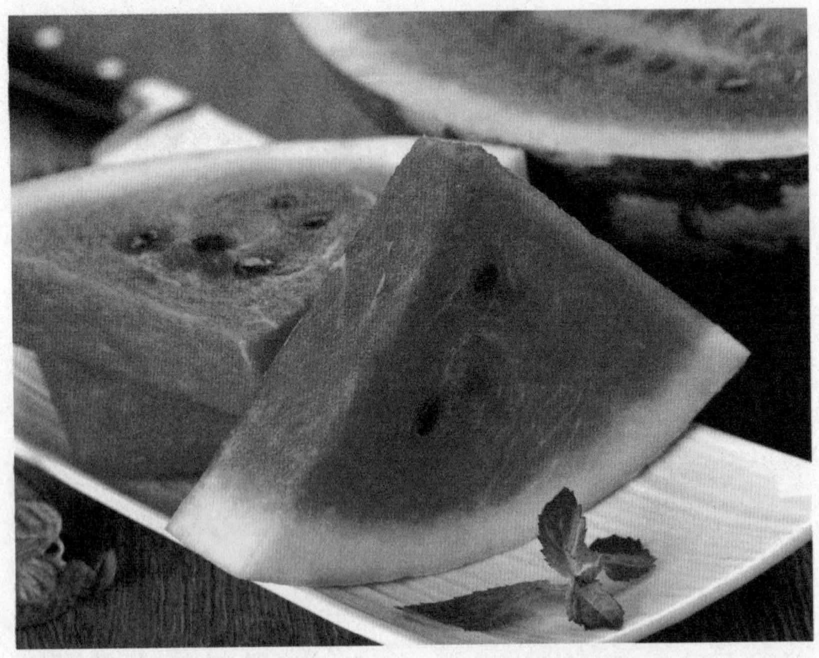

食用冰冻过久的西瓜

在夏季时，如果将切开的西瓜冷冻过久，西瓜表面会形成一层薄膜，冷气被瓜瓤所吸收，食用这样的西瓜后，口腔内的唾液腺、味觉神经和牙周神经等往往会因受到冷刺激而处于麻痹状态，并且还会损伤脾胃，影响脾胃的正常功能，久而久之，容易诱发胃病。

饮用存放太久的茶水

不要饮用存放过久的茶水。因为茶水中含有少量的蛋白质，茶水存放过久，其中的蛋白质和其他有机物质会腐败变质，这些腐败物质进入人体后，不但不能被消化，还将损害消化以及代谢器官，阻碍人体正常功能，对人体健康极为不利。

不注意喝豆浆的禁忌

忌冲鸡蛋。鸡蛋中的黏液性蛋白易与豆浆中的胰蛋白酶结合，产生一种不能被人体吸收的物质，增加胃肠负担。

忌冲红糖。红糖里的有机酸，与豆浆中的蛋白质结合后，可产生沉淀物，增加胃肠的负担，且不易被彻底排出。

忌未煮熟。豆浆中含有胰蛋白酶抑制物，喝了未煮熟的豆浆会产生恶心、呕吐、腹泻等症状。

忌装入保温瓶。保温瓶内的温度有利于细菌繁殖。

忌过量饮用。如果豆浆一次喝得过多，容易引起蛋白消化不良，出现腹胀、腹泻等症状。

单靠节食减肥

现在生活越过越好，男性肥胖的现象也越来越多，很多男性采用单纯节食的方法来减肥，这是不可取的。从中医理论上讲，肥胖的发生其实并非都与食量有关，有些人食量很少但也照样肥胖，比如脾虚湿盛的肥胖者，其食量下降，但体重却继续上升，其原因是湿邪留滞肌肤。中医治疗脾虚湿盛的肥胖症以健脾祛湿为原则，而脾气健运的标志之一就是食欲好转，所以，在临床上可见到食量增加而体重下降的病例，其机理是脾的运化功能恢复以后，湿邪得以祛除，在控制肥胖的同时，也可以改善食欲。

也确有很多人通过节食而达到减肥或控制体重的效果，从现代医学的角度来说，节食也是减肥的重要手段之一。但单靠节食造成的体重下降，从中医理论上说，更多的是一种病理状态。在体重下降的同时，其脏腑功能也严重受损。因此，民间有“人是铁，饭是钢，一顿不吃饿得慌”的谚语，《灵枢·五味》则从气的多少解释人必须定时进餐的原因，谓：“故谷不入，半日则气衰，一日则气少矣。”气是生命活动的动力，具有多种生物学作用，气虚可以导致脏腑功能减退，易致外邪入侵，所以有些人体形虽控制得很好，但却面色萎黄，皮肤干燥枯槁，精神气色都很差，大小毛病不断。单靠节食来减肥可能会有短期的效果，但这种效果不能以牺牲身体健康为代价。

盲目饮用壮阳药酒

酒是中药炮制最常用的辅料，酒在中医药中常常作为媒介、药引、配伍使用。酒本身有温经祛寒、通血脉的功效，中药材入酒，更可以药借酒性，通行全身。认识药酒是正确使用药酒的前提。药酒服用简便，却也要审证求因、对症下药，组方配伍，颇为讲究。首先是辨证，根据酒的功效特点，药酒更适宜应用于风寒湿邪阻遏、气血淤滞、经络不通诸证，最善偏于阴寒证、虚损证和日久难愈的慢性疾病。服用药酒必须因人而异，除审查证候外，应视体质、生活习惯、性别、年龄等不同分别选用。一般而言，儿童不宜服药酒；女性行经期、妊娠期不宜服用药酒；有肝、肾功能疾病及高

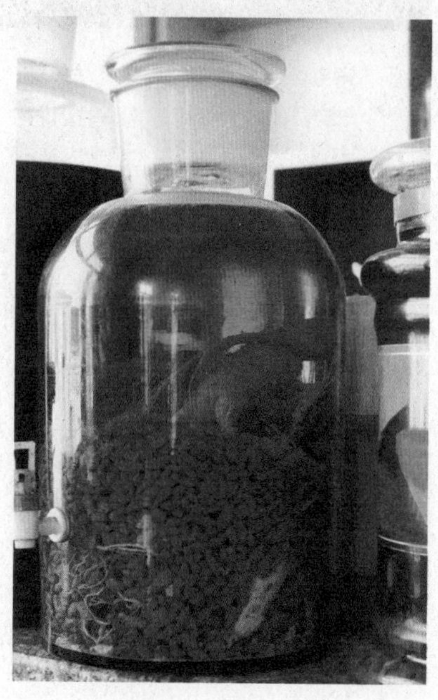

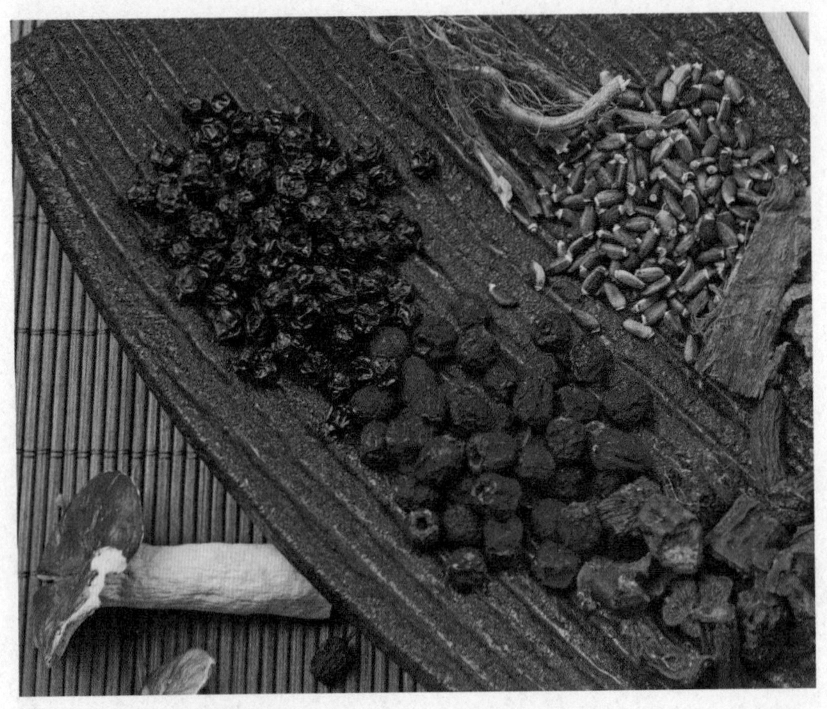

血压、痔疮、维生素缺乏症的患者忌服药酒；年轻、体壮者不可滥用补益药酒，特别是阳盛者不宜服用助阳药酒。

服用药酒不可盲目，一般无证候不宜随意服用。有毒性的药物不宜入酒，因为毒性会借酒势加剧对人体的伤害；服用补益类药酒忌葱、大蒜等；服用有一定毒性的药物浸泡的药酒，忌生冷、酸味食物；服用调理脾胃的药酒，忌食油腻、腥臭、生冷食物；服用西药期间一般不宜再服药酒；服用药酒后不宜入室行房、顶风冒寒或立即针灸；长期服用药酒，应注意身体代谢的调理，适当补充蛋白质。

进食补药多

药物的作用主要靠药性，凡是药物都有一定的偏性，药物就是利用它的偏性来纠正人体的偏性。例如人体偏于寒性，就用偏于热性的药物来纠正，如果用之过多，纠之太过，人体又会偏于热性。虽属气虚，但若一味大剂量补气而不顾其他，则反而会导致气机壅滞。又如虽为阴伤，但若一味养阴，则反而会遏伤阳气，致使人体阴寒凝滞。此外，补血药物药性多黏腻，过量服用会损伤脾胃；补阳药性偏温燥，常用则会助火劫阴。在使用补药时，一定不能滥用无度，以防补多壅滞。

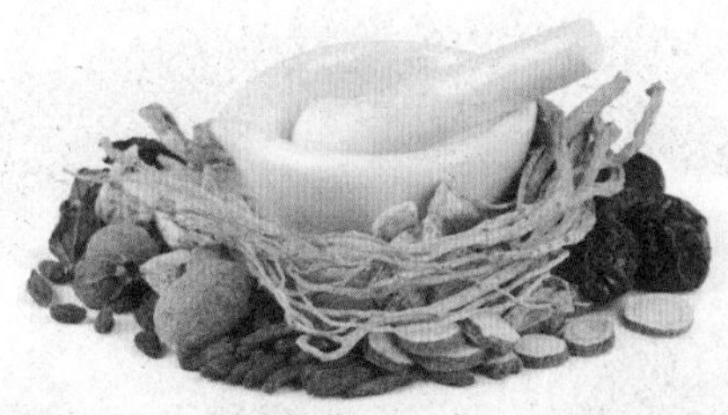

平时我们吃的各种食物一般都含有能满足人体需要的多种营养成分，在正常饮食下，人体内营养通过消化吸收、肝脏代谢及体液调节，基本处于平衡状态。如果毫无目的地一味服用各种补药，那么不仅不会促进健康，还会破坏人体的代谢平衡，增加肝脏和肾脏的负担，影响身体健康。

有实验表明，采用复方中药过量补益，会引发身体细胞损伤，引起一系列不良后果。因此，中药进补一定要适量谨慎。切勿滥补中药，即使服用中药补益复方，也应请教医生，一定要严格掌握服用剂量，才可发挥扶正去邪、益气养身的功能，否则会适得其反。

乱吃滋补强壮剂

中医认为，疾病的性质，除了寒、热、上、下等以外，还有虚实不同。虚证是由于先天不足，再加上后天失调以致气血阴阳有所不足；实证则大多由病邪侵犯人体所致。凡是虚证，都应该选用具有补益性的药物进行治疗。实证应该选用具有祛邪的药物进行治疗。“虚则补之，实则泻之”，就可以促使患者逐渐恢复健康，否则实证再用补性药物，必将促使病情日渐加剧，造成不良后果。比如，人参能治喘，但人参补肺适宜于肺虚喘促；葶苈子则泻肺而适用于痰多喘急。如果药物选用错误，会造成较大的危害。

即使是虚证，还有气血阴阳不足的情况，同样也要根据病情进补，哪个脏腑有病，便选用相应的补药，同时还要考虑气血的不同与阴阳的盛衰。清代名医余听鸿深谙药补之道，他说：“见病不可乱补，一日误补，十日不复，服药者可不慎乎？”说明应用补药也要极慎重。因此，应用滋补药物也必须遵循辨证施治原则。所用补药都要在医生的指导下谨慎使用，才能起到补益作用。

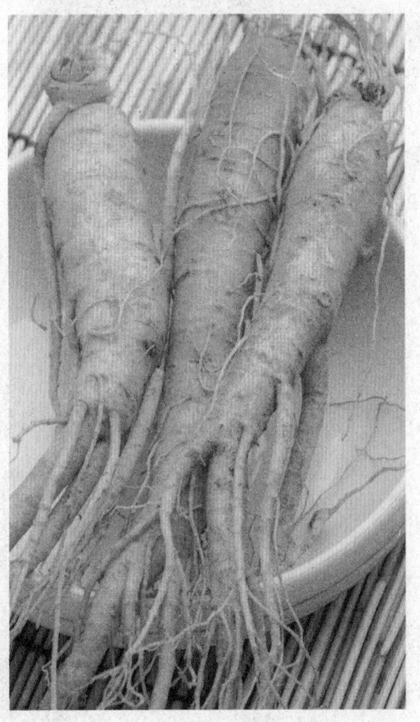

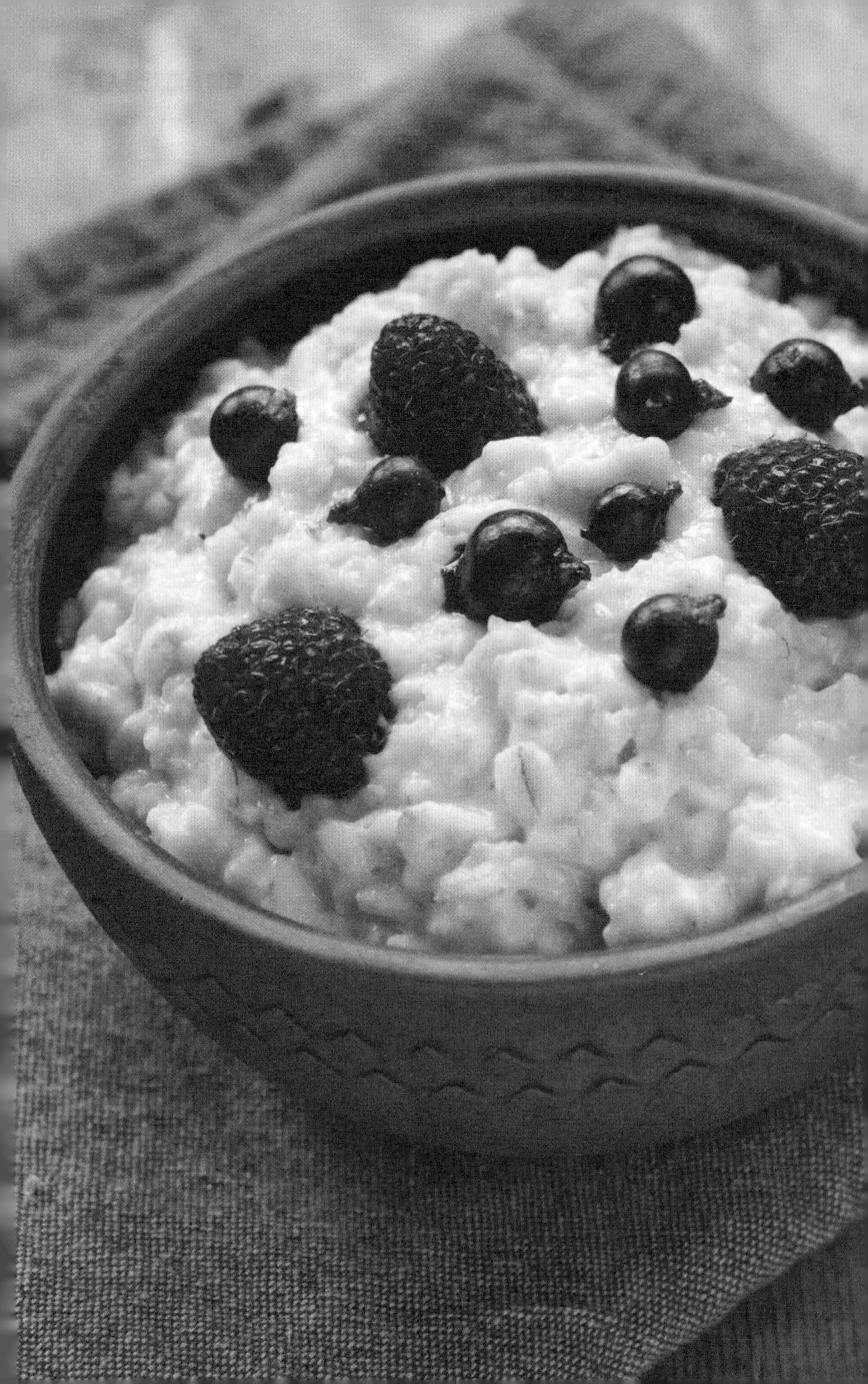

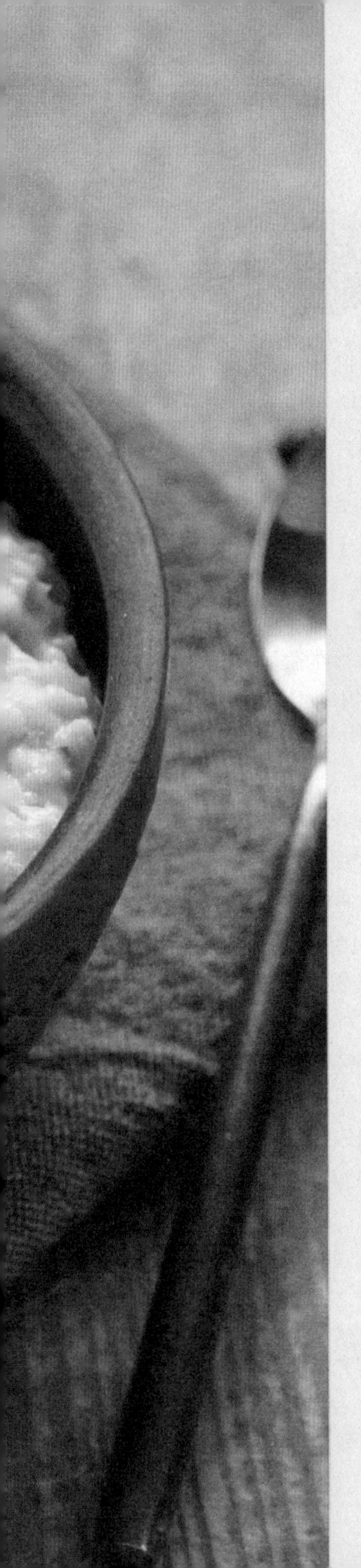

第二章

男性养生宜吃的 73 种食物

《本草纲目》有言:“药补不如食补”。《黄帝内经》认为“饮食为生人之本”，由此可见，饮食的目的在于养生保健。对于男性养生，食补是很好的选择。本章从《本草纲目》中挑出了 73 种对男性有益的食物和中药材，对这些食材和中药材的相关知识进行了介绍，将“人”与“食物”用“养生”的链条连接在一起。同时，通过这些知识，告诉男性朋友们吃什么对身体有益，如何搭配才是最健康的吃法，让男性朋友们理解饮食与健康的关系，为自己的健康保驾护航。

黑米
Hei Mi

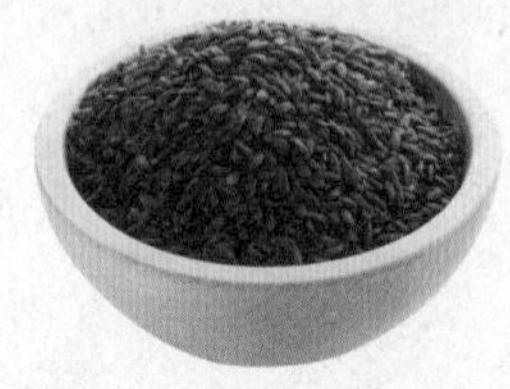

别名：血糯米　性味归经：性平，味甘；归脾、胃经

适用量：每次 50 ~ 100 克　热量：1427 千焦 /100 克

养生关键词

益气强身，养精固肾

黑米富含蛋白质、碳水化合物、B 族维生素、维生素 E、钙、磷、钾、镁、铁、锌等营养成分，有开胃益中、健脾暖肝、明目活血、滑涩补精的功效，对少年白发、肾虚有补养作用。

食疗功效

黑米具有养精固肾、健脾开胃、补肝明目、益气强身的功效，主治肾阴亏虚（潮热盗汗、腰膝酸软、早泄、遗精等）、血虚头昏、须发早白、眼疾、阴虚咳嗽等病症。

选购保存

优质的黑米要求粒大饱满、黏性强、富有光泽，很少有碎米和爆腰（米粒上有裂纹），不含杂质和有虫蛀。取几粒黑米品尝，优质黑米味甜，没有异味。散装黑米需要放入保鲜袋或不锈钢容器内，密封后置于阴冷通风处保存。如果选购的是袋装密封黑米，可直接放在通风处即可。

♥ 应用指南

1. 滋阴润肺，滋补脾胃，辅助治疗肺虚咳嗽、脾胃虚弱：黑米 100 克，红枣 30 克，银耳 10 克。将以上食材一起熬粥，煮熟后加冰糖调味食用。
2. 化痰益气，健脾益胃，辅助治疗咳嗽、脾胃虚弱：南瓜 200 克，黑米 150 克，红枣 60 克。将南瓜洗净切开，去子切片；将黑米、红枣洗净。一起放入锅内，加 1000 毫升水，先用大火煮沸，后改用小火，煮至米烂。
3. 辅助治疗肾阴亏虚引起的潮热盗汗、失眠、早泄、遗精等症：黑米 60 克，小米 40 克，核桃仁、莲子各 30 克。将以上食材分别洗净，入锅煮成稠粥。
4. 辅助治疗肾虚所致的须发早白、脱发症：黑米 60 克，黑芝麻 40 克，何首乌 10 克。将以上食材洗净，将何首乌切小片，共放入锅中煮成粥食用。

相宜搭配		
宜	**黑米 + 大米** 开胃益中、明目	**黑米 + 莲子** 健脾益肾、丰肌润发

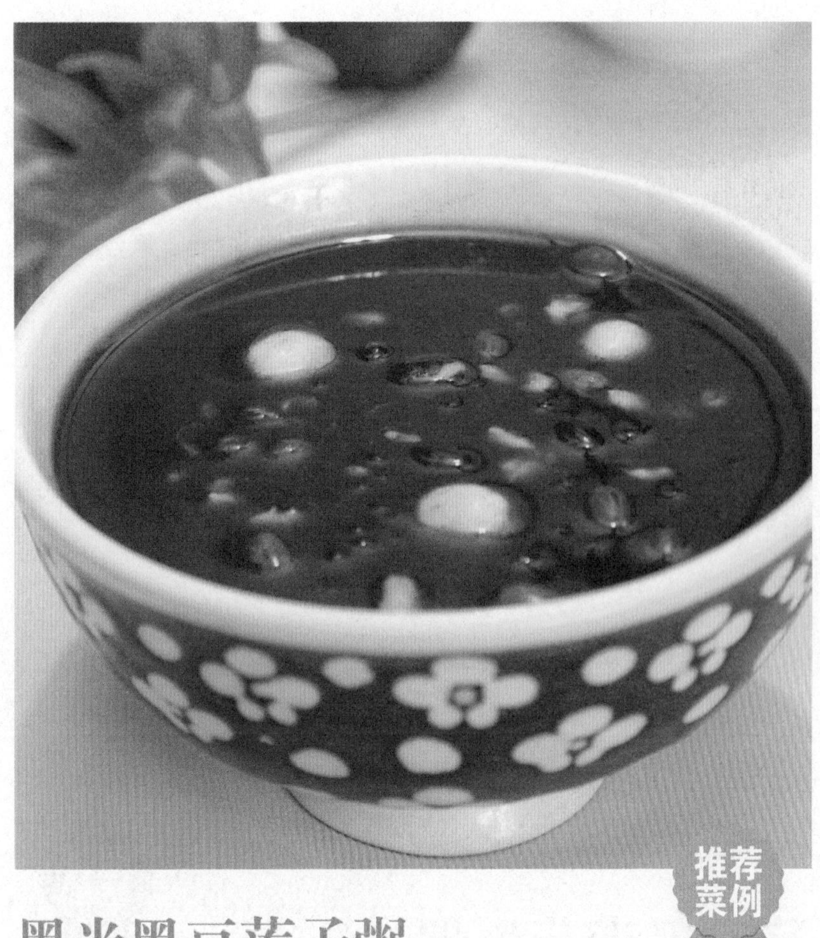

推荐菜例

黑米黑豆莲子粥

原料： 糙米40克，燕麦30克，黑米、黑豆、赤小豆各20克，莲子15克，白糖5克

做法：

① 将糙米、黑米、黑豆、赤小豆、燕麦均洗净，泡发；莲子洗净，泡发后挑去莲心。

② 将糙米、燕麦、黑米、黑豆、赤小豆、莲子入锅，加入适量清水，大火煮沸。

③ 最后转小火煮至浓稠状，加糖拌匀即可食用。

专家点评

本品尤其适合贫血者、脾虚水肿者、腰膝酸软者和肾虚耳聋的老人食用。

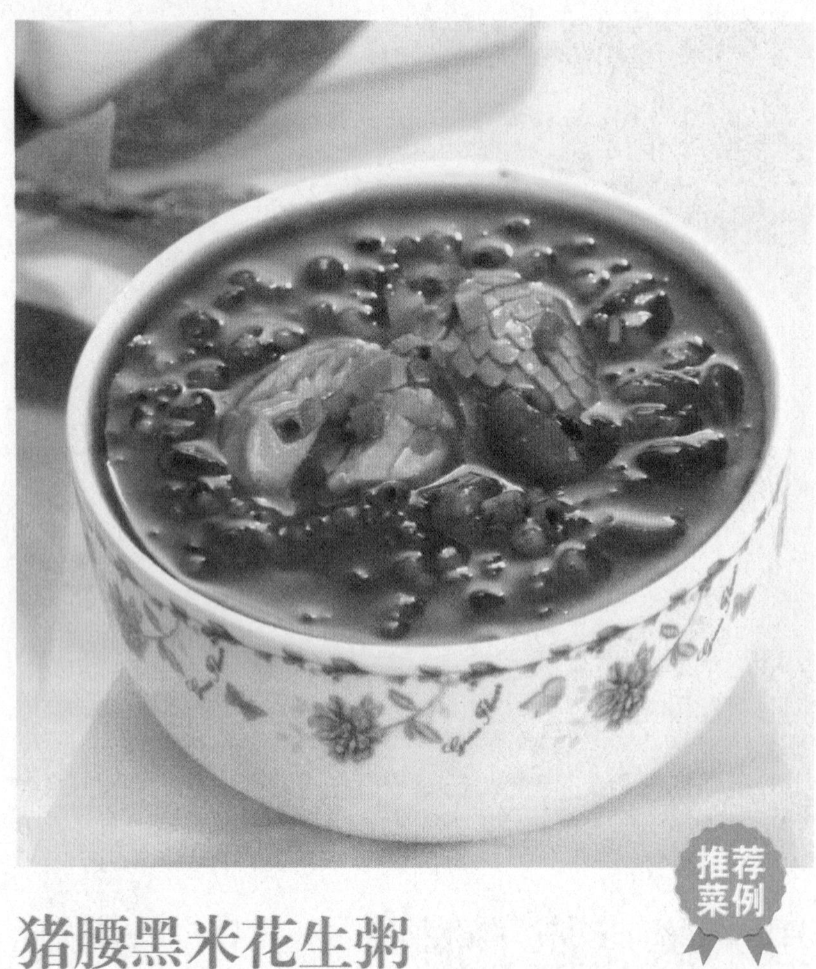

推荐菜例

猪腰黑米花生粥

原料：猪腰50克，黑米30克，花生仁、薏苡仁、赤小豆、绿豆各20克，盐、葱花各适量

做法：

❶将猪腰洗净，去腰臊，切花刀；将黑米、薏苡仁、赤小豆、绿豆淘净，泡发。

❷将泡好的原材料入锅，加水煮沸，加入花生仁，中火熬煮30分钟。

❸等黑米煮至开花，放入猪腰，待猪腰煮熟，加盐调味，撒上葱花即可。

专家点评

本品尤其适合肾虚腰痛、遗精盗汗的男性食用。

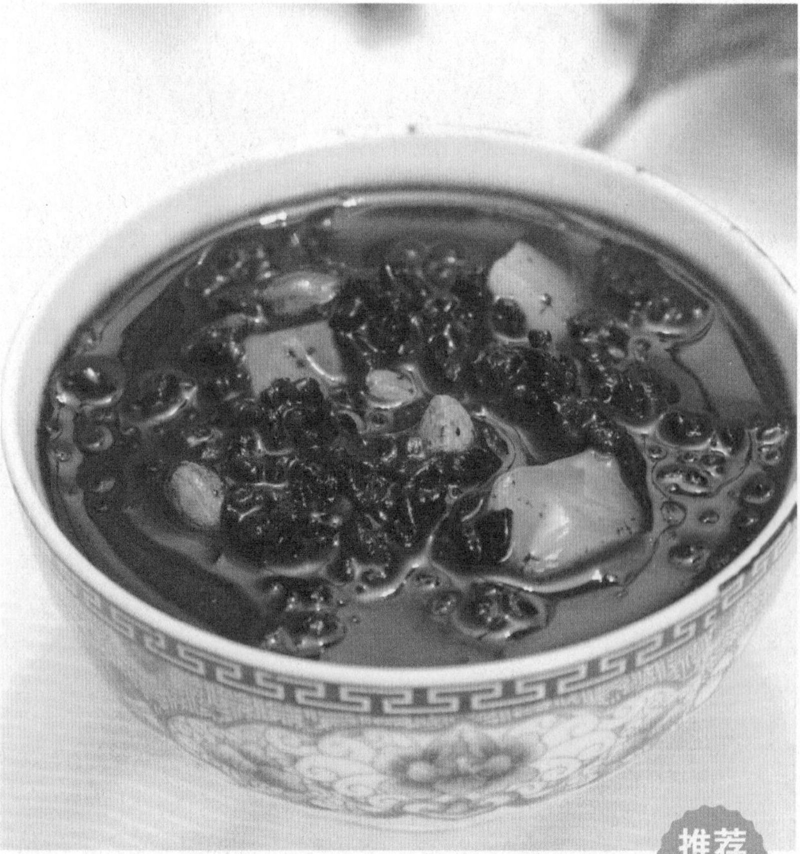

推荐菜例

芋头花生黑米粥

原料：芋头100克，黑米80克，花生仁30克，白糖4克

做法：

❶ 将黑米洗净，泡发30分钟后捞出沥干水分；芋头去皮后切丁。

❷ 将锅置于火上，倒入清水、黑米、芋头、花生仁，以大火煮开。

❸ 转小火煮至浓稠状，调入白糖拌匀。

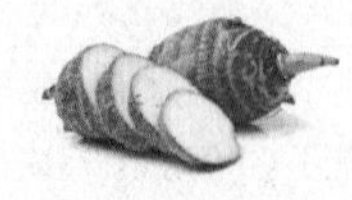
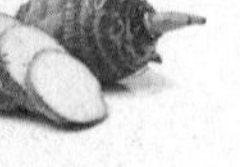
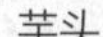
芋头

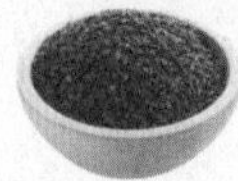
黑米

专家点评

本品尤适合便秘、贫血者食用。

小米
Xiao Mi

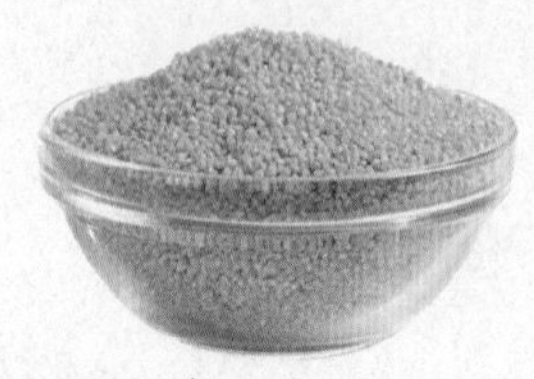

别名：秫子、白粱粟、粟谷　**性味归经：**性凉，味甘、咸；归脾、肾、胃经

适用量：每次 50 ~ 100 克　**热量：**1511 千焦 /100 克

养生关键词

健脾和胃，清心除烦

《本草纲目》记载："粟米味咸淡，气寒下渗，肾之谷也，肾病宜食之，虚热消渴泻痢，皆肾病也，渗利小便，所以泄肾邪也，降胃火，故脾胃之病宜食之。"小米含有淀粉、蛋白质、脂肪、钙、磷、铁、维生素 B_1、维生素 B_2 及胡萝卜素等营养成分，具有健脾、和胃、补益虚损等作用。

食疗功效

小米具有和中益肾、除热、解毒等功效，对体虚乏力、食欲不振等症有食疗效果，并有缓解精神压力、紧张情绪等食疗作用。还可用于脾胃虚热，反胃呕吐或脾虚腹泻；烦热消渴，口干；热结膀胱，小便不利等症。

选购保存

购买小米应去正规商场和较大的超市。应选购米粒大小、颜色均匀，没有虫害，没有杂质的小米。可将小米贮存于低温、干燥的避光处。

♥ 应用指南

1. 益脾补中，辅助治疗脾胃虚热、消化不良、反胃呕逆：小米 50 克，盐适量。将小米研磨成细粉，加水揉捏成如梧桐子大小的丸子。每次取用 10 ~ 15 克，以水煮熟，加盐调味，可空腹连汤服下。

2. 辅助治疗脾胃虚弱所致的泻泄及气血不足的体虚：小米 30 克，山药 15 克，红枣 10 克。将以上 3 种食材分别洗净，放入锅中，加水煮成粥食用。

3. 辅助治疗男性更年期综合征：小米 50 克，莲子 30 克，芡实 30 克。将以上 3 种食材分别洗净，放入锅中，加水煮成稠粥食用。

4. 辅助治疗男子潮热盗汗、失眠多梦、遗精：小米 80 克，覆盆子 20 克，白果 20 克，五味子 10 克。将以上材料分别洗净，一起放入锅中煮粥食用。

相宜搭配		
宜	小米 + 大豆 健脾和胃、益气宽中	小米 + 苦瓜 清热解暑

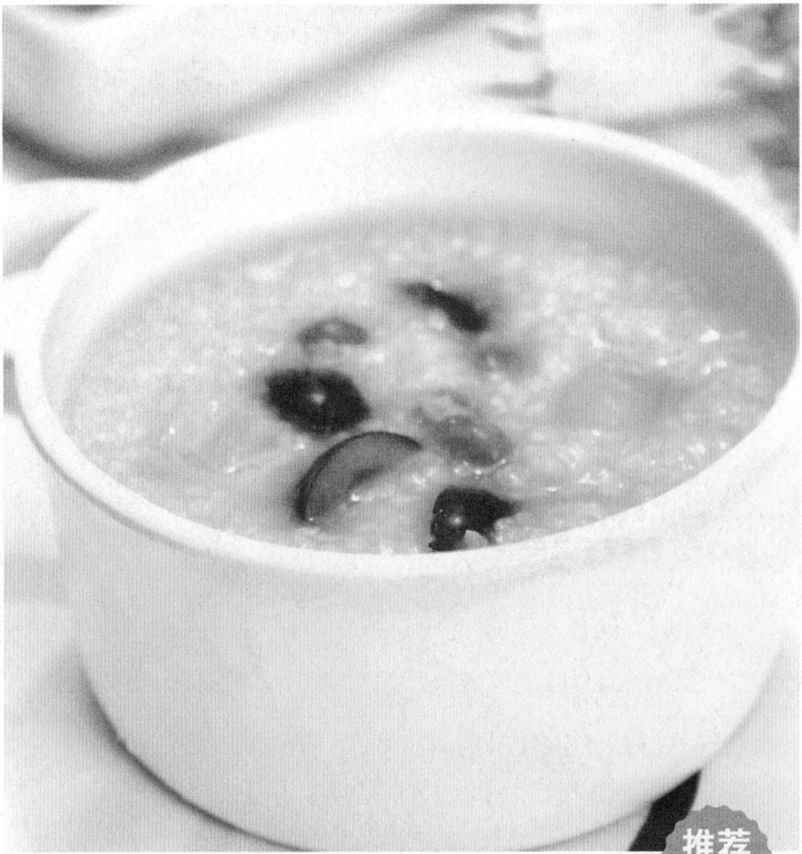

推荐菜例

小米樱桃粥

原料：小米 70 克，豌豆 30 克，樱桃、去皮山药各 20 克，蜂蜜 6 毫升，白糖 5 克

做法：

❶ 将小米、樱桃、山药分别洗净；豌豆洗净，泡发 30 分钟后捞起沥干。

❷ 将以上食材（樱桃除外）加清水煮至米粒开花。

❸ 加入樱桃同煮至浓稠状，调入白糖、蜂蜜拌匀即可。

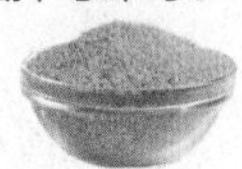
小米

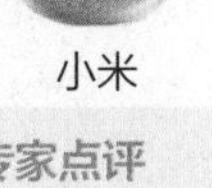

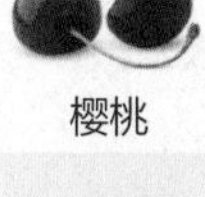

樱桃

专家点评

本品适合腰酸腿软、发枯发落的男性食用。

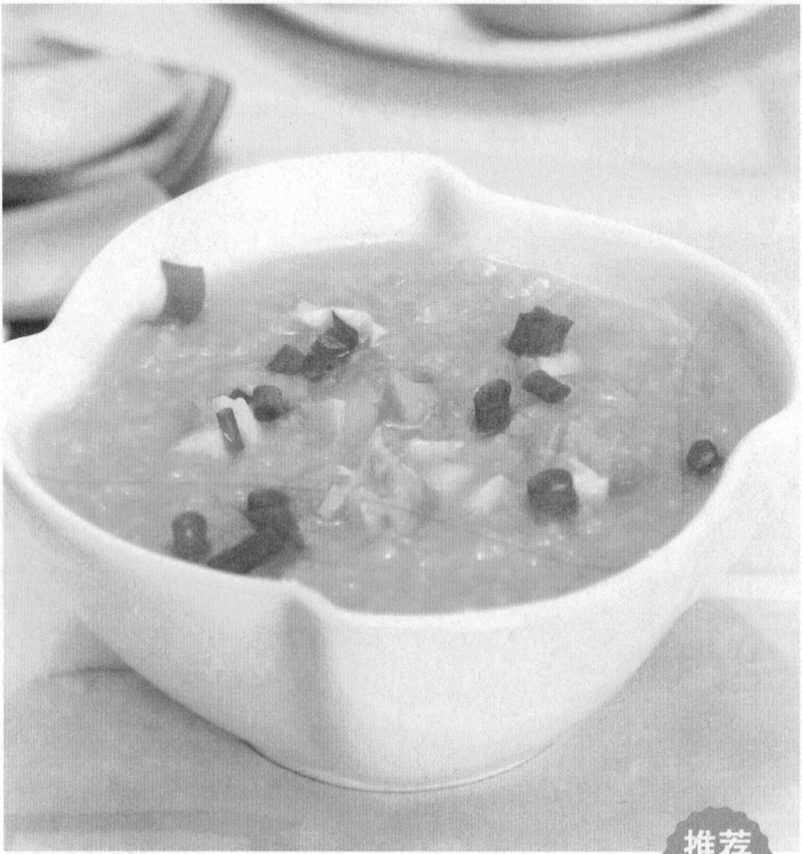

推荐菜例

牛奶鸡蛋小米粥

原料： 小米100克，鸡蛋1个，牛奶50毫升，白糖5克，葱花适量

做法：

❶ 将小米洗净，浸泡片刻；鸡蛋煮熟后切碎。

❷ 加入适量清水，将小米煮至八成熟。

❸ 倒入牛奶，煮至米烂，再放入鸡蛋，加白糖调匀，撒上葱花即可。

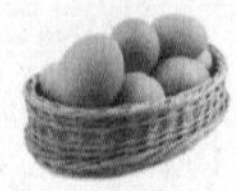
鸡蛋

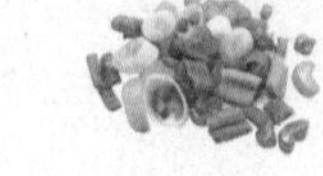
葱花

专家点评

本品一般人皆可食用，尤其适合脾胃虚弱者、精血受损者、食欲缺乏者、失眠者、体虚低热者、食不消化者。

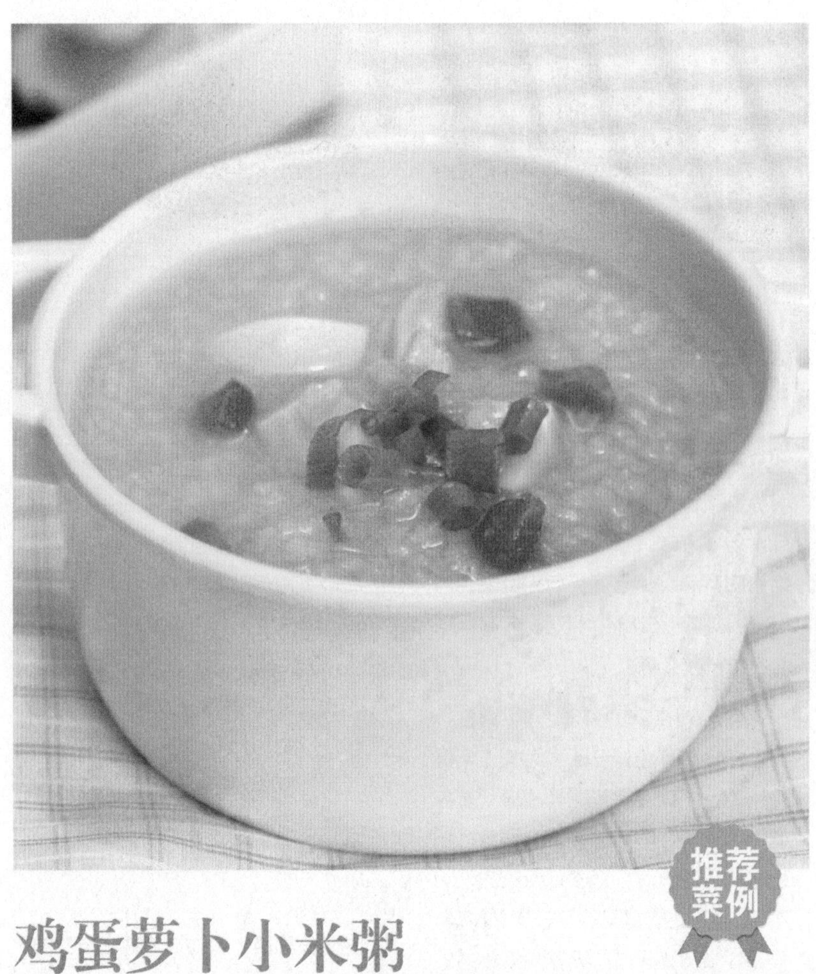

推荐菜例

鸡蛋萝卜小米粥

原料：小米100克，鸡蛋1个，胡萝卜20克，盐2克，香油、胡椒粉、葱花各适量

做法：

❶ 将小米洗净；胡萝卜去皮洗净后切丁备用；鸡蛋煮熟后切碎备用。

❷ 加适量清水，将小米、胡萝卜煮至八成熟。

❸ 下入鸡蛋，煮至米粒开花，加盐、香油、胡椒粉，再撒上葱花即可。

专家点评

本品一般人皆可食用，尤其适合体弱多病者、失眠多梦者以及压力过大者。

黑芝麻

Hei Zhi Ma

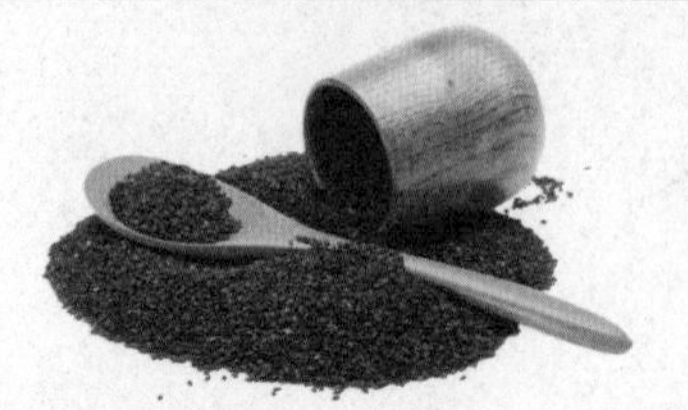

别名：胡麻、巨胜　性味归经：性平，味甘；归肝、肾、肺、脾经

适用量：每次 50 ~ 100 克　热量：2340 千焦 /100 克

养生关键词

补肝肾，润五脏

黑芝麻含有大量的脂肪和蛋白质，芝麻蛋白是完全蛋白，蛋氨酸和色氨酸等含硫氨基酸含量比其他植物蛋白高，易被人体吸收利用，是理想的植物蛋白资源。黑芝麻具有补肝益肾、滋润五脏、抵抗衰老等作用。

食疗功效

黑芝麻含有膳食纤维、维生素 B_1、维生素 B_2、维生素 B_3、维生素 E、卵磷脂、钙、铁、镁等营养成分，具有益肾、养发、润肠、补肝、强身、抗衰老的功效，对肝肾不足所致的视物不清、腰酸腿软、耳鸣耳聋、发枯发落、眩晕、眼花、头发早白等中老年男性患者的食疗效果显著。

选购保存

优质黑芝麻的色泽鲜亮、纯净，外观黑色，大而饱满，嘴尖而小；劣质黑芝麻的色泽发暗，外观不饱满或萎缩，嘴尖过长，有虫蛀粒、破损粒。可将其存放在干燥的罐子里，盖起来，放在通风、避光的地方保存。

♥ 应用指南

1. 补益肝肾，辅助治疗继发性脑萎缩：核桃仁 100 克，黑芝麻 50 克，大米适量。将核桃仁、黑芝麻一齐捣碎后入锅，注水，加入大米，小火煮成粥。

2. 凉血止血，辅助治疗血热便秘、痢疾下血：生黑木耳、炒焦黑木耳各 30 克，黑芝麻 15 克。将黑芝麻炒香，和生黑木耳、炒焦黑木耳一起研末成粉，装瓶备用。每次取 5 克，沸水冲代茶饮。

3. 滋阴补肝肾，辅助治疗肾虚所致的须发早白、视物不清：黑芝麻 50 克，核桃仁 30 克，黑豆 30 克，白糖适量。将黑芝麻、核桃仁、黑豆洗净，放入豆浆机中，加入适量沸水，打成糊，加入白糖食用。

相宜搭配		
宜	**黑芝麻 + 海带** 美容、抗衰老	**黑芝麻 + 核桃仁** 改善睡眠

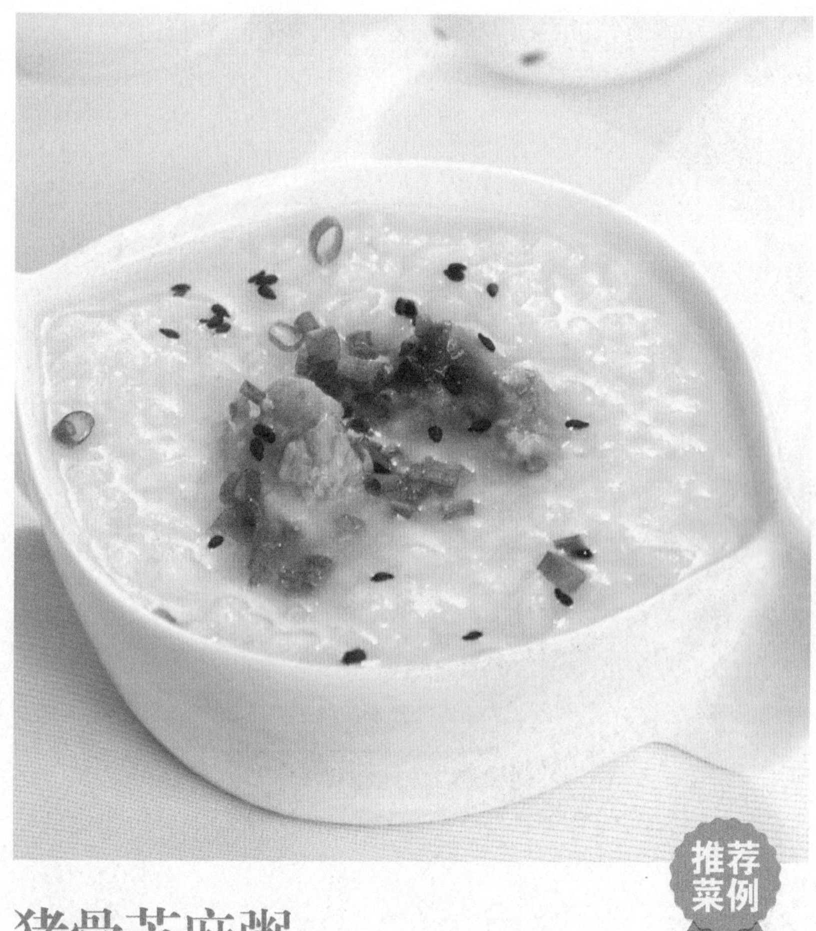

推荐菜例

猪骨芝麻粥

原料： 猪骨150克，大米80克，黑芝麻10克，醋5毫升，盐2克，味精1克，葱花适量

做法：

❶ 将大米淘净，浸泡30分钟后捞出沥干；猪骨入沸水中汆除血水后，捞出。

❷ 锅中入水，入猪骨和大米煮沸，放入醋、黑芝麻，中火熬煮至米粒开花。

❸ 改小火熬煮至粥浓稠，加盐、味精调味，撒上葱花即可。

专家点评

本品适合腰酸腿软、发枯发落的男性食用。

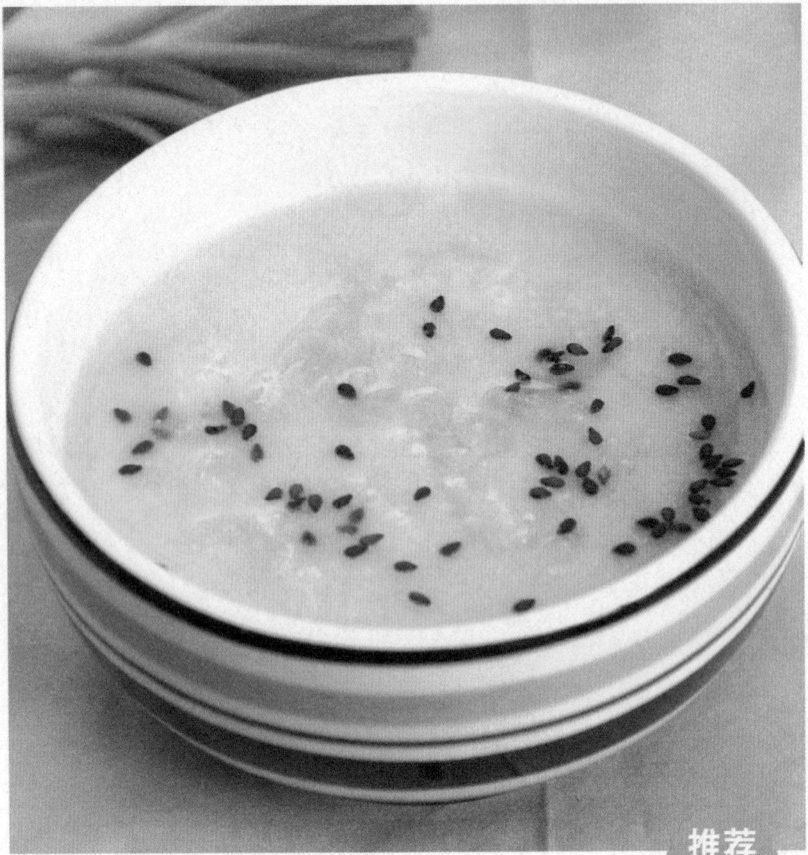

推荐菜例

白菜玉米芝麻粥

原料： 玉米糁 90 克，大白菜 30 克，黑芝麻、盐、味精各适量

做法：

1. 将白菜洗净切丝；黑芝麻洗净。
2. 将锅置于火上，注入清水烧沸后，边搅拌边倒入玉米糁。
3. 再放入白菜、黑芝麻，用小火煮至粥成，以盐、味精调味即可。

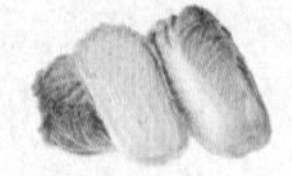
白菜

黑芝麻

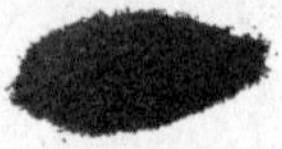

专家点评

本品一般人皆可食用，尤其适合脾胃气虚者、大小便不利者、维生素缺乏者。

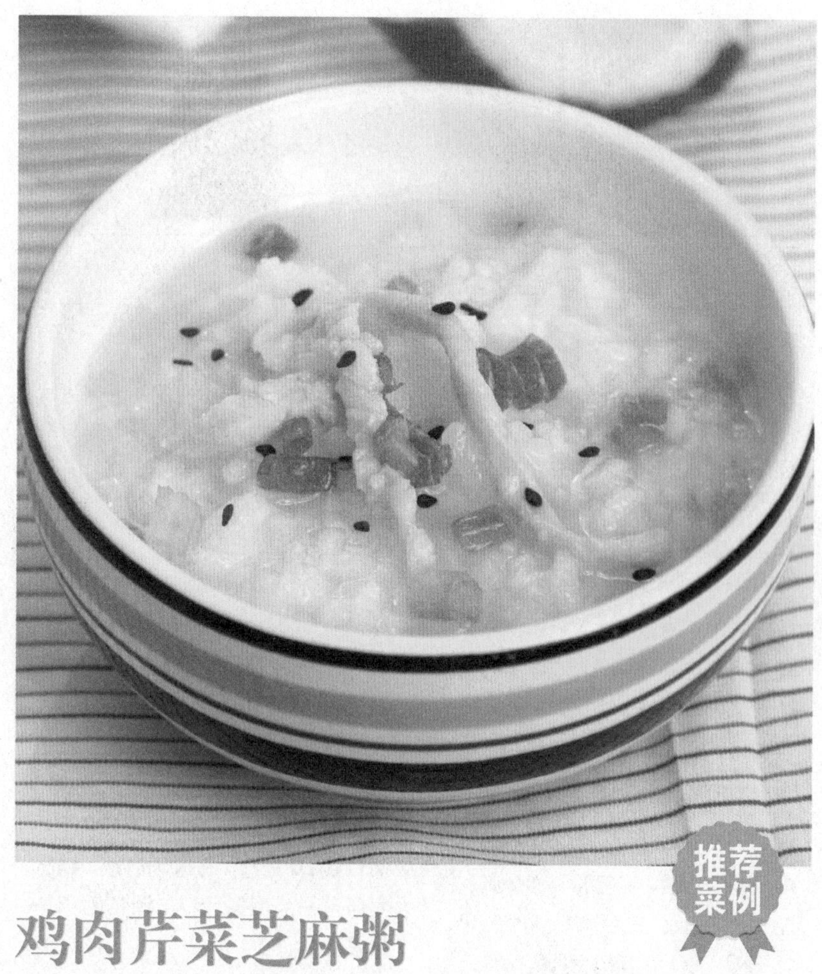

推荐菜例

鸡肉芹菜芝麻粥

原料：鸡脯肉 80 克，芹菜 50 克，黑芝麻 10 克，大米、鸡蛋清、料酒、盐、鸡精、姜末各适量

做法：

❶ 将鸡脯肉洗净，切丝，用料酒、鸡蛋清腌制；黑芝麻用锅炒香；芹菜洗净后切粒。

❷ 锅中注入水，将洗净的大米放入锅中，大火烧沸，下入腌好的鸡脯肉、姜末、黑芝麻，转中火熬煮至米粒开花。

❸ 小火熬煮成粥，下入芹菜粒拌匀，加入盐、鸡精调味即可。

专家点评

本品尤其适合体弱多病者、失眠多梦者以及压力过大者。

大米
Da Mi

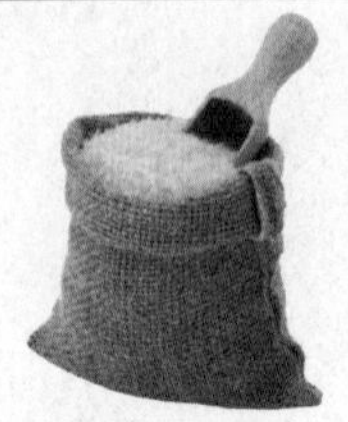

别名：稻米、粳米　性味归经：性平，味甘；归脾、胃经

适用量：每次 50 ~ 250 克　热量：1452 千焦 /100 克

养生关键词

养阴生津，健脾补气

大米中的蛋白质虽然只占 7%，但因其作为日常主食，摄入量较大，所以仍然是蛋白质的重要来源。大米所含人体必需氨基酸也比较全面，还含有脂肪、钙、磷、铁及 B 族维生素等多种营养成分。大米能健脾养胃，具有补中养胃、益精强志、聪耳明目、和五脏、通四脉、止烦、止渴、止泻等功效。

食疗功效

大米具有补中益气、平和五脏、止烦渴、止泄、壮筋骨、通血脉、益精强志的功效。主治泻痢、胃气不足、口干渴、呕吐、诸虚百损等病症。对脾虚烦闷、消渴不思饮食、泄泻、下痢、肌肉消瘦等症，有和胃气、消烦渴、止泻痢的功效。

选购保存

大米以颗粒整齐、有光泽、干燥、无米虫和沙粒、极少米灰和碎米、闻之有股清香味、无霉变味者为佳。可将大米置于阴凉、通风、干燥处保存。

♥ 应用指南

1. 辅助治疗脾胃虚弱：大米 50 克。将大米入锅，加水适量，煮成稀粥，可作为早餐食用。

2. 辅助治疗婴儿吐奶、脾胃虚弱：大米适量。将大米放入锅中炒焦，水煎服汁。

3. 辅助治疗心烦口渴：大米 20 克，淡竹沥 20 毫升。将大米炒黄，以水同研，去滓后取汁，与淡竹沥和匀顿服。

4. 辅助治疗泄泻、痢疾：马齿苋 500 克，大米 100 克。将马齿苋榨汁，和大米一起，加水煮成粥，可适量食用。

相宜搭配

宜	大米 + 松子仁 健脾养胃、益肝肾	大米 + 油菜 健脾补虚、清热消炎

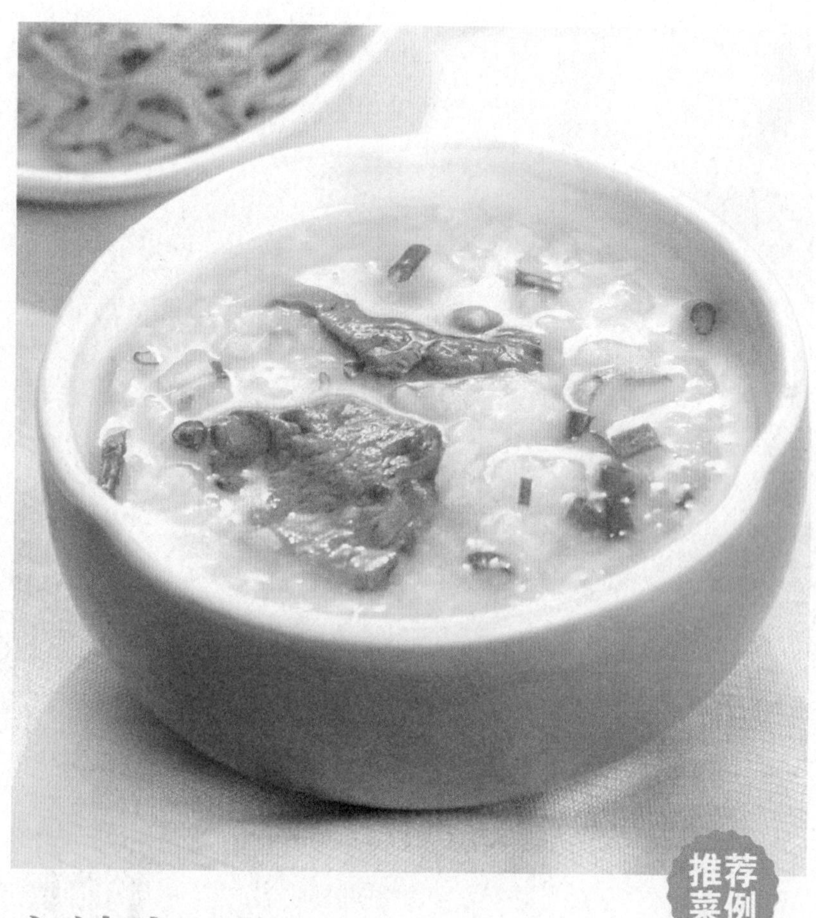

推荐菜例

安神猪心粥

原料： 大米150克，猪心120克，料酒5毫升，葱花3克，姜末、盐各2克，味精适量

做法：

❶ 将大米洗净，泡30分钟；猪心洗净，剖开，切成薄片，用少许盐、味精、料酒腌渍。

❷ 将大米加水煮沸，放入猪心、姜末，转中火熬煮；改小火，熬煮成粥，加入剩余盐、味精调味，撒上葱花即可。

专家点评

本品适合体虚高热者、烦渴者、怔忡者食用。

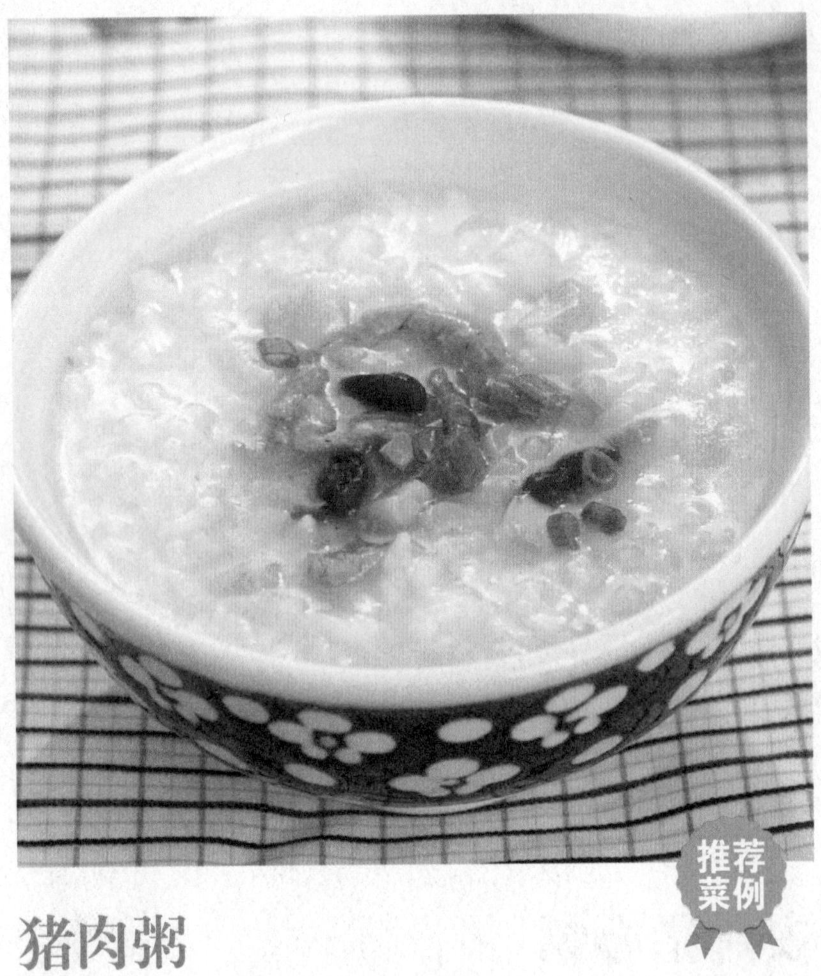

推荐菜例

猪肉粥

原料： 猪瘦肉100克，大米80克，玉米粒50克，枸杞子3克，盐2克，味精、葱花各适量

做法：

❶ 将玉米粒拣尽杂质，用清水浸泡；猪瘦肉洗净，切丝；枸杞子洗净备用；大米淘净，泡好。

❷ 锅中注水，下入大米和玉米粒煮开，改中火，放入猪瘦肉、枸杞子，煮至猪瘦肉变熟。

❸ 小火将粥熬化，调入盐和味精，撒上葱花即可。

专家点评

本品尤其适合水肿、小便不利、腹泻等患者以及消化不良、脾胃虚弱者食用。

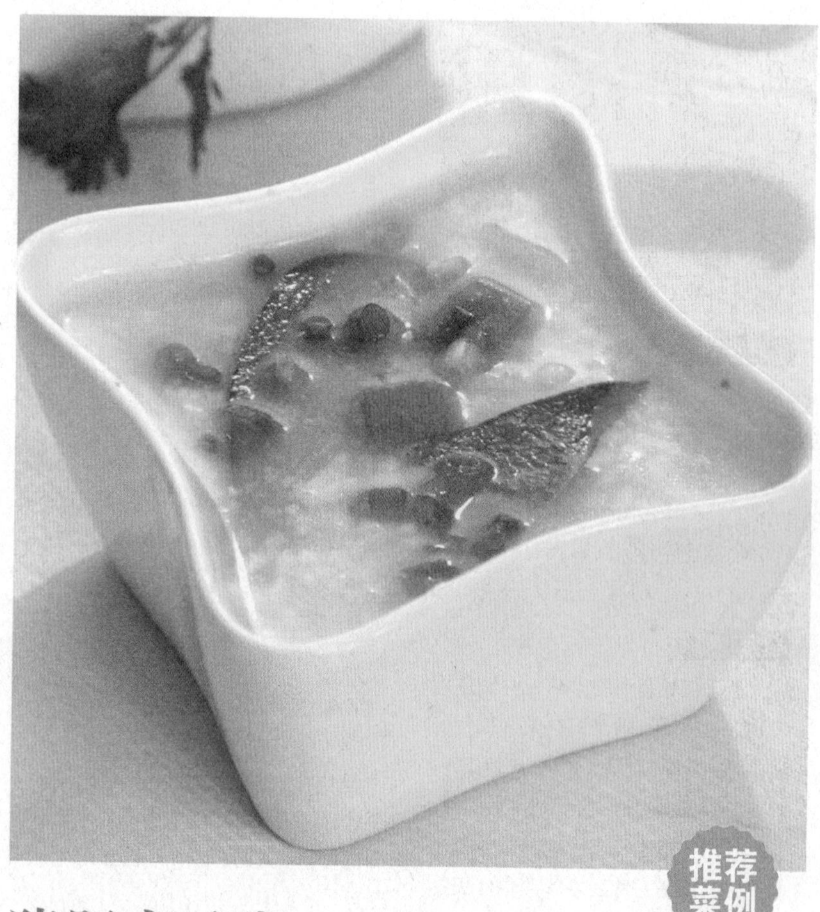

推荐菜例

猪肝南瓜粥

原料： 猪肝 100 克，南瓜 90 克，大米 80 克，葱花、料酒、盐、味精、香油各适量

做法：

❶ 将南瓜、猪肝洗净，切片；大米淘净泡好。

❷ 锅中注入水，下入大米，用大火烧沸，下入南瓜，转中火熬煮。

❸ 待粥快熟时，下入猪肝，加盐、料酒、味精，等猪肝熟透，加香油、葱花即可。

专家点评

本品适合缺铁贫血、面色萎黄者食用。

薏苡仁

Yi Yi Ren

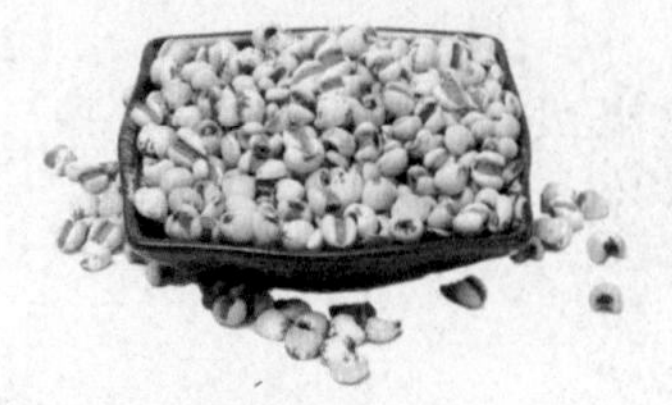

别名：薏米、苡仁　**性味归经：**性凉，味甘、淡；归脾、胃、肺经

适用量：每次 50 ~ 100 克　**热量：**1512 千焦 /100 克

养生关键词

利水消肿，健脾补肺

薏苡仁含有蛋白质、脂肪、碳水化合物、维生素 B_1、薏苡仁酯、薏苡仁油、三萜化合物和各类氨基酸等营养成分，能清热利湿、除风湿、利小便、益肺排脓、健脾胃、强筋骨。

食疗功效

薏苡仁具有清利湿热、健脾益胃等功效。主治风湿身痛，湿热脚气，湿热筋急拘挛，湿痹，水肿，肺痿肺痈，咳吐脓血，喉痹痈肿，肠痈热淋等病症。薏苡仁可作粮食吃，且易消化吸收，对于久病体虚、病后恢复期患者和老人、产妇、儿童而言，都是比较好的药用食物，可经常服用。不论用于滋补还是用于治病，薏苡仁的作用都较为缓和，微寒而不伤胃，益脾而不滋腻。

选购保存

选购薏苡仁时，以粒大、饱满、色白、完整者为佳品。薏苡仁在贮藏前要筛除薏苡仁中的粉粒、碎屑，以防止生虫或生霉。

♥ 应用指南

1. 健脾祛湿，润肺止泻，辅助治疗大便溏稀、下肢湿疹、面部痤疮：薏苡仁 50 克，大米 40 克，莲子（去心）30 克，百合 20 克，红糖适量。先将薏苡仁、莲子、百合入锅加水煮烂，再与大米同煮粥，用红糖调味食用。
2. 健脾除湿，辅助治疗脾胃虚弱、风湿关节炎、水肿：薏苡仁 50 克，白糖适量。将薏苡仁加水煮粥，用白糖调味食用。每日一次，可连续服用一个月。
3. 清热利尿，健脾利湿，辅助治疗尿路感染、前列腺炎：大米、绿豆、薏苡仁各 15 克。将以上食材分别洗净，加入适量水熬粥，或将薏苡仁粉加上绿豆粉一起做成豆沙，煮成绿豆薏苡仁粥食用。

相宜搭配		
宜	薏苡仁 + 羊肉 健脾补肾、益气补虚	薏苡仁 + 香菇 防癌抗癌

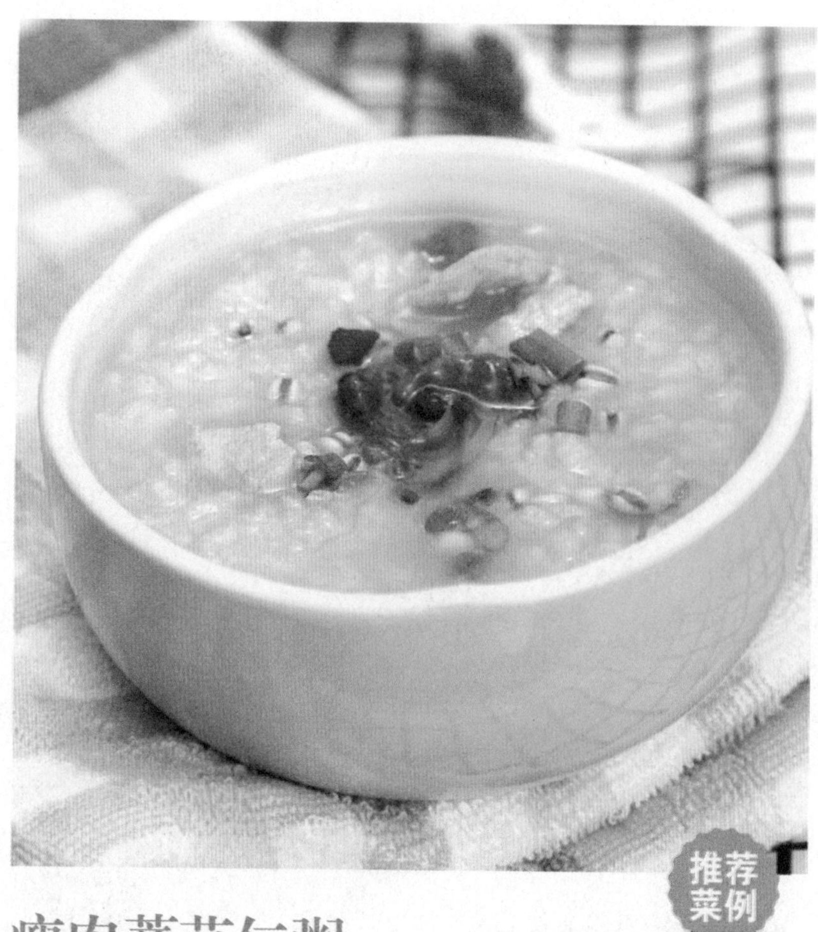

推荐菜例

瘦肉薏苡仁粥

原料： 大米80克，薏苡仁50克，猪瘦肉30克，皮蛋1个，盐、葱花、枸杞子各适量

做法：

❶ 将大米、薏苡仁洗净，入清水中浸泡；皮蛋剥壳，洗净切丁；猪瘦肉切块备用。

❷ 将锅中加入清水，大米、薏苡仁入锅煮至略带黏稠状。

❸ 然后再放入猪瘦肉、皮蛋、枸杞子，煮至粥将成，放入盐调味，撒上葱花，即可起锅食用。

专家点评

本品尤其适合泄泻者、水肿者、慢性肠炎患者以及风湿性关节炎患者食用。

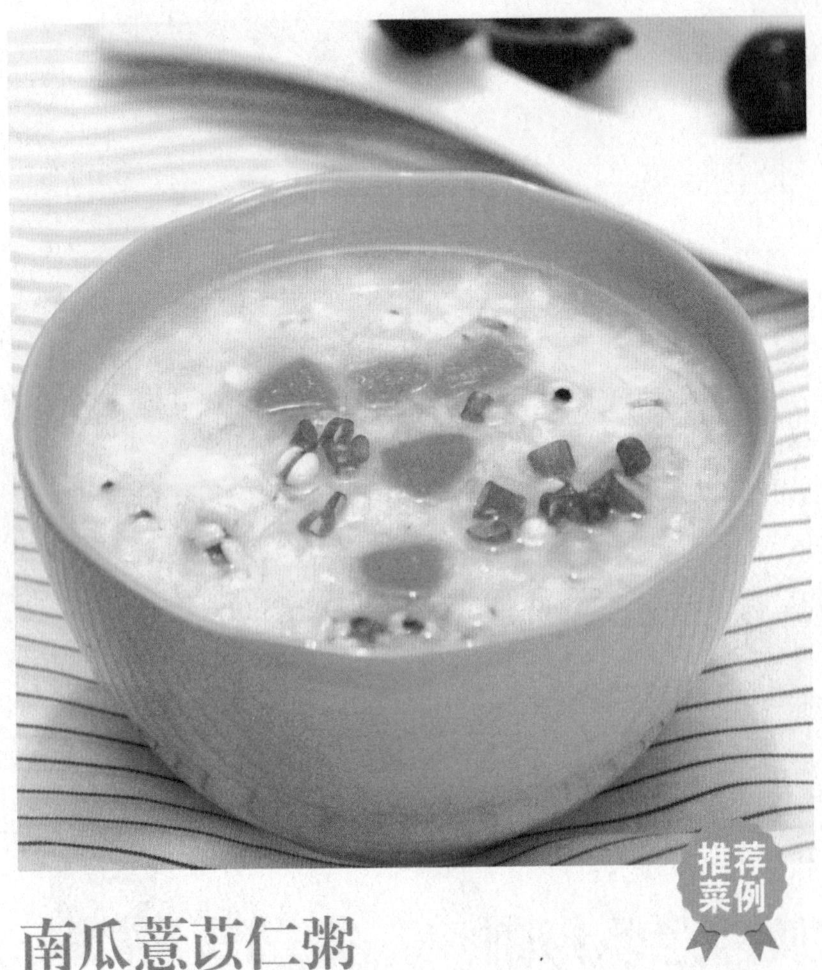

推荐菜例

南瓜薏苡仁粥

原料：大米70克，南瓜40克，薏苡仁20克，葱花8克，盐适量

做法：

❶将大米、薏苡仁均洗净后泡发；南瓜去皮后洗净，切丁。

❷将锅中倒入清水，放入大米、薏苡仁，以大火煮开。

❸然后放入南瓜丁，煮至浓稠状，调入盐搅拌均匀，最后撒上葱花，即可起锅食用。

专家点评

本品一般人皆可食用，尤其适合糖尿病、前列腺增生、动脉硬化、胃溃疡等患者以及脾胃虚弱者。

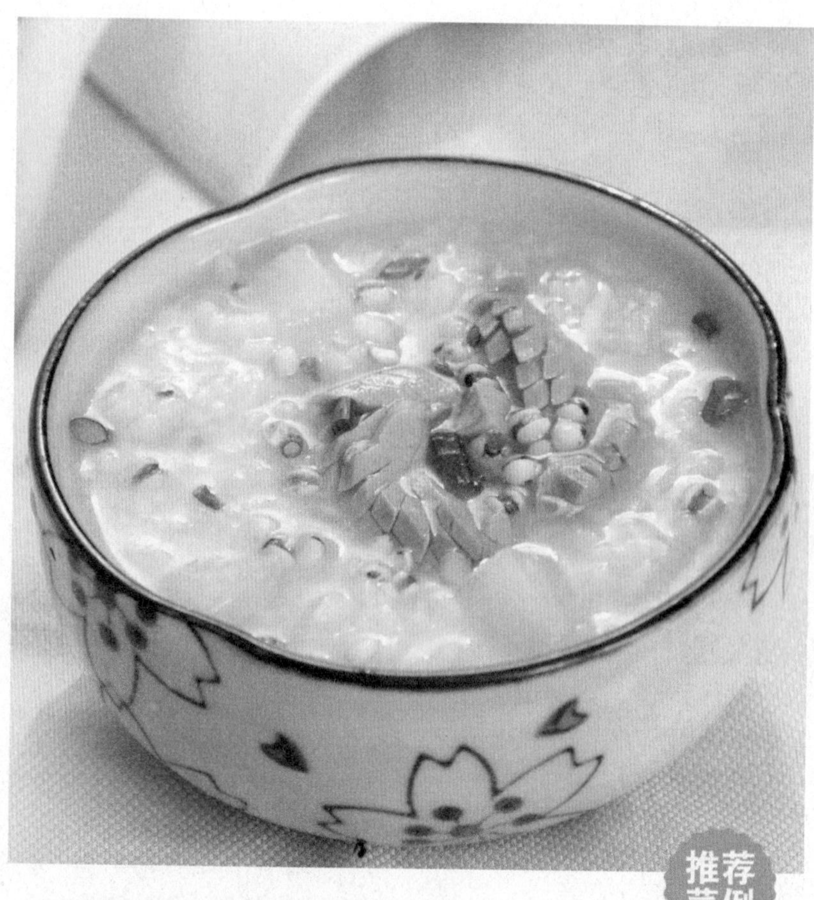

推荐菜例

猪腰山药薏苡仁粥

原料：大米120克，猪腰100克，山药80克，薏苡仁50克，盐、香油、葱花各适量

做法：

❶ 将猪腰洗净，切花刀；山药洗净，去皮后切块；薏苡仁、大米淘净，泡好。

❷ 将锅中注水，下入薏苡仁、大米、山药煮沸，再以中火煮30分钟。

❸ 改小火，放入猪腰，煮至熟，加入盐调味，淋上香油，撒上葱花即可。

专家点评

本品适合脾胃虚弱、遗精、早泄者食用。

高粱米
Gao Liang Mi

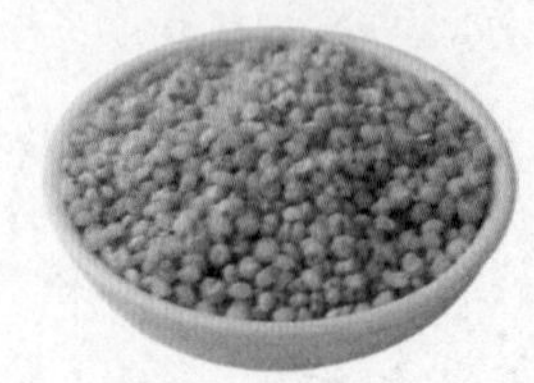

别名：蜀黍　性味归经：性温，味甘、涩；归脾、胃经

适用量：每次 50 ~ 100 克　热量：1505 千焦 /100 克

养生关键词

凉血解毒，和胃健脾

高粱米含有碳水化合物、钙、蛋白质、脂肪、磷、铁等营养成分，尤其是赖氨酸的含量较高，而鞣酸的含量较低，具有凉血解毒、和胃健脾、止泻的功效。

食疗功效

高粱米味甘性温，食疗价值相当高。中医认为，高粱米性温，味甘、涩、温、无毒，有固涩胃肠、抑制呕吐、益脾温中、催治难产等功能，可以用来治疗食积、消化不良、湿热、下沥、小便不利、胎产不下等。

选购保存

高粱米以色泽新鲜、粒整者为佳。应将高粱米置于阴凉、通风、干燥处保存。

♥ 应用指南

1. 收敛涩肠，辅助治疗小儿胃肠虚弱、消化不良、少食腹泻、大便溏稀：高粱米 60 克，红枣 25 克，白糖适量。将高粱米炒香，将红枣去核，炒焦，同高粱米一起研成细末，加入白糖，混合均匀。每次 6 ~ 12 克。温开水送服。

2. 益脾涩肠，辅助治疗脾虚湿盛、泻下稀水、小便短少：高粱米 30 克，薏苡仁、车前子各 15 克。将以上食材洗净后加水煎汤服。

3. 固精缩尿，辅助治疗夜尿频多、男子遗精：高粱米 100 克，桑螵蛸 20 克。将桑螵蛸用清水煎熬 3 次，收滤液 500 毫升，将高粱米洗净，放入砂锅内掺入桑螵蛸汁，煮成粥即成。

4. 清热止泻，利尿通淋，辅助治疗小便不利、便溏腹泻：高粱米 80 克，赤小豆 50 克，莲子 30 克。将高粱米炒至褐黄色有香味为止，除掉上面多余的壳，把赤小豆、莲子洗净，与高粱米一齐煮粥食用。

相宜搭配		
宜	高粱米 + 猪肚 健脾益胃	高粱米 + 红枣 益脾胃、止泻

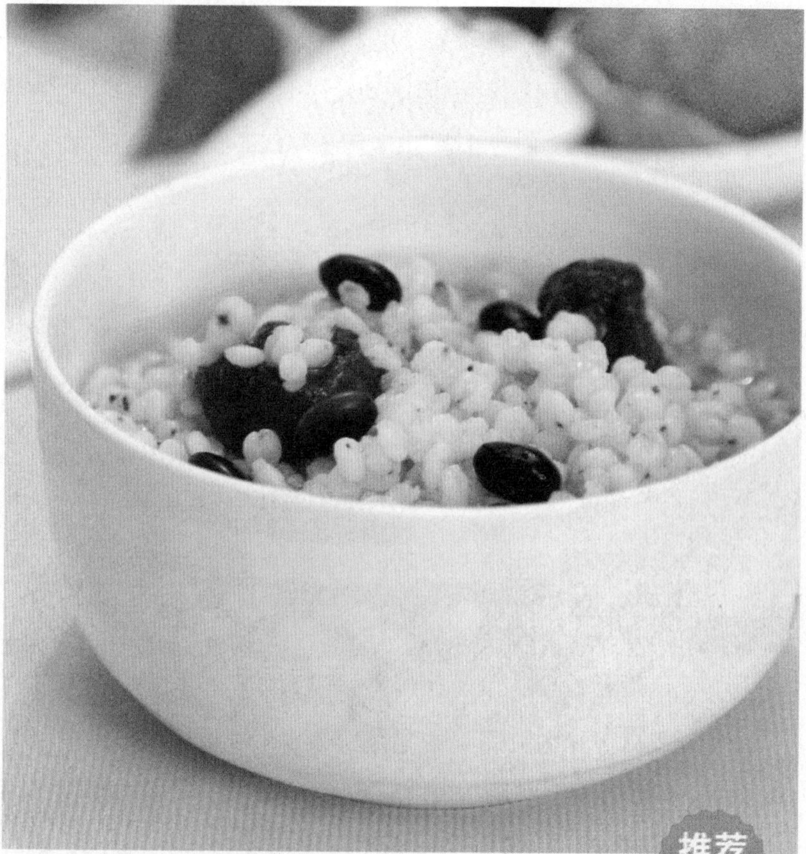

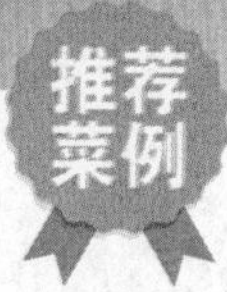

推荐菜例

黑枣高粱粥

原料：高粱米 60 克，黑豆 30 克，黑枣 20 克，盐 2 克

做法：

❶将高粱米、黑豆均洗净泡发后捞起沥干；黑枣洗净备用。

❷将锅中倒入清水，放入高粱米、黑豆煮至开花。

❸加入黑枣煮至浓稠状，调入盐拌匀。

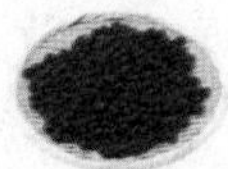
黑豆

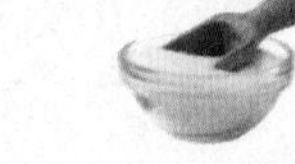
盐

专家点评

本品一般人皆可食用，尤其适合脾胃虚寒、消化不良、慢性腹泻的男性食用。

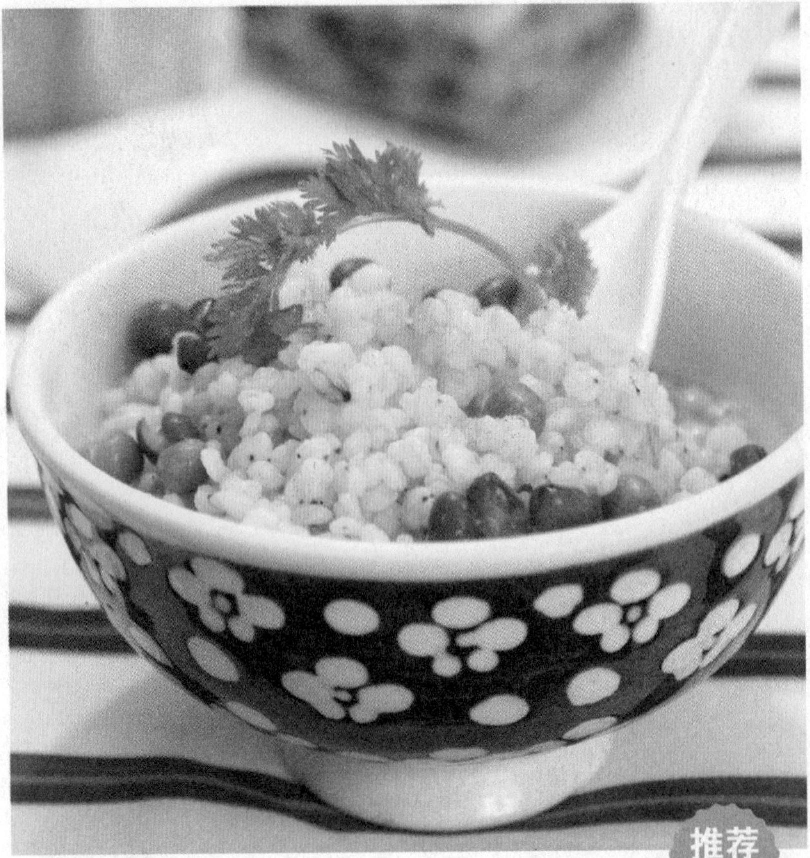

推荐菜例

豌豆高粱粥

原料：高粱米 70 克，赤小豆、豌豆各 30 克，白糖 4 克，香菜叶适量

做法：

❶将高粱米、赤小豆均洗净泡发；豌豆、香菜叶洗净备用。

❷将锅置于火上，倒入清水，放入高粱米、赤小豆、豌豆一同煮开。

❸待煮至浓稠状，入白糖，放上香菜叶。

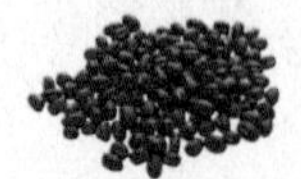

赤小豆

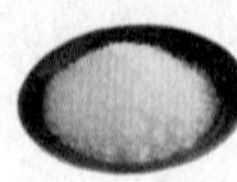

白糖

专家点评

本品一般人皆可食用，尤其适合脾胃气虚者、消化不良者、积食者、湿热下痢者。

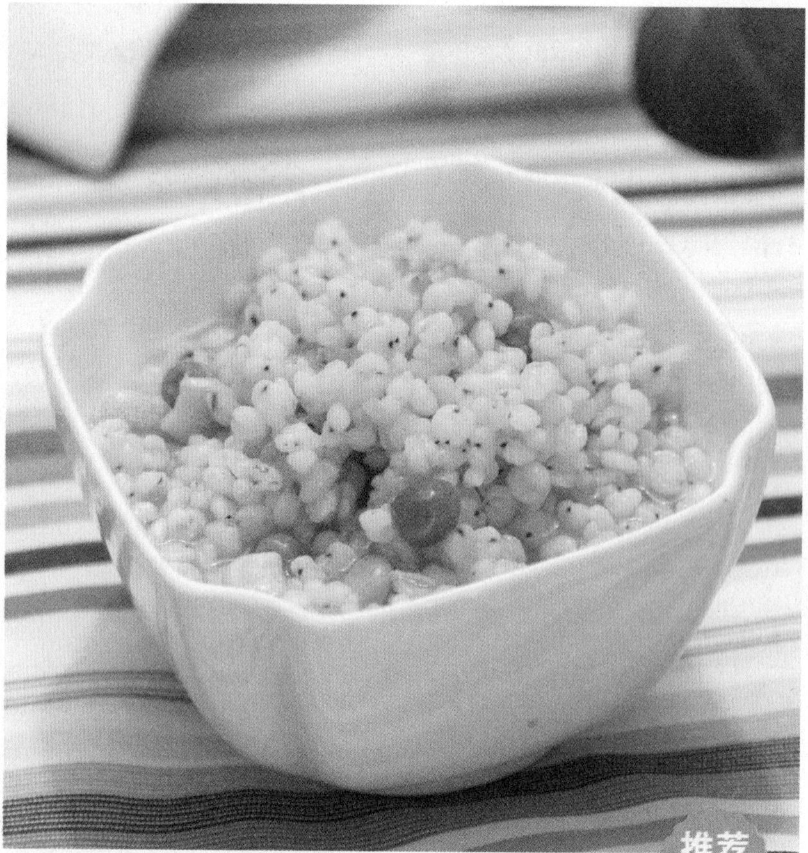

推荐菜例

高粱豌豆玉米粥

原料：高粱米 60 克，豌豆、玉米粒各 30 克，白糖 4 克，甘蔗汁适量

做法：

❶ 将高粱米洗净后泡发备用。

❷ 将锅置于火上，加入适量清水，放入高粱米、豌豆、玉米粒大火煮开。

❸ 倒入甘蔗汁，转小火煮至浓稠状时，调入白糖拌匀即可。

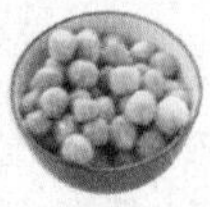

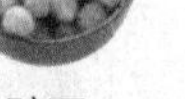

豌豆

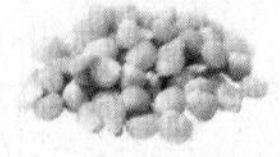

玉米粒

专家点评

本品尤其适合脾胃气虚者、消化不良、积食者、湿热下痢和小便不利者食用。

黑豆
Hei Dou

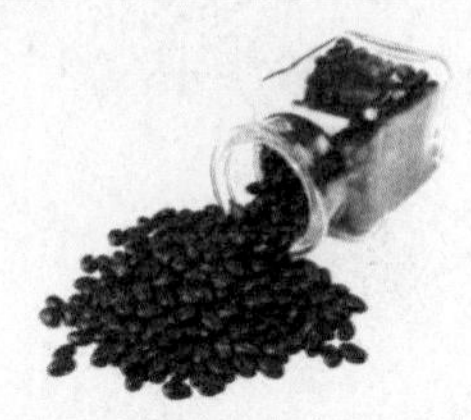

别名：黑大豆、乌豆　**性味归经：**性平，味甘；归脾、肾经

适用量：每次 30 ~ 50 克　**热量：**1678 千焦 /100 克

养生关键词

滋阴补肾，健脾利水

黑豆含有丰富的蛋白质、维生素、矿物质，有活血、利水、祛风、解毒之功效；黑豆中元素锌、铜等的含量都很高，对延缓人体衰老、降低血液黏稠度等非常重要。

食疗功效

黑豆具有滋肾阴、润肺燥、止盗汗、健脾利水、消肿下气、活血解毒、乌发以及延年益寿的功效，可有效缓解男性尿频、腰酸、下腹部阴冷等症状。常食黑豆，能软化血管，对高血压、心脏病也有一定的食疗效果，还能滋润皮肤、延缓衰老。

选购保存

选购黑豆时，以豆粒完整、大小均匀、颜色乌黑者为好。由于黑豆表面有天然的蜡质，会随存放时间的长短而逐渐脱落，所以，表面有研磨般光泽的黑豆不要选购。黑豆宜存放在密封罐中，置于阴凉处保存，不要让阳光直射。因豆类食物容易生虫，购回后应尽早食用。

♥ 应用指南

1. 辅助治疗肾虚消渴：炒黑豆、天花粉各等份，研末，面糊和丸如梧桐子大，煮黑豆汤送服，1 日 2 次，1 次 1 丸。
2. 辅助治疗高血压：陈醋 500 毫升，黑豆 200 克。将黑豆浸入陈醋一周后，每次嚼服 30 粒，每日 3 次。
3. 补肾壮腰，辅助治疗肾虚腰痛：黑豆 100 克，杜仲 10 克，塘虱 1 条，油、盐各适量。将黑豆、杜仲、塘虱加水适量，煮至黑豆熟透，去杜仲，加油、盐调味，一天分 2 次服。
4. 补肾乌发，防治须发早白：黑豆 80 克，黑芝麻 30 克，何首乌 20 克，盐适量。将黑豆、黑芝麻、何首乌洗净，入锅加水煮至黑豆熟透，加盐调味。

相宜搭配

宜	黑豆 + 谷类 所含氨基酸互补、营养更全面	黑豆 + 红枣 补肾补血

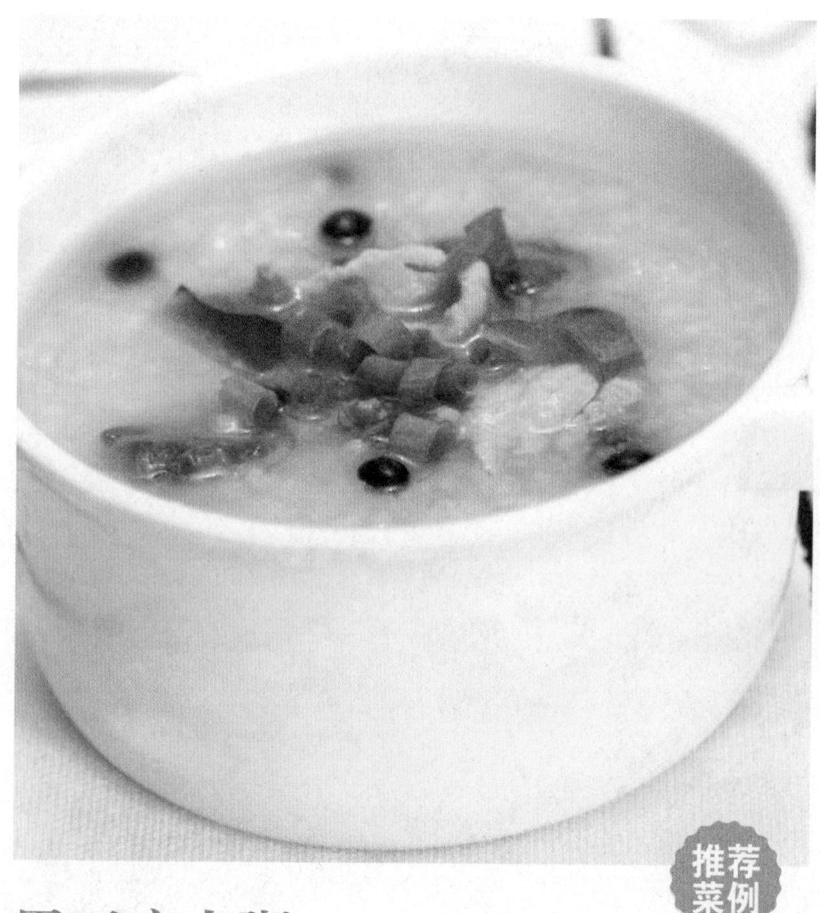

推荐菜例

黑豆瘦肉粥

原料： 大米100克，皮蛋50克，猪瘦肉30克，黑豆20克，盐2克，味精、葱花各适量

做法：

❶将大米、黑豆洗净，放入清水中浸泡；猪瘦肉切片；皮蛋去壳切成丁。

❷锅中注入清水，大米、黑豆入锅煮至五成熟。

❸放入猪瘦肉、皮蛋，煮至粥将成，加入盐、味精调味，撒上葱花即可。

专家点评

本品尤其适合脾虚水肿者、盗汗自汗者、腰膝酸软者以及肾虚耳聋的老人食用。

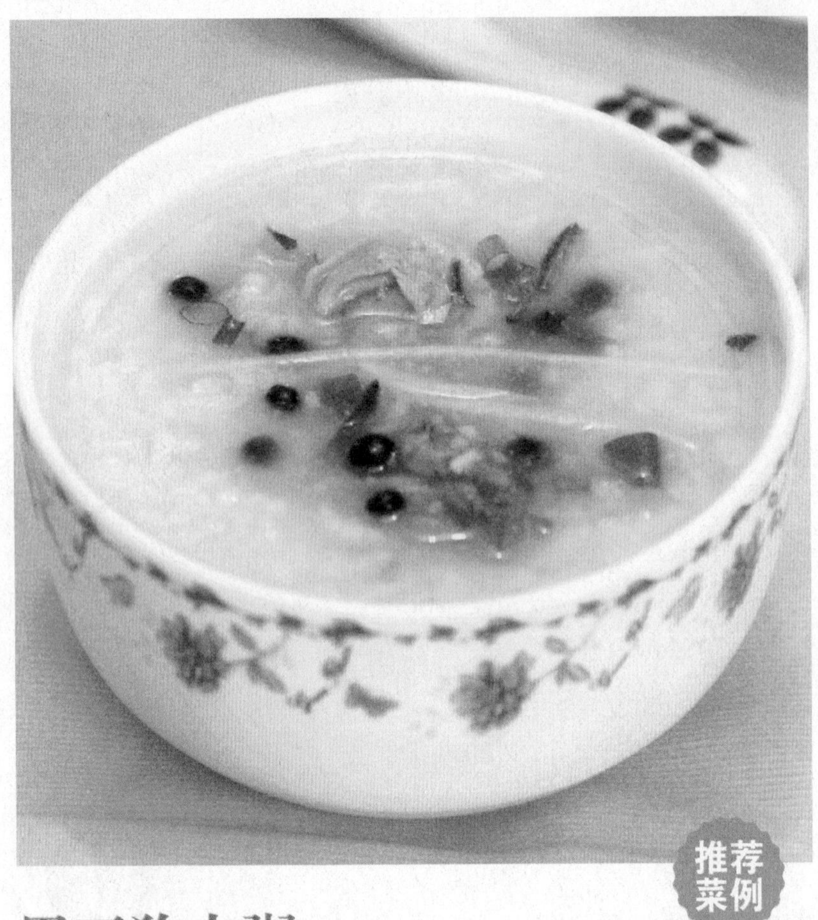

推荐菜例

黑豆狗肉粥

原料：狗肉 200 克，大米 80 克，豆豉 60 克，黑豆 50 克，姜丝、陈皮各 5 克，料酒 3 毫升，盐、葱花各适量

做法：

❶ 将狗肉洗净，切块，入开水汆烫，捞出；大米、黑豆洗净泡发。

❷ 锅中注水，下入大米、黑豆，大火煮沸，放入狗肉、姜丝、陈皮、豆豉，烹入料酒，转中火熬煮。

❸ 小火熬煮成粥，调入盐调味，撒上葱花即可。

专家点评

本品一般人皆可食用，尤其适合肾阳虚、阳痿、早泄的成年男性。

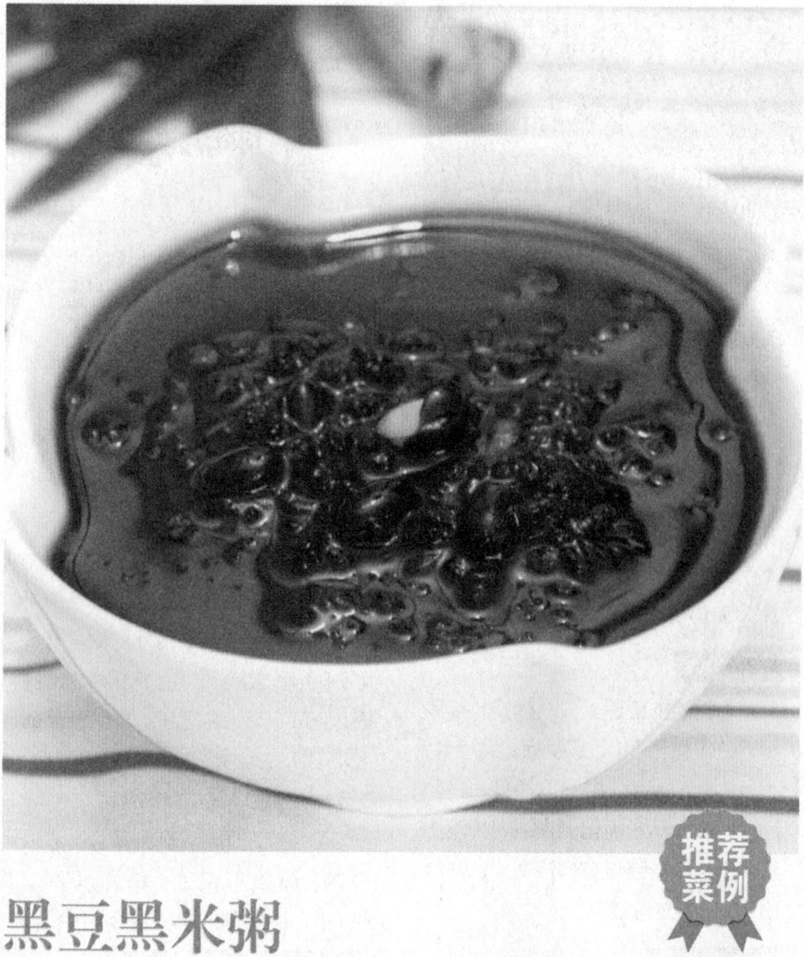

推荐菜例

黑豆黑米粥

原料：黑米 70 克，黑豆 30 克，黑芝麻 10 克，白糖 3 克

做法：

❶ 将黑米、黑豆均洗净，置冷水中泡发。

❷ 锅中加入清水，放入黑米、黑豆、黑芝麻以大火煮至开花。

❸ 将粥煮至浓稠状，调入白糖。

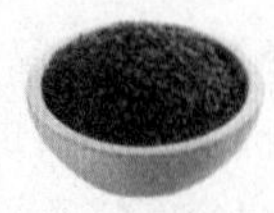

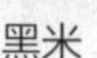

黑米

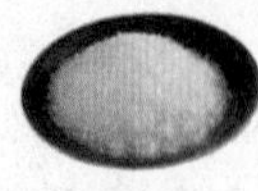

白糖

专家点评

本品适合脾虚水肿者、四肢麻痹者食用。

大豆
Da Dou

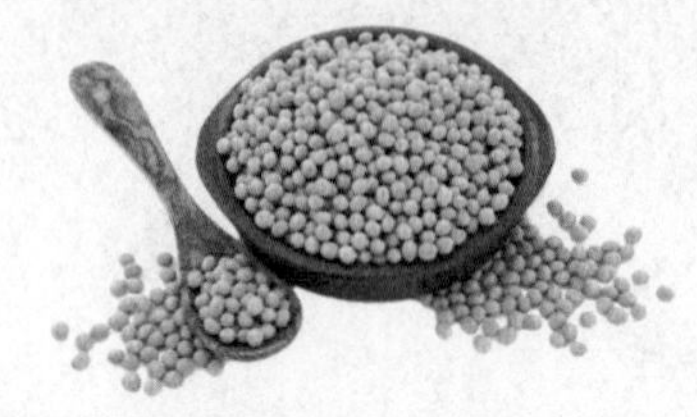

别名：黄豆、黄大豆　性味归经：性平，味甘；归脾、大肠经

适用量：每次 30 ~ 50 克　热量：1631 千焦 /100 克

养生关键词

健脾益气，宽中润燥

大豆含蛋白质及铁、镁、钼、锰、铜、锌、硒等矿物元素，以及多种人体必需的氨基酸，能通便、祛肝火，改善肝脏的代谢，还能帮助吸收钙质。大豆具有健脾宽中、润燥消水、清热解毒等作用。

食疗功效

大豆能抗菌消炎，对咽炎、结膜炎、口腔炎、菌痢、肠炎有辅助疗效。大豆不含胆固醇，并可以降低人体胆固醇，减少动脉硬化的发生，预防心脏病。大豆中还含有抑胰酶，它对糖尿病有一定的疗效。

选购保存

颗粒饱满、大小颜色一致、无杂色、无霉烂、无虫蛀和无破皮的大豆是好大豆。将大豆晒干，再用塑料袋装起来，放在阴凉干燥处保存。

♥ 应用指南

1. 益脾补血，辅助治疗缺铁性贫血：炒大豆 60 克，煅皂矾 30 克，红枣 20 克。将炒大豆、煅皂矾一起研为细末，以红枣煎汤制成丸剂。每次服 10 克，分 2 次服。

2. 辅助治疗湿热痹痛、筋脉拘挛：大豆 50 克。将大豆洗净，加水煎汤服。

3. 补肾抗衰老，辅助治疗肾虚早衰：大豆 80 克，乳鸽 70 克，枸杞子 10 克，冬虫夏草 5 克，盐适量。将除盐外的材料分别洗净，放入锅中，加水适量，煮至乳鸽熟烂，加盐调味食用。

4. 辅助治疗尿道炎、前列腺炎：大豆 60 克，赤小豆 40 克，绿豆 30 克。将以上 3 种豆类洗净，放入碗中泡发，再放入豆浆机中打成豆浆饮用。

5. 益气血，填肾精：将章鱼用温水（60℃）泡发，切块；把章鱼、猪脚同放锅内，加大豆、适量水及调料，大火烧沸，再改小火炖至熟烂即可。

相宜搭配

宜	**大豆 + 胡萝卜** 有助骨骼发育	**大豆 + 红枣** 补血、降血脂

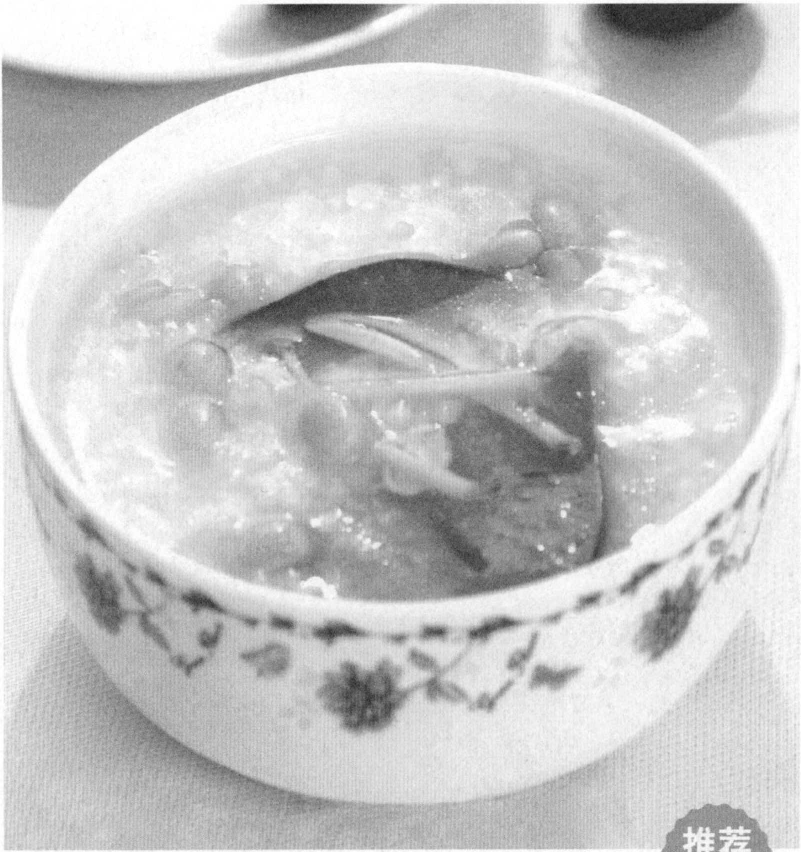

推荐菜例

猪肝大豆粥

原料: 猪肝、大豆各100克，大米80克，姜丝、盐各适量

做法:

❶ 将大豆、大米淘净，泡发；猪肝洗净，切片备用。

❷ 锅中加水，放入大米、大豆用大火煮至米粒开花。

❸ 放入猪肝、姜丝熬成粥，加盐调味。

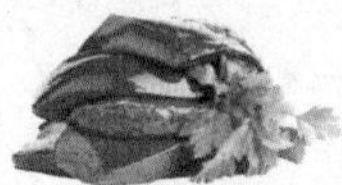
猪肝

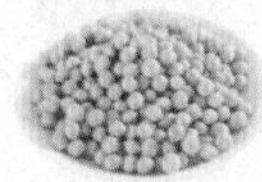
大豆

专家点评

本品尤其适合气血不足、营养不良和贫血患者食用。

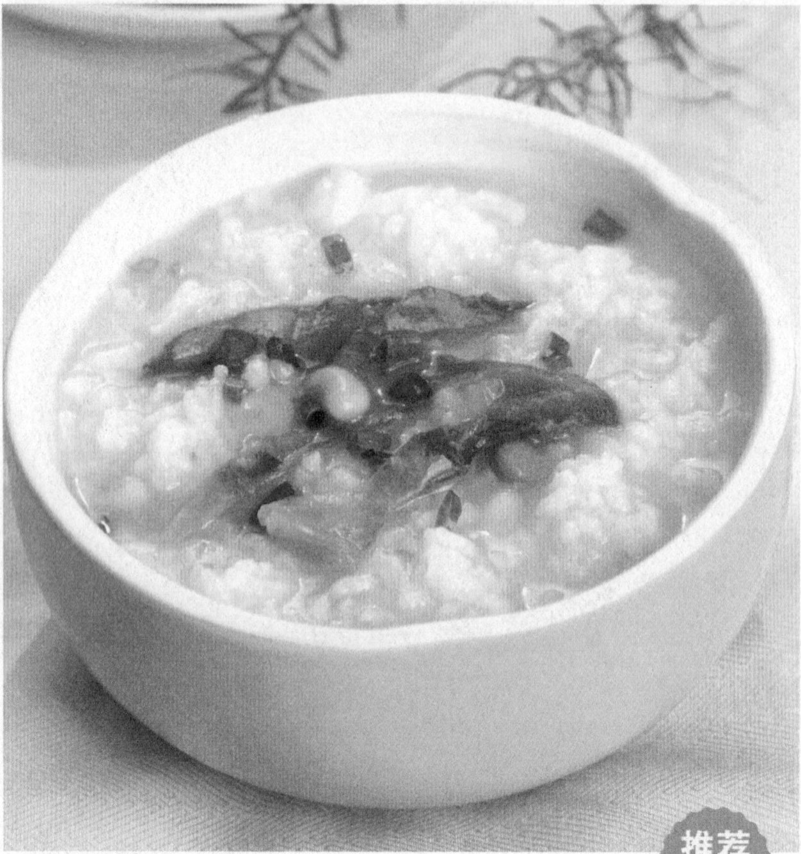

推荐菜例

大豆蹄筋粥

原料：水发牛蹄筋120克，大米80克，大豆60克，盐、鸡精、葱花各适量

做法：

❶将大米、大豆淘净，泡发。

❷锅中注入清水，大米入锅，大火烧沸，下入牛蹄筋、大豆，转中火熬煮至米粒开花；待粥熬煮出香味，调入盐、鸡精调味，撒上葱花即可。

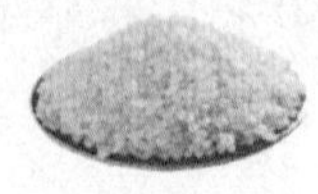
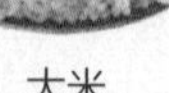

大米 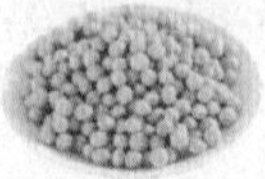　大豆

专家点评

本品尤其适合腰膝酸软、身体瘦弱、气血不足的青少年食用。

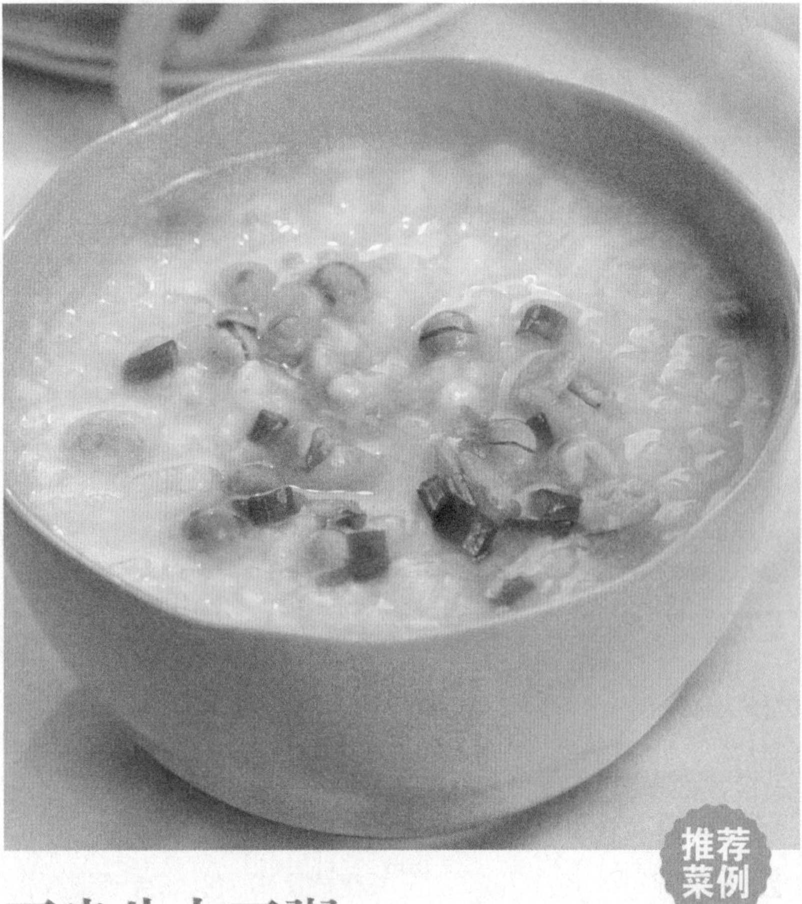

推荐菜例

玉米片大豆粥

原料： 大米 90 克，玉米片、大豆各 30 克，盐 1 克，葱花适量

做法：

❶ 将玉米片洗净；大米、大豆均洗净后泡发。

❷ 锅中加水，大米、玉米片、大豆入锅，煮至将熟；改小火慢慢煮至粥成，调盐入味，撒上葱花即可。

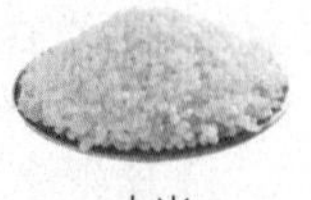
大米

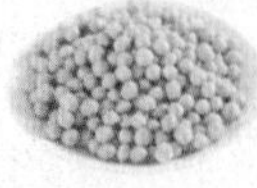
大豆

专家点评

本品适合动脉硬化、高血压、冠心病、高脂血症、糖尿病等患者食用。

赤小豆
Chi Xiao Dou

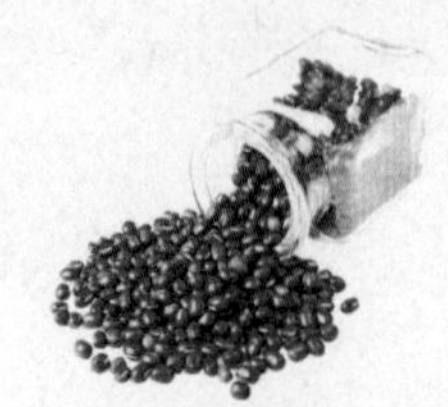

别名：红豆、赤豆　性味归经：性平，味甘、酸；归心、小肠经

适用量：每次 30 ~ 50 克　热量：1357 千焦 /100 克

养生关键词

利水消肿，解毒排脓

赤小豆含有蛋白质、粗纤维、维生素 A、B 族维生素、维生素 C 以及矿物元素钙、磷、铁、铝、铜等营养成分，具有清热解毒、健脾益胃、消肿、通气除烦等作用。

食疗功效

赤小豆具有利尿、消肿、滋补强壮、健脾养胃、抗菌消炎等功效，还能增进食欲、促进胃肠消化吸收，对湿热腹泻、尿路感染、前列腺炎、肾炎水肿等患者均有食疗效果。

选购保存

赤小豆以豆粒完整、大小均匀、颜色深红、紧实薄皮的为佳。由于赤小豆极易生虫，应置于通风干燥处储存。

♥ 应用指南

1. 清热解毒，健脾益胃，辅助治疗水肿病、小便不利、大便稀薄：赤小豆 50 克，水煮至半熟，放入大米 100 克同煮粥，以淡食为宜，加白糖调味食用亦可。
2. 辅助治疗肝硬化腹水：取赤小豆 500克，活鲤鱼 1 条（重 500 克以上），同放锅内，加 2000 ~ 3000 毫升水清炖，至赤小豆烂透为止。将赤小豆、鱼和汤分数次服下。每日或隔日 1 剂。连续服用，以愈为止。
3. 利尿消肿、消炎排毒，辅助治疗急、慢性肾炎：赤小豆 80 克，荸荠 200 克，白茅根 10 克。将以上三味分别洗净，荸荠去皮，一起放入锅中，煮成汤食用。
4. 解毒排脓、利尿止血，辅助治疗前列腺炎、尿血、尿痛：赤小豆 60 克，鱼腥草 20 克，槐米 10 克。将以上三味分别洗净，放入锅中煮成汤食用。

相宜搭配		
宜	赤小豆 + 南瓜 润肤、止咳、减肥	赤小豆 + 鸡肉 补肾滋阴、活血利尿

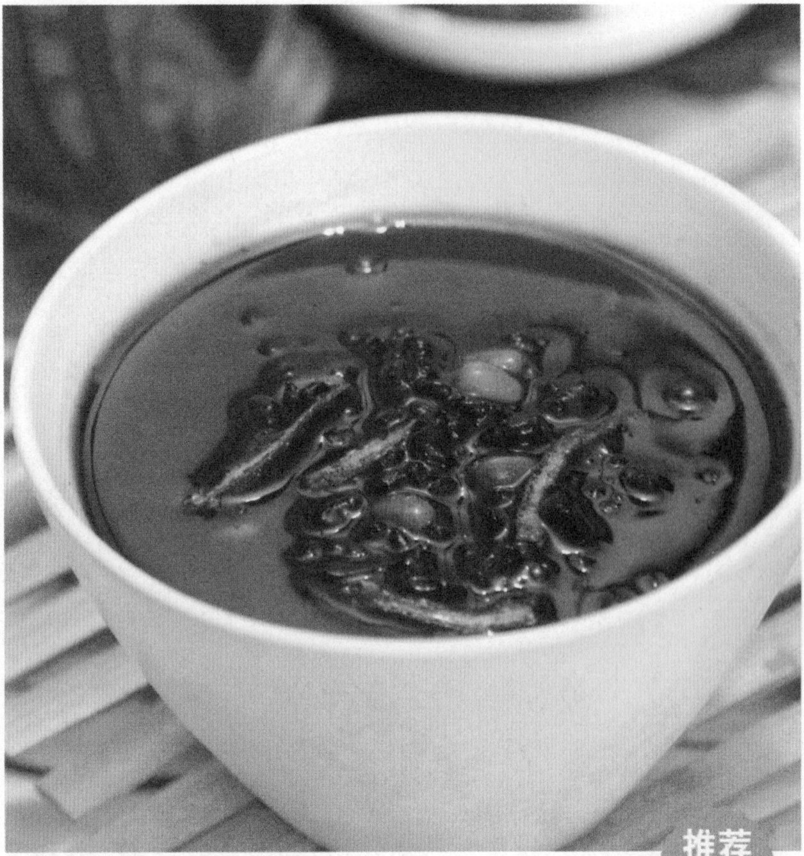

推荐菜例

黑米赤小豆椰汁粥

原料：黑米 60 克，赤小豆 30 克，片糖 10 克，椰汁、陈皮各适量

做法：

❶将黑米、赤小豆均洗净泡发；陈皮洗净，切丝。

❷锅置于火上，倒入清水，放入黑米、赤小豆煮至开花。

❸注入椰汁，入陈皮、片糖煮至浓稠状。

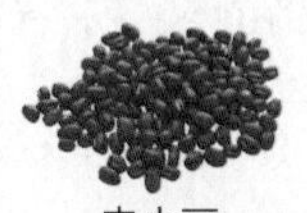
赤小豆

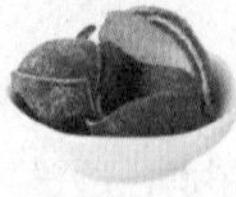
陈皮

专家点评

本品一般人皆可食用，尤其适合水肿、头昏、眩晕、泻痢、发热者。

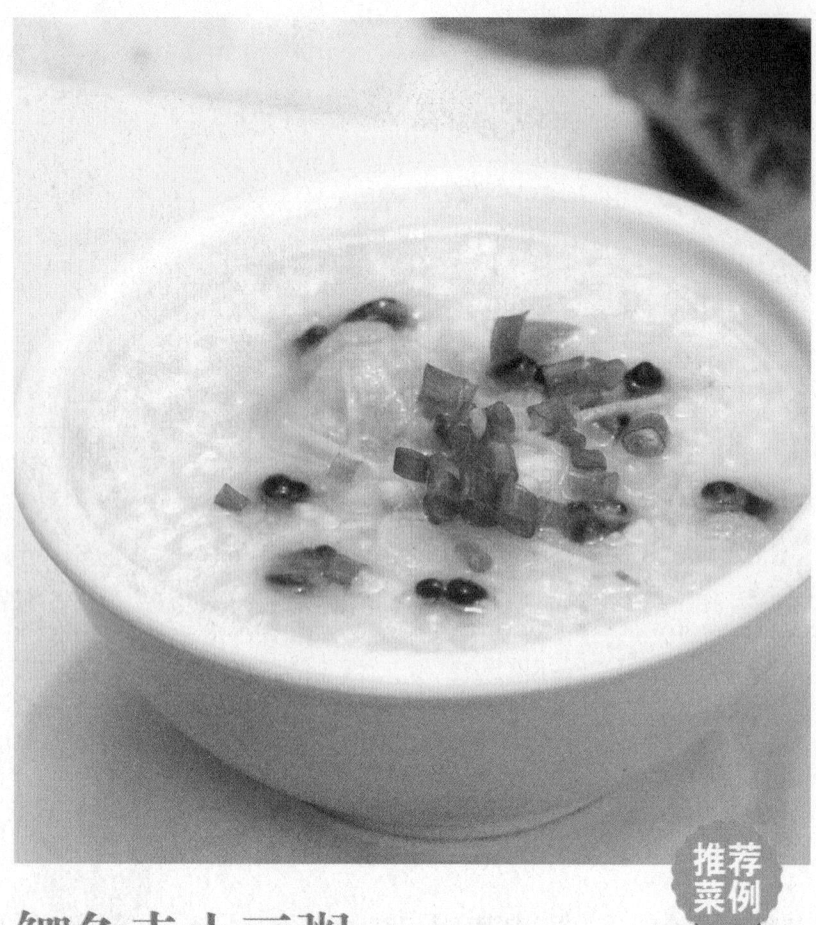

推荐菜例

鲫鱼赤小豆粥

原料：大米80克，鲫鱼50克，赤小豆20克，盐、味精各2克，葱花、姜丝、料酒各适量

做法：

❶将大米洗净后浸泡；鲫鱼洗净切小片，用料酒腌渍；赤小豆洗净后泡发。

❷锅中注入清水，大米、赤小豆入锅煮至八成熟。

❸再放入鱼肉、姜丝煮至粥将成，加盐、味精调味，撒上葱花即可。

专家点评

本品一般人皆可食用，尤其适合营养不良性水肿患者、慢性肾炎水肿患者、体虚者、泻痢者、脾胃虚弱者。

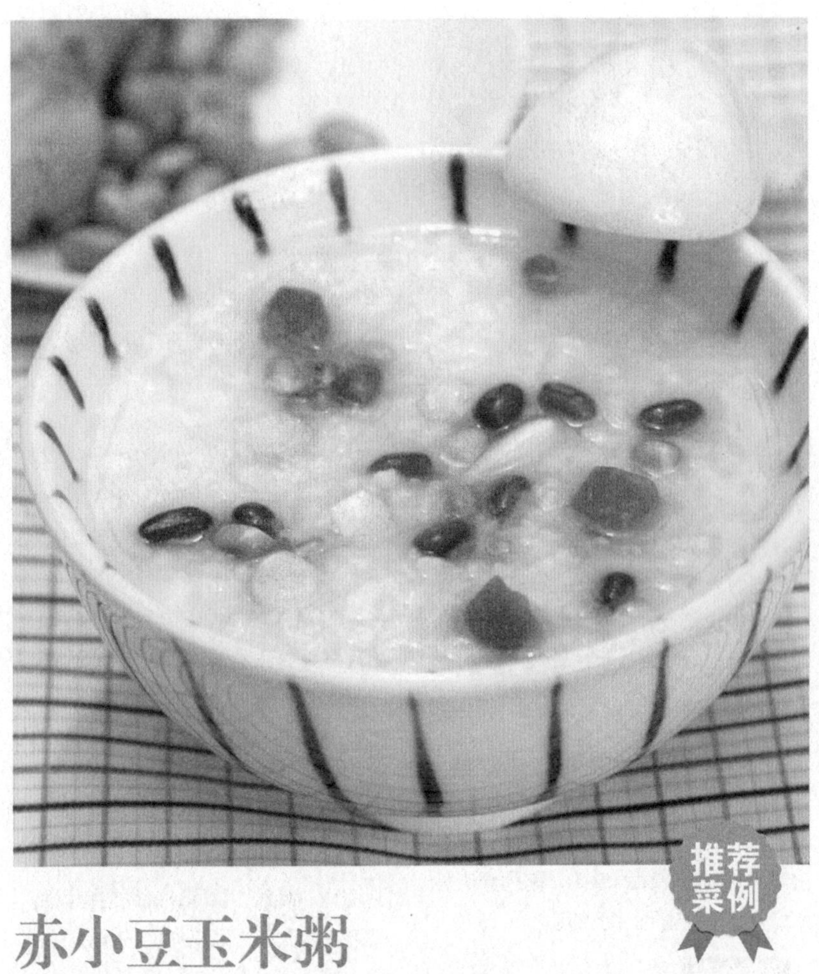

推荐菜例

赤小豆玉米粥

原料：大米40克，赤小豆、玉米粒、绿豆、白豆各25克，胡萝卜15克，白糖3克

做法：

❶将赤小豆、玉米粒、绿豆、白豆、大米洗净泡发，胡萝卜洗净切丁备用。

❷锅中加入清水，大米、绿豆、赤小豆、白豆入锅，以大火煮开。

❸加入玉米粒、胡萝卜同煮至浓稠状，加入白糖拌匀即可。

专家点评

本品一般人皆可食用，尤其适合水肿、小便不利、腹泻、动脉硬化者。

绿豆

Lü Dou

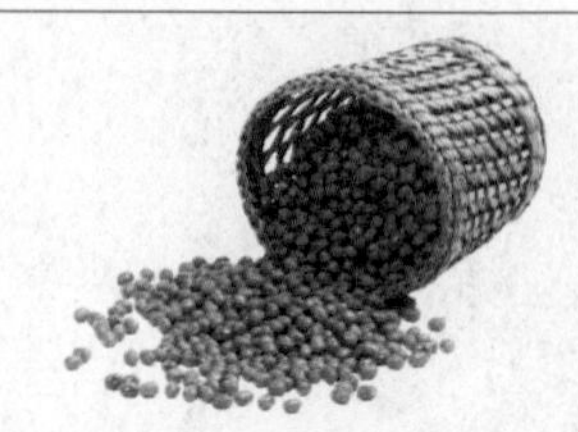

别名：青小豆、植豆、交豆　**性味归经**：性凉，味甘；归心、胃经

适用量：每次 30 ~ 50 克　**热量**：1376 千焦 /100 克

养生关键词

清热解毒，利尿通淋

《本草纲目》记载："绿豆，消肿治痘之功虽同于赤豆，而压热解毒之力过之。且益气、厚肠胃、通经脉。"绿豆富含蛋白质、多种维生素、钙、磷、铁等营养成分，有清热解毒、清暑益气、止渴利尿的作用，还能补充无机盐，对维持电解质平衡有着重要的意义。

食疗功效

绿豆具有降压降脂、保肝护胆、清热解毒、利尿通淋等功效，对高血压、动脉硬化、糖尿病、暑热烦渴、湿热泄泻、肾炎、尿路感染、前列腺炎等均有较好的辅助治疗作用。

选购保存

挑选绿豆时，一观其色，如果是褐色，说明其已经变质；二观其形，如果表面白点多，说明已被虫蛀。可将绿豆在阳光下暴晒 5 个小时，然后趁热密封保存。

♥ 应用指南

1. 防治中暑：绿豆 100 克，金银花 30 克。将绿豆洗净，放入锅中煮，再下入金银花续煮，煮熟后吃豆喝汤，可预防和治疗中暑、疮疖。
2. 辅助治疗烧伤：生绿豆粉 60 克，冰片 9 克，白酒适量。将生绿豆粉和白酒调成糊状，加冰片，涂于创面即可。
3. 利尿止渴，辅助治疗消渴、小便频数：绿豆 300 克。将绿豆淘净，加 2500 毫升水，煮烂后细研，过滤取汁，早、晚饭前各服 100 毫升。
4. 利尿，降压，降脂，辅助治疗尿路感染、高血压、高脂血症：绿豆 100 克，海带 200 克，盐适量。将绿豆、海带均洗净，绿豆放入锅中，加水适量，煮至 5 成熟，再下入海带，直至熟烂，加盐调味。

相宜搭配

宜	绿豆 + 南瓜 清肺、降糖	绿豆 + 百合 解渴润燥

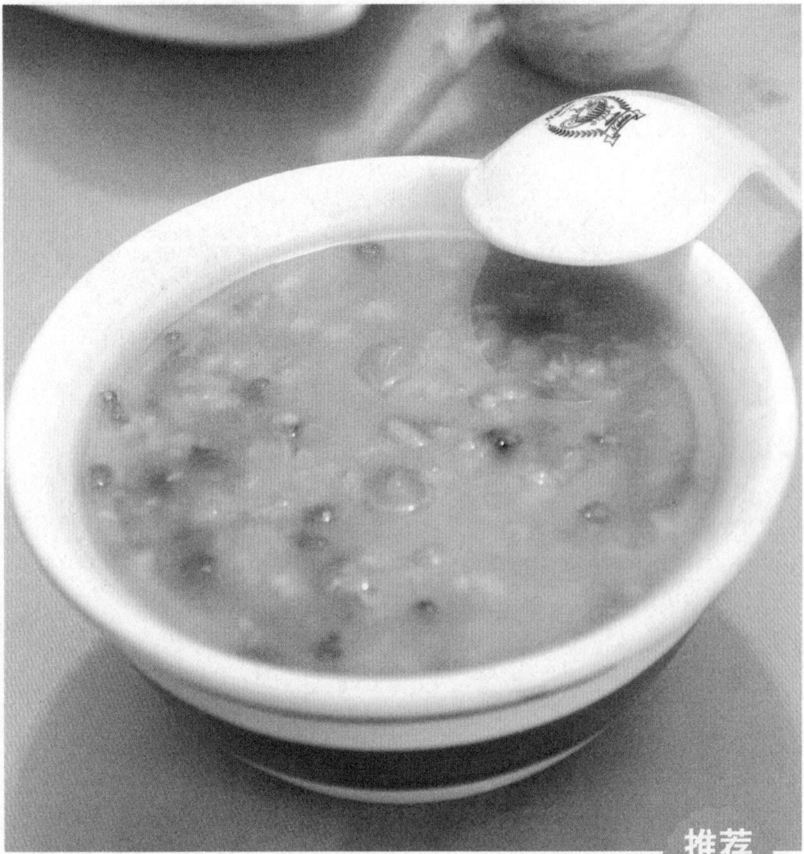

推荐菜例

萝卜绿豆天冬粥

原料：绿豆 40 克，大米 35 克，白萝卜 20 克，天门冬适量，盐 1 克

做法：

❶将大米、绿豆均洗净泡发；白萝卜洗净切丁；天门冬洗净，加水煮好，取汁待用。

❷将锅置于火上，倒入煮好的天门冬汁，放入大米、绿豆煮至开花。

❸放入白萝卜煮至浓稠，调入盐拌匀。

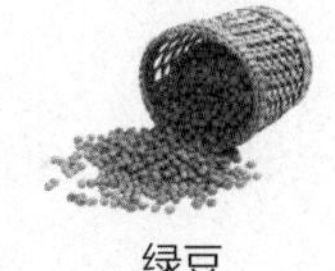

绿豆

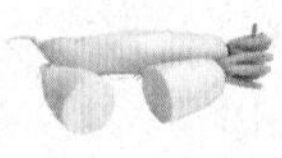

白萝卜

专家点评

本品适合高血压、水肿患者食用。

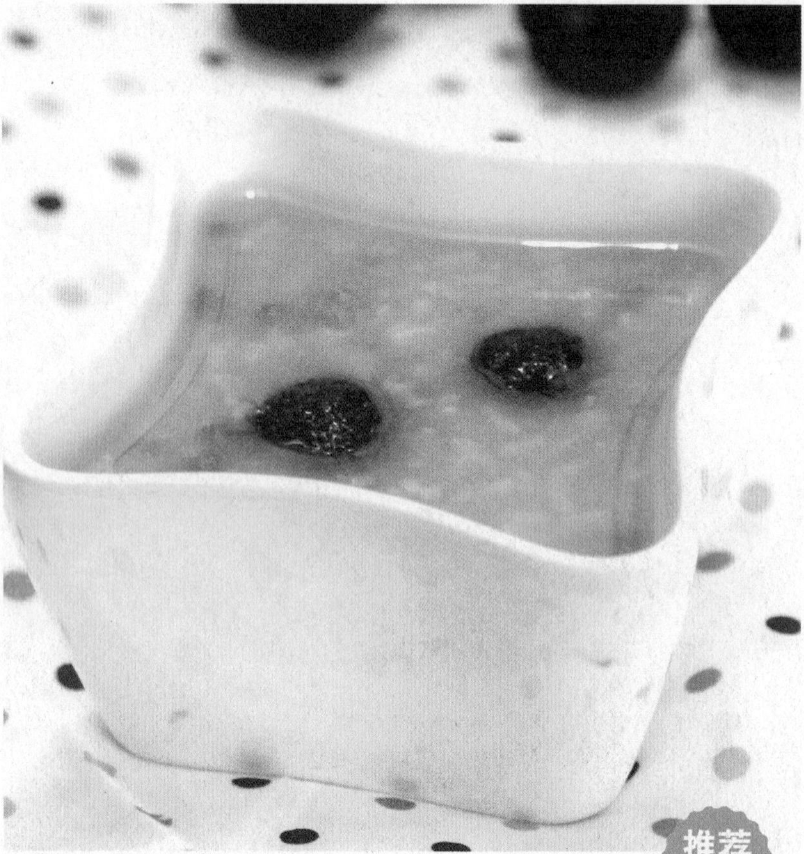

推荐菜例

绿豆杨梅糯米粥

原料：糯米 80 克，绿豆、杨梅各适量，白糖 10 克

做法：

❶ 将糯米、绿豆洗净后泡发；杨梅用盐水洗净。

❷ 将锅置于火上，注入清水，放入绿豆、糯米煮至熟烂。

❸ 放入杨梅煮至粥成后，调入白糖。

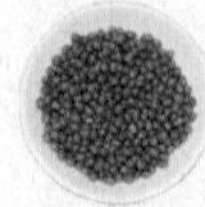
绿豆

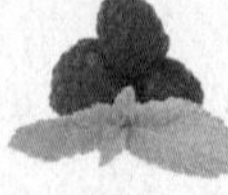
杨梅

专家点评

本品一般人皆可食用，尤其适合食欲不振者、烦渴者、肥胖者、习惯性便秘患者、水肿者。

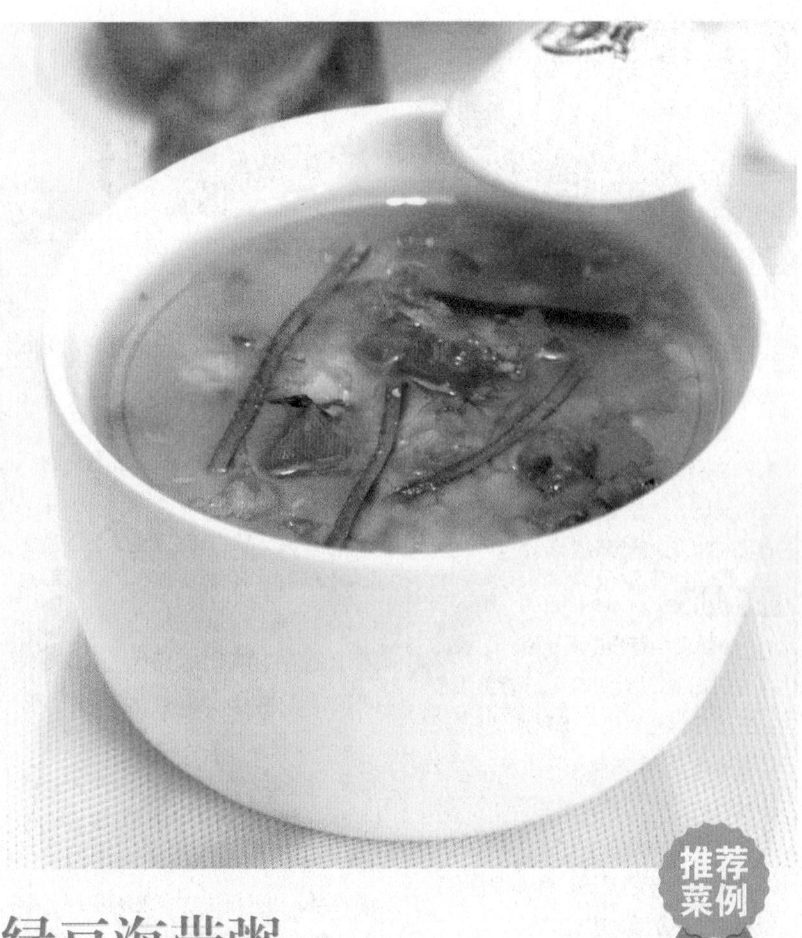

推荐菜例

绿豆海带粥

原料: 绿豆40克,大米35克,水发海带、胡萝卜、青菜各20克,盐适量

做法:

❶将大米、绿豆均洗净泡发;海带洗净,切丝;青菜洗净、切碎;胡萝卜洗净,切块。

❷锅中加入适量清水,大米、绿豆入锅煮至开花。

❸加入海带、胡萝卜同煮至快熟时,再入青菜稍煮,加盐调味即可。

专家点评

本品一般人皆可食用,尤其适合甲状腺肿大、高血压、冠心病患者。

核桃

He Tao

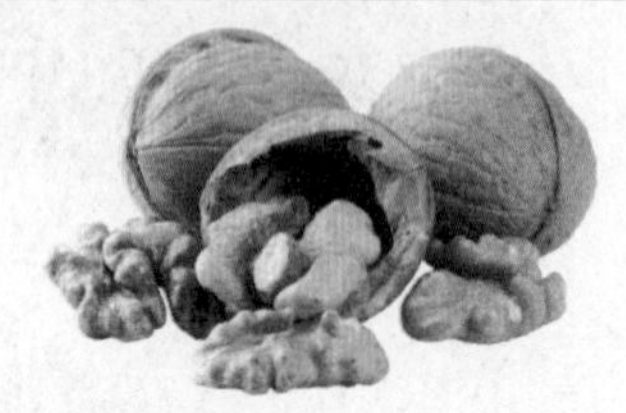

别名：胡仁、羌桃　性味归经：性温，味甘；归肺、肾经

适用量：每次 3 ~ 5 个　热量：2704 千焦 /100 克

养生关键词

益智补脑，温补肺肾

《本草纲目》记述：核桃仁有“补气养血，润燥化痰，益命门，利三焦，温肺润肠，治虚寒喘嗽，腰脚重疼，心腹疝痛，血痢肠风”等作用。

食疗功效

核桃仁含有蛋白质、钙、磷、铁、锌、胡萝卜素及维生素 A、B 族维生素、维生素 C、维生素 E 等营养成分，具有温补肺肾、定喘润肠等功效，是“滋补肝肾、强健筋骨之要药”，可用于治疗由于肝肾亏虚引起的腰腿酸软、筋骨疼痛、牙齿松动、须发早白、虚劳咳嗽、小便频数等症。

选购保存

核桃应选个大、外形圆整、干燥、壳薄、色泽白净、表面光洁、壳纹浅而少者。带壳的核桃风干以后比较容易保存，核桃仁要用有盖的容器密封装好，放在阴凉、干燥处存放，避免潮湿。

♥ 应用指南

1. 破血祛淤，润燥滑肠，润肺止咳，辅助治疗便秘、咳嗽：糯米 50 克，鱼肚 30 克，核桃仁 25 克。将上述食材加水适量一起放入锅中，煮熟后调味食用即可。
2. 辅助治疗百日咳及慢性支气管炎：每次 3 个核桃，早晚各食用 1 次，可连食半个月。
3. 养肾补脑，安神助眠，辅助治疗肾虚引起的失眠症：黄酒 50 毫升，核桃仁 45 克，白糖 30 克。将核桃仁捣烂如泥，放入锅里加黄酒和白糖，小火煎 30 分钟，每日 1 剂，分 2 次服。
4. 辅助治疗神经衰弱、健忘、失眠多梦，遗精、梦遗等症：核桃仁、黑芝麻各 30 克，桑叶 25 克。将以上食材捣成泥状，制作成丸，每服 10 克，一日 2 次服用。

相宜搭配		
宜	**核桃仁 + 芹菜** 补肝肾、补脾胃	**核桃仁 + 百合** 润肺益肾、止咳平喘

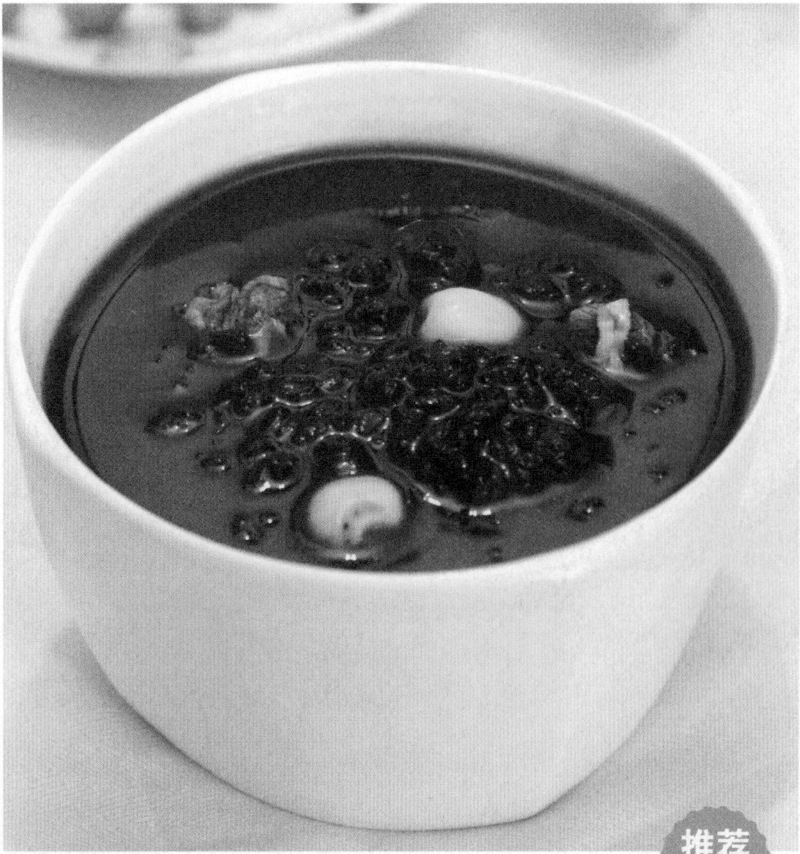

推荐菜例

核桃莲子黑米粥

原料： 黑米 80 克，核桃仁、莲子各适量，白糖 4 克

做法：

❶ 将黑米洗净泡发；莲子去心后洗净；核桃仁洗净备用。

❷ 将锅置于火上，倒入清水，放入黑米、莲子煮开。

❸ 放入核桃仁同煮至浓稠状，调入白糖。

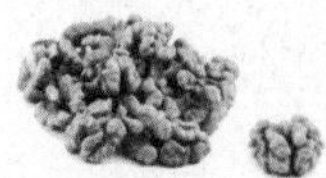

核桃仁

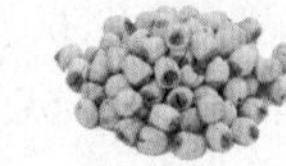

莲子

专家点评

本品尤其适合肾亏腰痛、肺虚久咳、便秘、健忘怠倦、腰膝酸软的男性食用。

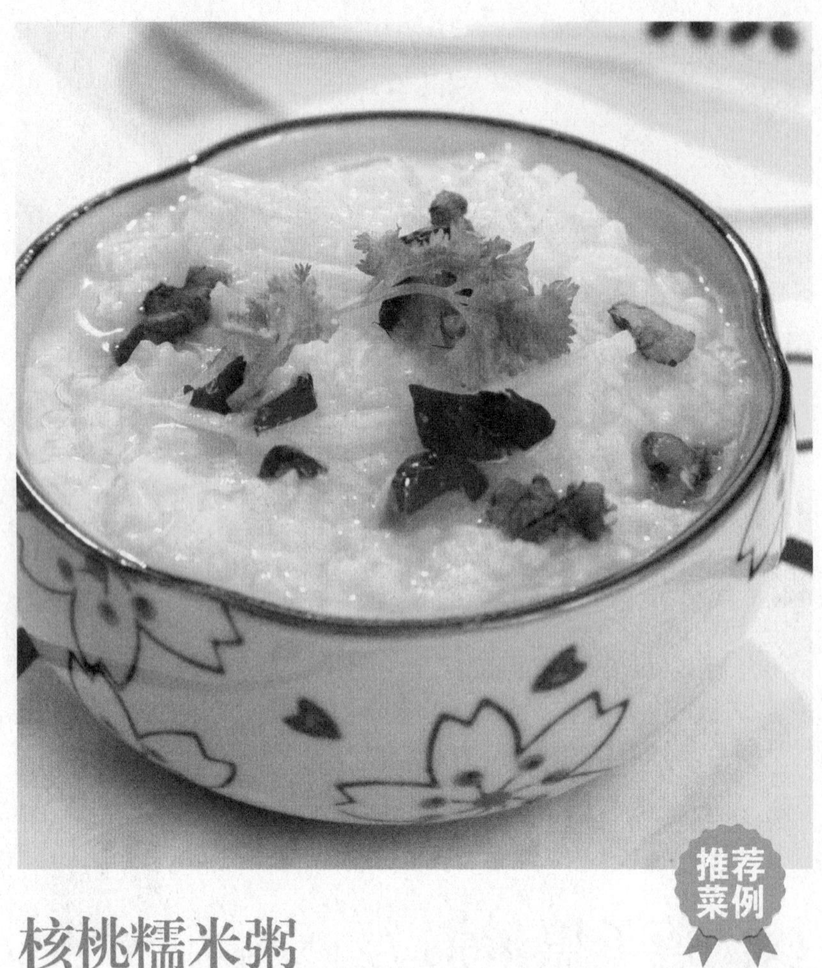

推荐菜例

核桃糯米粥

原料：糯米 80 克，核桃仁 15 克，红枣 10 克，姜 5 克，盐 1 克，香菜适量

做法：

❶ 将糯米用清水洗净后泡发；红枣洗净，去核后切片；姜洗净后切片；香菜洗净备用。

❷ 将锅中加水，糯米入锅，以大火煮开。

❸ 加入核桃仁、姜片、红枣同煮至浓稠，然后调入盐拌匀，放上香菜即可盛入碗食用。

专家点评

本品一般人皆可食用，尤其适合健忘怠倦、食欲不振、腰膝酸软、神经衰弱、心脑血管疾病患者。

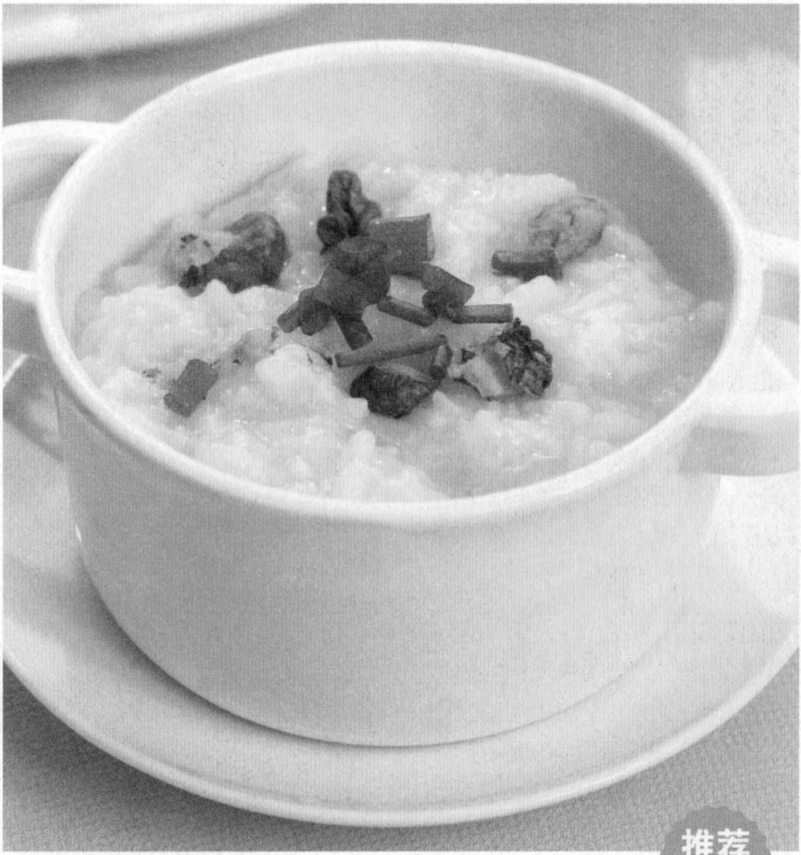

推荐菜例

核桃益智粥

原料：大米100克，核桃仁50克，盐、葱花各适量

做法：

❶ 将大米洗净泡发后捞出，沥干水分；核桃仁洗净备用。

❷ 锅中加水，大米入锅煮至米粒开花。

❸ 加入核桃仁同煮片刻，再以小火煮至浓稠状，调入盐，撒上葱花即可。

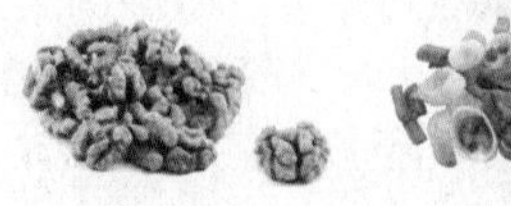

核桃仁 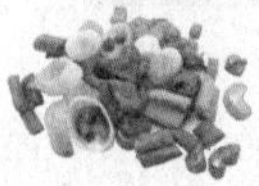　葱花

专家点评

本品一般人皆可食用，尤其适合失眠、健忘、食欲不振、神经衰弱的男性。

南瓜子
Nan Gua Zi

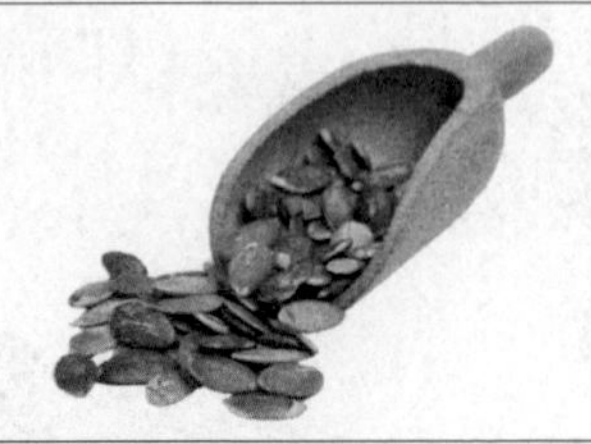

别名：窝瓜子、白瓜子　性味归经：性平，味甘；归胃、大肠经

适用量：每次 30 ~ 50 克　热量：2436 千焦 /100 克

养生关键词

驱虫，预防肾结石

南瓜子含有丰富的氨基酸、不饱和脂肪酸、维生素及胡萝卜素等营养成分。现代医学研究证明，经常吃南瓜子，可以预防肾结石的发生，还可以促进患者排出结石。

食疗功效

南瓜子有很好的杀灭人体内寄生虫的作用。对血吸虫幼虫也具有很好的杀灭作用，是血吸虫病的食疗佳品。南瓜子中的活性成分和丰富的锌元素，能提高男性精子质量，对前列腺有保健作用，对前列腺疾病、尿失禁、敏感性膀胱症等有辅助治疗作用。

选购保存

南瓜子以个大、完整无损、无霉味、吃起来很脆者为佳。南瓜子无需冷藏，放置在阴凉干燥处保存。南瓜子要注意密封，不然瓜子会变软。

♥ 应用指南

1. 辅助治疗小儿蛔虫病：取南瓜子适量，将南瓜子煎服或者炒熟吃。儿童一般每次可用 50 克左右，在早晨空腹时服食。
2. 辅助治疗营养不良、面色萎黄：取南瓜子仁、花生仁、核桃仁各适量，一起服用。也可将南瓜子仁、花生仁、核桃仁一起打磨成粉冲泡服用。
3. 健脾利水，辅助治疗脾虚水肿、小便短少：薏苡仁 30 克，南瓜子 20 克。将南瓜子去壳留仁，薏苡仁洗净提前泡好备用，将南瓜子仁与薏苡仁一起放入锅中，加水煮汤食用。
4. 辅助治疗前列腺增生，提高男性精子质量：南瓜子仁、花生仁各 40 克，核桃仁 30 克，芝麻 25 克。将以上材料均洗净，放入豆浆机中，加入适量开水，搅打成糊食用。

相宜搭配		
宜	**南瓜子 + 蜂蜜** 治蛔虫病	**南瓜子 + 白糖** 治血吸虫病

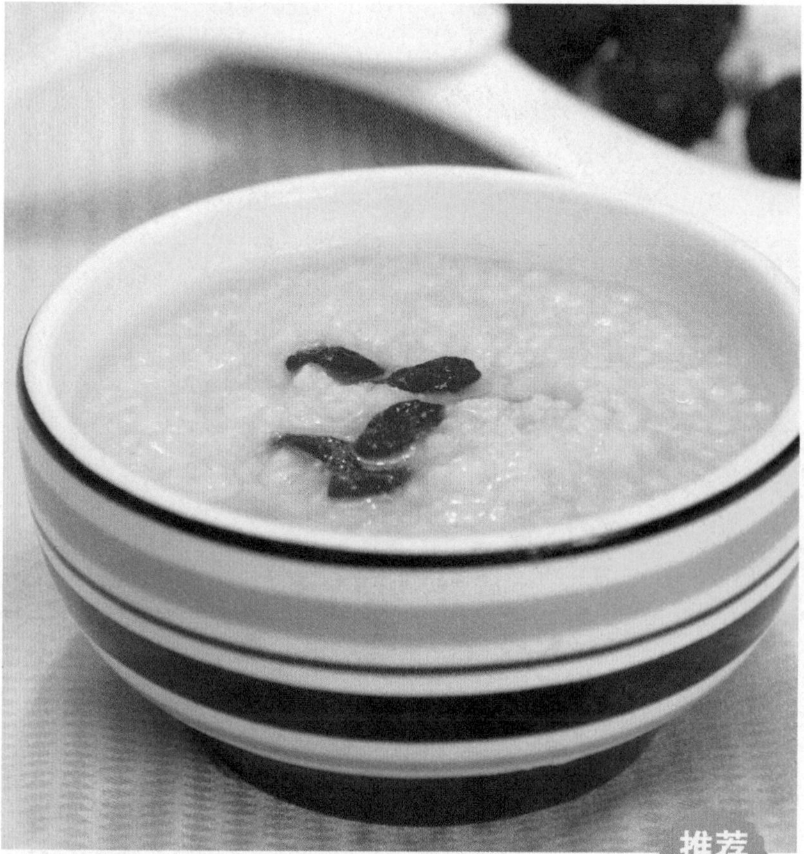

推荐菜例

南瓜子小米粥

原料：小米 100 克，南瓜子仁、枸杞子各 10 克，盐适量

做法：

❶ 将小米用清水洗净后泡发。

❷ 将锅置于火上，加适量清水；小米以大火煮开，再倒入南瓜子仁、枸杞子。

❸ 不停地搅动，以小火煮至粥呈浓稠状，调入盐拌匀即可。

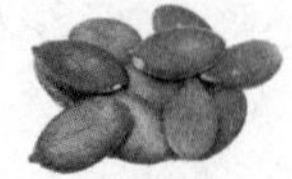
南瓜子

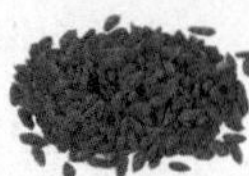
枸杞子

专家点评

本品尤其适合脾胃虚弱者以及糖尿病、高血压、痔疮等患者食用。

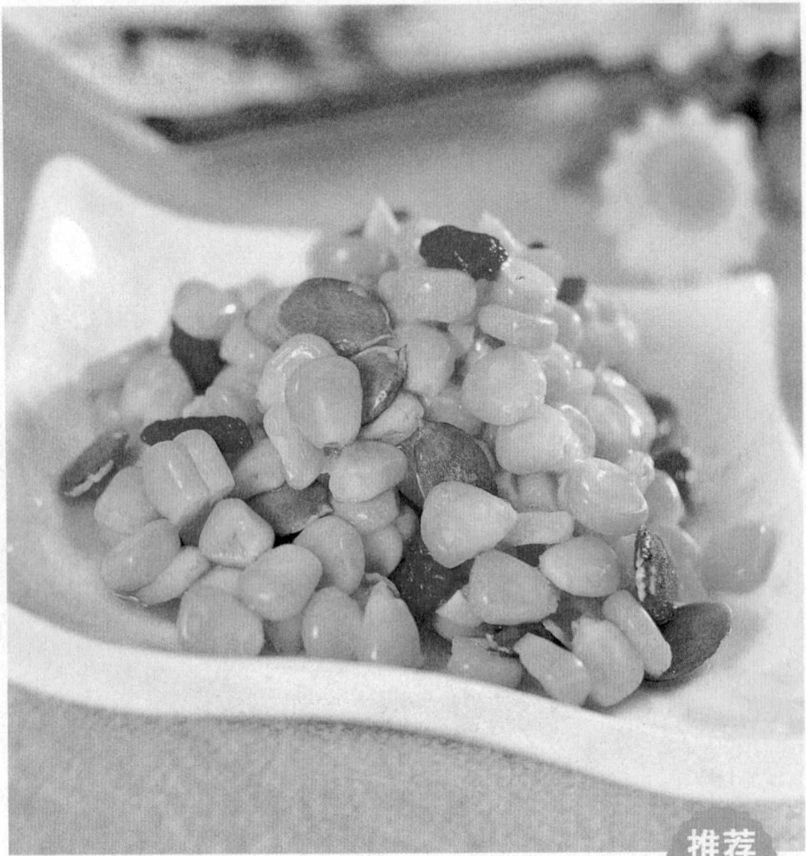

推荐菜例

凉拌玉米瓜仁

原料：玉米粒 100 克，南瓜子仁 30 克，枸杞子 10 克，香油 3 毫升，盐适量

做法：

❶ 将玉米粒洗干净，沥干水。

❷ 将南瓜子仁、枸杞子与玉米粒一起入沸水中烫熟，捞出。

❸ 将以上食材沥干水后，加入香油、盐，拌均匀即可。

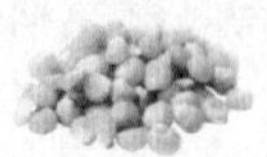
玉米粒

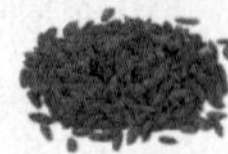
枸杞子

专家点评

本菜品一般人皆可食用，尤其适合糖尿病、高血压、蛔虫病等患者以及儿童。

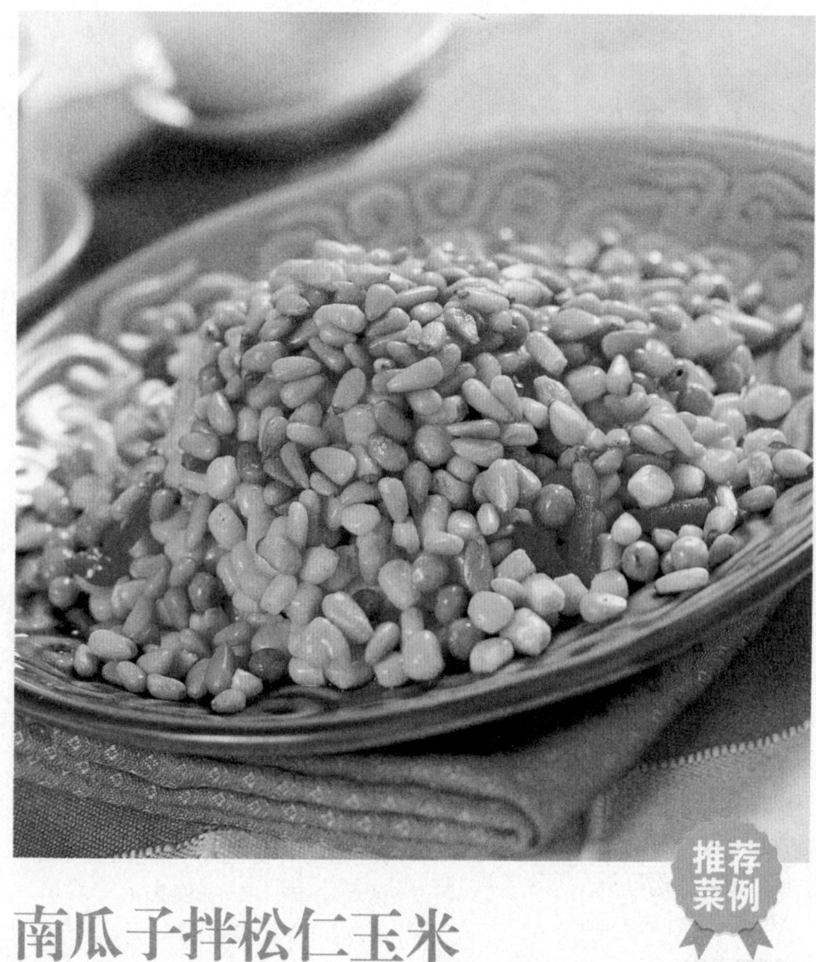

推荐菜例

南瓜子拌松仁玉米

原料：玉米粒150克，松子仁、豌豆各50克，南瓜子仁30克，红甜椒丁20克，盐、油、鸡精各适量

做法：

❶将油锅烧热，放入松子仁、南瓜子仁，炸到香酥后，捞出沥油备用。

❷将玉米粒和豌豆汆开水烫熟，沥干后备用。

❸油热后放入豌豆和玉米粒、红甜椒丁，加入盐、鸡精炒熟入味盛出。

❹撒上炸好的松子仁、南瓜子仁，拌匀即可。

专家点评

本菜品比较适合便秘和水肿患者食用。

花生

Hua Sheng

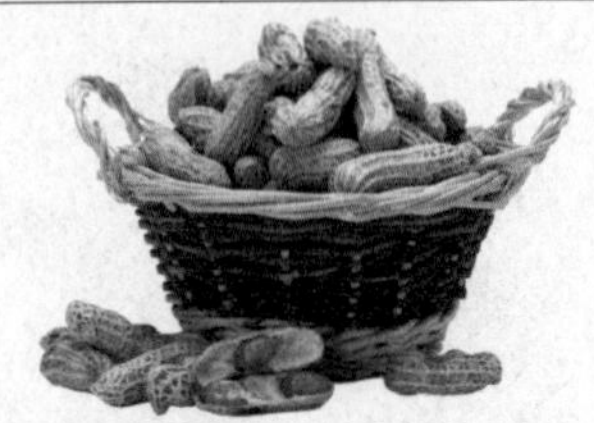

别名：落花生、地果　性味归经：性平，味甘；归脾、肺经

适用量：每次 30 ~ 50 克　热量：1310 千焦 /100 克

养生关键词

健脾益胃，增强记忆

花生仁含有蛋白质、多种维生素、钙、磷、铁、不饱和脂肪酸、卵磷脂、胡萝卜素等营养成分。可以抗老化，防早衰、防治冠心病、保护心脏。

食疗功效

花生仁具有益智、抗衰老、延年益寿的功效；可以促进人体的新陈代谢、增强记忆力，对心脏病、高血压和脑出血有食疗作用。花生仁富含锌，对缓解男性前列腺增生有益处；还富含钙，常食对骨质疏松有食疗作用。同时还适用营养不良、脾胃失调、咳嗽痰喘、乳汁缺少等症。

选购保存

花生以果荚呈土黄色或白色、色泽分布均匀一致为佳。果仁以颗粒饱满、形态完整、大小均匀、子叶肥厚而有光泽、无杂质和异味者为好。应将花生晒干放在低温、干燥地方保存。

♥ 应用指南

1. 辅助治疗脚气病、脾虚水肿、食少乏力、便溏腹泻、精神倦怠：花生仁、赤小豆、红枣各 60 克。将以上食材一起加水煮成汤，1 日数次服食。
2. 辅助治疗高血压：花生仁 100 克，醋适量。将花生仁浸入醋中，7 日后食用，每日早晚各吃 10 粒最佳。
3. 辅助治疗水肿、头发早白：黑豆 200 克，花生仁 100 克，盐、花椒各适量。将黑豆小火煲 1 个小时后，加入花生仁再煲 30 分钟，加入盐、花椒大火一滚，即可起锅食用。
4. 润肺止咳，润肠通便，辅助治疗久咳气短、肠燥便秘：花生仁、甜杏仁各 30 克，蜂蜜适量。将花生、甜杏仁捣烂成泥状，每次取 10 克，加蜂蜜开水冲服，早、晚饭后食用。

相宜搭配		
宜	花生仁 + 红枣 健脾、止血	花生仁 + 芹菜 预防心血管疾病

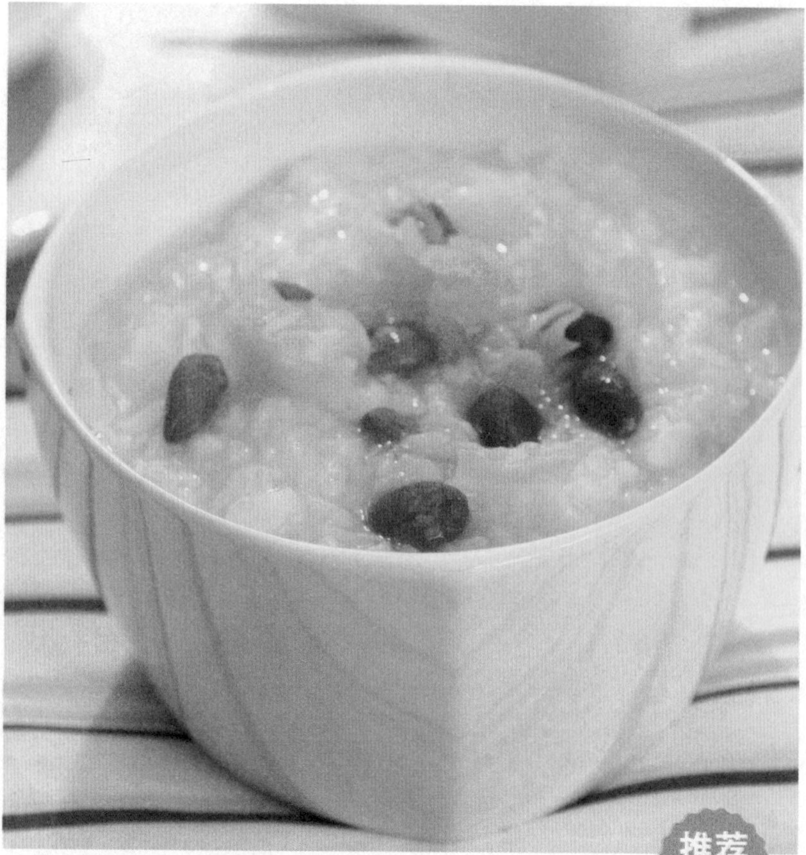

推荐菜例

花生银耳粥

原料： 大米80克，花生仁30克，银耳20克，白糖3克

做法：

❶ 将大米、花生仁、银耳洗净后泡发撕小片。

❷ 锅中加入适量水，将大米、花生仁入锅煮至米粒开花。

❸ 放入银耳，煮至浓稠，以白糖调味。

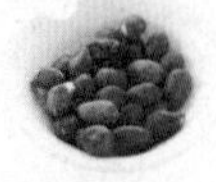
花生仁

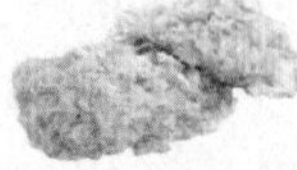
银耳

专家点评

本品一般人皆可食用，尤其适合营养不良、脾胃失调、燥咳、高血压、咯血、鼻出血、牙龈出血等患者。

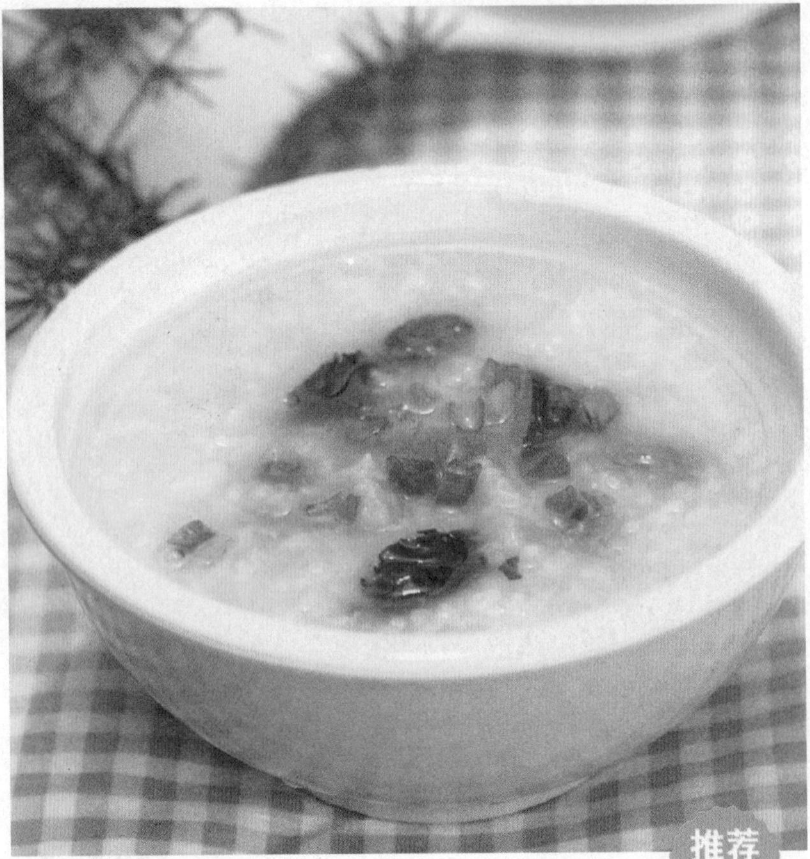

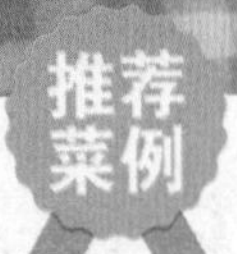

推荐菜例

花生红枣粥

原料：大米 80 克，花生仁 30 克，红枣 20 克，葱花 8 克，白糖 3 克

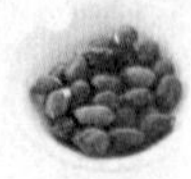
花生仁

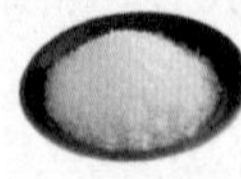
白糖

做法：

❶将大米、花生仁洗净泡发；红枣洗净，去核，切成小块。

❷锅中加水，将大米、花生仁入锅煮开。

❸再加入红枣同煮至粥呈浓稠状，调入白糖拌匀，撒上葱花即可。

专家点评

本品一般人皆可食用，尤其适合胃虚食少者、气血不足者、贫血头晕者、心慌失眠者以及心血管疾病患者。

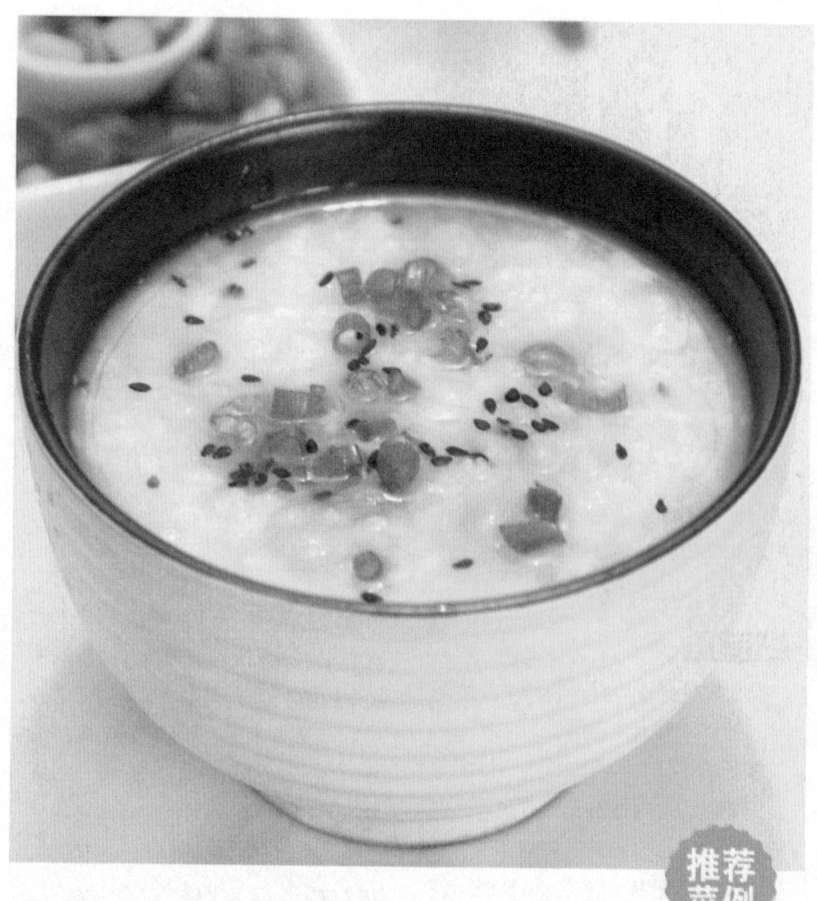

推荐菜例

花生核桃芝麻粥

原料：大米 70 克，大豆 30 克，花生仁、核桃仁各 20 克，黑芝麻 10 克，白糖 4 克，葱花适量

做法：

❶ 将大米、大豆、花生仁均洗净泡发。

❷ 锅中加水，将大米、大豆、花生仁入锅，以大火煮开。

❸ 再放入核桃仁、黑芝麻，转中小火煮至粥呈浓稠状，调入白糖拌匀，撒上葱花即可。

专家点评

本品一般人皆可食用，尤其适合脾胃失调、肾亏腰痛、肺虚久咳、便秘的男性。

杏仁

Xing Ren

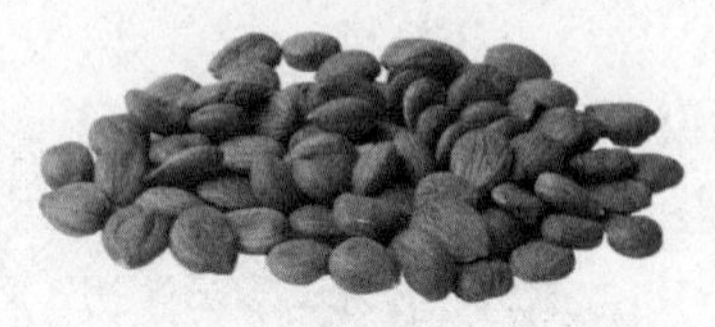

别名：杏核仁、杏子　性味归经：性温，味苦；归肺、脾、大肠经

适用量：每次 3 ~ 5 克　热量：2419 千焦 /100 克

养生关键词

宣肺止咳，润肠通便

《本草纲目》记载："杏仁能散能降，故解肌、散风、降气、润燥、消积，治伤损药中用之。治疮杀虫，用其毒也。治风寒肺病药中，亦有连皮尖用者，取其发散也。"

食疗功效

杏仁含有丰富的黄酮和多酚类成分，能够降低人体内胆固醇的含量，还能显著降低心脏病和很多慢性病的发病危险。可以促进皮肤微循环，使皮肤红润光泽，还有抗肿瘤作用。对咳嗽、喘促胸满、喉痹咽痛、肠燥便秘、虫毒疮疡等病症有良好疗效。

选购保存

杏仁以颗粒均匀、饱满肥厚、味苦、不发油者为佳。可将杏仁置于通风干燥处，这样可防虫、防霉。

♥ 应用指南

1. 辅助治疗久患喘咳、肺肾两虚、干咳无痰、少气乏力：甜杏仁、核桃仁各 15 克，白糖适量。将甜杏仁、核桃仁微炒，一起捣碎研细，加入白糖。分 2 次用开水冲调食。

2. 辅助治疗咳嗽、气喘：大米 50 克，甜杏仁（去皮、尖）10 克。将甜杏仁研成泥状，大米淘洗干净，两味相和加适量清水煮开，再用小火煮烂即成。

3. 润肺止咳，润肠杀虫，辅助治疗肺虚咳嗽：南瓜 100 克，面粉、糯米粉、杏仁、黑芝麻、香菜叶各适量。将南瓜切薄片蒸熟；将杏仁、香菜叶、黑芝麻洗净沥干水分；南瓜压成泥，加入糯米粉和面粉，两种粉的比例是 1 ：1，揉成面团，分成小团，搓圆再压扁成南瓜饼，压上杏仁、香菜叶、黑芝麻；再放入锅内煎至金黄即可。

相宜搭配		
宜	杏仁 + 牛奶 美容护肤	杏仁 + 芹菜 味美又营养

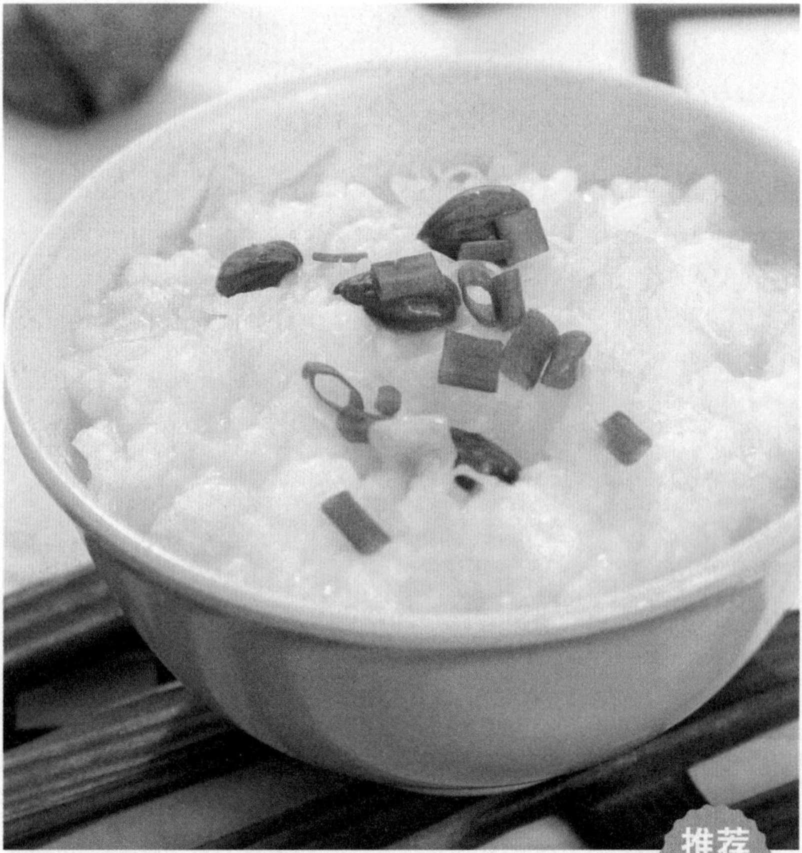

推荐菜例

燕窝杏仁粥

原料： 大米100克，南杏仁8克，燕窝、冰糖、葱花各适量

做法：

❶ 将大米洗净后泡发；杏仁洗净；燕窝用温水浸涨，拣去杂质，用温水漂洗。

❷ 将大米倒入清水煮至米粒开花。

❸ 待粥浓稠时放入燕窝、杏仁同煮片刻，撒上葱花即可。

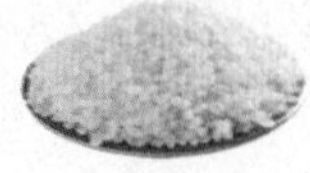

大米

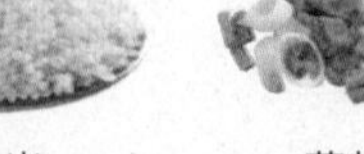

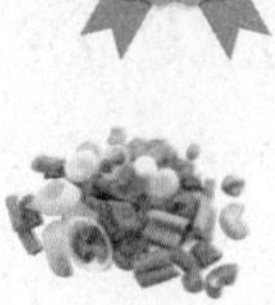

葱花

专家点评

本品一般人皆可食用，尤其适合病愈体弱者、哮喘患者、阴虚体质者。

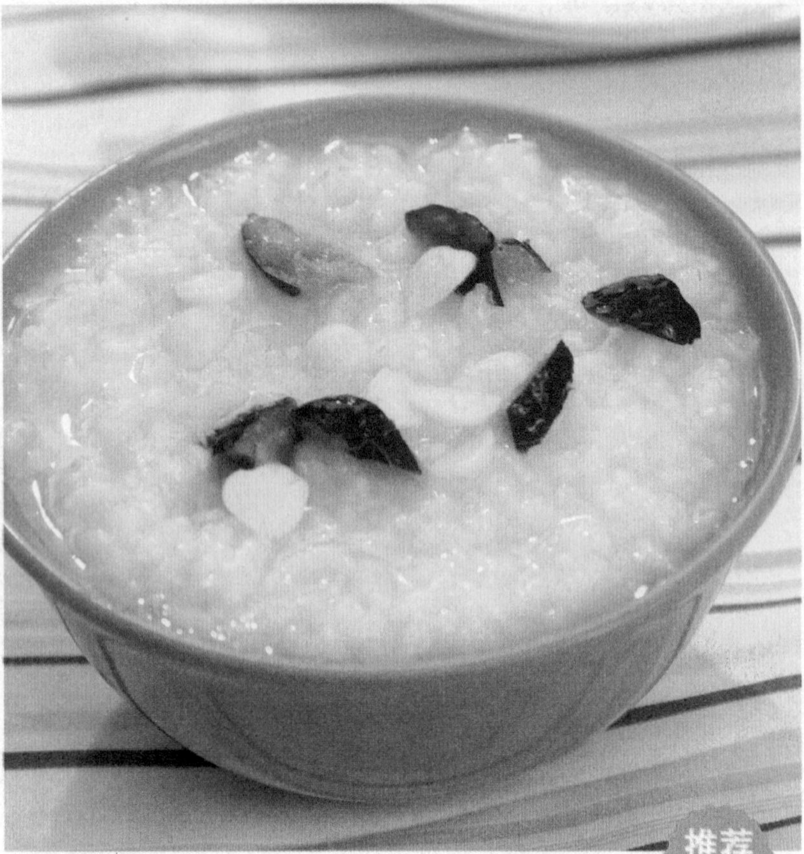

推荐菜例

红枣杏仁粥

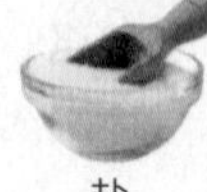

红枣　盐

原料：大米100克，红枣、杏仁各10克，盐适量

做法：

❶将大米、杏仁洗净后泡发；红枣洗净去核。

❷将大米入锅，加水，煮至米粒开花。

❸加入红枣、杏仁同煮至浓稠状，调入盐拌匀即可。

专家点评

本品一般人皆可食用，尤其适合胃虚食少者、脾虚便溏者、气血不足者、营养不良者、心慌失眠者以及贫血头晕、哮喘、咳嗽等患者。

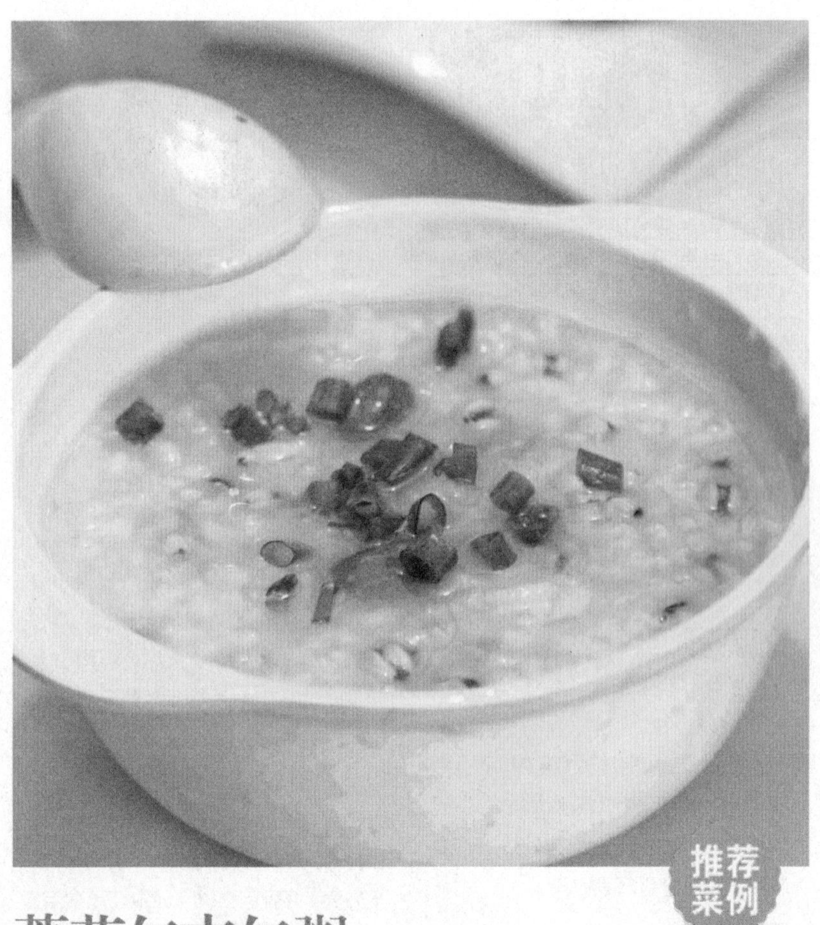

推荐菜例

薏苡仁杏仁粥

原料：大米 120 克，薏苡仁 50 克，杏仁 10 克，葱 5 克，白糖 3 克

做法：

❶将大米、薏苡仁均洗净泡发；葱洗净，切葱花。

❷锅中倒入清水，放入大米、薏苡仁，以大火煮至米粒开花。

❸然后加入杏仁一起煮至浓稠状，调入白糖搅拌均匀，最后撒上葱花即可盛入碗里食用。

专家点评

本品一般人皆可食用，尤其适合泄泻、湿痹、水肿、外感咳嗽、喘满者。

板栗
Ban Li

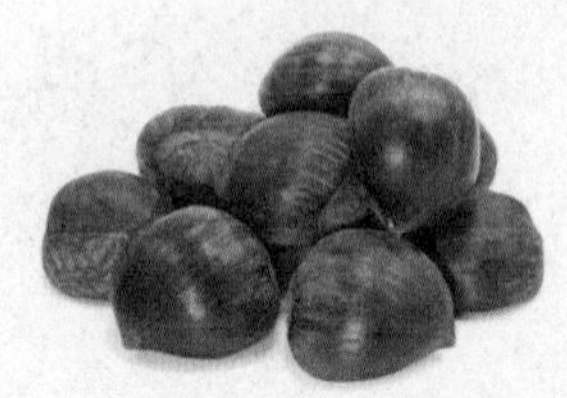

别名：毛栗、瑰栗、凤栗　性味归经：性温，味甘、平；归脾、胃、肾经

适用量：每次 3 ~ 5 个　热量：789 千焦 /100 克

养生关键词

补脾健胃，补肾强筋

《本草纲目》记载："栗味甘性温，入脾胃肾经；栗治肾虚，腰腿无力，能通肾益气，厚肠胃也。"板栗富含蛋白质、氨基酸、钙、磷等无机盐及胡萝卜素、B 族维生素等。

食疗功效

板栗具有健脾胃、益气、补肾、壮腰、强筋、止血和消肿强心的功效，适合于治疗肾虚引起的腰膝酸软、腰腿不利、小便增多以及脾胃虚寒引起的慢性腹泻和外伤后引起的骨折、血淤肿痛和筋骨疼痛等症。

选购保存

表面光亮，颜色较深的可能是陈年板栗。颜色浅一些、不太有光泽的才是新板栗；新鲜板栗尾部的绒毛较多。将板栗放在有网眼的网袋或筛子里，在阴凉通风处储存。

♥ 应用指南

1. 用于辅助治疗肺燥型慢性气管炎、久咳少痰：猪肉 200 克，板栗 125 克，酱油 20 毫升，黄酒 10 毫升，白糖 5 克，盐 2 克。将猪肉洗净切块，加水大火煮沸，捞起，温水冲洗；板栗煮熟，剥去壳，切两半；锅烧热后，用油滑锅，加入猪肉，烹入黄酒，加酱油、盐、白糖及清水适量，煮沸后，再用小火焖至八成熟，然后投入板栗，小火焖约 15 分钟，加盐调味。
2. 补肾强腰，辅助治疗腰膝酸软、骨质疏松：排骨 350 克，板栗 100 克，杜仲 15 克。将排骨洗净，汆水，板栗去壳。将所有食材入锅中炖汤食用。
3. 养肝补肾，强筋壮骨，辅助治疗肝肾亏虚、腰痛无力：板栗 300 克，白糖、生粉各 50 克，桂花适量。将板栗去壳去皮后上笼蒸熟，做成泥，锅内加入清水、栗肉泥、桂花、白糖，略焖，再用生粉勾薄芡即成。

相宜搭配

宜	板栗仁 + 鸡肉 补肾虚、益脾胃	板栗仁 + 红枣 补肾虚、治腰痛

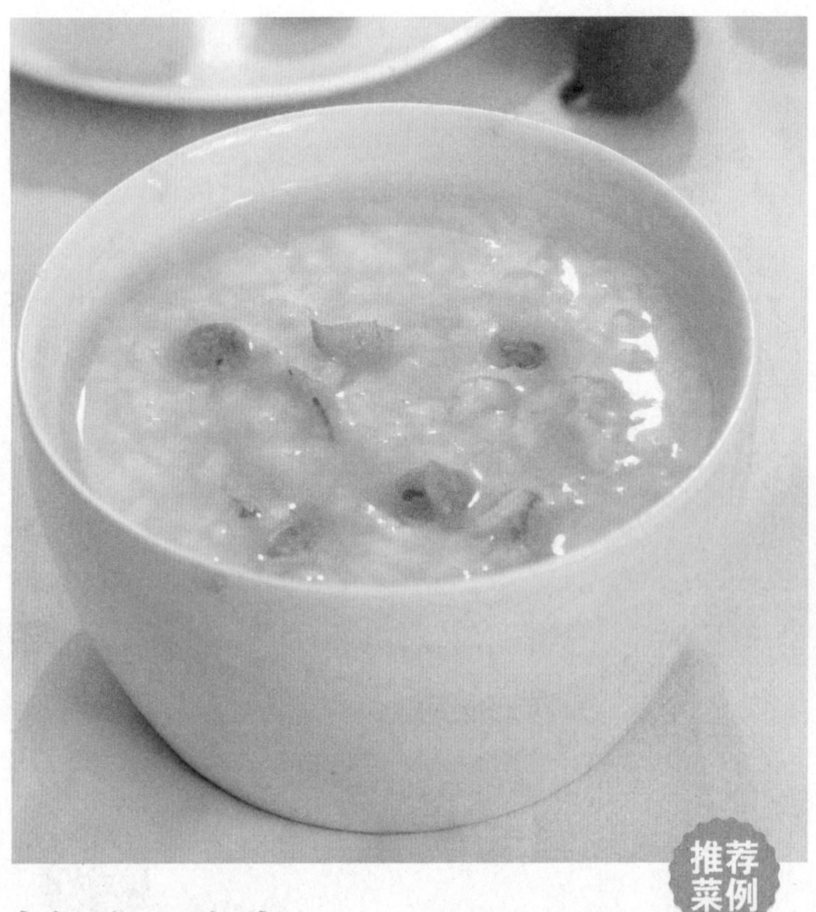

推荐菜例

板栗玉竹粥

原料： 大米90克，板栗、玉竹、桂圆肉各20克，白糖15克

做法：

❶ 将板栗去壳、去皮，洗净后切碎；桂圆肉、玉竹洗净；大米洗净泡发。

❷ 将锅置于火上，注入清水，放入大米，用大火煮至米粒开花。

❸ 放入板栗仁碎、桂圆肉、玉竹，用中火煮至熟后，最后放入白糖调味即可盛入碗中食用。

专家点评

本品适合气管炎咳喘者、肾虚者食用。

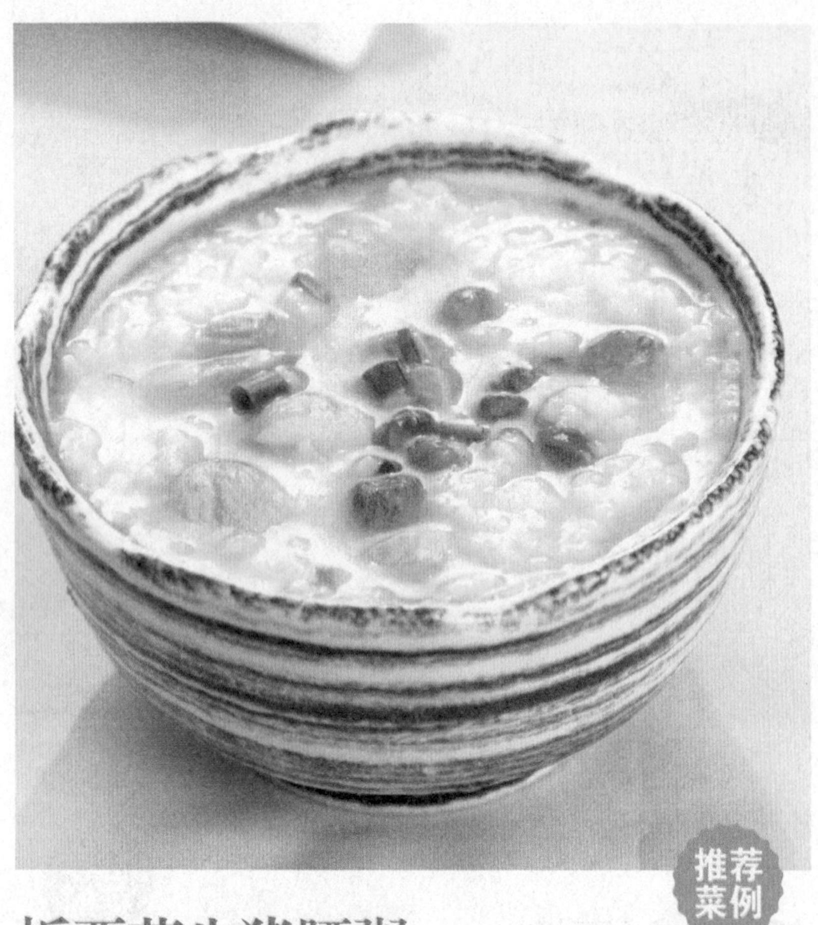

推荐菜例

板栗花生猪腰粥

原料： 糯米80克，猪腰50克，板栗45克，花生仁30克，盐、醋、葱花各适量

做法：

❶糯米淘净浸泡；板栗去壳去皮；花生洗净泡发；猪腰洗净剖开，去腰臊切片，加盐、醋腌渍。

❷锅中加水，将糯米、板栗仁、花生仁入锅，大火煮沸。

❸待米粒开花，放入腌好的猪腰，小火熬至猪腰变熟，加盐调味撒上葱花即可。

专家点评

本品尤其适合气管炎咳喘者、腰酸背痛者、遗精者、盗汗者以及肾虚者食用。

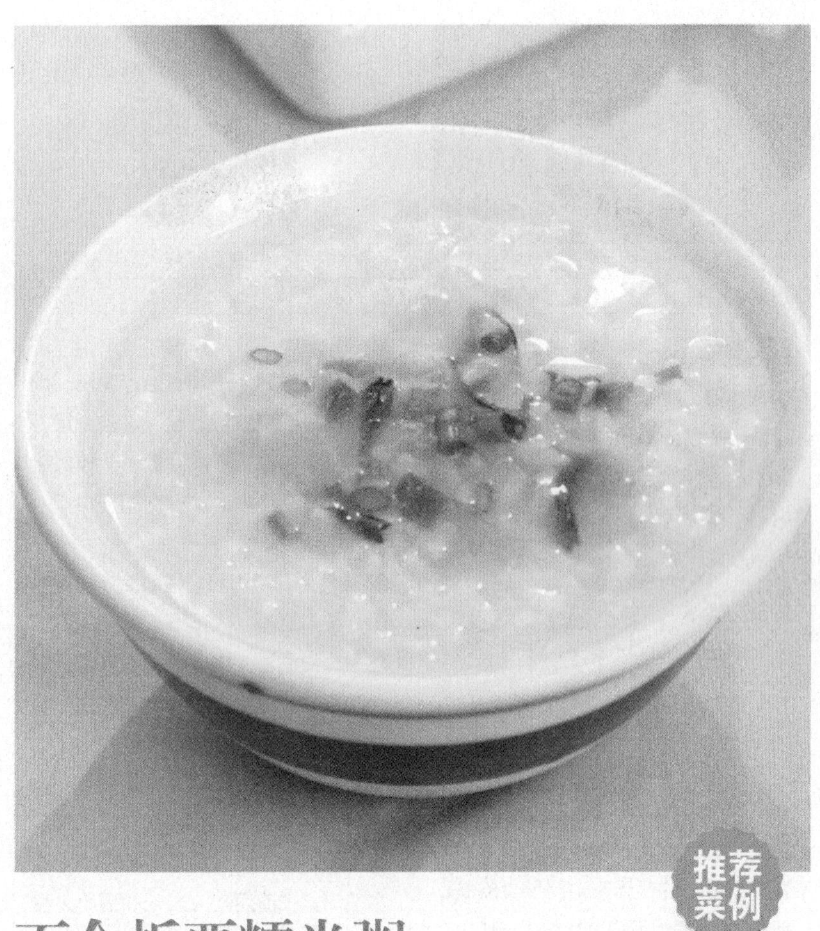

推荐菜例

百合板栗糯米粥

原料：糯米 90 克，百合花、板栗各 20 克，白糖 5 克，枸杞子、葱各适量

做法：

❶ 将百合花洗净；板栗去壳去皮洗净；糯米洗净泡发；葱洗净，切花。

❷ 锅中加水，糯米入锅，大火煮至米粒绽开。

❸ 放入百合花、枸杞子、板栗仁，改用中火煮至粥成，然后加白糖调味，撒上葱花即可盛入碗中。

专家点评

本品一般人皆可食用，尤其适合脾胃气虚者、常常咳喘者以及肾虚、尿频、腰酸的男性。

榛子

Zhen Zi

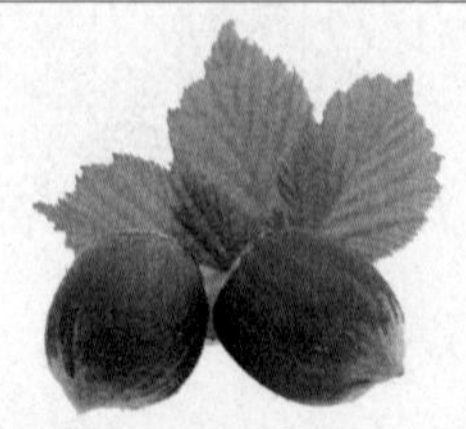

别名：尖栗、平榛、山板栗　性味归经：性平，味甘；归脾、胃经

适用量：每次 5 ~ 10 粒　热量：2348 千焦 /100 克

养生关键词

健脾益胃，益气明目

榛子含有蛋白质、胡萝卜素、维生素、人体必需的多种氨基酸及钙、磷、铁等营养成分，具有补脾胃、益气、明目等作用。

食疗功效

榛子适宜饮食减少、体倦乏力、眼花、肌体消瘦、癌症、糖尿病患者食用，其维生素 E 的含量高达 36%，能有效地延缓衰老，防治冠心病、血管硬化，润泽肌肤。榛子含有的磷和钙，有利于人体骨骼及牙齿的发育，所含的锰元素对骨骼、皮肤、肌腱、韧带等组织均有补益强健作用。

选购保存

榛子以个大圆整、壳薄白净、出仁率高、干燥、桃仁片张大、色泽白净且含油量高者为佳。贮藏榛子要求低温、低氧、干燥、避光。

♥ 应用指南

1. 生津润喉，用于辅助治疗消渴、痢疾：榛子仁 100 克，盐、油各适量。将榛子仁去杂，洗净后晾干，放入盐水中腌渍几个小时，捞出沥干水，入油锅炸至金黄色，捞出即成。

2. 益气力，宽胃肠，辅助治疗脾胃气弱、温中止泻：大米 50 克，榛子 15 粒，蜂蜜适量。将榛子浸泡去皮，磨碎滤取其浆汁，再和大米煮成粥，调入蜂蜜食用。

3. 养肝益肾，明目健脑，抗衰老：大米 50 克，榛子仁 30 克，枸杞子 15 克。将榛子仁捣碎，然后与枸杞子一同加水煎汁，去渣后与大米一同用小火熬成粥即成。早晚空腹服食。

4. 辅助治疗糖尿病、高血压，体虚食少等症：藕粉 50 克，榛子仁 15 克，白糖适量。将榛子仁炒黄，不可炒焦，研成细末，掺入藕粉内，用开水冲后，加白糖调匀食用。

相宜搭配		
宜	**榛子仁 + 大米** 健脾开胃、增强免疫力	**榛子仁 + 莲子** 滋补身体

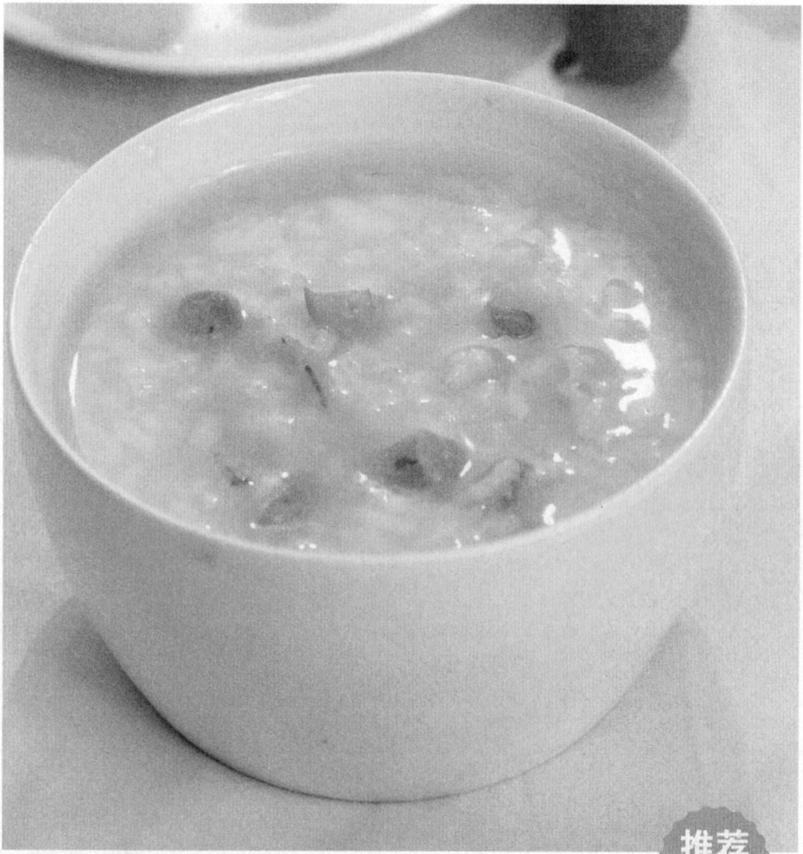

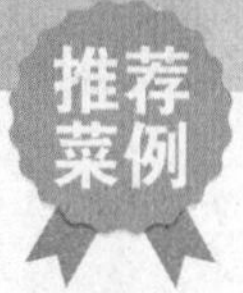

推荐菜例

桂圆榛子粥

原料：大米 90 克，榛子 30 克，桂圆肉、玉竹各 20 克

做法：

❶ 将榛子去壳、去皮洗净，捣碎；大米洗净后泡发。

❷ 锅中加水，放入大米煮至米粒开花。

❸ 放入榛子仁碎、桂圆肉、玉竹，用中火煮至熟后即可。

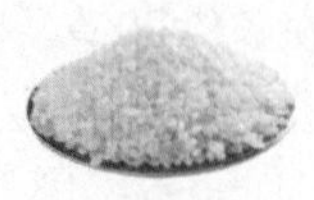
大米

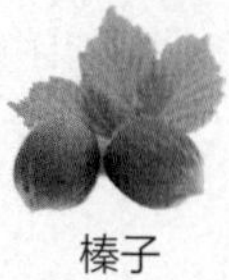

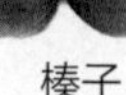
榛子

专家点评

本品比较适合饮食减少、体倦乏力、眼花、肌体消瘦、阴血亏虚的男性食用。

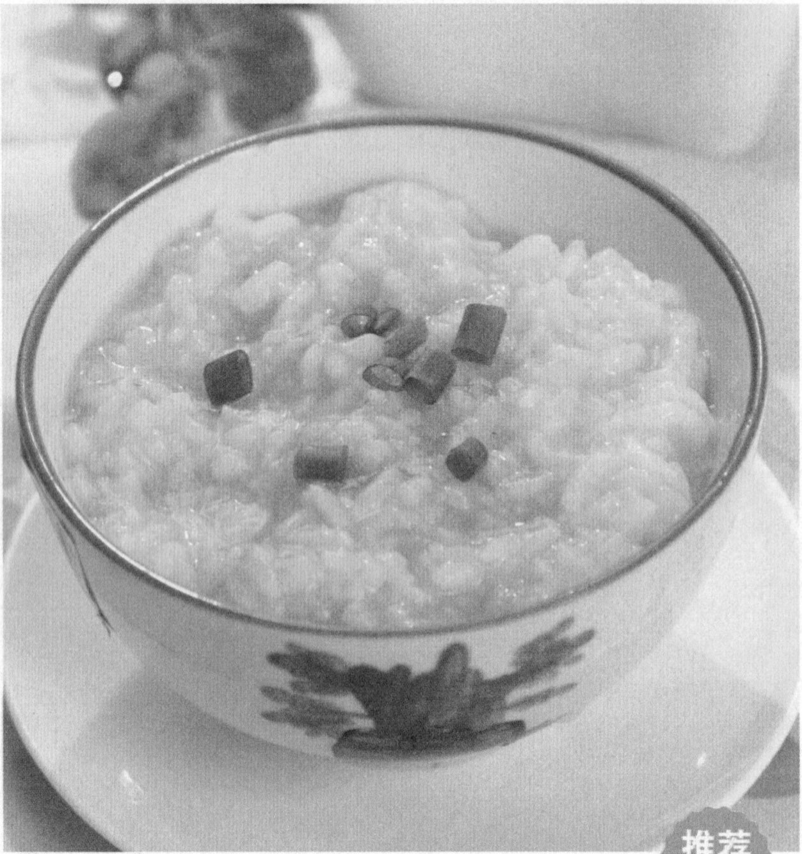

推荐菜例

榛子枸杞子粥

原料：大米 50 克，榛子仁 30 克，枸杞子 15 克，葱适量

做法：

❶ 将葱洗净，切葱花。

❷ 将榛子仁捣碎，然后与枸杞子一同放入锅中，加入适量水煎汁。

❸ 去渣取汁，与大米一同入锅，用小火熬成粥，撒上葱花即成。

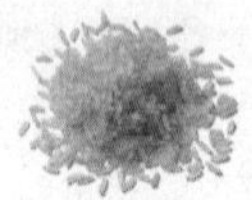
大米

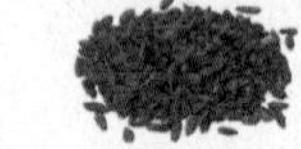
枸杞子

专家点评

本品一般人皆可食用，尤其适合体虚、视昏者和饮食减少、体倦乏力、肌体消瘦的男性食用。

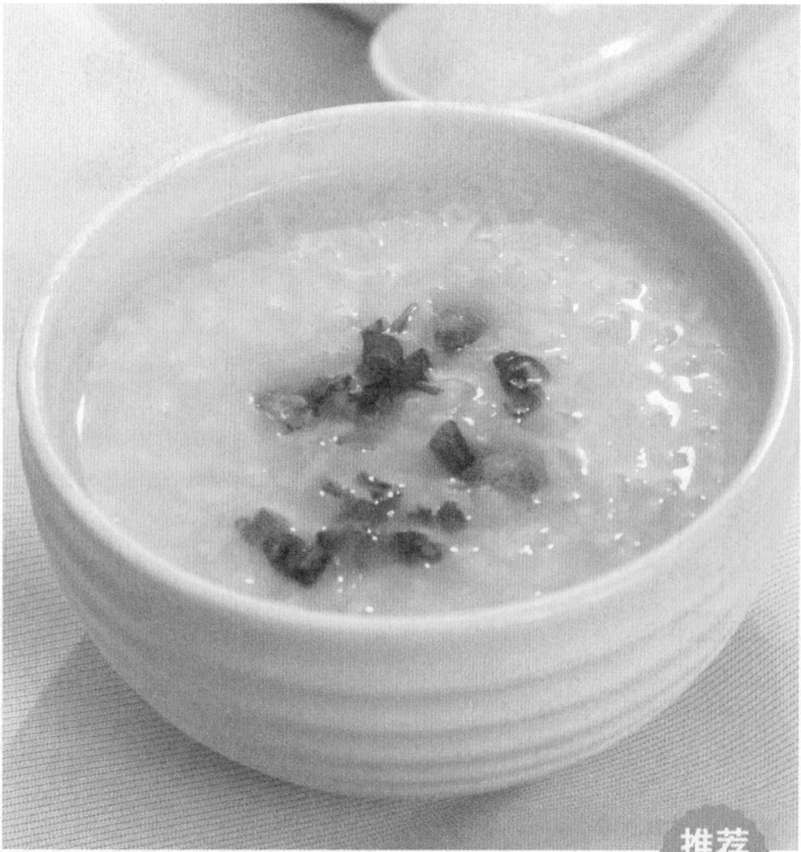

推荐菜例

榛子粥

原料：大米 100 克，榛子 30 克，白糖 6 克，葱花适量

做法：

❶将榛子去壳去皮洗净；大米洗净泡发。

❷锅中加水，大米入锅，用大火煮至米粒开花。

❸放入榛子仁，用中火熬至榛子仁熟烂后，放入白糖调味，撒上葱花即可。

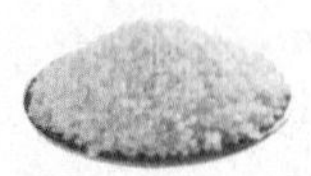

大米

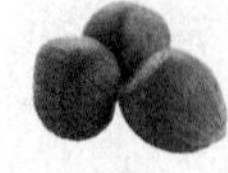

榛子

专家点评

本品一般人皆可食用，尤其适合饮食减少、体倦乏力、眼花、肌体消瘦的男性。

羊肉

Yang Rou

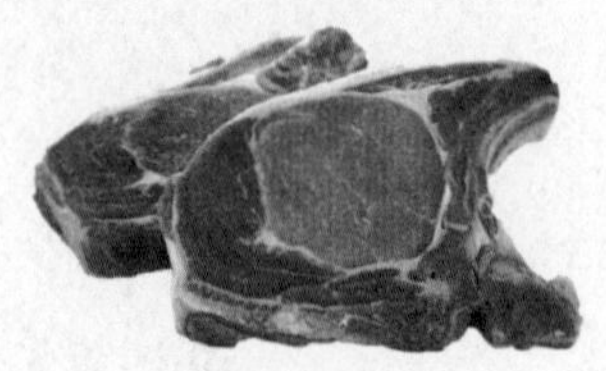

别名：羝肉、羯肉　性味归经：性温，味甘；归脾、肾经

适用量：每次 100 ~ 200 克　热量：849 千焦 /100 克

养生关键词

补虚劳，益肾气

《本草纲目》中说：“羊肉能暖中补虚，补中益气，开胃健身，益肾气，养胆明目，治虚劳寒冷，五劳七伤。”羊肉营养丰富，富含蛋白质和脂肪，补益效果较好。

食疗功效

羊肉具有补肾壮阳、补虚温中的功效。主治肾阳不足、腰膝酸软、腹中冷痛、虚劳不足，对肺结核、气管炎、哮喘、贫血、产后气血两虚、腹部冷痛、体虚畏寒、营养不良、阳痿早泄以及一切虚寒病症均有很大裨益功效。羊肉还保护胃壁、帮助消化。

选购保存

新鲜羊肉以肉色鲜红而均匀、有光泽、肉质紧密而有弹性、外表略干且不粘手为佳。买回的新鲜羊肉要及时冷却或冷藏，使肉温降到 5℃以下。

♥ 应用指南

1. 辅助治疗病后体虚、腰疼怕冷、食欲不振：羊肉 500 克，萝卜 350 克，草果两个（去皮），姜 5 克，甘草 3 克，盐适量。将羊肉、萝卜、姜洗净后切块，和草果、甘草同放锅内煮汤，加盐调味食用。
2. 辅助治疗脾胃虚寒、疼痛、血虚血淤：羊肉 200 克，当归片 15 克，姜 10 克，胡椒粉 5 克，盐适量。将羊肉洗净切成小块，姜切成大片；羊肉块、姜片、当归片放入砂锅内，一次加足水量，大火炖煮，煮沸后撇去浮沫，调成中火继续煮约 1 个小时，待羊肉熟烂后，放入胡椒粉、盐调味即可。
3. 辅助治疗病后气血虚弱、贫血、低热多汗、手足冰冷：羊肉 500 克，姜片 35 克，黄芪 30 克，党参 25 克，当归 20 克。以上药材装入纱布内包好，将羊肉切小块，一起放锅内加水煮至熟烂，随量经常食用。

相宜搭配

宜	羊肉 + 姜 辅助治疗腹痛	羊肉 + 山药 健脾胃

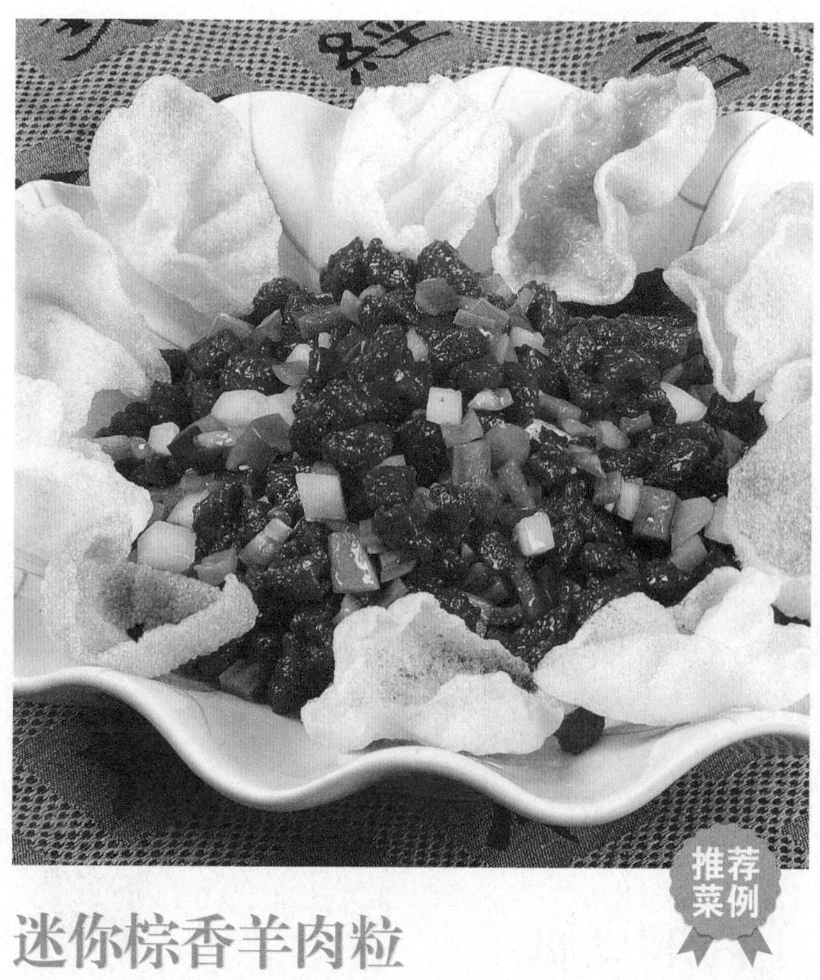

推荐菜例

迷你棕香羊肉粒

原料： 羊肉 300 克，青甜椒、洋葱各 20 克，酱油 3 毫升，红糖、盐各 2 克，油适量

做法：

❶ 将羊肉洗净，切丁；青甜椒、洋葱分别洗净切丁。

❷ 锅中倒油，烧热，下入红糖炒至溶化，倒入羊肉翻炒上色，加酱油和盐调味。

❸ 下入洋葱和青甜椒，翻炒均匀后出锅即可。

专家点评

本菜品一般人皆可食用，尤其适合体虚胃寒、反胃者、体质虚弱的中老年者。

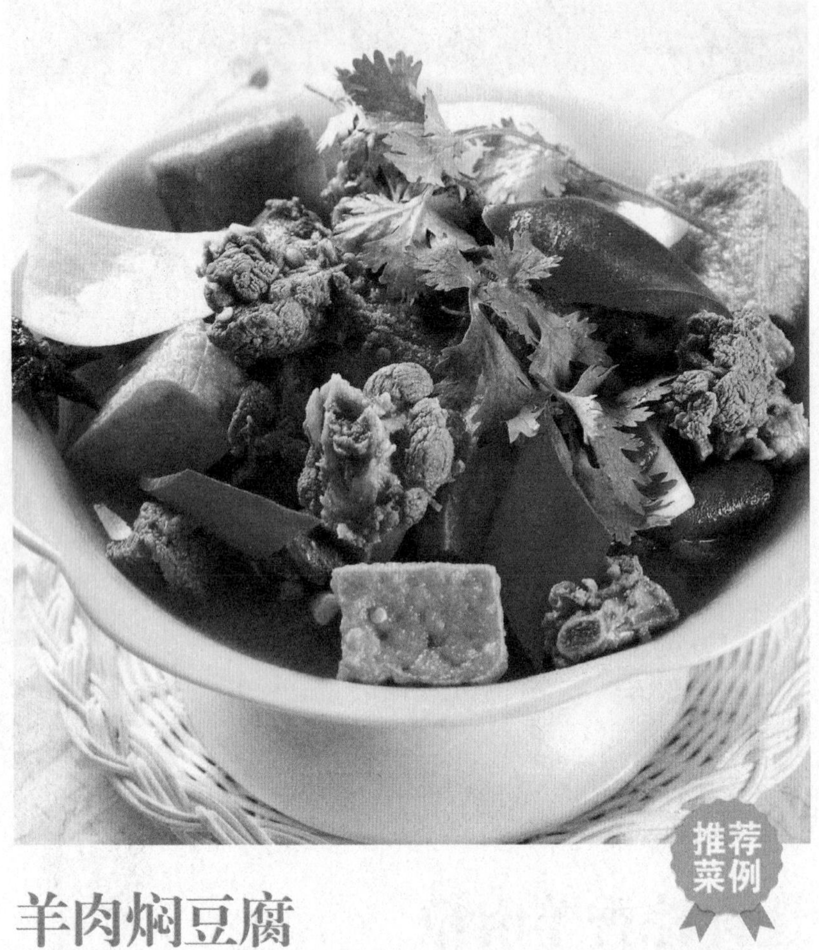

推荐菜例

羊肉焖豆腐

原料： 羊肉 350 克，豆腐 200 克，洋葱 40 克，红椒 30 克，桂皮 5 克，姜、蒜、豆瓣酱、孜然粉、胡椒粉、盐、油、香菜各适量

做法：

❶将羊肉、豆腐洗净切块；红椒洗净切菱形片；洋葱洗净后切片；香菜洗净后备用。

❷将豆腐入油锅炸至金黄盛出；锅底留底油，下入姜、蒜爆香后放入羊肉、洋葱、红椒、豆腐，加豆瓣酱、孜然粉、盐、胡椒粉调味，炖 1 个小时后装碗，放上香菜即可。

专家点评

本菜品一般人都可食用，尤其适合脾胃虚弱、糖尿病患者。

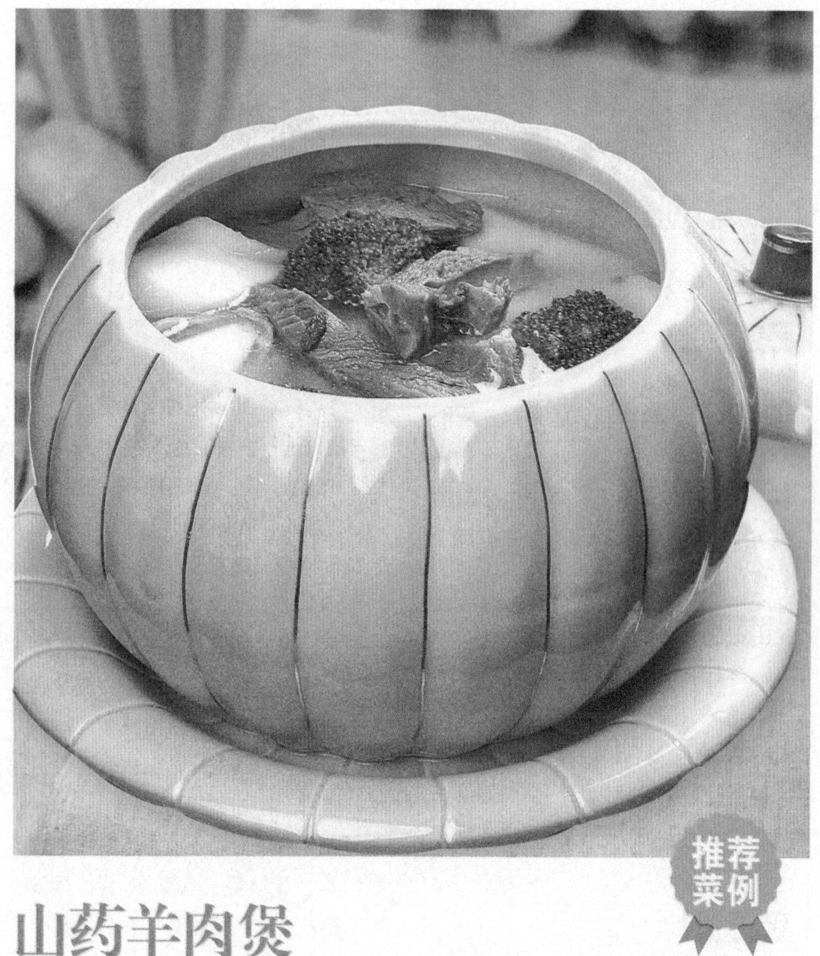

推荐菜例

山药羊肉煲

原料：山药400克，羊肉300克，西蓝花100克，盐、味精、枸杞子、清汤各适量

做法：

❶将羊肉洗净，切块后氽水；山药去皮，洗净后切块；西蓝花洗净后切块；枸杞子洗净后泡发。

❷锅内放入清汤，烧沸，下入羊肉、山药与枸杞子煮熟，然后放入西蓝花再次煮沸。

❸将所有材料均煮熟后，加盐、味精调味即可。

专家点评

本菜品一般人都可食用，尤其适合脾胃虚弱、食少腹泻的男性。

羊肚
Yang Du

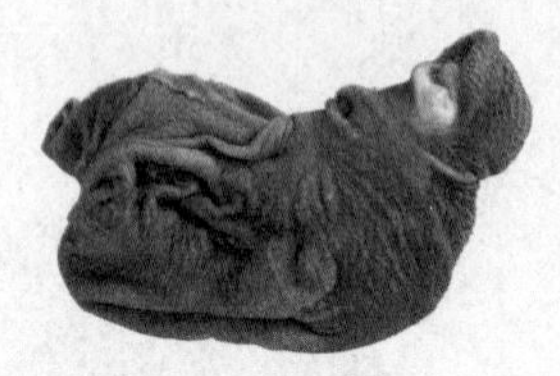

别名：羊胃　性味归经：性温，味甘；归脾、胃经

适用量：每次 100 ~ 150 克　热量：364 千焦 /100 克

养生关键词

补虚损，健脾胃

羊肚中所含的营养成分有 B 族维生素、蛋白质、脂肪、碳水化合物、钙、磷、铁等，能为人体提供必需的营养成分，具有健脾补虚、益气健胃、固表止汗等作用。

食疗功效

羊肚对虚劳羸瘦、不能饮食、消渴、盗汗、尿频等症有一定的食疗作用。羊肚胆固醇含量较高，有高血压、高脂血症、糖尿病以及心脑血管疾病者不宜多吃羊肚。同时，阴虚或阳亢者忌食羊肚。

选购保存

宜选购有弹性、组织坚实的羊肚。挑选羊肚时一定要闻其味道，有异味的不要购买。一般情况下，羊肚不适宜长时间存放，就算放入冰箱也不一定能保其鲜味，所以最好随买随吃。

♥ 应用指南

1. 辅助治疗久病虚羸、四肢烦热：羊肚 1 个，白术 30 克，油、盐各适量。将羊肚处理干净后切丝，将白术洗净，然后和羊肚一起入锅，加水同煮至肉熟烂，加油、盐调味即可。

2. 辅助治疗风寒感冒、脾胃虚弱：羊肚 300 克，胡萝卜 50 克，土豆、香椿各 25 克，油、盐各适量。将羊肚洗净，切丝；胡萝卜洗净切块；土豆洗净后去皮，切片并洗净；香椿洗净切段。将以上食材一同入锅，加水煮至肉熟烂，加油、盐调味即可。

3. 辅助治疗脾胃虚弱、食欲不振、消瘦：羊肚 500 克，香菜 15 克，葱 5 克，姜 4 克，大蒜 3 克，香油、盐、胡椒、清汤各适量。将羊肚处理干净后加水、部分葱、姜、大蒜煮熟；取出羊肚切块，放入清汤中，加剩余的姜、葱、大蒜、盐及胡椒煮至肉熟烂，加入香菜，盛出，淋上香油即成。

相宜搭配		
宜	羊肚 + 山药 辅助治疗脾胃虚弱	羊肚 + 葱 补脾健胃

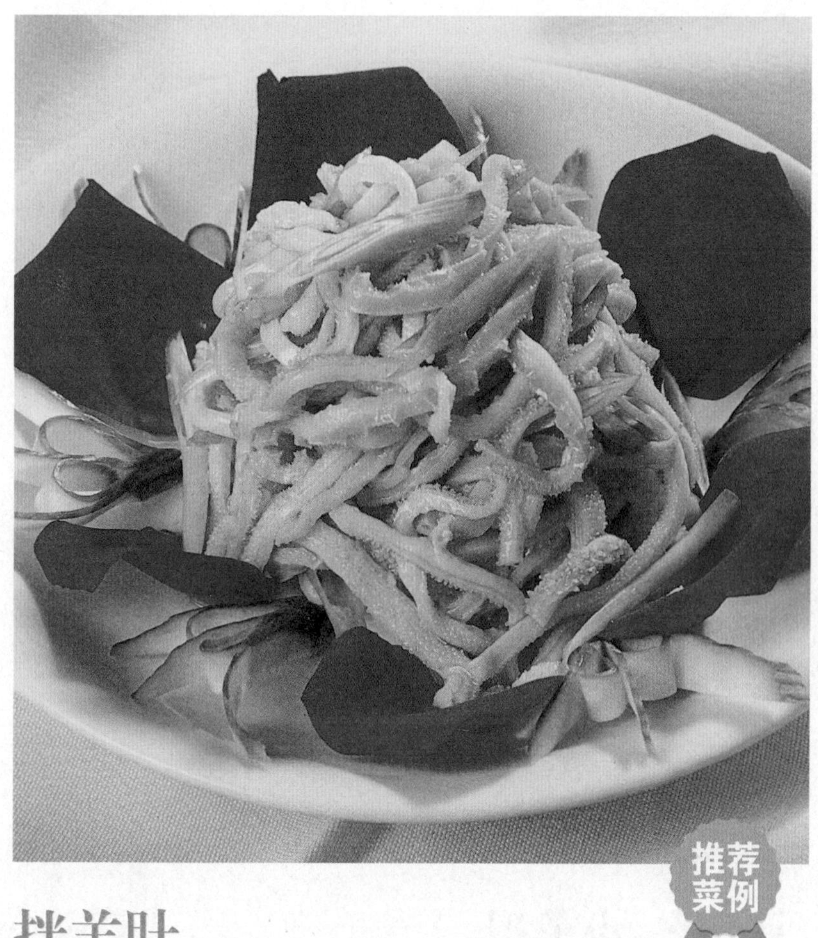

推荐菜例

拌羊肚

原料： 羊肚300克，黄瓜60克，醋8毫升，玫瑰花瓣6瓣，盐2克，味精1克，红油、葱、大蒜各适量

做法：

❶ 将羊肚洗净，切成丝；葱、大蒜洗净，切成丝；黄瓜洗净，切成薄片；玫瑰花瓣洗净备用。

❷ 锅内注入适量清水，烧沸后，将羊肚丝放入开水中汆一下，捞出晾干装盘。

❸ 将锅烧热，加入盐、醋、味精、红油、葱、大蒜，制成味汁，淋于肚丝上，将黄瓜片、玫瑰花瓣摆好，作为装饰即可。

专家点评

本菜品一般人皆可食用，尤其适合体虚瘦弱、尿频、盗汗的男性。

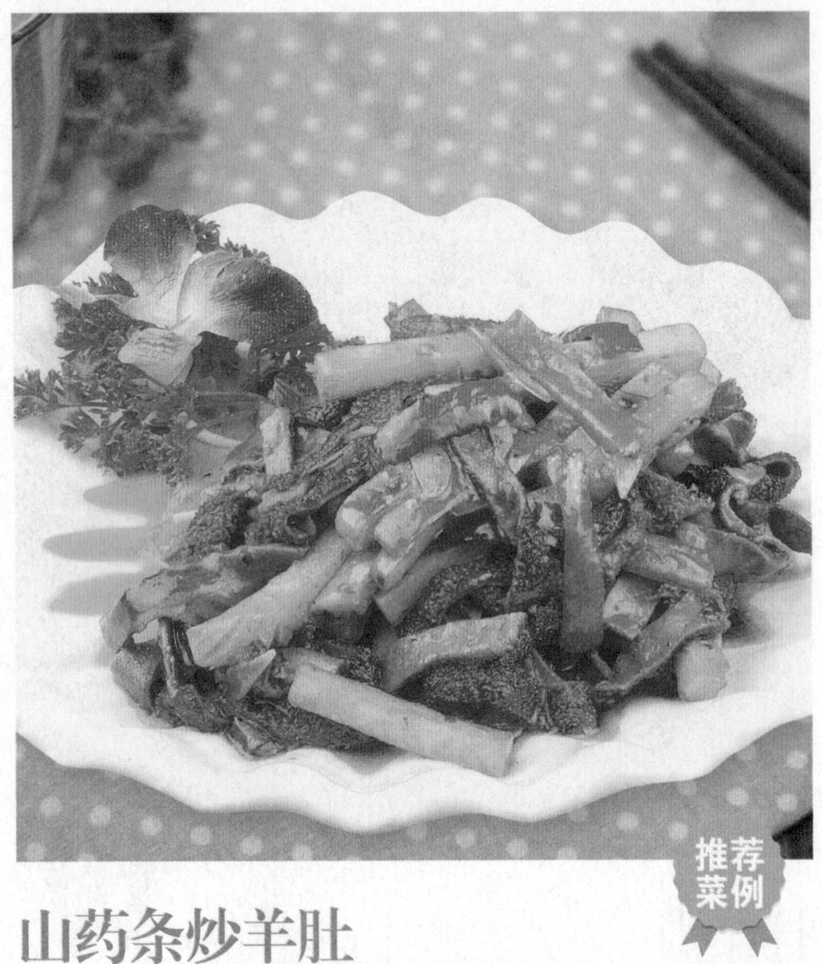

推荐菜例

山药条炒羊肚

原料：羊肚 300 克，山药 200 克，青甜椒、红甜椒各 35 克，醋 8 毫升，盐 2 克，味精 1 克，红油、葱、大蒜各适量

做法：

❶ 将羊肚洗净，切成丝；山药洗净后去皮，切成条；青甜椒、红甜椒洗净，切成条；葱、大蒜洗净，切成丝。

❷ 锅内注入适量清水，烧沸后，将羊肚丝、山药条放入汆一下，捞出备用。

❸ 锅烧热，倒入红油，爆香葱、大蒜，将肚片放入滑散，加入山药条和青甜椒、红甜椒翻炒，入盐、醋、味精，炒熟后装盘。

专家点评

本菜品适合脾虚食少、肺阴不足、肾阴不足和肾虚遗精者食用。

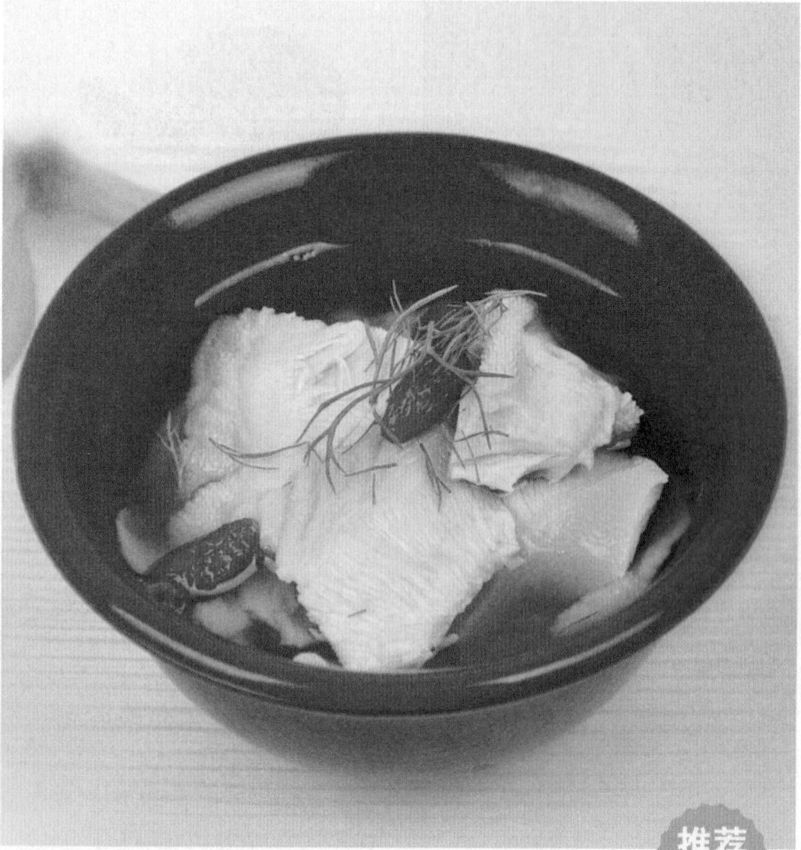

推荐菜例

沙苑子羊肚煲

原料：羊肚 200 克，高汤 100 毫升，沙苑子 50 克，枸杞子 10 克，香菜 2 克，盐适量

做法：

❶ 将羊肚洗净，汆水后备用；沙苑子、枸杞子洗净。

❷ 净锅上火，倒入高汤，调入盐，放入羊肚、沙苑子、枸杞子煮熟，撒上香菜。

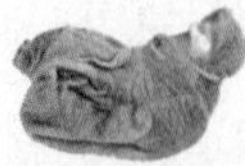
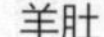
羊肚

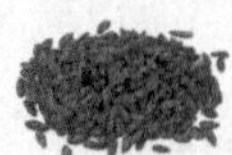
枸杞子

专家点评

本菜品适合遗精、早泄、神经衰弱等症患者和肝肾不足所致视力减退的男性食用。

龟
Gui

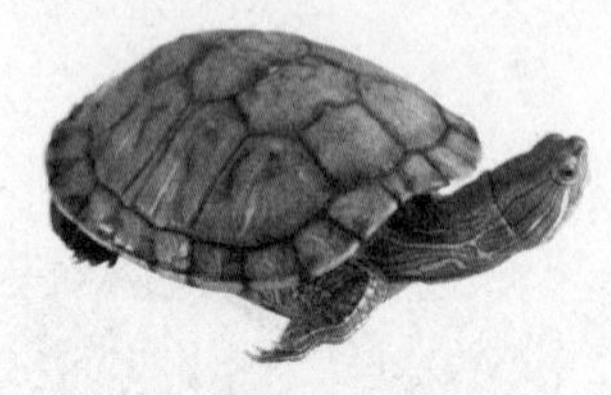

别名：泥龟、山龟、金龟　性味归经：性平，味甘、咸；归肝、肾经

适用量：每次 50 ~ 100 克　热量：499 千焦 /100 克

养生关键词

滋阴补血，益肾健骨

《本草纲目》称："龟，灵而有寿，取其甲以补心、补肾、补血，皆以养阴也。"龟富含蛋白质、脂肪酸、维生素 A、维生素 B_1、维生素 B_2、肌醇、钙、磷、钾、钠，具有滋阴降火、补肾健骨、养血补心等作用。

食疗功效

龟肉具有滋阴补血、益肾壮阳、强肾补心、益寿等功效，对肾虚、早泄、阳痿、多尿、阴虚盗汗等病症有一定的食疗作用。龟甲可以有效治疗肿瘤。此外，龟血可用于治疗脱肛、跌打损伤以及抑制肿瘤细胞的生长。龟胆汁味苦，性寒，主治痘后目肿、月经不调以及抑制肉瘤生长等。

选购保存

健康的龟背甲硬且完整，体厚、背甲明亮呈浅绿色，眼睛明亮而大，鼻孔干净，头后部及四肢伸缩自如，会争食饵料。活龟应放在浅水喂养。

♥ 应用指南

1. 养心安神，辅助治疗血虚失眠：龟肉 200 克，荔枝 20 克（去核），莲子心 16 克，桂圆 15 克，枸杞子 10 克，黑枣 5 枚，油、盐、料酒、酱油、胡椒粉、姜片、葱段各适量。将龟肉处理干净后斩成块，焯水，沥出洗净；锅中放油，下入姜、葱炒香，下入龟肉煸干水分，烹入料酒、酱油，盛出，加水上笼，蒸熟约七成烂，取出，拣去姜、葱等料待用；桂圆、荔枝、黑枣、莲子心放入龟肉中，调入盐，上笼蒸至龟肉软烂进味，取出，撒胡椒粉、枸杞子即成。

2. 辅助治疗阴虚失眠，心烦，心悸等症：龟肉 250 克，百合 50 克，红枣 10 枚，盐、味精各适量。将龟肉处理干净，与百合、红枣共入锅，加水适量煮汤，最后加盐、味精调味。

相宜搭配		
宜	**龟 + 羊肉** 增强免疫力	**龟 + 冬虫夏草** 滋阴养血、补肺益肾

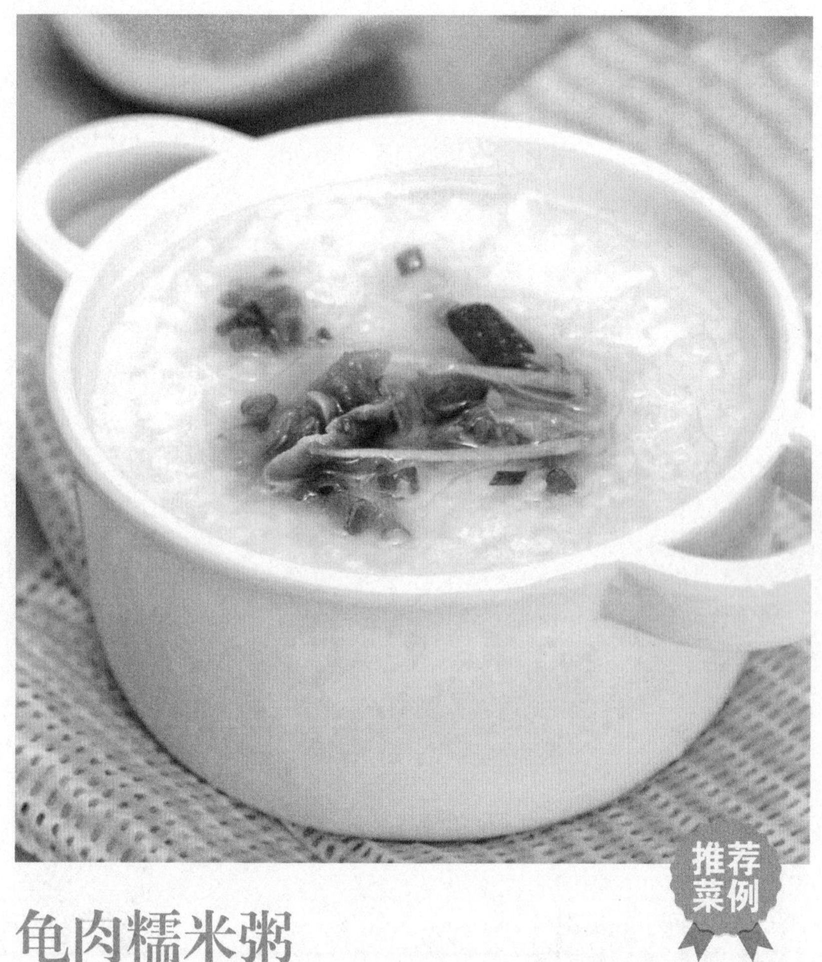

推荐菜例

龟肉糯米粥

原料：龟肉 150 克，糯米 100 克，枸杞子 3 克，盐、味精各 2 克，料酒、香油、胡椒粉、油、葱花、姜丝各适量

做法：

❶ 将糯米洗净，浸泡；龟肉处理干净后剁块，下入油锅炒干，烹入料酒，加盐炒熟后盛出。

❷ 锅中注入适量清水，烧沸，放入糯米煮至五成熟，再放入龟肉、枸杞子、姜丝煮粥。

❸ 加盐、味精、香油、胡椒粉调匀，装碗，撒上葱花便可。

专家点评

本品适合脾胃气虚、常常腹泻者食用。

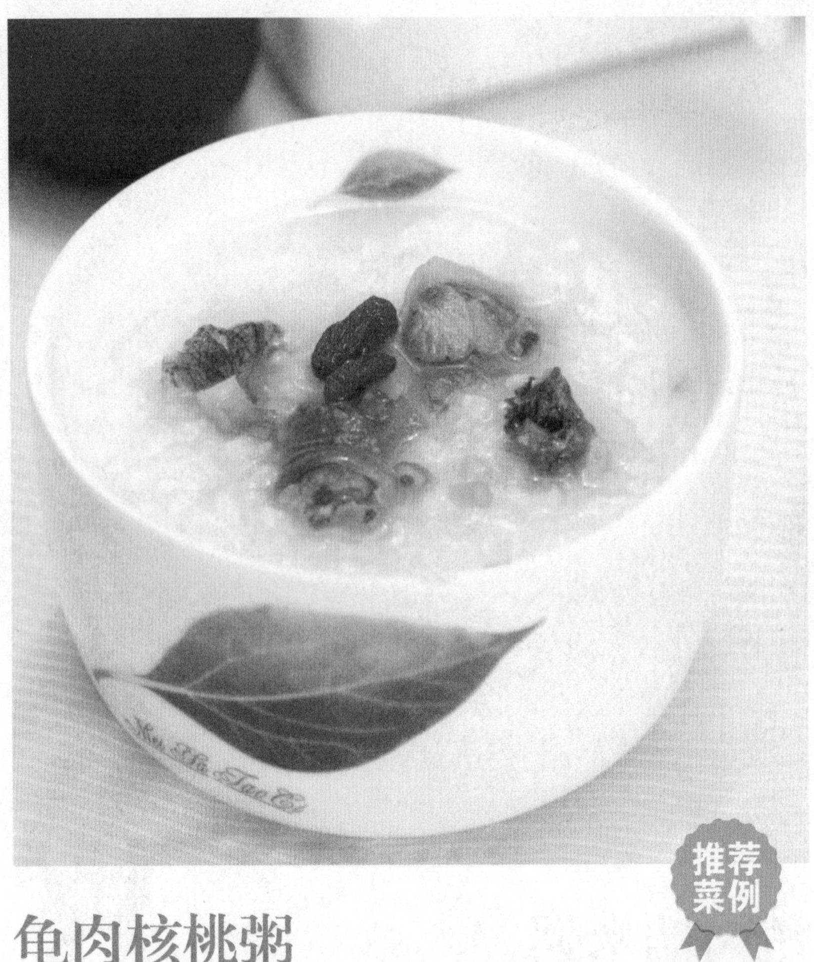

推荐菜例

龟肉核桃粥

原料：大米100克，龟肉50克，核桃仁20克，枸杞子3克，盐2克，油、葱花各适量

做法：

❶ 将大米洗净，入水中浸泡；核桃仁洗净备用；龟肉洗净，剁成小块。

❷ 将油锅烧热，下入龟肉、核桃仁炒3分钟后，加少许盐炒入味后盛出。

❸ 锅中注水，放入大米煮至七成熟，再放入龟肉、核桃仁、枸杞子煮至米粒开花，加剩余的盐调匀，撒上葱花便可。

专家点评

本品适合肾亏腰痛、肺虚久咳的男性食用。

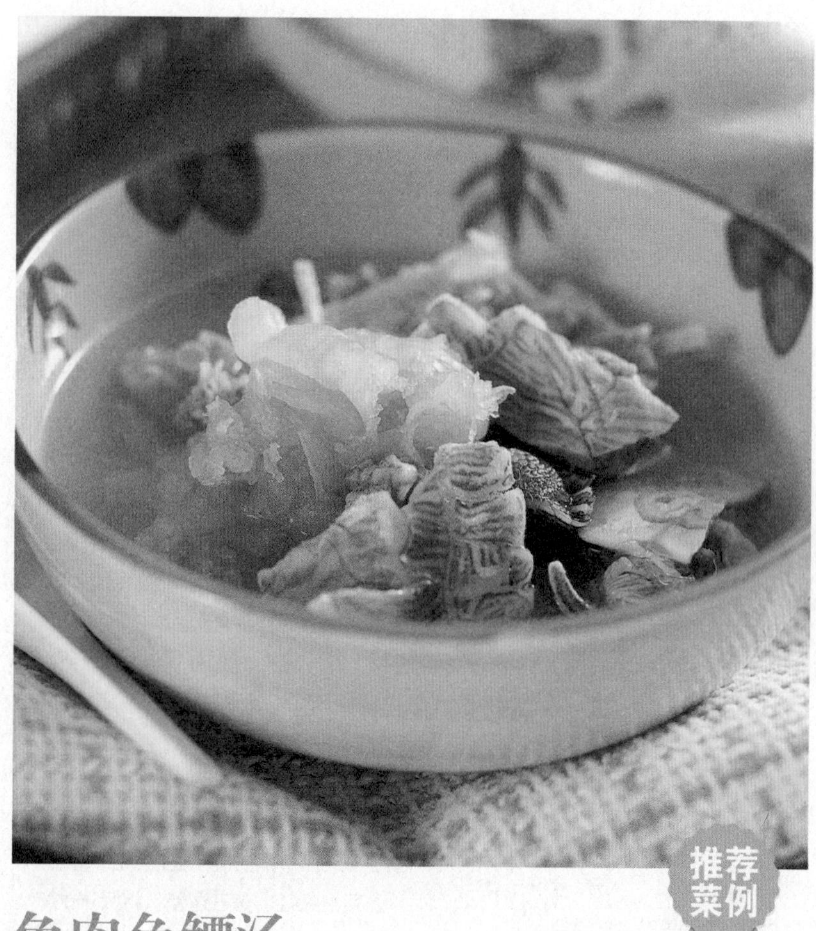

推荐菜例

龟肉鱼鳔汤

原料：龟肉 150 克，鱼鳔 30 克，盐、味精各适量

做法：

❶ 将龟肉洗干净，切成小块；鱼鳔洗去腥味，切碎。

❷ 将乌龟肉、鱼鳔同入砂锅，加入适量清水。

❸ 先用大火烧沸，再改用小火慢炖，待肉熟后，加入盐、味精调味即可。

专家点评

本菜品适合肾虚遗精的男性和破伤风、吐血、崩漏、创伤出血等患者食用。

牛鞭

Niu Bian

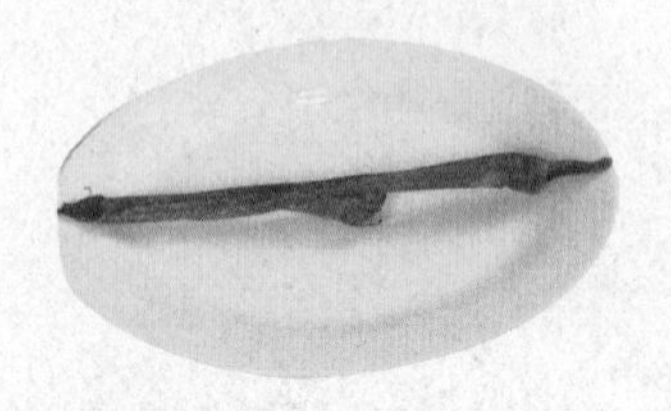

别名：牛冲　性味归经：性温，味甘；归肾经

适用量：成人每次最多1条　热量：490千焦/100克

养生关键词

补血益气，壮阳补虚

据《本草纲目》记载，牛鞭主治男人阳痿、早泄，可补肾壮阳，固本培元。牛鞭富含蛋白质、脂肪和雄激素，其中蛋白质具有维持钾钠平衡、消除水肿、治疗贫血的作用，牛鞭还富含铜，对血液、中枢神经和免疫系统、骨骼组织有重要影响。

食疗功效

牛鞭具有补肾虚、补血益气、补肾强筋的功效，可治疗肾阳虚所致的阳痿、腰痛、小便频数、遗精，肾阴虚引起的腰酸、畏寒、盗汗、虚汗、四肢发冷、头晕、耳鸣等。

选购保存

选购牛鞭时，以新鲜牛鞭和正规厂家生产的真空包装品为主。

♥ 应用指南

1. 温补肾阳，辅助治疗肾虚阳痿：牛鞭300克，白萝卜100克，红枣15克，姜片、葱段各10克，油10毫升，蚝油、老抽、料酒各2毫升，盐、胡椒粉、水淀粉、清汤各适量。将牛鞭处理干净后切块，白萝卜去皮后切块，红枣洗净；锅内加水烧沸，下入牛鞭、白萝卜块、料酒，中火煮透，倒出冲净；另起锅下油，放入姜片、牛鞭块、白萝卜块，爆香，注入清汤，加红枣小火煨至酥烂，加葱段、盐、蚝油、老抽、胡椒粉煨至入味，用水淀粉勾芡。

2. 辅助治疗肾气虚弱、阳痿早泄、遗精：牛鞭100克，大米90克，枸杞子10克，鸡蛋1个，香油、盐、酱油、香菜、葱花、姜各适量。将大米洗净后下锅煮粥；牛鞭洗净切丁；香菜洗净切段，姜洗净切丝；鸡蛋打散搅匀；待粥开锅沸腾后转至小火慢煮至黏稠，将蛋液浇在粥上；牛鞭丁和枸杞子一起入锅，放入酱油、盐调味；撒上葱花、香菜、姜丝，淋上香油即可。

相宜搭配

宜	牛鞭＋枸杞子 补肾壮阳	牛鞭＋鸡胗 补肾强腰

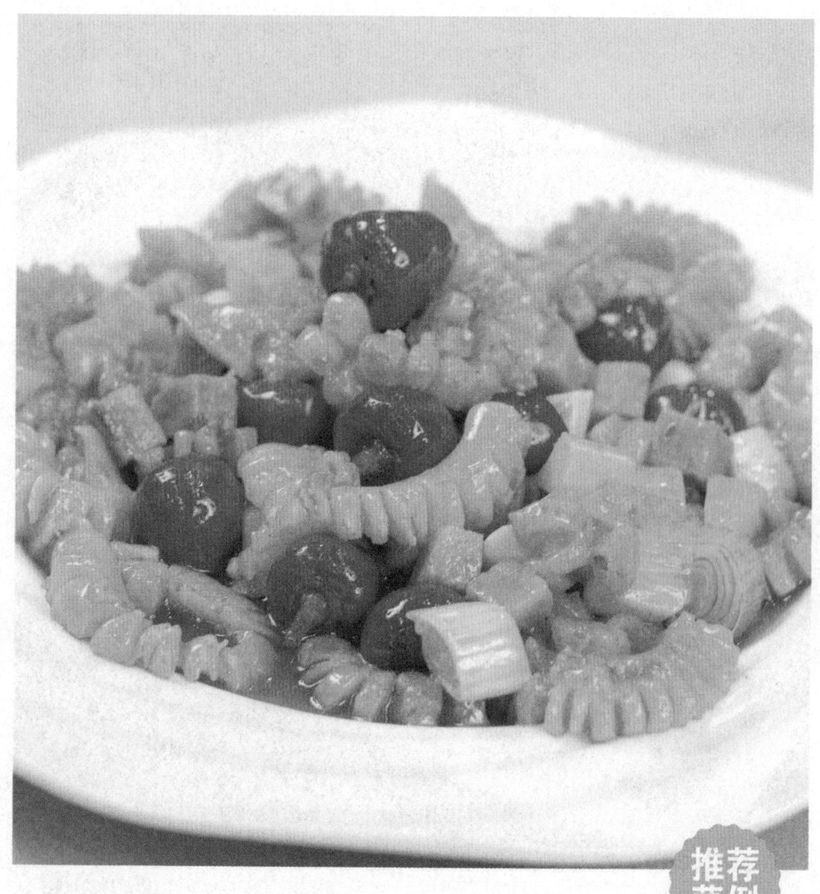

推荐菜例

泡椒炒牛鞭花

原料： 牛鞭300克，火腿100克，泡椒50克，葱白30克，料酒、油、盐、醋各适量

做法：

❶ 将牛鞭处理干净，汆至七成熟，打花刀；火腿洗净后切丁；泡椒切好备用；葱白洗净后切段。

❷ 炒锅注入油，烧热，下入牛鞭煸炒，然后再放入火腿丁、泡椒、葱白段翻炒均匀至熟。

❸ 加入盐、料酒、醋调味即可。

专家点评

本菜品适合肾虚阳痿、遗精、腰膝酸软的成年男性食用。

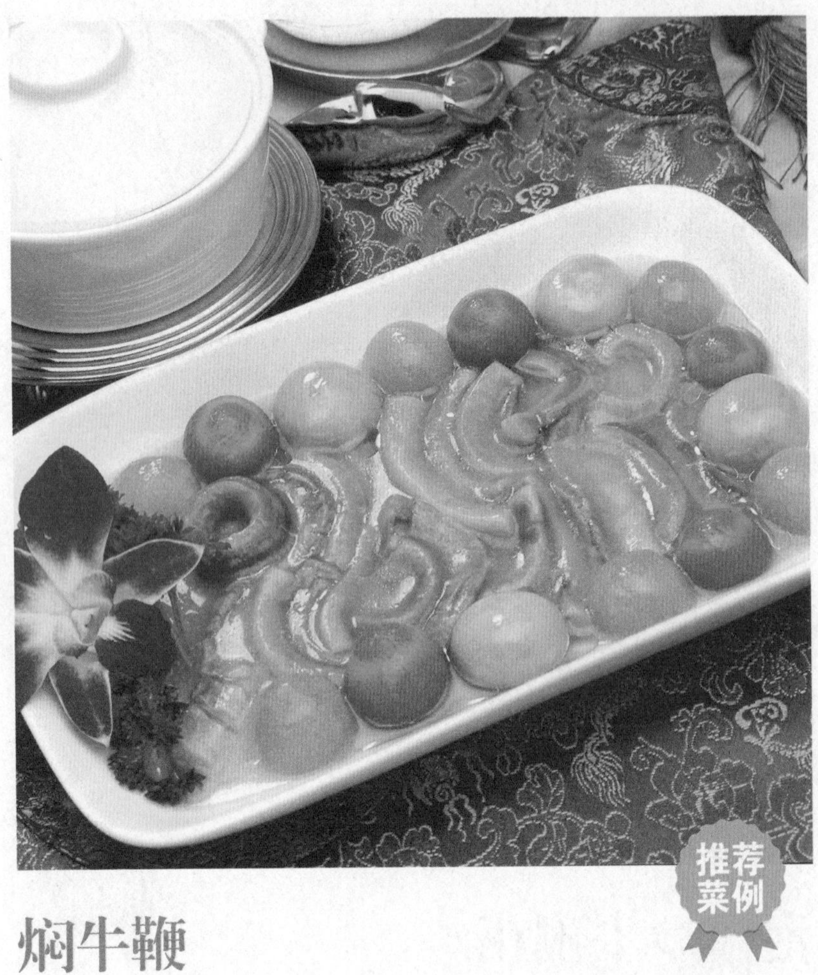

推荐菜例

焖牛鞭

原料： 牛鞭 350 克，白玉菇 4 个，绿葡萄 3 颗，煮熟的鸡蛋黄 3 个，盐、蒜蓉、鸡精、油各适量

做法：

❶ 将牛鞭洗净，入沸水中烫一下，捞出撕去外皮，切段；绿葡萄去皮，对切；鸡蛋黄对切；白玉菇洗净，去柄。

❷ 炒锅注入油，烧热，下入蒜蓉炒香，倒入牛鞭炒至断生，加入白玉菇，注入适量清水焖煮至熟。

❸ 调入盐和鸡精，起锅装盘，将绿葡萄、鸡蛋黄、白玉菇围在盘子上即可。

专家点评

本菜品适合肾虚阳痿、遗精、腰膝酸软的成年男性食用。

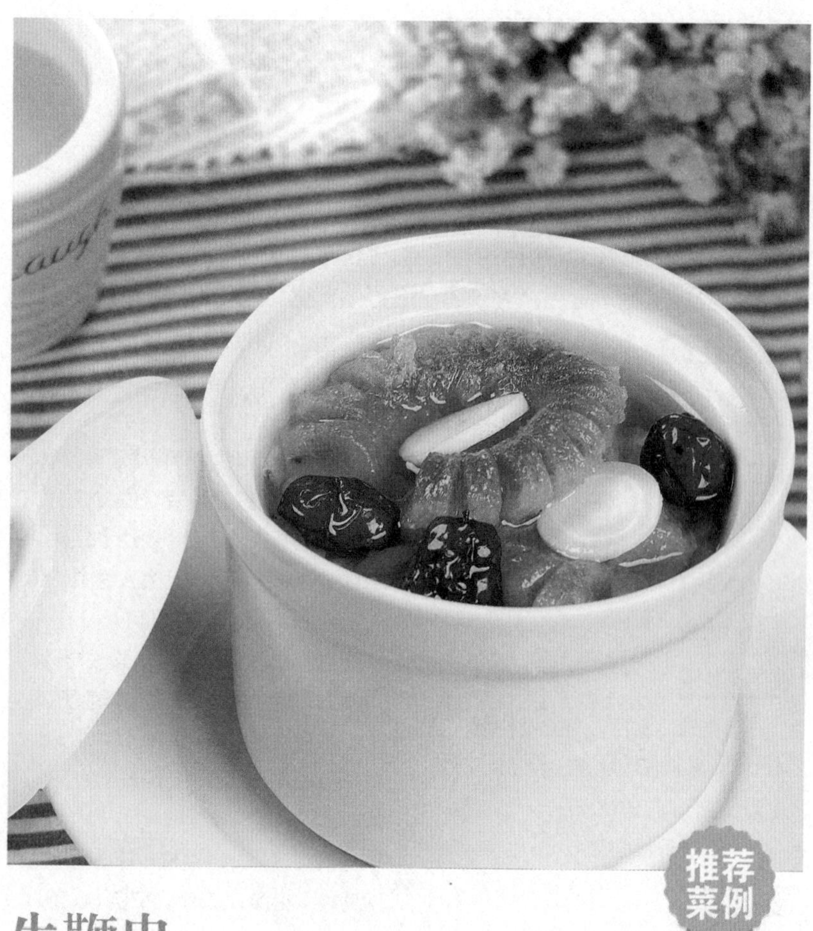

推荐菜例

牛鞭盅

原料： 牛鞭350克，红枣20克，枸杞子、西洋参片、鸡精各适量，盐1克

做法：

❶ 将牛鞭处理干净，汆熟，去外皮，捞出待凉切花刀。

❷ 将红枣、枸杞子、西洋参片均泡发，洗净待用。

❸ 将所有食材入炖盅，加水没过材料。大火烧沸，转小火煲2个小时。

❹ 加入盐和鸡精调味即可。

专家点评

本菜品适合气虚、血虚、胃虚食少、肾虚阳痿、遗精、腰膝酸软的男性食用。

猪腰
Zhu Yao

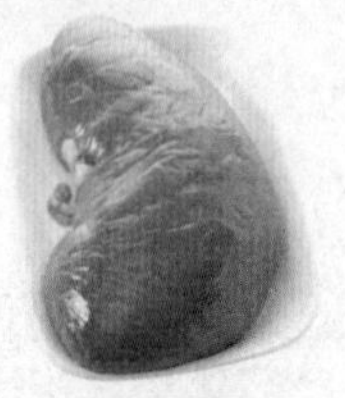

别名：猪肾　性味归经：性平，味甘、咸；归肾经

适用量：每次 1 枚　热量：402 千焦 /100 克

养生关键词

补肾气，止消渴

《本草纲目》记载：“肾虚有热者宜食之。若肾气虚寒者，非所宜矣。”猪腰含有蛋白质、脂肪、碳水化合物、钙、磷、铁和维生素等，而其又归肾经，所以有健肾补腰、和肾理气的功效。

食疗功效

猪腰营养丰富，有健肾补腰、补肾益精、通膀胱、消积滞、利水的功效，主治肾虚腰痛、遗精盗汗、产后虚羸、身面水肿、耳聋等症。

选购保存

挑选猪腰首先看表面有无出血点，有则不正常。其次看形体是否比一般猪腰大和厚，如果是又大又厚，应仔细检查是否有肾红肿。购买猪腰后要趁鲜制作，短时间内可放入保鲜室内保鲜，如果必须放冰箱内冷冻，解冻后的猪腰不宜制作腰花菜肴，可把猪腰切成丝或片，再用来制作菜肴。

♥ 应用指南

1. 补肾固精，辅助治疗肾虚腰酸腰痛、遗精盗汗：猪腰 200 克，去皮核桃仁 30 克，枸杞子 20 克，盐适量。将以上食材分别洗净，一起放入锅中，炖煮 2 个小时，加盐调味即可。

2. 利水消肿，辅助治疗急、慢性肾炎：猪腰 150 克，茯苓 20 克，车前子 20 克，黄芪 10 克，盐适量。将以上食材分别洗净，放入锅中，炖煮1个小时，加盐调味食用。

3. 健脾补肾，补髓益精，辅助治疗肾虚遗精：猪腰 600 克，芡实 80 克，干山药 40 克，陈皮 10 克，盐适量。将猪腰对半剖开，去净白色筋膜腰臊，洗净；干山药、芡实、陈皮分别用水浸透，洗净；将以上食材放进煲滚的水中，用中火煲 2 个小时，以盐调味即可。

相宜搭配		
宜	猪腰 + 豆芽 滋肾润燥	猪腰 + 竹笋 补肾利尿

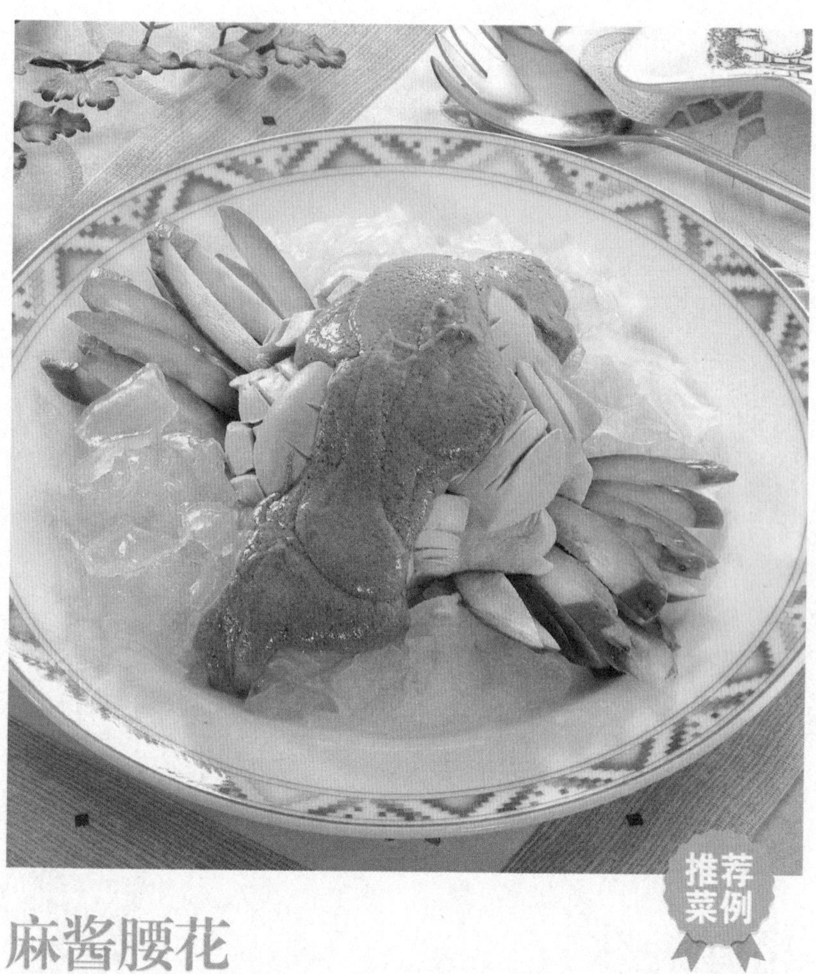

推荐菜例

麻酱腰花

原料： 猪腰250克，黄瓜150克，凉粉皮80克，芝麻酱20克，盐2克，香油、白糖、醋各适量

做法：

❶ 将黄瓜洗净切条；猪腰洗净，切花刀，汆水后用冷水浸泡。

❷ 将凉粉皮切长条，入沸水烫至呈透明状，捞起，以冷水冲凉后加入香油拌匀。

❸ 将凉粉皮放入盘中，加入黄瓜及腰花，淋上用芝麻酱、白糖、醋、盐调匀的酱料。

专家点评

本菜品适合腰酸背痛、遗精盗汗、肾虚的男性食用。

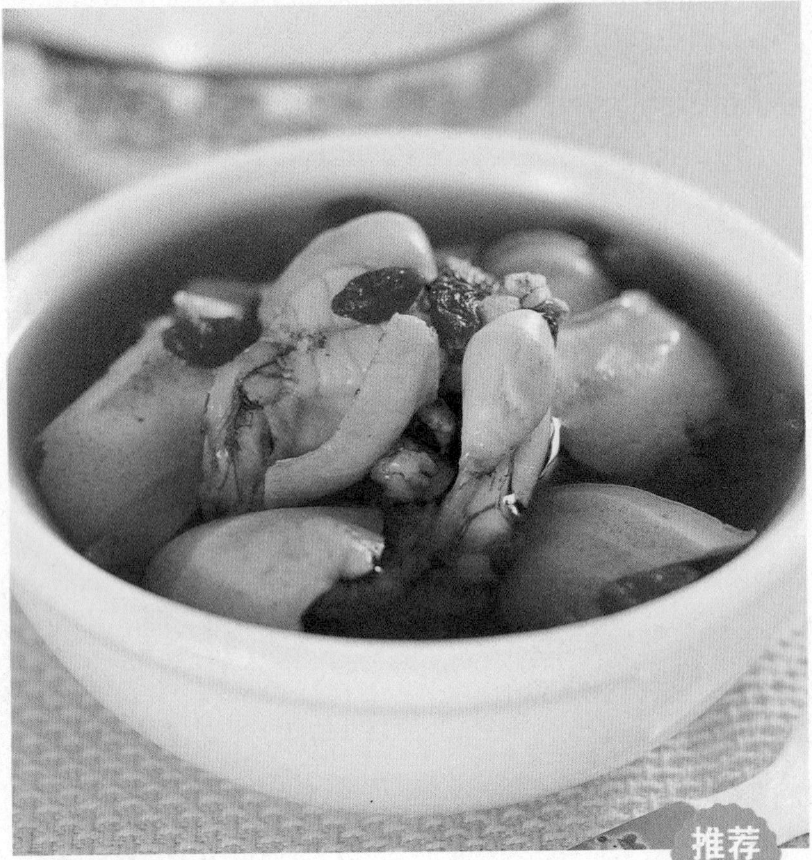

推荐菜例

猪腰炖牛蛙

原料： 牛蛙 500 克，猪腰 1 副，枸杞子 50 克，盐 3 克，味精 2 克

做法：

❶ 将牛蛙宰杀洗净，取牛蛙腿，起肉去骨；猪腰洗净切片；枸杞子洗净备用；牛蛙肉、猪腰片入沸水汆至熟后，捞出。

❷ 把以上原料放入炖盅，加滚水适量，隔滚水炖 2 个小时，加入盐、味精稍煮。

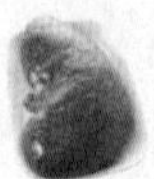

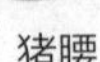

猪腰

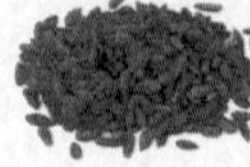

枸杞子

专家点评

本菜品尤其适合体虚气弱、肾虚阳痿、腰膝酸软的中老年男性食用。

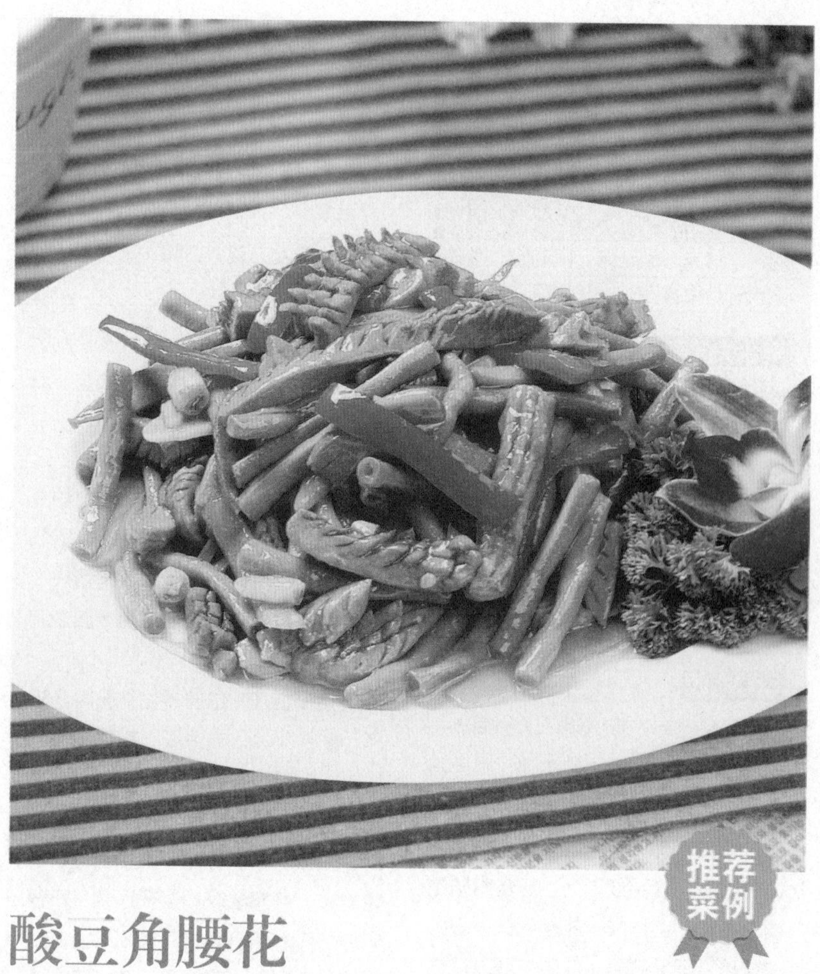

推荐菜例

酸豆角腰花

原料： 猪腰250克，酸豆角200克，青椒、红椒各20克，料酒、油、盐、酱油、鸡精各适量

做法：

❶ 将酸豆角和青椒、红椒洗净后切段；猪腰剖开去臊后洗净，打上花刀后切成条。

❷ 将锅中倒入适量油，待油锅烧热，放入腰花，烹入料酒爆炒，加入酸豆角和青椒、红椒爆炒，加入盐、酱油、鸡精炒匀即可。

专家点评

本菜品适合糖尿病患者、脾胃虚弱者和消化不良的男性食用。

鸭肉

Ya Rou

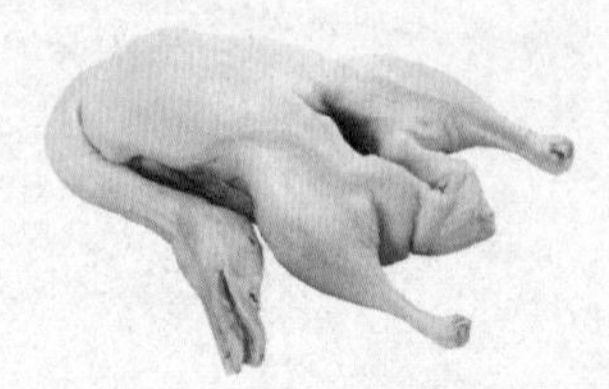

别名： 鹜肉、家凫肉、扁嘴娘 **性味归经：** 性寒，味甘、咸；归脾、胃、肾经

适用量： 每次 50 ~ 100 克 **热量：** 1004 千焦 /100 克

养生关键词

养肺气，补虚损

《本草纲目》记载，鸭肉“主大补虚劳，最消毒热，利小便，除水肿，消胀满，利脏腑，退疮肿，定惊痫”。鸭肉富含蛋白质、B 族维生素、维生素 E 以及铁、铜、锌等元素，具有清肺解热、补虚益损等功效。

食疗功效

鸭肉具有养胃滋阴、清肺解热、大补虚劳、利水消肿的功效，用于辅助治疗咳嗽痰少、咽喉干燥、阴虚阳亢之头晕头痛、水肿、小便不利。鸭肉不仅脂肪含量低，而且所含脂肪主要是不饱和脂肪酸，能起到保护心脏的作用。阳虚脾弱、外感未清以及便泻肠风者禁食鸭肉。

选购保存

选购鸭肉时以肉质新鲜、脂肪有光泽的为佳。保存鸭肉的方法很多，我国农村多用熏、腊、风、腌等方法保存。若是冷藏，时间不要太长，当天吃最好。

♥ 应用指南

1. 辅助治疗眩晕心悸或血虚所致的头昏头痛：老鸭 1 只，母鸡 1 只，盐适量。将老鸭和母鸡处理干净，取肉切块，加水适量，以小火炖至烂熟，加盐调味服食。

2. 防治高血压、血管硬化：鸭肉 300 克，海带 60 克，盐适量。将鸭肉洗净，切块；海带泡软洗净，和鸭肉共入锅，加水一同炖熟，加盐调味服食。

3. 辅助治疗肝肾阴虚、头晕目眩、耳鸣健忘、腰膝酸软、盗汗遗精、小便赤热：鸭肉 200 克，海参 50 克，盐、味精各适量。将鸭处理干净，鸭肉切成片；海参泡发涨透，切片；鸭肉和海参一并放入砂锅，加适量清水，先用大火煮沸，再用小火炖煮 2 小个时，炖至熟加盐、味精调味即可。

相宜搭配		
宜	鸭肉 + 白菜 促进血液中胆固醇的代谢	鸭肉 + 芥菜 滋阴润肺

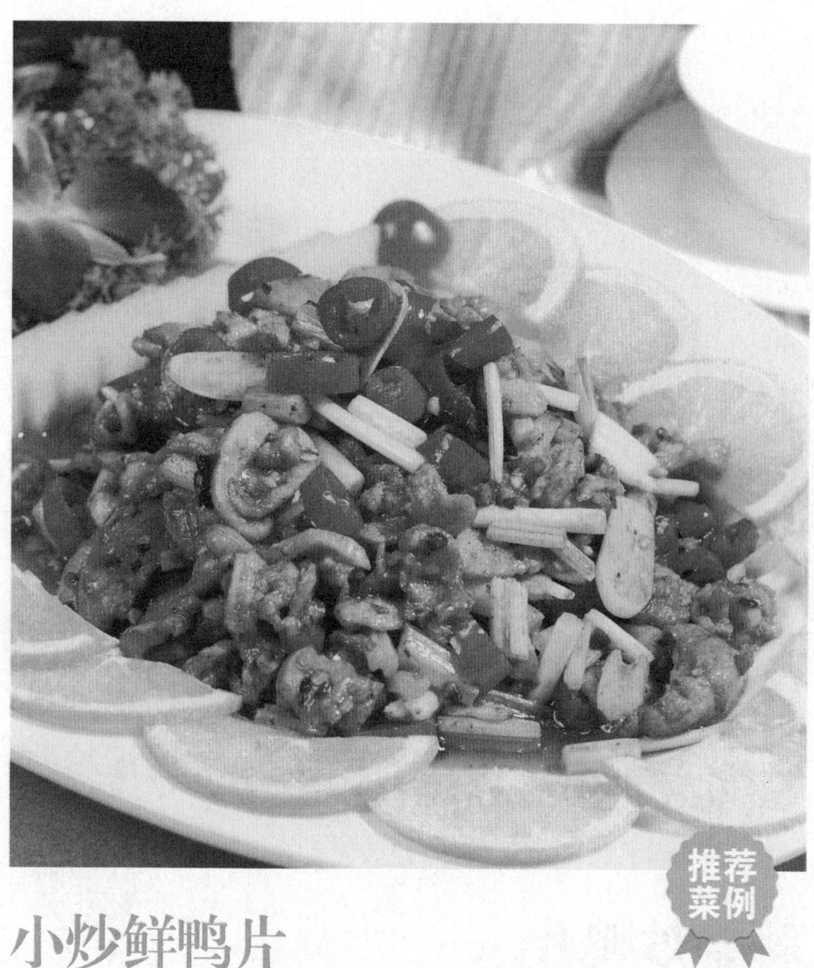

推荐菜例

小炒鲜鸭片

原料： 鸭肉 500 克，芹菜 250 克，红辣椒 50 克，老干妈辣椒酱 25 克，米酒 20 毫升，大蒜 15 克，姜、油、盐各适量

做法：

❶ 将鸭肉切薄片，汆水；姜、大蒜洗净后切片；芹菜洗净，切段；红辣椒洗净后切圈。

❷ 将锅烧热，下入油，下入老干妈辣椒酱、大蒜片、姜片、辣椒圈爆香，放入鸭肉、芹菜翻炒熟，加盐、米酒调味即可。

专家点评

本菜品适合咳嗽痰少、咽喉干燥者和阴虚阳亢之头晕、水肿、小便不利的男性食用。

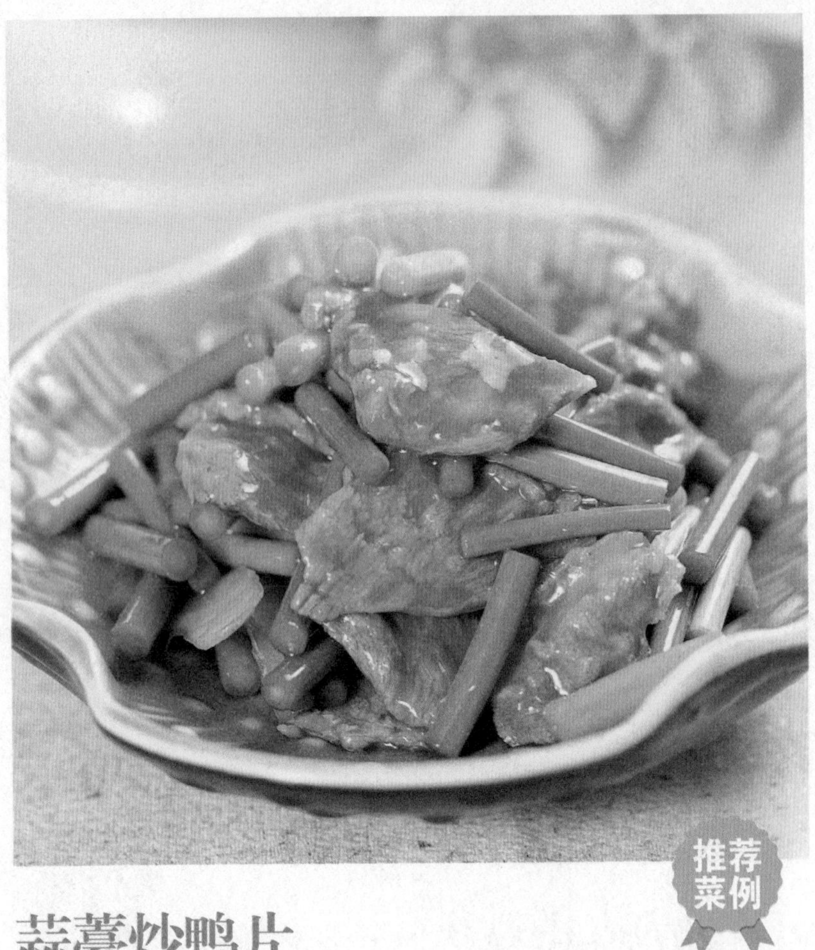

推荐菜例

蒜薹炒鸭片

原料：鸭肉300克，蒜薹100克，酱油、黄酒各5毫升，姜、盐、味精、淀粉、油各适量

做法：

❶将鸭肉切片；姜拍扁挤汁，与酱油、淀粉、黄酒拌入鸭片备用。

❷将蒜薹洗净，切段，下入油锅略炒，加少量盐、味精炒匀后盛出。

❸将锅洗净后放入油，下入姜爆香，下入鸭片炒散，倒入蒜薹，加盐、少许水，炒匀即成。

专家点评

本菜品适合营养不良、体内有热、上火、水肿、低热、虚弱、食少的男性食用。

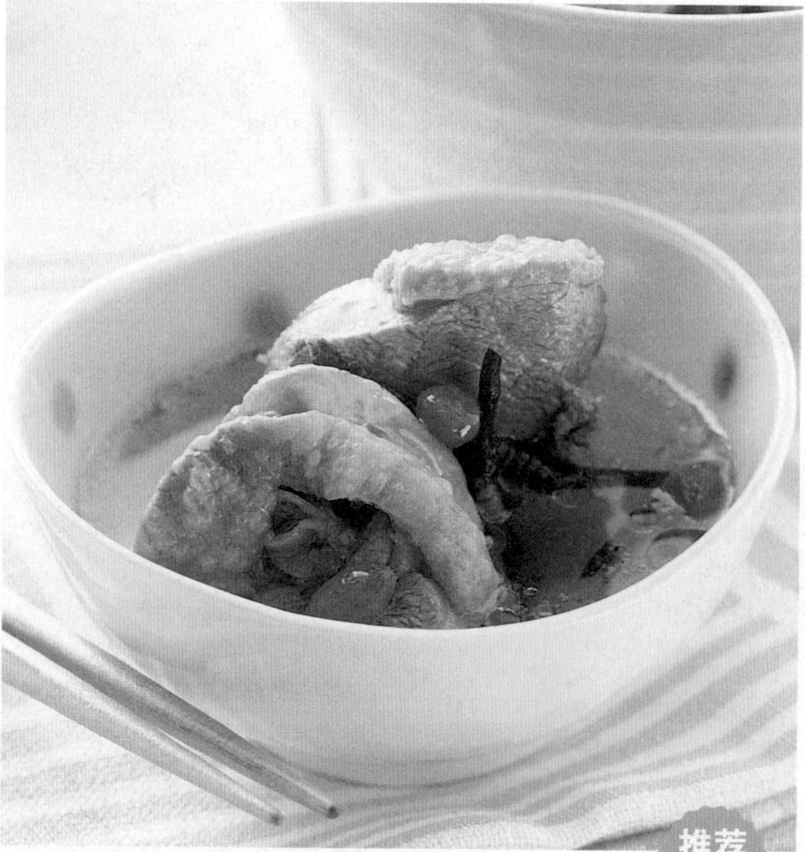

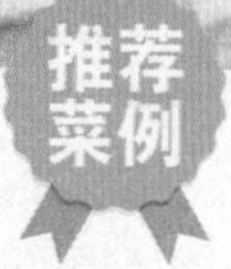

推荐菜例

虫草鸭汤

原料：鸭肉 450 克，枸杞子 10 克，冬虫夏草 5 克，盐 2 克

做法：

❶ 将鸭肉剁块，入沸水汆烫，捞出洗净。

❷ 将鸭肉、冬虫夏草、枸杞子一起放入锅中，加水至盖过材料，大火煮开后转小火续煮 30 分钟。

❸ 起锅前加盐调味即成。

枸杞子

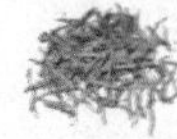

冬虫夏草

专家点评

本菜品适合肺肾两虚、精气不足、阳痿遗精、咳嗽气短、自汗盗汗、腰膝酸软、劳嗽痰血、病后虚弱等患者食用。

鹌鹑 An Chun

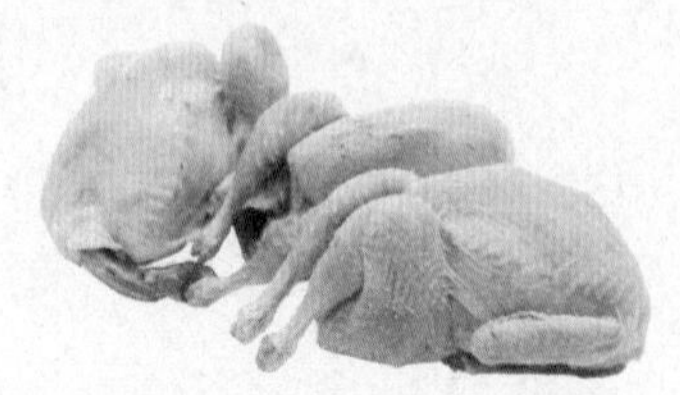

别名：鹑鸟肉、赤喉鹑肉　性味归经：性平，味甘；归大肠、心、肝、肾经

适用量：每次1只　热量：460千焦/100克

养生关键词

温肾助阳，补虚益气

《本草纲目》记载：“（鹌鹑）肉能补五脏，益中续气，实筋骨，耐寒暑，消结热。”鹌鹑肉是高蛋白、低脂肪、低胆固醇的食物，还含有多种无机盐、卵磷脂、激素和多种人体必需的氨基酸。

食疗功效

鹌鹑肉可与“补药之王”人参相媲美，被誉为“动物人参”，具有补五脏、益精血、温肾助阳的功效。男性经常食用鹌鹑，可增强性功能，还可增气力、壮筋骨。鹌鹑肉中含有维生素P等成分，常食具有防治高血压及动脉硬化的功效。鹌鹑肉可作为营养不良、体虚乏力、贫血头晕、肾炎浮肿、泻痢、高血压、肥胖症、动脉硬化等症患者的食疗之物。

选购保存

皮肉光滑、嘴柔软的是嫩鹌鹑，其品质较好。可将鹌鹑肉进行冷冻储存。

♥ 应用指南

1. 辅助治疗脾虚不运、少食乏力、脾虚水肿：鹌鹑肉150克，赤小豆30克，姜3克，盐适量。将鹌鹑肉、赤小豆、姜加水煮汤，至肉熟烂时加盐调味即可。
2. 辅助治疗肝肾虚弱、腰膝酸软或疼痛：鹌鹑肉80克，枸杞子30克，杜仲15克。将以上食材一起入锅，煎水取汁饮，并食用鹌鹑肉。
3. 补血养颜，辅助治疗血虚、面色萎黄：鹌鹑2只，水发百合35克，红枣30克，盐适量。将鹌鹑宰杀洗净，汆水后捞出；红枣洗净；将百合洗净，掰瓣；砂锅内加水适量，大火烧沸，放入鹌鹑、百合、红枣，大火烧沸，改用小火煲2个小时，加盐调味即可。

相宜搭配		
宜	鹌鹑＋红枣 补血养颜	鹌鹑＋天麻 改善头晕

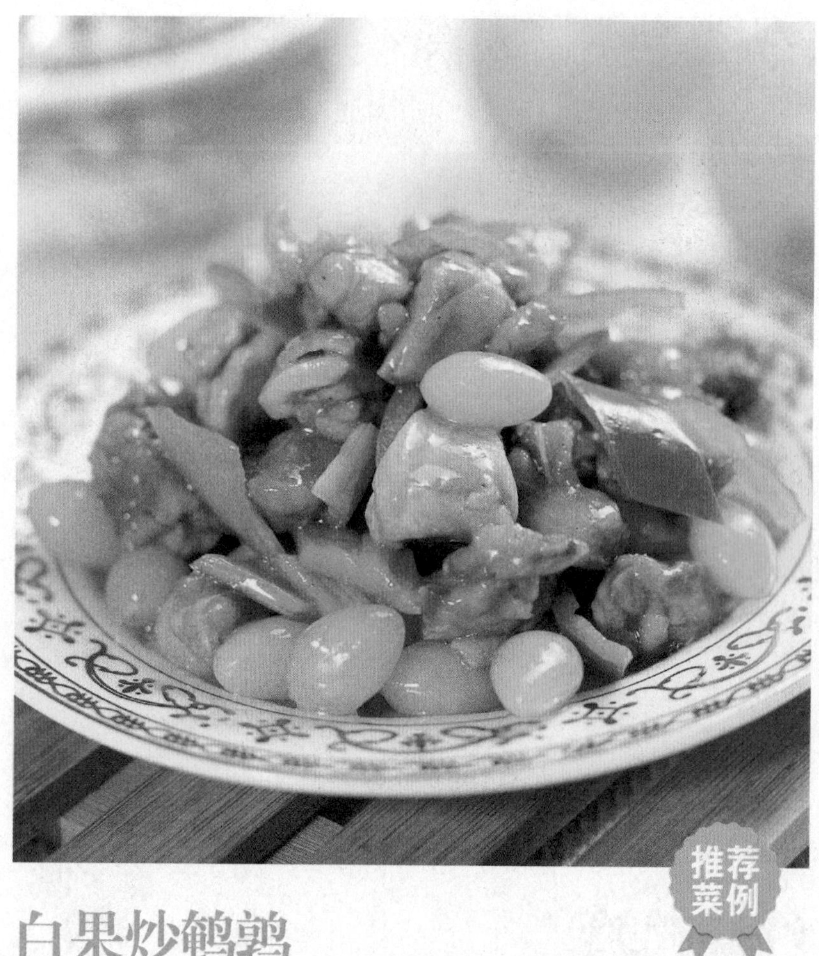

推荐菜例

白果炒鹌鹑

原料： 鹌鹑150克，青椒、红椒各80克，白果50克，蘑菇10克，姜末、葱段各8克，水淀粉5毫升，盐、油、香油各适量

做法：

❶ 将鹌鹑取肉，洗净后切丁，下入少许盐、水淀粉腌渍；青椒、红椒、蘑菇洗净后切丁；白果取肉蒸熟。

❷ 锅内放入油，加姜末、葱段爆香，放入所有食材炒熟，放盐调味。

❸ 以剩余水淀粉勾芡，淋入香油即成。

专家点评

本菜品适合营养不良、体虚乏力者和哮喘、遗精、淋病、小便频数等患者食用。

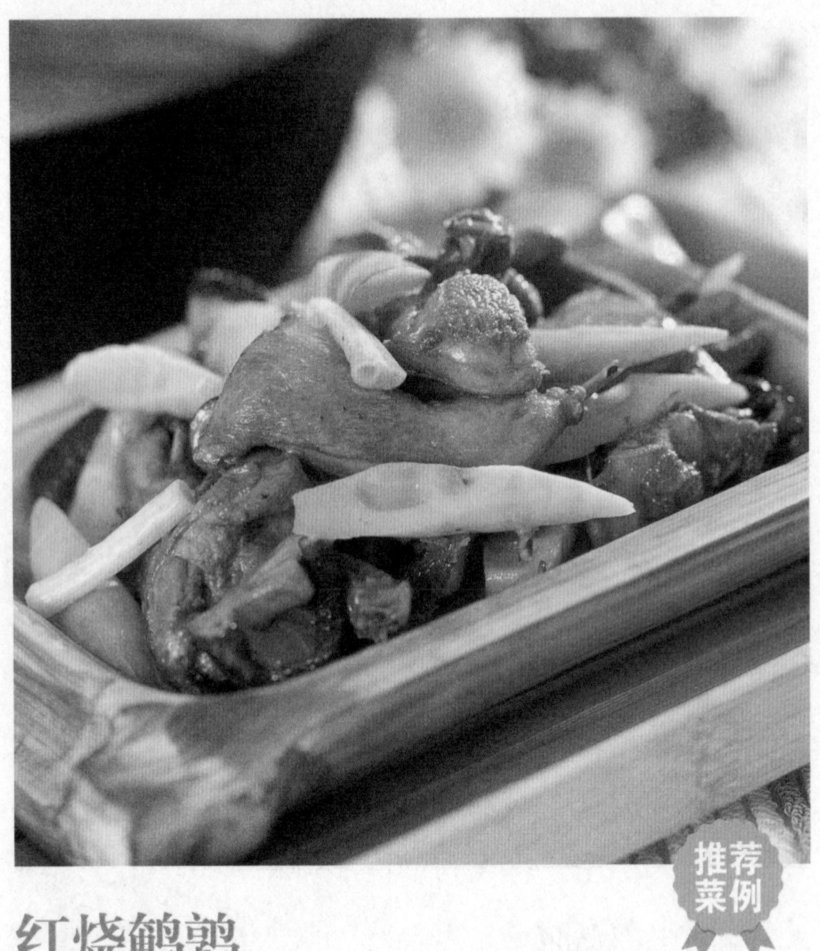

推荐菜例

红烧鹌鹑

原料：净鹌鹑2只，香菇50克，罗汉笋8片，盐、白糖、酱油、香油、油、米酒、葱花、姜片各适量

做法：

❶将鹌鹑洗净，切块；罗汉笋洗净，切条；香菇洗净，切片。

❷将油锅烧热，鹌鹑入油锅炸变色，加入米酒、葱花、姜片、酱油、盐、水焖烧，再放入香菇、罗汉笋、白糖烧入味。

❸最后淋上香油即可。

专家点评

本菜品适合高血压、肥胖、肾炎水肿、泻痢、神经衰弱等患者食用。

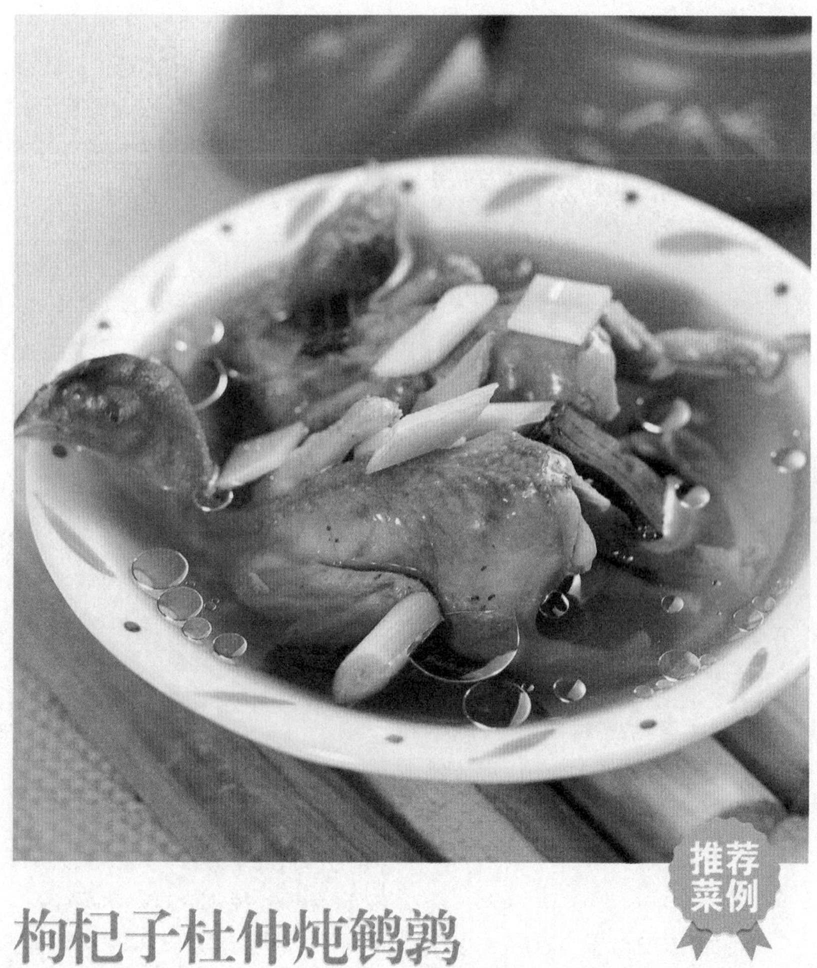

推荐菜例

枸杞子杜仲炖鹌鹑

原料：鹌鹑2只，枸杞子20克，杜仲10克，姜5克，葱、盐、料酒各适量

做法：

❶ 将鹌鹑处理干净；枸杞子、杜仲浸透洗净；姜洗净切片；葱洗净切段。

❷ 锅内加入水，烧沸，放入料酒、姜片、鹌鹑煮开，捞起待用。

❸ 将鹌鹑、枸杞子、杜仲、姜片一起放入干净的炖盅内，加入清水炖2个小时，调入盐，撒入葱段即成。

专家点评

本菜品适合腰脊酸疼、足膝痿弱的男性食用。

鸽肉

Ge Rou

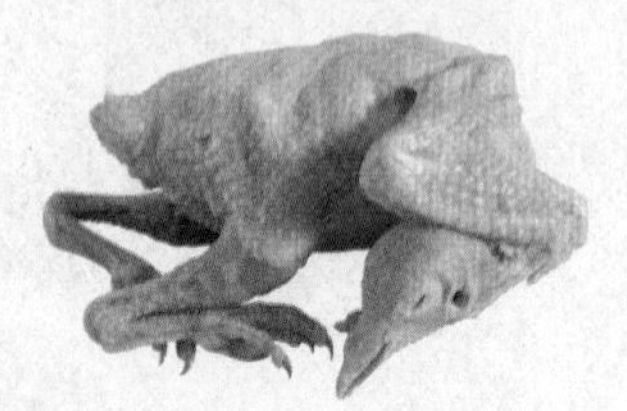

别名：家鸽肉　性味归经：性平，味咸；归肝、肾经

适用量：每次1只　热量：841千焦/100克

养生关键词

补益肾气，增强性功能

鸽肉的蛋白质含量颇为丰富，而脂肪含量极低，它的消化吸收率高达95%以上。此外，鸽肉还含有维生素A、B族维生素、维生素E以及造血用的微量元素等，具有补肾、益气、养血美容等功效。

食疗功效

鸽肉对男性性欲减退、阳痿、早泄、腰膝酸软等症均有食疗作用；鸽肉对贫血头晕、体虚乏力等症状以及心脑血管方面的疾病也有一定的辅助疗效。

选购保存

好的鸽肉无鸽痘，皮肤无充血痕迹，肌肉有弹性，表皮和肌肉切面有光泽，无异味。鸽肉较容易变质，购买后要马上放进冰箱里。

♥ 应用指南

1. 辅助治疗久病体虚、头晕目花：鸽子1只（去毛和内脏），黄芪30克，党参30克，枸杞子15克，何首乌15克。将以上食材入锅炖汤，盐适量，饮汤吃肉即可。

2. 辅助治疗老人体虚、腰膝酸软：鸽子1只（去毛和内脏），黄精30克，枸杞子25克，盐适量。将鸽子肉、黄精、枸杞子隔水蒸熟，蒸至肉熟烂，去药渣，加盐调味后饮汤吃肉即可。

3. 辅助治疗肾虚阳痿早泄、遗精：白鸽肉80克，巴戟天10克，山药10克，枸杞子10克，盐适量。将食材共入锅炖汤，至肉熟烂后加盐调味，喝汤食肉。

4. 抗炎，解热，增强免疫力，辅助治疗体虚多病：鸽子1只（去毛和内脏），枸杞子10克，金银花、猪肉、香菇、笋干、盐各适量。将以上食材共入锅，加水，小火慢炖，炖至肉熟烂，去药渣，入盐调味后饮汤吃肉即可。

相宜搭配

宜	鸽肉 + 鳖肉 滋肾、益气、散结	鸽肉 + 银耳 滋补强身

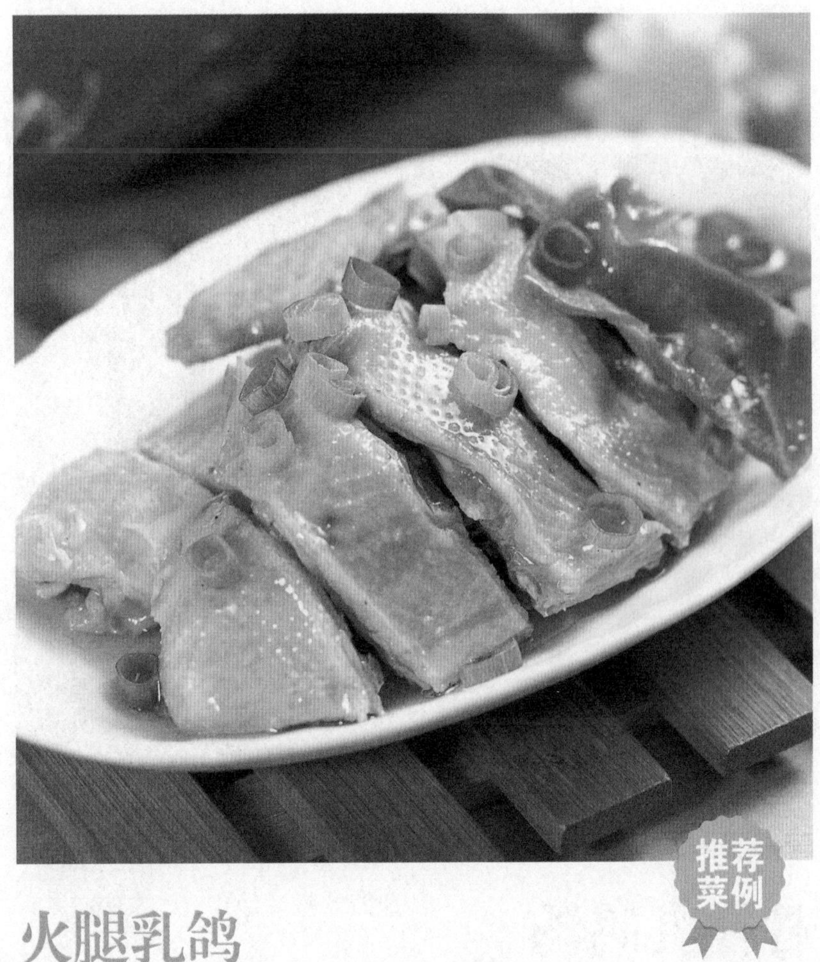

推荐菜例

火腿乳鸽

原料：乳鸽2只，火腿100克，清汤100毫升，料酒、盐、味精、葱末、姜末各适量

做法：

1. 将乳鸽处理干净，汆水后捞出备用。
2. 将乳鸽放入盘内，加入葱末、姜末、料酒、盐、味精，上屉蒸至七成熟取出，去骨头后切块；鸽肉放在汤碗内的一边，另一边放熟火腿片；清汤倒入盛鸽肉的汤碗内将乳鸽蒸熟即可。

专家点评

本菜品适合不育、精子活力减退、睾丸萎缩、阴囊湿疹瘙痒的男性患者食用。

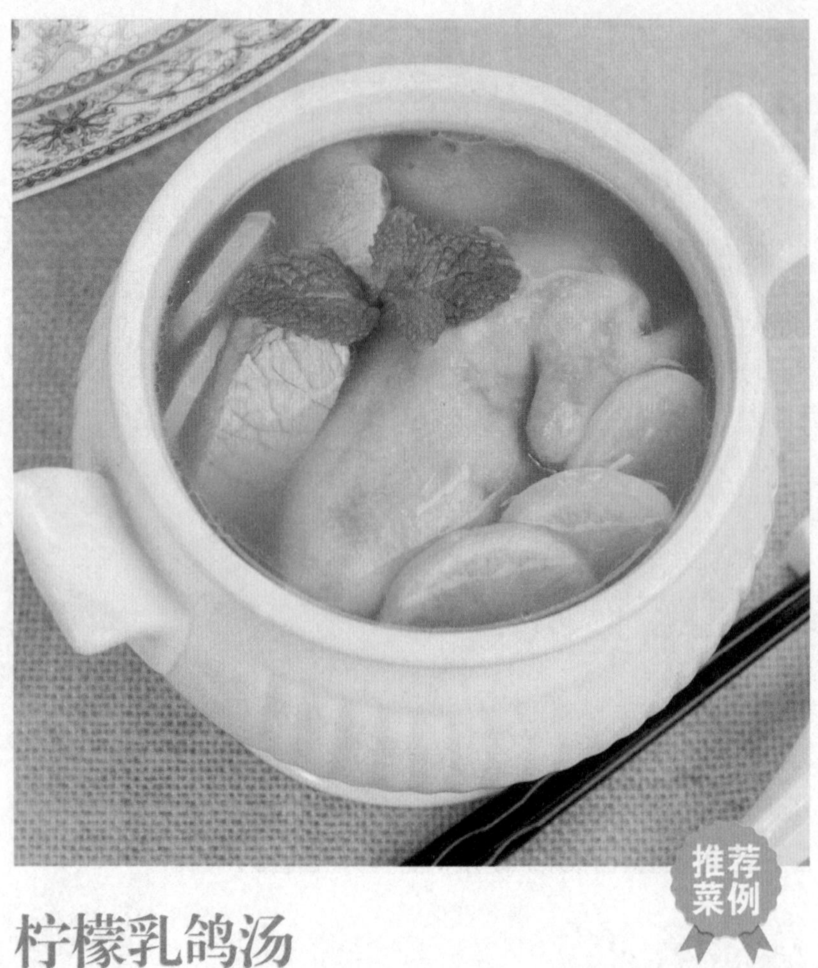

推荐菜例

柠檬乳鸽汤

原料：乳鸽1只，猪瘦肉150克，柠檬、党参各适量，盐2克，姜片、罗勒叶各适量

做法：

❶将乳鸽处理干净，汆水；猪瘦肉洗净，切块后汆水；柠檬洗净后切片；党参、罗勒叶洗净备用。

❷将乳鸽、猪瘦肉、姜片、党参入炖盅，注水后大火烧沸，放入柠檬片，改小火煲2个小时。

❸加盐调味，放上罗勒叶即可。

专家点评

本菜品适合脾肺虚弱、气短心悸、食少便溏、虚喘咳嗽、内热消渴的男性食用。

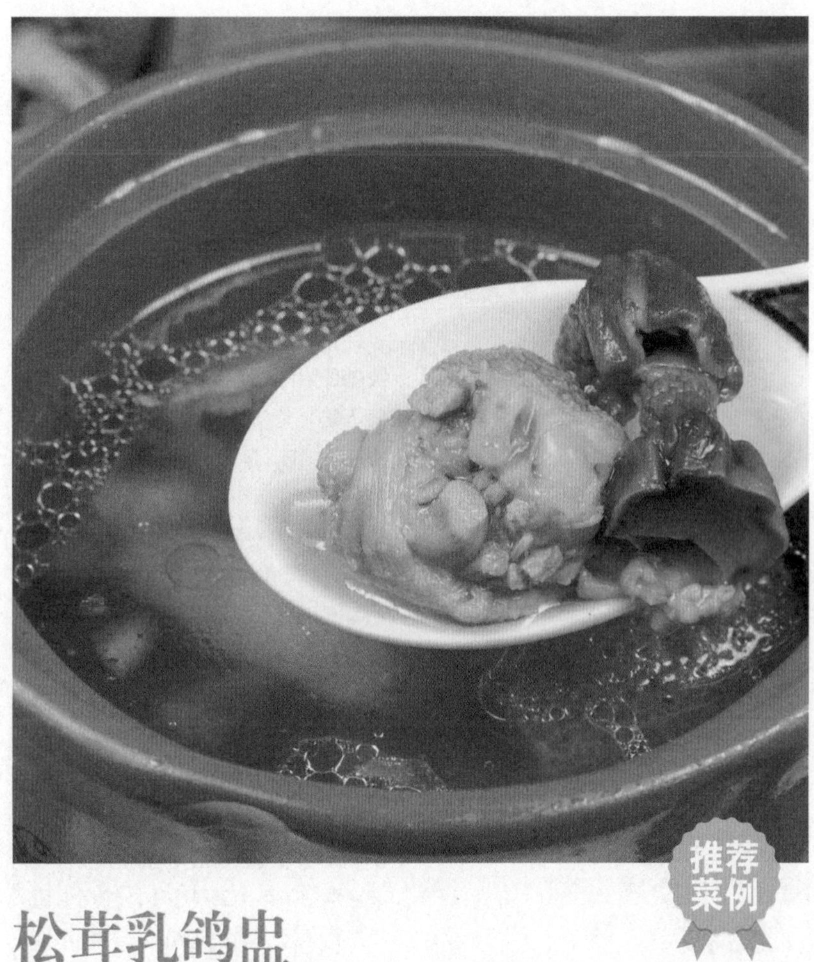

推荐菜例

松茸乳鸽盅

原料：乳鸽 500 克，松茸、盐各适量

做法：

❶ 将松茸洗净后泡发；乳鸽处理干净，去尾部硬结。

❷ 锅中倒入冷水，加入洗净的乳鸽，大火将水烧沸，等乳鸽释放出血水后，将乳鸽捞出。

❸ 在砂煲中加入热水，放入去过血水的乳鸽，再放入松茸炖煮 1 个小时，加入盐拌匀即可。

专家点评

本菜品适合体虚、头晕、毛发稀疏脱落、头发早白的男性食用。

乌鸡
Wu Ji

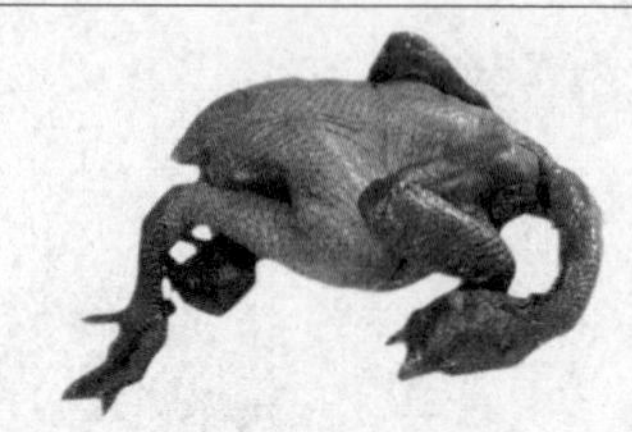

别名：黑脚鸡、乌骨鸡、药鸡　性味归经：性平，味甘；归肝、肾经

适用量：每次 100 ~ 150 克　热量：464 千焦 /100 克

养生关键词

滋阴补肾，退热补虚

《本草纲目》记载："乌鸡补虚劳羸弱，治消渴，中恶，益产妇，治女人崩中带下虚损诸病，大人小儿下痢噤口。"乌鸡中氨基酸、矿物质、维生素含量很高，而胆固醇和脂肪的含量很少。

食疗功效

乌鸡具有滋阴补肾、养血益精、益肝退热、补虚的功效，能调节人体免疫力、抗衰老。乌鸡体内的黑色物质含铁、铜元素较高，对病后贫血者具有补血、促进康复的食疗作用。

选购保存

新鲜的乌鸡鸡嘴干燥，富有光泽，口腔黏液呈灰白色，没有异味；皮肤毛孔隆起，表面干燥而紧缩；肉结实，富有弹性。保存乌鸡的方法有很多，一般采用低温保存。

♥ 应用指南

1. 辅助治疗气虚乏力、食少便溏、中气下陷：乌鸡 1 只，黄芪 30 克，枸杞子 15 克，冬瓜、盐各适量。将冬瓜去皮，洗净切块；乌鸡处理干净，斩块，入沸水中汆去血水，入炖锅，加水、黄芪、枸杞子、冬瓜块一起煲汤，加盐调味后食用。
2. 辅助治疗脸色萎黄、体弱：乌鸡 1 只，赤小豆 200 克，黄精 50 克，陈皮 5 克，盐适量。将所有食材洗净，一起放入已经煲滚的水中，继续用中火煲 2 个小时左右，加盐调味即可。
3. 辅助治疗脾虚滑泄：乌骨母鸡 1 只，肉豆蔻 30 克，草果 2 枚。将乌骨母鸡处置干净；肉豆蔻和草果在锅中炒香放入鸡腹内，煮熟，空腹食用。
4. 辅助治疗神经衰弱症：乌鸡 1 只，天麻 20 克，盐适量。天麻浸泡沥干；乌鸡洗净，与天麻同入锅，大火烧沸，转小火慢炖，至肉熟烂加盐调味。

相宜搭配

宜	乌鸡 + 三七 增强免疫力	乌鸡 + 大米 养阴、祛热、补中

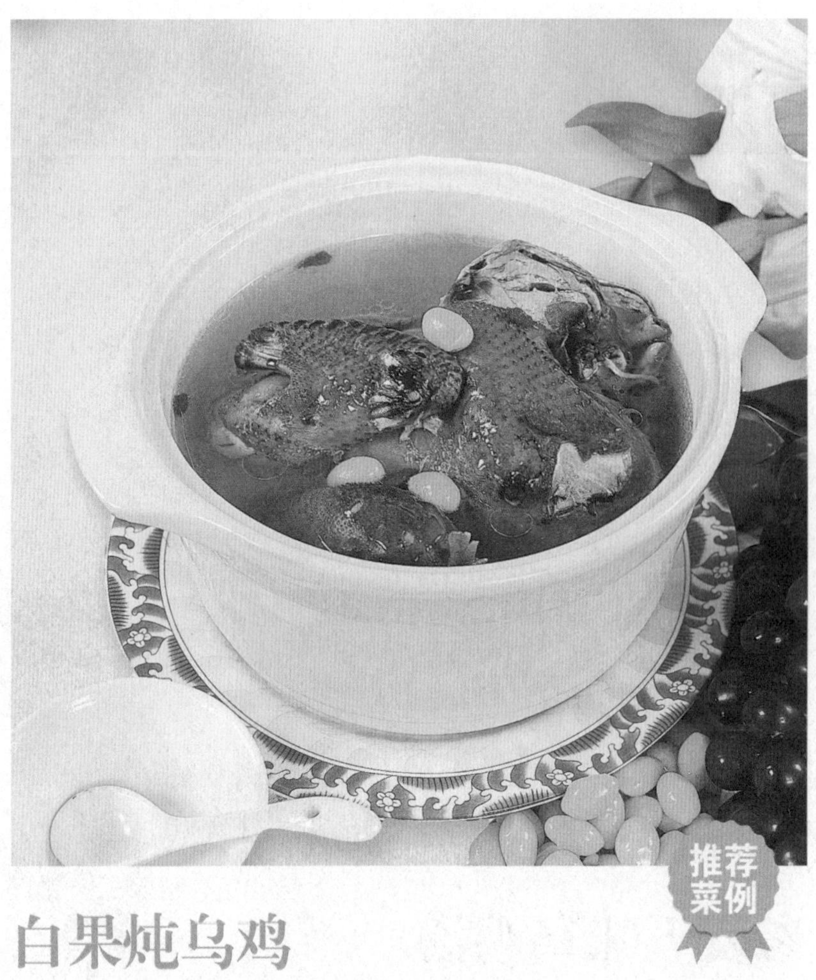

推荐菜例

白果炖乌鸡

原料：乌鸡肉300克，白果10克，枸杞子5克，姜2克，盐适量

做法：

❶将乌鸡肉洗净后切块；白果和枸杞子分别洗净，沥干备用；姜洗净，去皮后切片。

❷将乌鸡块、白果、枸杞子和姜片放入锅中，倒入适量水，加盐拌匀。

❸用大火煮开，转小火炖约30分钟即可出锅。

专家点评

本菜品适合虚劳瘦弱、营养不良、遗精、淋病、小便频数的男性食用。

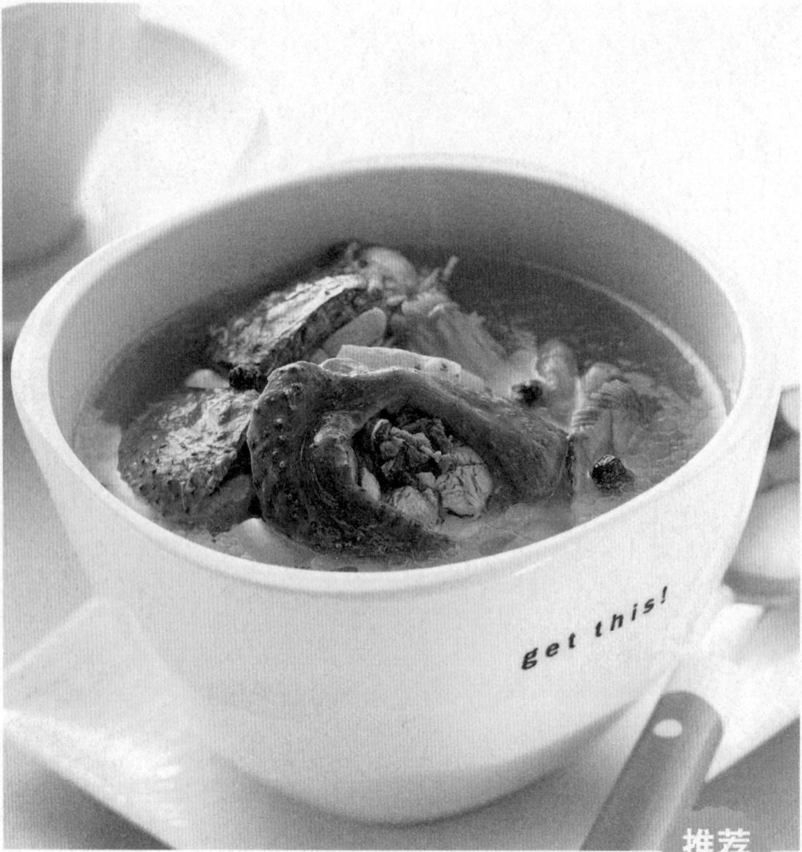

推荐菜例

参麦五味乌鸡汤

原料：乌鸡腿 100 克，麦门冬 25 克，人参片 15 克，五味子 10 克，盐适量

做法：

❶ 将鸡腿剁块，放入沸水中汆烫，捞起洗净。

❷ 将鸡腿和人参片、麦门冬、五味子放入锅中，加水适量，大火煮开转小火续炖 30 分钟；起锅前加盐调味即成。

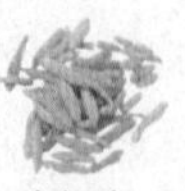
麦门冬

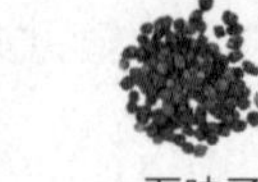
五味子

专家点评

本菜品适合肢冷脉微、脾虚食少、肺虚喘咳、内热消渴、久病虚羸、惊悸失眠、阳痿宫冷、心力衰竭等患者食用。

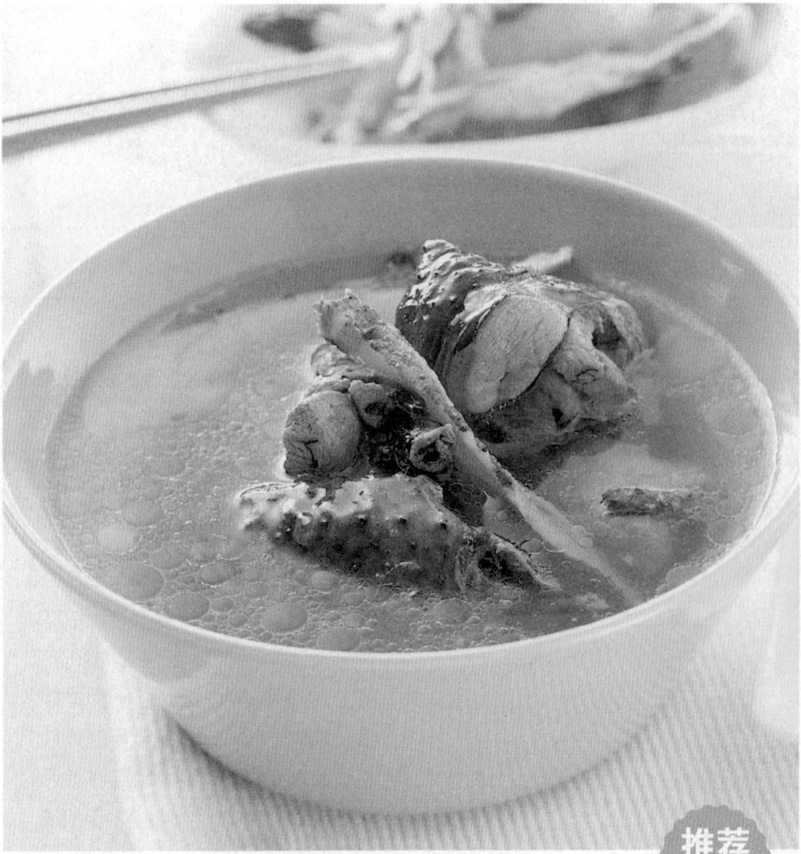

推荐菜例

黄芪乌鸡汤

原料： 乌鸡腿1只，黄芪25克，当归20克，盐适量

做法：

❶ 鸡腿剁块，入沸水汆烫，捞出洗净。

❷ 将鸡腿和当归、黄芪一起放入锅中，加适量水，以大火煮开，转小火续炖25分钟。

❸ 加盐调味即成。

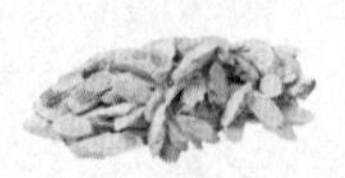
黄芪

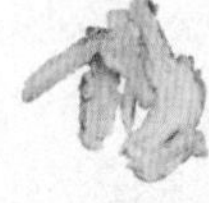
当归

专家点评

本菜品适合慢性衰弱者，尤其适合中气虚弱的男性和表虚自汗者、糖尿病患者食用。

甲鱼
Jia Yu

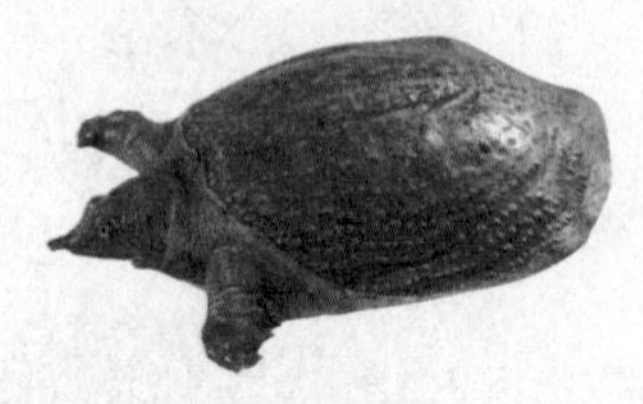

别名：鳖、团鱼、水鱼、王八　性味归经：性平、味甘；归肝经

适用量：每次 100 克　热量：493 千焦 /100 克

养生关键词

益气补虚，滋阴壮阳

甲鱼富含蛋白质、碳水化合物、脂肪、无机盐、维生素 A、维生素 B_1、维生素 B_2、维生素 B_3、钙、铁等多种营养成分，具有益气补虚、滋阴壮阳等功效，是不可多得的滋补物，尤其以 500 多克重的母甲鱼为佳。

食疗功效

甲鱼具有滋阴壮阳、补虚强身、益肾健体、净血散结的功效，对降低血胆固醇、高血压、冠心病具有一定的辅助疗效。此外，甲鱼肉及其提取物还能提高人体的免疫功能，对预防和抑制胃癌、肝癌、急性淋巴性白血病和防治因放疗、化疗引起的贫血、虚弱、白细胞减少等症功效显著。还可用于肝肾阴虚、劳热骨蒸或虚劳咳嗽、冲任虚损、崩漏失血、久疟不止等症。

选购保存

好的甲鱼动作敏捷，腹部有光泽，肌肉肥厚，裙边厚而向上翘，体外无伤病痕迹；把甲鱼翻转，其头和腿活动灵活，很快能翻回来。

♥应用指南

1. 辅助治疗肺肾阴虚、骨蒸潮热、手足心热、盗汗、咳嗽、咽干：甲鱼 1 只，知母 15 克，贝母 15 克，银柴胡 15 克，杏仁 10 克，盐适量。以上食材共入锅，加水适量，同煎煮至甲鱼肉熟，加盐调味，食肉饮汤。另可将上述四味药焙研为末，以甲鱼的骨、甲煎汤，取汁合丸服。

2. 辅助治疗癫痫：甲鱼 1 只，油、盐各适量。将甲鱼处理干净，煮熟去壳，再入锅，加油、盐炖烂，连汤带肉 1 次食用完。在癫痫未发作前服食，每日 1 次，连服 7 天。

相宜搭配

宜	甲鱼 + 白鸽肉 滋肾益气、润肤养颜	甲鱼 + 川贝 滋阴润肺

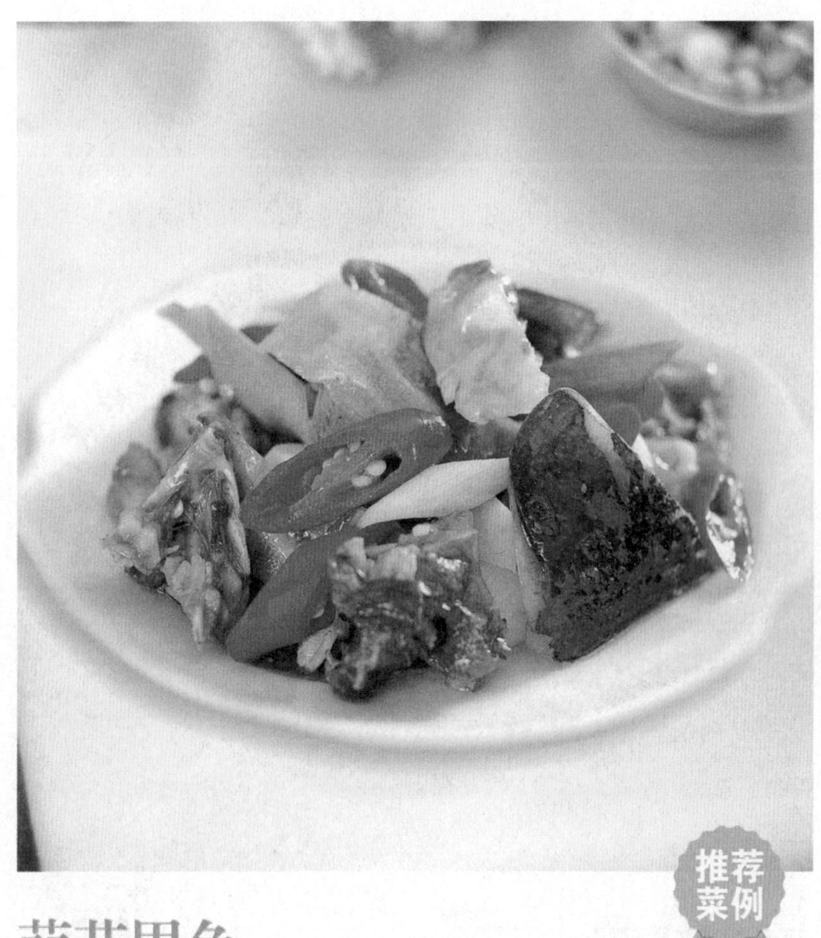

推荐菜例

蒜苗甲鱼

原料： 甲鱼肉350克，红椒片35克，蒜苗30克，大蒜片、大豆酱、醋、白糖、料酒、淀粉、油、香油各适量

做法：

① 将蒜苗洗净，切段后备用。

② 将甲鱼肉处理干净，切块后汆水。

③ 将锅中油烧热，放入大蒜片、蒜苗爆香，下入大豆酱略炒，再下入甲鱼、红椒片、醋、白糖、料酒炒熟，以淀粉勾芡后淋入香油即可。

专家点评

本菜品适合高血压、冠心病、腹泻、疟疾、痨热等患者食用。

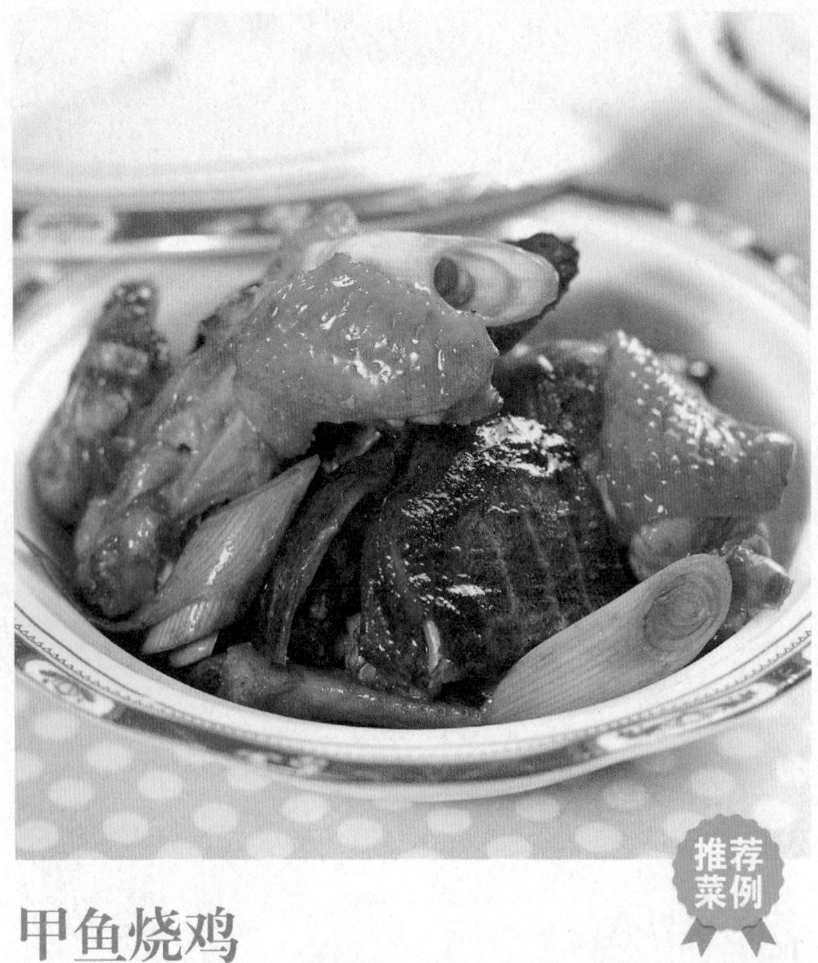

推荐菜例

甲鱼烧鸡

原料： 甲鱼1只，母鸡1只，葱段8克，姜片5克，胡椒粉、盐、料酒、水淀粉、香油、油、糖各适量

做法：

❶ 将甲鱼处理干净，切块；母鸡处理干净，切块；两者入沸水煮至八成熟。

❷ 将甲鱼块、鸡块过油后捞出。

❸ 锅内放油，烧热，姜片、葱段炝锅，放入鸡块煸炒，加入胡椒粉、盐、料酒、糖炒匀，下入甲鱼烧熟，用水淀粉勾芡后淋入香油即可。

专家点评

本菜品适合虚劳瘦弱、气血不足者食用。

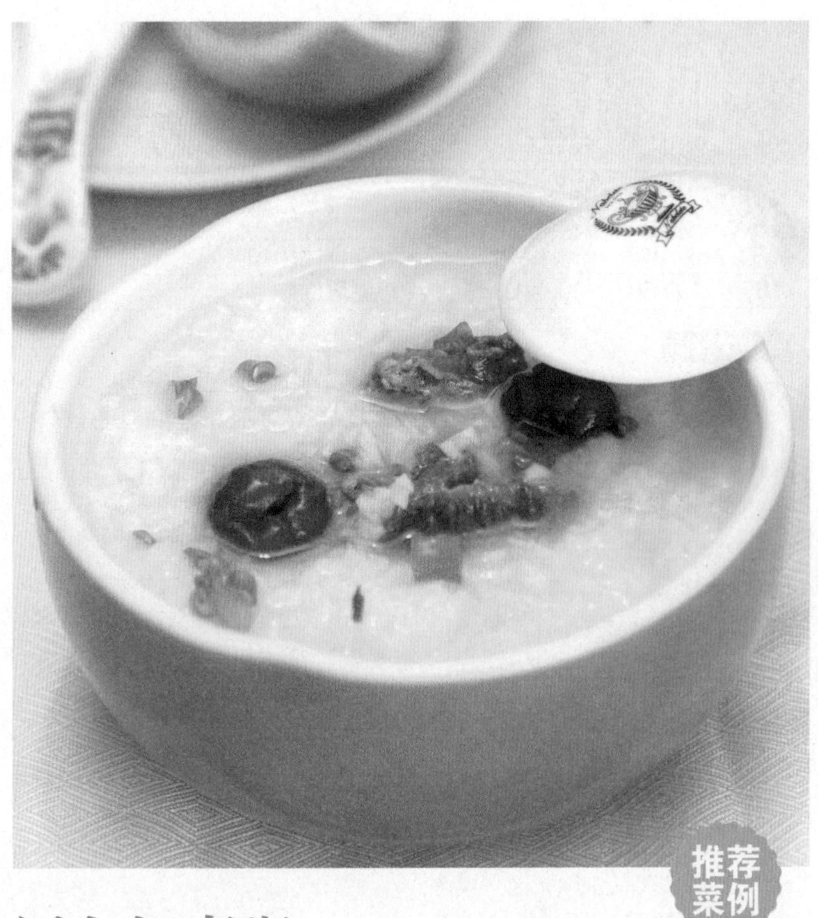

推荐菜例

甲鱼红枣粥

原料： 大米100克，甲鱼肉30克，红枣10克，鲜汤100毫升，盐、鸡精各2克，料酒、葱花、姜末、胡椒粉、油各适量

做法：

1 将大米洗净；甲鱼肉处理干净，剁块；红枣洗净备用。

2 将油锅烧热，放入甲鱼肉翻炒，加料酒、盐炒熟。

3 另起锅加水，倒入鲜汤、大米煮至五成熟；放入甲鱼肉、红枣、姜末煮熟，加盐、鸡精、胡椒粉调匀，撒上葱花即可。

专家点评

本菜品适合胃虚食少、气血不足者食用。

鳝鱼
Shan Yu

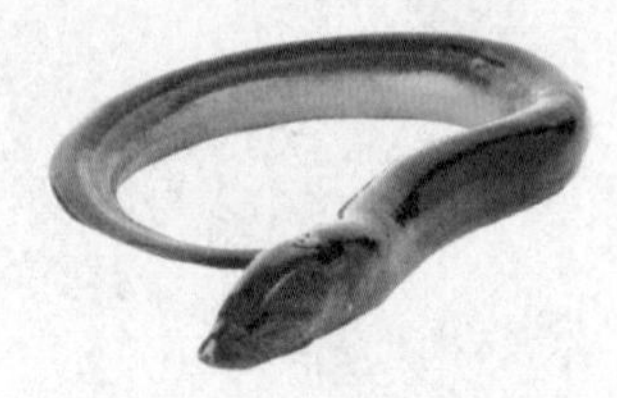

别名：黄鳝、长鱼、无鳞公　性味归经：性温，味甘；归肝、脾、肾经

适用量：每次 50 ~ 100 克　热量：372 千焦 /100 克

养生关键词

补气养血，温阳健脾

鳝鱼含有蛋白质、钙、磷、铁、维生素 B_1、维生素 B_2、维生素 B_3 及少量脂肪，具有补气养血、温阳健脾的功效。鳝鱼还含有降低血糖和调节血糖的“鳝鱼素”，而且其所含的脂肪极少，是糖尿病患者的理想食物。

食疗功效

鳝鱼具有补气养血、祛风湿、强筋骨、壮阳、解毒的功效，可治疗肾虚阳痿、风湿骨痛、血虚、痔疮、便血等症，对降低血液中胆固醇的浓度，预防因动脉硬化而引起的心血管疾病有显著的食疗作用，还可用于辅助治疗面部神经麻痹、中耳炎等病症。

选购保存

挑选鳝鱼时，以表皮柔软、颜色灰黄、肉质细腻、闻起没有臭味者为佳。鳝鱼最好是在宰后即刻烹煮食用。

♥ 应用指南

1. 辅助治疗风湿关节病：鳝鱼 150 克，冬瓜 100 克，盐适量。将鳝鱼处理干净备用；冬瓜去皮和瓤，与鳝鱼一起入锅炖汤，肉熟烂后加盐调味即可。
2. 能强筋骨，辅助治疗腰酸背痛、骨质疏松：牛蹄筋 150 克，鳝鱼 100 克，油、盐各适量。将牛蹄筋、鳝鱼处置干净，入锅炖汤，肉熟烂后入油、盐调味。
3. 辅助治疗气血不足而致的面色苍白、神疲乏力、少气懒言、久病体虚：鳝鱼 500 克，当归 15 克，党参 15 克，黄酒、葱、姜、大蒜、盐各适量。将鳝鱼宰杀后去头、骨、内脏，洗净切丝备用；党参、当归装入纱布袋中扎紧袋口；鳝鱼及纱布袋放入锅中加入适量水，大火煮沸，打去浮沫，用小火煮1个小时，捞去纱布袋，加入黄酒、葱、姜、大蒜再煎沸 15 分钟，加入盐即可。每日两次，佐餐，食鳝鱼喝汤。

相宜搭配		
宜	**鳝鱼 + 豆腐** 加倍吸收钙	**鳝鱼 + 青椒** 降血糖

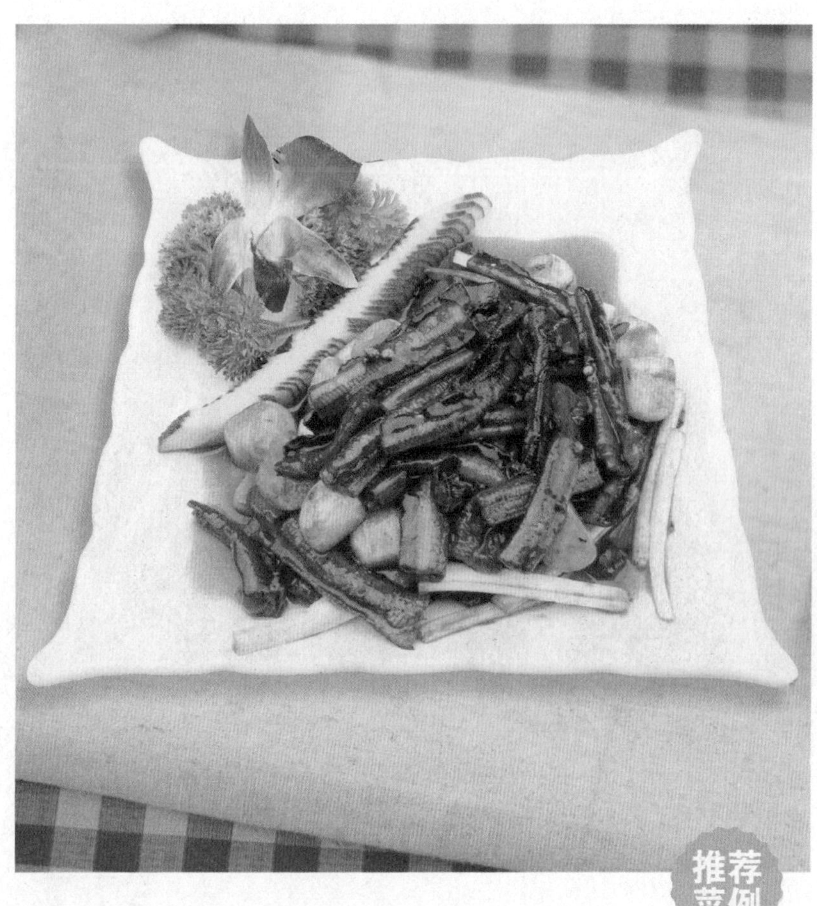

推荐菜例

啤酒大蒜烧鳝鱼

原料： 鳝鱼 300 克，大蒜 100 克，啤酒 50 毫升，葱段 10 克，干辣椒段、胡椒粉、酱油、油、黄瓜、白糖、味精、盐各适量

做法：

❶ 将鳝鱼处理干净，切段；大蒜洗净，对半切；黄瓜洗净，切成蓑衣刀备用。

❷ 锅中放入油，烧热，放入大蒜、葱段、干辣椒段翻炒，下入鳝鱼，加酱油、白糖、啤酒烧沸，放入胡椒粉、盐、味精炖 20 分钟，饰以黄瓜即可。

专家点评

本菜品适合身体虚弱、气血不足、风湿痹痛、四肢酸痛的男性食用。

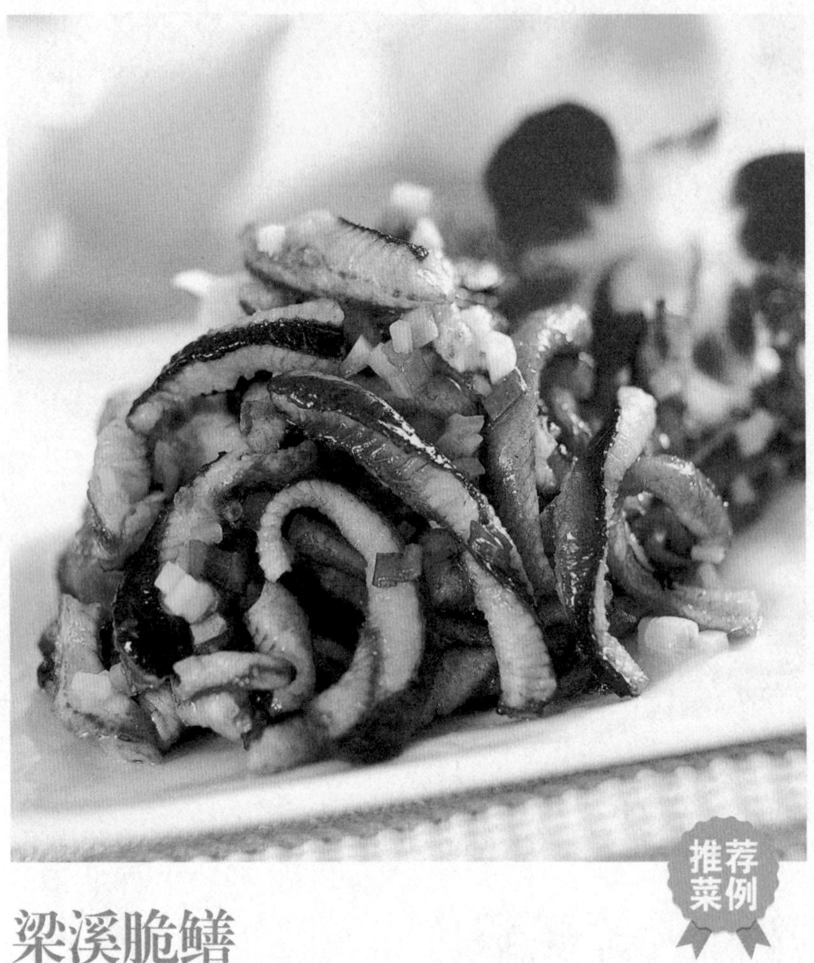

推荐菜例

梁溪脆鳝

原料：鳝鱼 450 克，白糖 100 克，黄酒 60 毫升，酱油 40 毫升，香油 25 毫升，盐、葱末、油、姜末各适量

做法：

❶ 将鳝鱼处理干净，切成条备用。

❷ 将锅烧热，放入油；鳝鱼逐条放入以防粘连，炸 3 分钟捞出；锅中留油烧热，加葱末和姜末煸香，加黄酒、酱油、白糖、盐烧成卤汁，加鳝鱼肉，反复颠炒几次，浇上香油即可。

专家点评

本菜品适合风湿痹痛、手足麻木的男性食用。

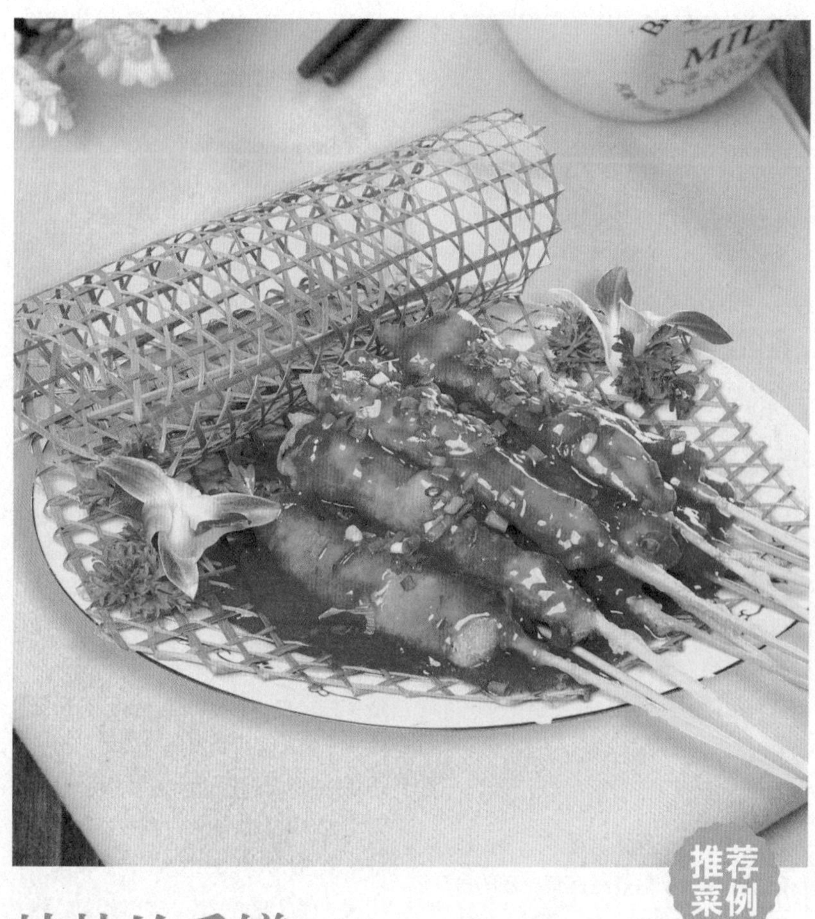

推荐菜例

桂林竹香鳝

原料：鳝鱼 500 克，面粉 100 克，蛋液 70 毫升，盐、红油、番茄酱、葱花、油各适量

做法：

❶ 将鳝鱼收拾干净，切长段，用面粉、盐、蛋液裹匀，用竹签串起，入油锅炸熟，放入盘中。

❷ 将锅中加入油，烧热，下入红油、番茄酱、盐炒香，淋在炸好的鳝鱼上。

❸ 最后撒上葱花即可。

专家点评

本菜品适合身体虚弱、气血不足、风湿痹痛、四肢酸痛的男性食用。

鳗鱼
Man Yu

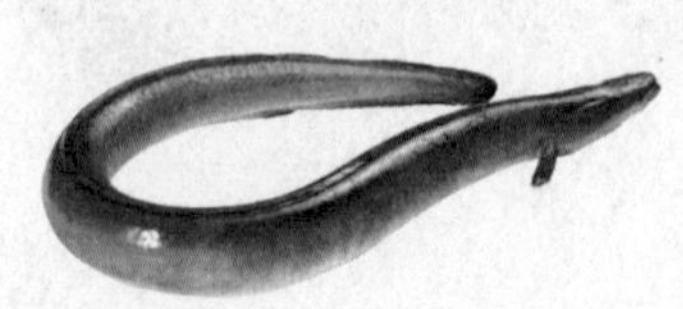

别名：青鳝、鳗鲡、白鳝　性味归经：性平、味甘；归脾、肾经

适用量：每次 100 ~ 150 克　热量：757 千焦 /100 克

养生关键词

补虚壮阳，祛湿壮骨

鳗鱼具有补虚壮阳、祛风湿、强筋骨、调节血糖的功效，其富含维生素 A 和维生素 E，含量分别是普通鱼类的 60 倍和 9 倍。其中维生素 A 的含量是牛肉的 100 倍、猪肉的 300 倍以上。丰富的维生素 A 和维生素 E 对预防视力退化、保护肝脏、恢复精力有益。

食疗功效

鳗鱼对结核发热、赤白带下、性功能减退、糖尿病、虚劳阳痿、风湿痹痛、筋骨软弱等病症有一定的食疗作用。鳗鱼还是久病、虚弱、贫血、肺结核等患者的良好营养物。鳗鱼体内含有一种很稀有的西河洛克蛋白，具有良好的强精壮肾的功效，是年轻夫妇、中老年人的保健食物。

选购保存

鳗鱼应挑选表皮柔软、肉质细嫩、无异臭味的，每千克大约四五尾，外观略带蓝色，没有伤痕。鳗鱼在冷藏状态下一般可保存 7 天左右。

♥ 应用指南

辅助治疗肾虚阳痿、风湿疼痛：鳗鱼 1 条，淀粉 10 克，葱 50 克，酱油 30 毫升，米酒 10 毫升，醋 5 毫升，糖 3 克，油、胡椒粉各适量。将鳗鱼洗净，放入温水中略烫一下，捞出，切除头、尾，剖开鱼肚，去大骨后对切，再切成小块，放入碗中，加少许米酒、淀粉腌 20 分钟；葱洗净，切段备用。将锅中倒入油，烧热，放入鳗鱼，煎至两面金黄，盛起。锅中余油加热，爆香葱段，放入煎好的鳗鱼，加入剩余米酒、酱油和适量水，大火烧沸后，改小火烧至鳗鱼入味时，再转大火烧至汤汁收干，加入醋、糖及胡椒粉拌匀即可食用。

相宜搭配

宜	鳗鱼 + 山药 辅助治疗虚劳体弱	鳗鱼 + 豆腐 增加蛋白质的吸收

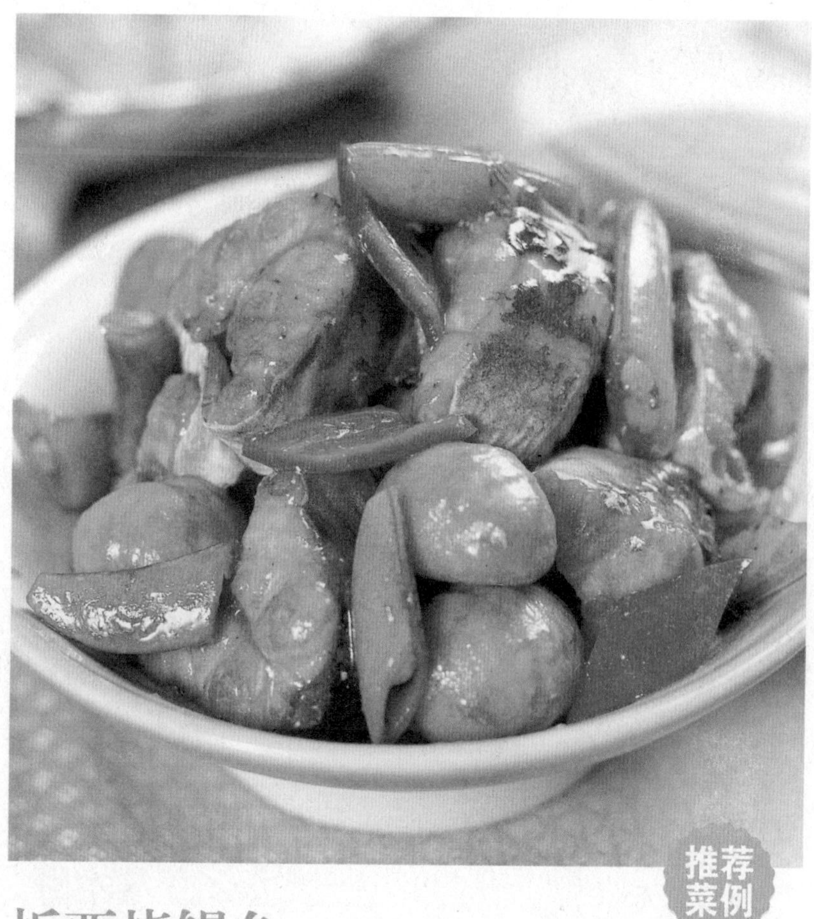

推荐菜例

板栗烧鳗鱼

原料：鳗鱼400克，板栗200克，豌豆荚50克，红椒片20克，葱15克，姜10克，盐2克，酱油、油各适量

做法：

❶ 将葱洗净后切段；姜洗净后切片；豌豆荚洗净，切段后焯水；鳗鱼处理干净，入油锅炸至金黄；板栗去壳蒸熟。

❷ 将油入锅，烧热，放入葱、姜、红椒片爆香，淋入酱油，放入鳗鱼及板栗，再放入豌豆荚炒熟，入盐调味即可。

专家点评

本菜品适合咳喘、肾虚、腿脚无力者食用。

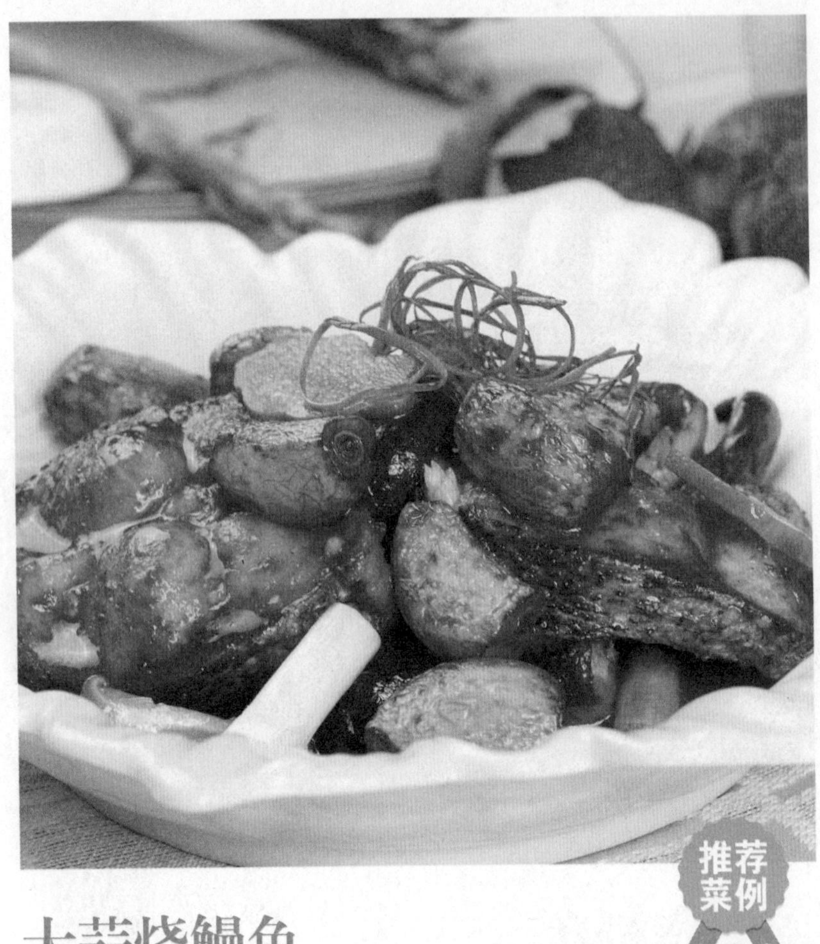

推荐菜例

大蒜烧鳗鱼

原料：鳗鱼500克，大蒜100克，香菇90克，海带丝4克，盐、白糖、料酒、油、葱花、姜片、鸡精、蚝油、酱油各适量

做法：

❶将鳗鱼洗净切段，加盐、料酒腌渍；大蒜去皮洗净；香菇洗净泡发；海带丝洗净。

❷将油入锅，烧热；鳗鱼段稍炸。

❸起油锅，爆香葱花和姜片，加白糖、鸡精、蚝油、酱油调味，下入香菇、大蒜与鳗鱼炒匀，倒入砂锅中，放入海带丝，用小火烧熟。

专家点评

本菜品适合胃酸少及胃酸缺乏的男性食用。

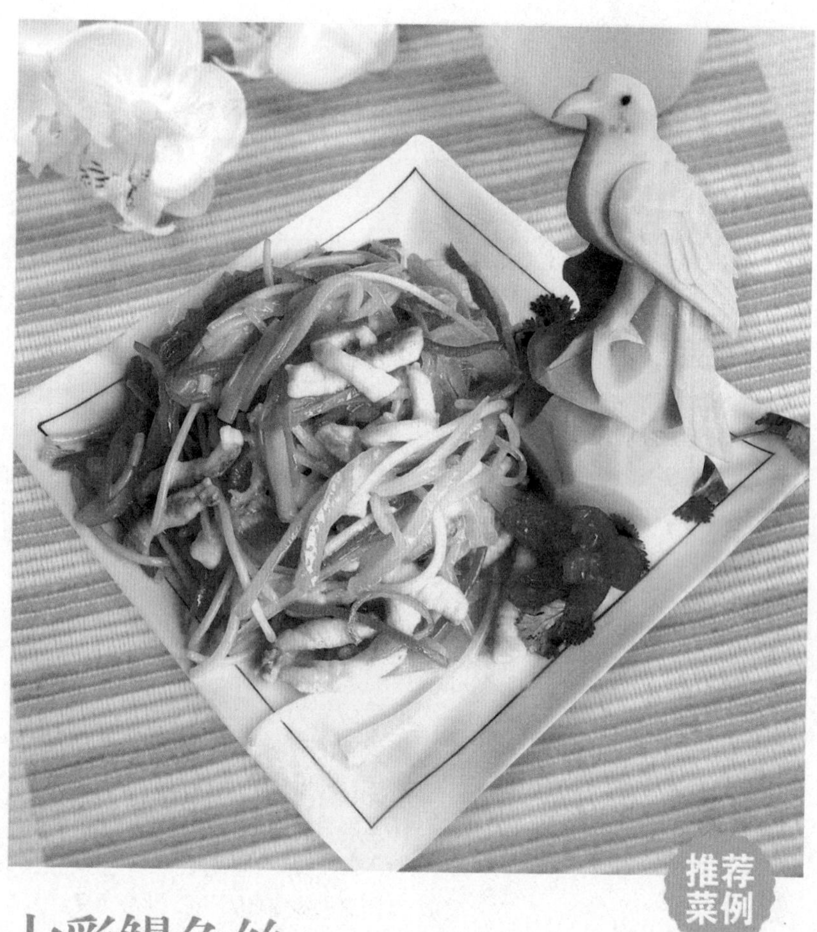

推荐菜例

七彩鳗鱼丝

原料：鳗鱼 200 克，莴笋、青椒、红椒、绿豆芽各 50 克，盐、味精各 2 克，料酒、香油、食用油各适量

做法：

❶ 将莴笋、青椒、红椒洗净后切丝；绿豆芽择洗干净；鳗鱼处理干净，切丝，用料酒腌渍去腥。

❷ 将油锅烧热，倒入鳗鱼丝炒至七成熟，再倒入莴笋丝、绿豆芽、青椒丝、红椒丝，加盐、香油炒熟后加味精即可。

专家点评

本菜品适合久病体虚、虚劳阳痿的男性食用。

泥鳅

Ni Qiu

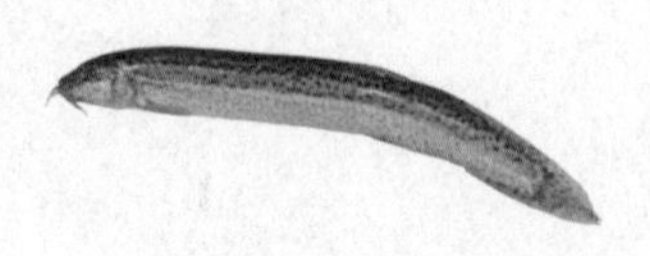

别名：鳅鱼、黄鳅、蝤　性味归经：性平，味甘；归脾、肝、肾经

适用量：每次 100 ~ 150 克　热量：402 千焦 /100 克

养生关键词

补中益气，强精补血

泥鳅所含脂肪量较低，胆固醇更少，属于高蛋白低脂肪食物，具有补中益气、补血强精、补虚壮阳的功效。它还含一种类似二十二碳六烯酸的不饱和脂肪酸，有利于人体抗血管衰老，对老年人及心血管疾病患者有益。

食疗功效

泥鳅具有暖脾胃、祛湿、壮阳、止虚汗、补血养身、益气强身的功效，是治疗急慢性肝病、阳痿、痔疮等症的辅助佳品。

选购保存

选择鲜活、无异味的泥鳅。储存时把买回的活泥鳅用清水漂洗一下，捞起放进一个不漏气的塑料袋里（袋内先装一点水），将袋口用橡皮筋或细绳扎紧，放进冰箱的冷冻室里冷冻，长时间在冷水里（注意不能用热水）存放。烹制时，取出泥鳅，放进一盆干净的水中，待冰块融化后再行制作泥鳅，味道依旧鲜香味美。

♥ 应用指南

1. 能补虚养身，补肾，辅助治疗肾虚阳痿、遗精等症：泥鳅 250 克，青椒 40 克，葱 5 克，姜、油、盐、料酒、酱油、醋、白糖各适量。将泥鳅去泥洗净；葱切段，姜切片；青椒去蒂洗净，切成粒；炒锅注油烧热，下入葱段、姜片爆香，放入泥鳅煎至两面变色，加入料酒、酱油、醋、白糖、水、盐烧沸；小火煮至肉熟烂，汤浓时撒入青椒粒炒匀即可。

2. 辅助治疗阳痿不举：泥鳅 5 条，河虾 30 克，米酒 100 毫升。将泥鳅、河虾处理干净，加米酒及适量水共煮，临睡前食用，连服半个月。

3. 辅助治疗痔疮下坠：泥鳅 6 条，醋适量。将泥鳅用醋煮熟服用。

相宜搭配		
宜	泥鳅 + 豆腐 增强免疫力	泥鳅 + 木耳 补气养血

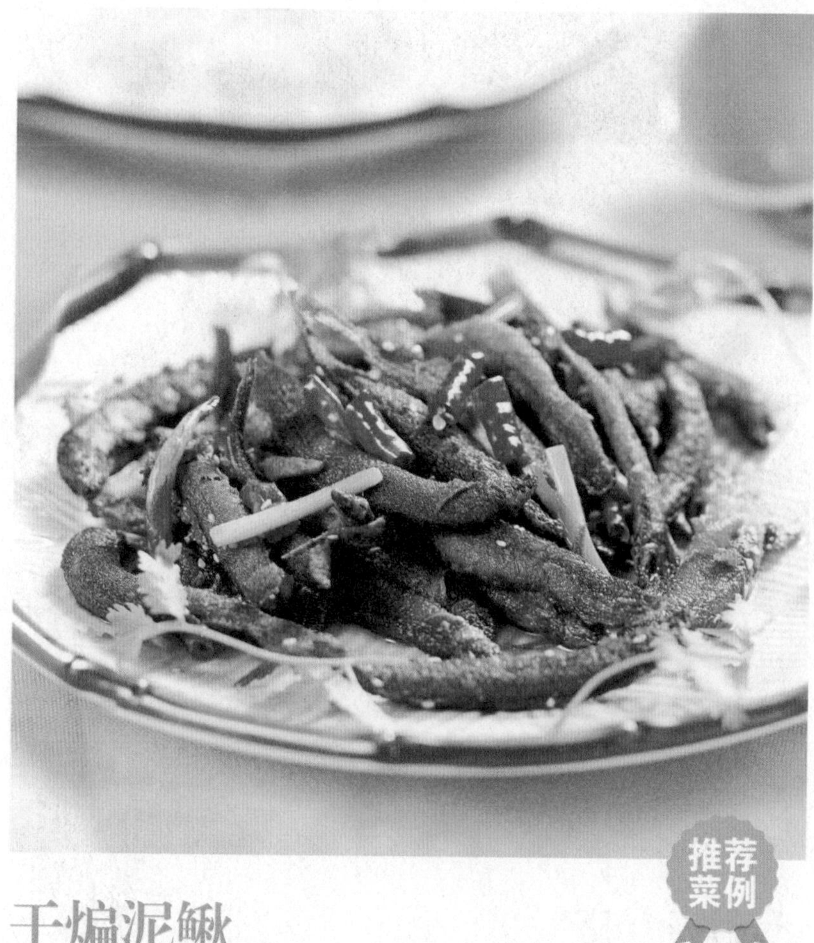

推荐菜例

干煸泥鳅

原料： 泥鳅 350 克，干红椒段 20 克，花椒、芝麻各 10 克，鸡精 2 克，香菜叶、盐、油各适量

做法：

❶ 将泥鳅处理干净备用。

❷ 将锅置于火上，放入油后烧热，放入泥鳅炸至焦干，捞出沥油。

❸ 锅内留少许底油，放入干红椒段、花椒炒香，放入泥鳅，放入盐、鸡精、芝麻，炒匀至入味，饰以香菜叶即可。

专家点评

本菜品适合身体虚弱、脾胃虚寒、营养不良、体虚盗汗的男性食用。

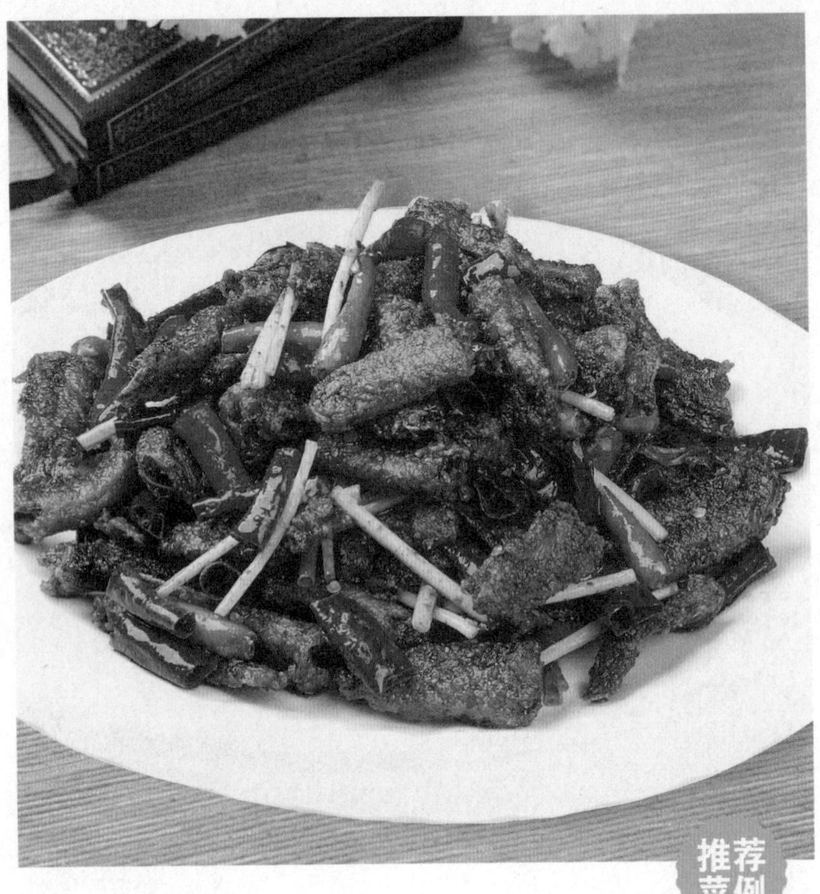

推荐菜例

香辣泥鳅

原料： 泥鳅400克，鸡蛋1个，青辣椒、红辣椒各35克，油、盐、料酒、淀粉、干红椒、辣椒粉、姜片、葱段、味精、酱油各适量

做法：

❶ 将青辣椒、红辣椒、干红椒洗净后切段。

❷ 将泥鳅处理干净切段后加入鸡蛋、水、料酒、淀粉挂糊，入油锅炸至出香味。

❸ 锅留底油，倒入青辣椒、红辣椒、干红椒、辣椒粉、姜片、葱段翻炒，放入泥鳅，加入味精、盐、酱油调味即可。

专家点评

本菜品适合小便不通、热淋便血、脾胃虚寒、营养不良、体虚盗汗的男性食用。

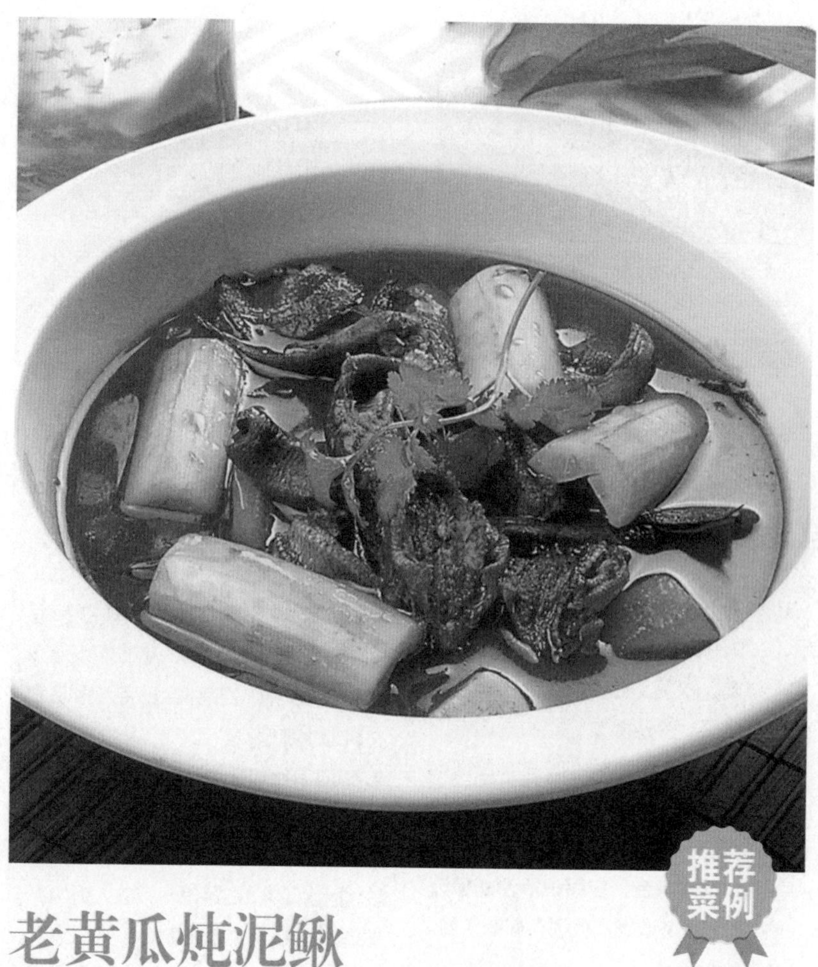

推荐菜例

老黄瓜炖泥鳅

原料： 泥鳅 400 克，老黄瓜 100 克，酱油 15 毫升，醋 10 毫升，油、盐，香菜各适量

做法：

❶ 将泥鳅洗净，切段；老黄瓜洗净，去皮后切块；香菜洗净备用。

❷ 锅内注油，烧热，放入泥鳅翻炒至变色，注入适量水，并放入黄瓜焖煮。

❸ 煮至熟后，加入盐、醋、酱油调味，撒上香菜即可。

专家点评

本菜品适合身体虚弱、脾胃虚寒、营养不良、体虚盗汗的男性以及老年人食用。

白茅根

Bai Mao Gen

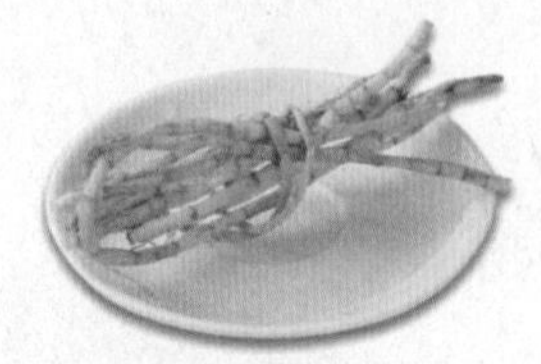

别名：茅根、茹根、地菅　性味归经：性寒，味甘；归肺、胃、小肠经

适用量：每次 5 ~ 10 克　热量：无

养生关键词

凉血止血，清热生津

《本草纲目》记载：“茅有数种，夏花者为茅，秋花者为菅，二物功用相近，而名谓不同。”白茅根具有凉血止血、清热生津、止痛等作用。

食疗功效

白茅根含大量蔗糖、葡萄糖和少量果糖、木糖及柠檬酸、草酸、苹果酸等成分，有清肺胃热、利尿通淋、抗菌功效。主治血热吐血、衄血咯血、尿血、崩漏、紫癜、热病烦渴、胃热呕逆、肺热喘咳、小便淋沥涩痛、水肿、黄疸、咳嗽等症。白茅根所含的薏苡素对骨骼肌的收缩及代谢有抑制作用。

选购保存

白茅根以粗肥、色白、无须根、味甜者为佳。可将白茅根放在通风干燥处保存，防霉变。

♥ 应用指南

1. 辅助治疗跌打内伤出血：白茅根 60 克，马兰根 30 克，白糖 15 克。将前两味药水煎，加白糖调服。
2. 辅助治疗肺热咯血：鲜白茅根 90 克，仙鹤草 15 克。将两味药材加水煎服。
3. 辅助治疗肺结核咯血：鲜白茅根 60 克，侧柏叶炭 20 克，藕节炭 15 克，栀子炭 15 克，仙鹤根 15 克。将以上材料加水煎服。
4. 辅助治疗急性黄疸型肝炎：猪瘦肉 250 克，白茅根 60 克，盐 3 克。将白茅根洗净，切段；猪瘦肉洗净，切块；把猪瘦肉、白茅根一齐放入锅内，加清水适量，大火煮沸后，转小火煮 1 个小时，加盐调味即可。脾胃虚寒者不宜饮用本汤。

相宜搭配		
宜	白茅根 + 菠萝 清热利尿、止血	白茅根 + 姜 辅助治疗劳伤性尿血

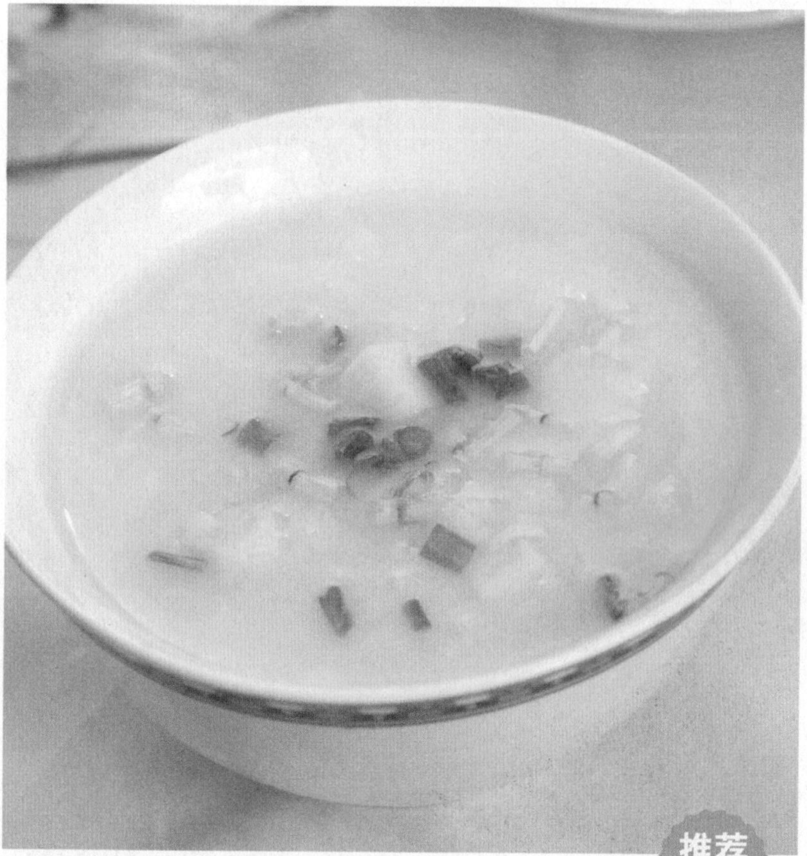

推荐菜例

山药茅根粥

原料： 大米 100 克，山药 30 克，白茅根 15 克，盐、葱各适量

做法：

❶ 将山药洗净，去皮后切块；大米洗净，泡发；葱洗净，切葱花。

❷ 将大米、山药、白茅根一起放入锅中，加入适量水，大火烧沸，改用小火煮至成粥，加盐调味，撒上葱花即可。

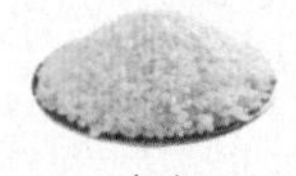
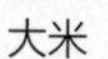
大米

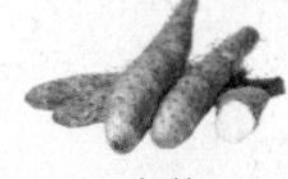
山药

专家点评

本品适合腹胀、热病烦渴、衄血、肺热喘急、胃热哕逆、淋病、小便不利者食用。

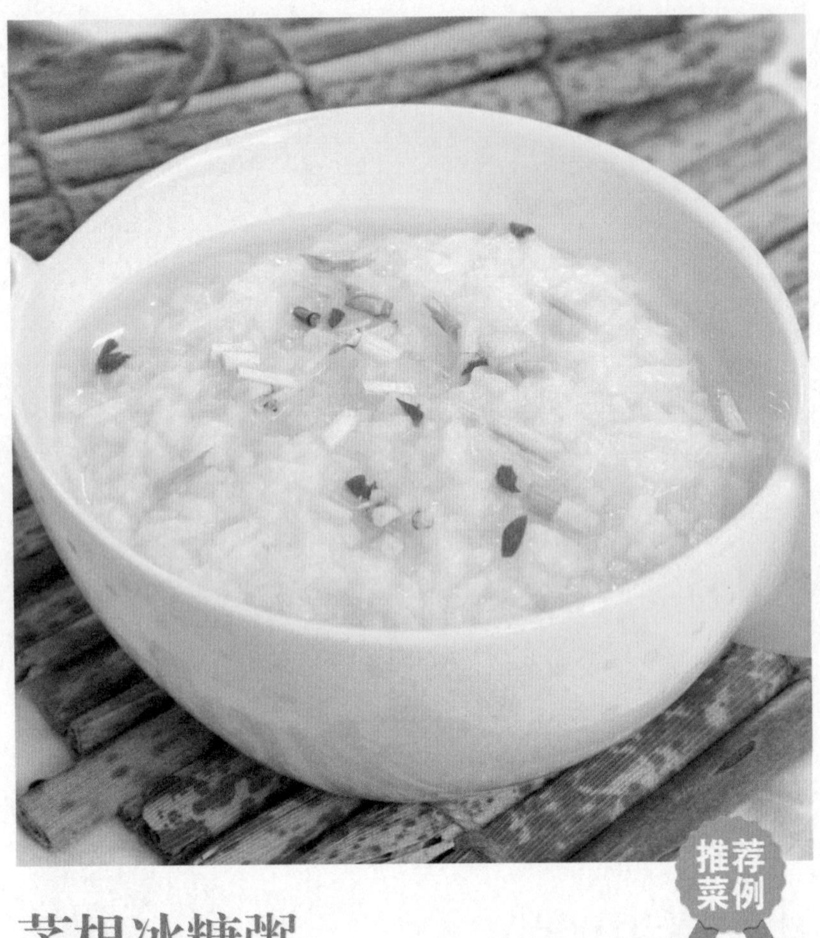

推荐菜例

茅根冰糖粥

原料：大米 100 克，鲜白茅根 15 克，冰糖 10 克，红甜椒粒适量

做法：

❶将大米洗净后泡发；白茅根洗净，切成段。

❷将锅置于火上，倒入清水，放入大米，以大火煮至米粒开花；加入白茅根煮至浓稠状。

❸调入冰糖煮融，撒上红甜椒粒即可起锅装碗。

专家点评

本品一般人皆可食用，尤其适合肺燥咳嗽、干咳无痰、咯痰带血者。

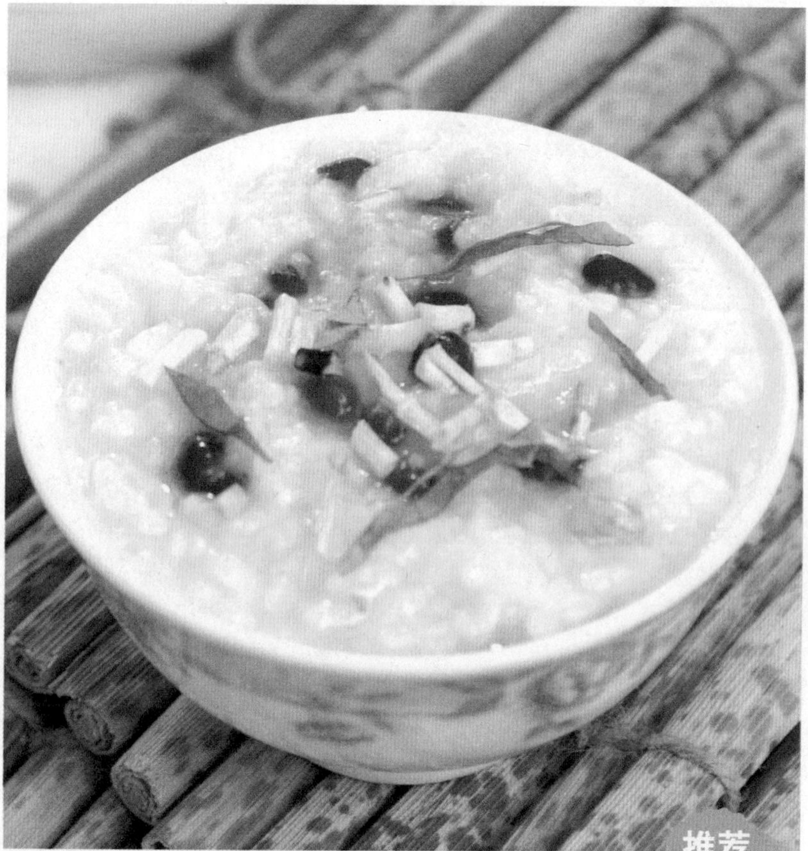

推荐菜例

茅根赤小豆粥

原料：大米 80 克，赤小豆 20 克，鲜白茅根 10 克，白糖、葱花各适量

做法：

❶ 将大米、赤小豆洗净泡发；白茅根洗净，切段。

❷ 锅中倒入清水，将大米、赤小豆入锅，大火煮开；加入白茅根煮至浓稠状，调入白糖拌匀，撒上葱花即可。

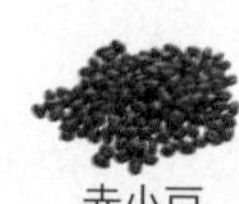

赤小豆

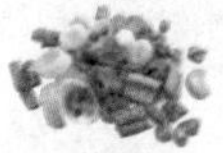

葱花

专家点评

本品一般人皆可食用，尤其适合热病烦渴、吐血、肺热喘急、胃热哕逆、淋病、小便不利、水肿、黄疸等患者。

虾
Xia

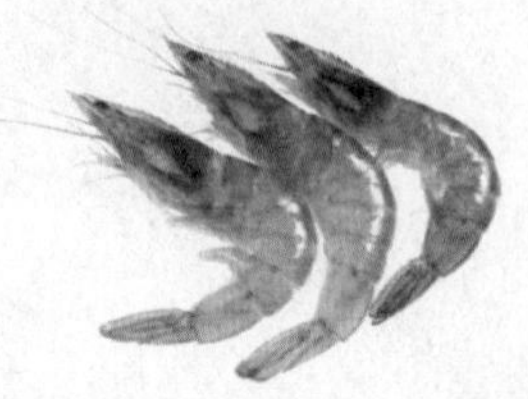

别名：米虾、草虾　性味归经：性温，味甘、咸；归肝、肾经

适用量：每次 100 ~ 150 克　热量：431 千焦 /100 克

养生关键词

补肾壮阳，养血固精

《本草纲目》记载：“凡虾之大者蒸曝去壳，食以姜醋，馔品所珍。”虾肉富含蛋白质、脂肪、碳水化合物、维生素B_3以及钙、磷、铁、硒等矿物质，具有补肾强身、养血固精、益气滋阳等作用。

食疗功效

虾具有补肾、壮阳、抗早衰等功效，对阳痿体倦、腰痛、腿软、筋骨疼痛、失眠不寐以及丹毒、痈疽等症有一定的食疗作用。虾所含有的微量元素硒能有效预防癌症。由于虾的胆固醇含量较高，所以胆固醇偏高者不可过量食用。

选购保存

新鲜的虾体形完整，呈青绿色，外壳硬实、发亮，头、体紧紧相连，肉质细嫩，有弹性和光泽。保存时，将虾的沙肠挑出，剥除虾壳，然后洒上少许酒，控干水分，再放进冰箱冷冻。

♥ 应用指南

1. 辅助治疗肾虚、阳痿等症：鲜虾 250 克，韭菜 60 克，姜 3 片，油、盐各适量。将虾去肠去壳，热锅入油，爆香姜片，放入鲜虾炒熟，加盐调味；韭菜入锅炒好，与虾一起上碟即可。

2. 辅助治疗肾虚阳痿、精神不振、腰膝酸软等病症：大虾 250 克，仙茅 20 克，姜 2 片，盐适量。将仙茅用清水洗干净；大虾用清水洗干净去壳，挑去虾肠；姜切末。将以上原料一起放入瓦煲内，加水适量，中火煲 1 个小时，加入盐调味即成。

3. 辅助治疗阳痿早泄：子公鸡 1 只，清汤 80 毫升，虾仁 15 克，海马 10 克，油、盐各适量。将子公鸡处理干净，装入容器内；海马、虾仁用温水洗净，放在鸡肉上，加油、盐、清汤，蒸至烂熟即可。

相宜搭配

宜	**虾 + 韭菜花** 辅助治疗治夜盲、干眼、便秘	**虾 + 鸡蛋** 强身健体

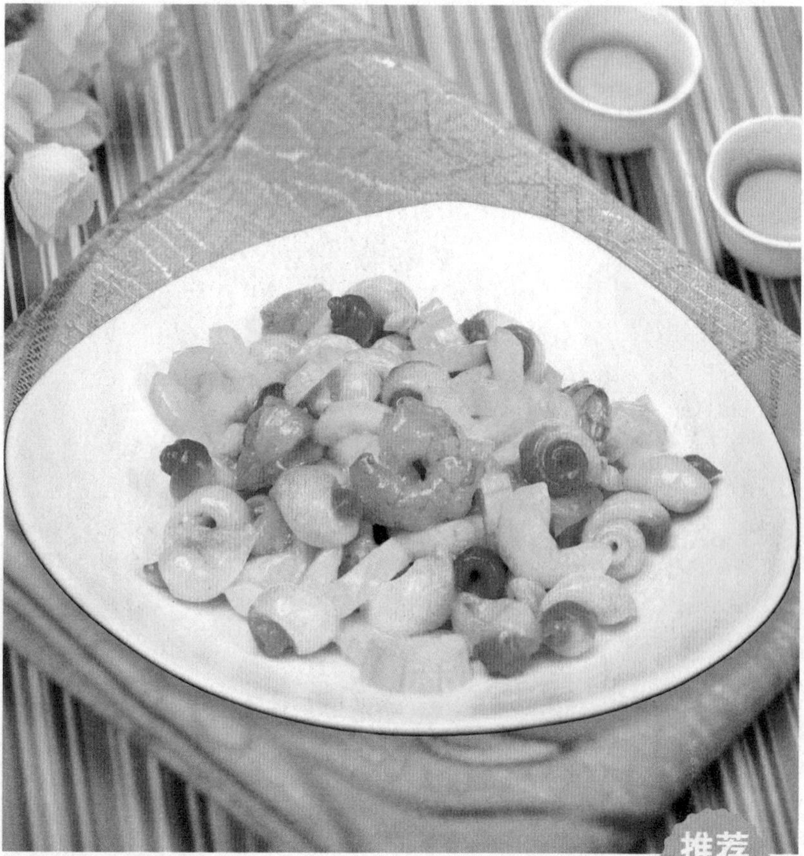

推荐菜例

翡翠爆虾

原料： 虾、素螺肉、黄瓜各 100 克，料酒、香油、油、盐、味精各适量

做法：

❶ 将虾收拾干净，取虾肉备用；素螺肉洗净；黄瓜去皮后洗净，切厚片。

❷ 将油锅烧热，下入虾爆炒，加素螺肉、黄瓜同炒至熟。

❸ 入盐、味精、料酒炒匀，淋入香油。

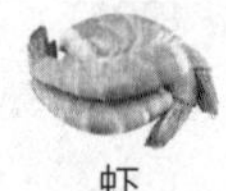
虾

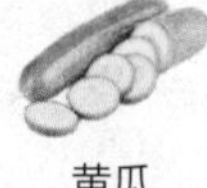
黄瓜

专家点评

本菜品适合肾虚阳痿者、男性不育症者和腰脚虚弱无力、小儿麻疹、水痘、中老年人缺钙所致的抽筋等患者食用。

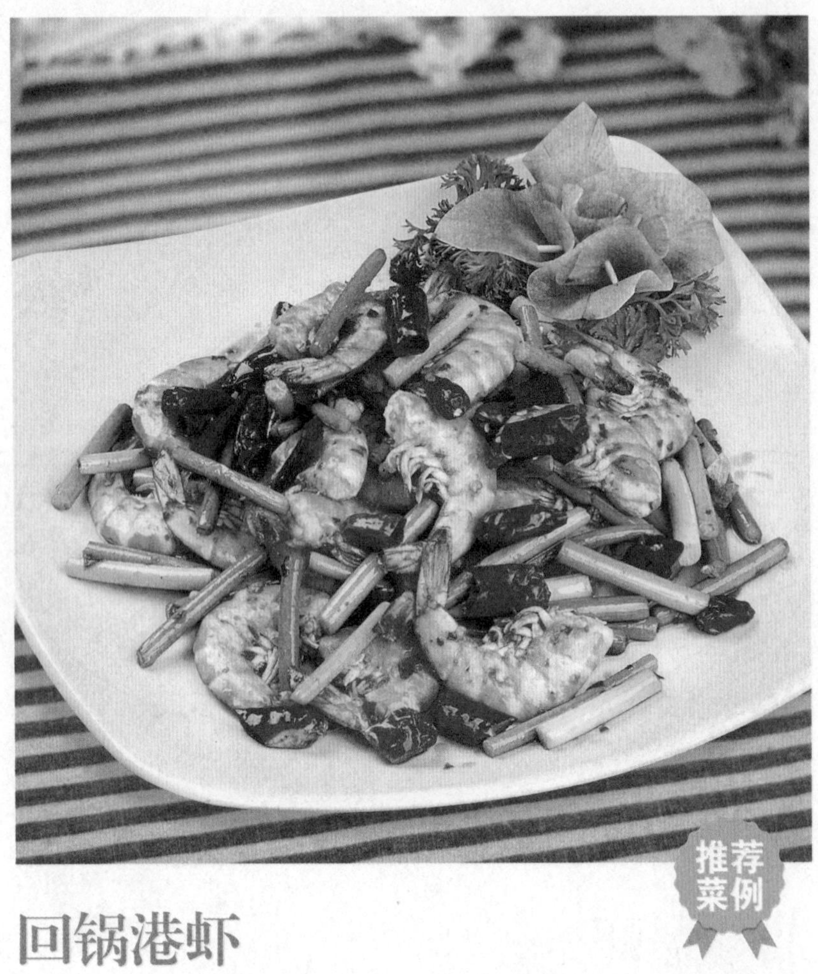

推荐菜例

回锅港虾

原料： 虾 300 克，蒜薹 100 克，干红椒 20 克，盐 2 克，油、酱油各适量

做法：

❶ 将虾洗净，去头、去壳，留尾壳，用盐腌渍入味；蒜薹、干红椒分别洗净后切段。

❷ 锅中倒入油，烧热，下入虾炒熟后出锅。

❸ 原锅留底油加热，下入蒜薹炒熟，加入鲜虾和干红椒炒香，最后倒入酱油，加盐炒匀即可出锅。

专家点评

本菜品适合肾虚阳痿者、男性不育症者以及冠心病、便秘患者食用。

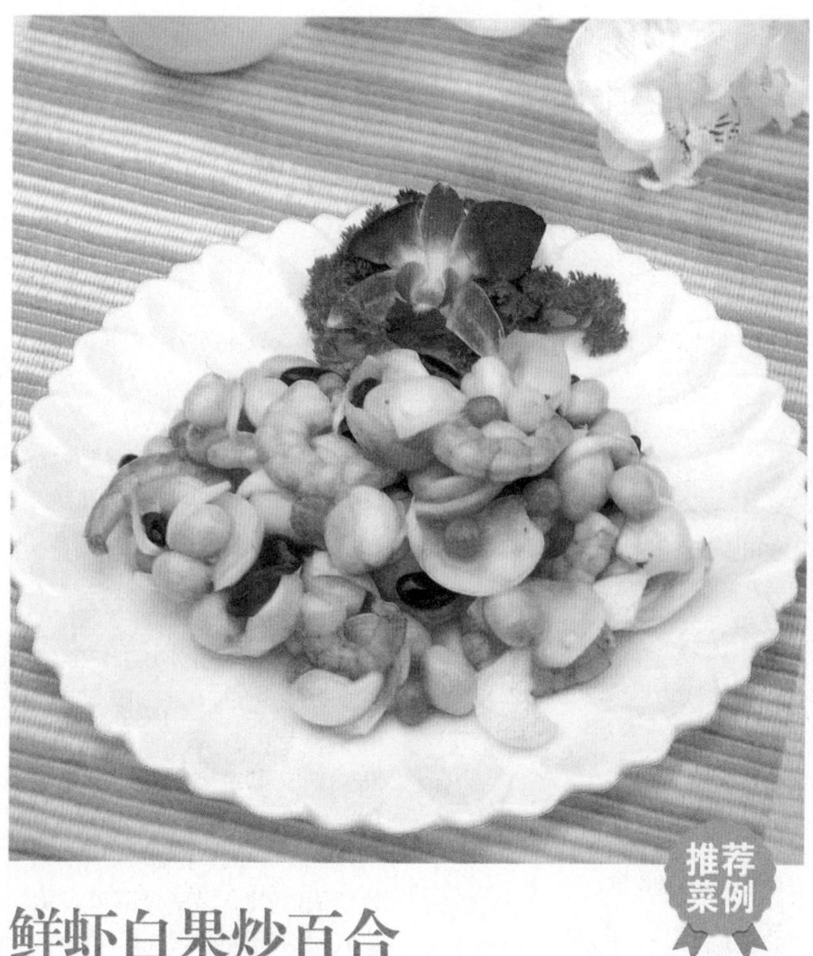

推荐菜例

鲜虾白果炒百合

原料：虾 200 克，白果、百合、豌豆、红腰豆各 10 克，盐、料酒、味精、油各适量

做法：

❶ 将虾处理干净，取肉，用少许盐、料酒腌渍；百合用盐水洗净；白果、豌豆、红腰豆洗净，焯水后捞出。

❷ 将油锅烧热，放入虾滑熟后捞出；另起油锅，放入红腰豆、白果、豌豆、百合翻炒均匀。

❸ 炒至八成熟时，放入虾翻炒，加盐、味精调味，装盘即可。

专家点评

本菜品适合肾虚阳痿、男性不育症患者食用。

牡蛎

Mu Li

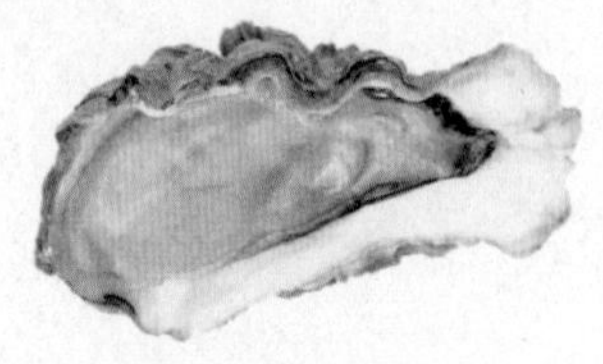

别名：蛎黄、蚝白、海蛎子　性味归经：性平，味咸；归肝、胆、肾经

适用量：每次 50 ~ 100 克　热量：305 千焦 /100 克

养生关键词

潜阳敛阴，软坚散结

《本草纲目》记载："牡蛎肉多食之，能细活皮肤，补肾壮阳，并能治虚，解丹毒。"牡蛎含有多种氨基酸和肝糖原、B 族维生素、牛磺酸和钙、磷、铁、锌等营养成分。

食疗功效

牡蛎具有敛阴潜阳、止汗固精、化痰、软坚的功效，主治惊痫、眩晕、自汗、盗汗、遗精、淋浊、崩漏、带下等症。常吃牡蛎可以提高人体免疫力。另外，牡蛎所含的牛磺酸有降血脂、降血压的作用。

选购保存

牡蛎体大肥实、个体均匀、颜色淡黄且质地柔软细嫩者为上品。煮熟的牡蛎，壳是稍微打开的，说明煮之前是活的。以死亡的牡蛎煮熟后，其壳是紧闭的。新鲜的牡蛎在 0℃以下时，最多可以存活 5 ~ 10 天。牡蛎现吃现买最佳。

♥ 应用指南

1. 辅助治疗久病阴虚血亏、体虚少食、营养不良：牡蛎肉 250 克，猪瘦肉 100 克，淀粉、盐各适量。将牡蛎肉、猪瘦肉切薄片，拌入淀粉，放入沸水中煮熟，加盐调味，吃肉、饮汤。
2. 辅助治疗小儿体虚、肺门淋巴结核、阴虚、潮热、盗汗：牡蛎肉 250 克，海带 50 克，盐、猪油各适量。海带发涨，洗净，切丝，放入水中煮至熟软，再放入牡蛎肉煮沸，以盐、猪油调味。
3. 辅助治疗眩晕：牡蛎肉 20 克，龙骨 18 克，枸杞子 12 克，何首乌 10 克，菊花 9 克。将食材洗净，加水煎服。
4. 辅助治疗小便淋闭、服血药无效者：牡蛎粉、黄柏（炒）等份，小茴香汤适量。将炒黄柏碾碎为末，和牡蛎粉一起食用，每次服 3 克，以小茴香汤送服。

相宜搭配		
宜	牡蛎 + 冬瓜 活血化淤、软坚散结	牡蛎 + 鸡蛋 促进骨骼生长

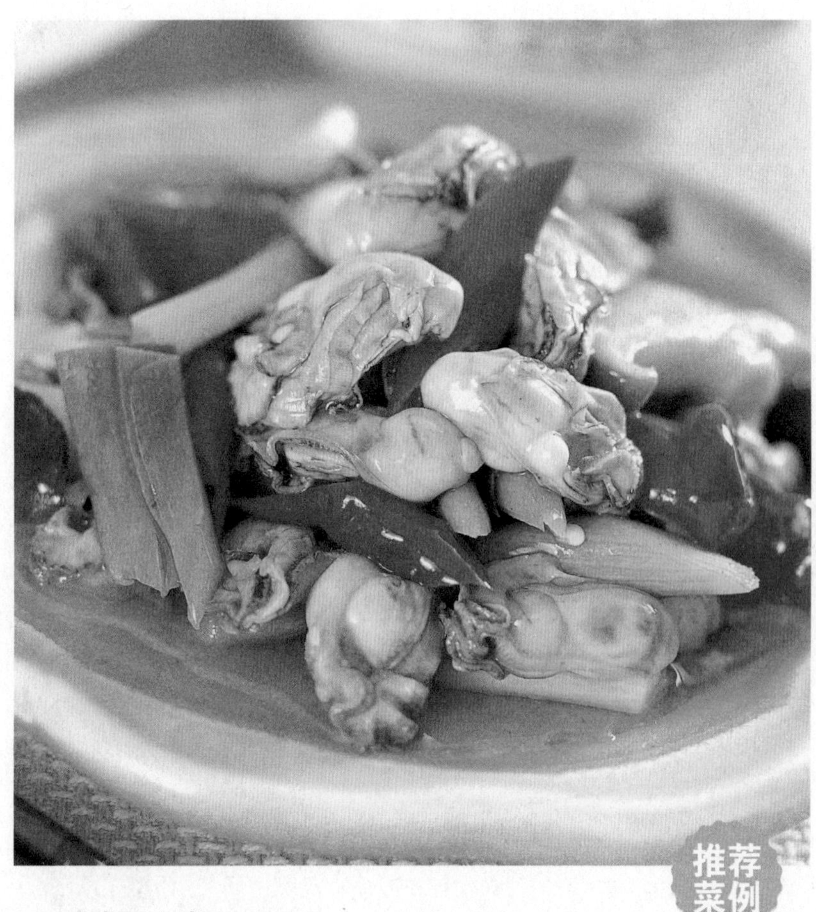

推荐菜例

生炒牡蛎肉

原料： 牡蛎肉450克，泡椒35克，上汤35毫升，淀粉25克，蒜苗20克，香菇15克，鱼露10毫升，料酒10毫升，味精2克，油、盐各适量

做法：

1 将牡蛎处理干净，汆水，入锅过油至熟，捞出备用。

2 将泡椒切段备用；蒜苗洗净后切段；香菇泡发后洗净，切块；鱼露、料酒、上汤、淀粉、盐、味精兑成芡汁。

3 原锅上火，下入牡蛎肉，加入泡椒、蒜苗、香菇翻炒，用芡汁勾芡上盘即成。

专家点评

本菜品适合烦热失眠、心神不安的男性食用。

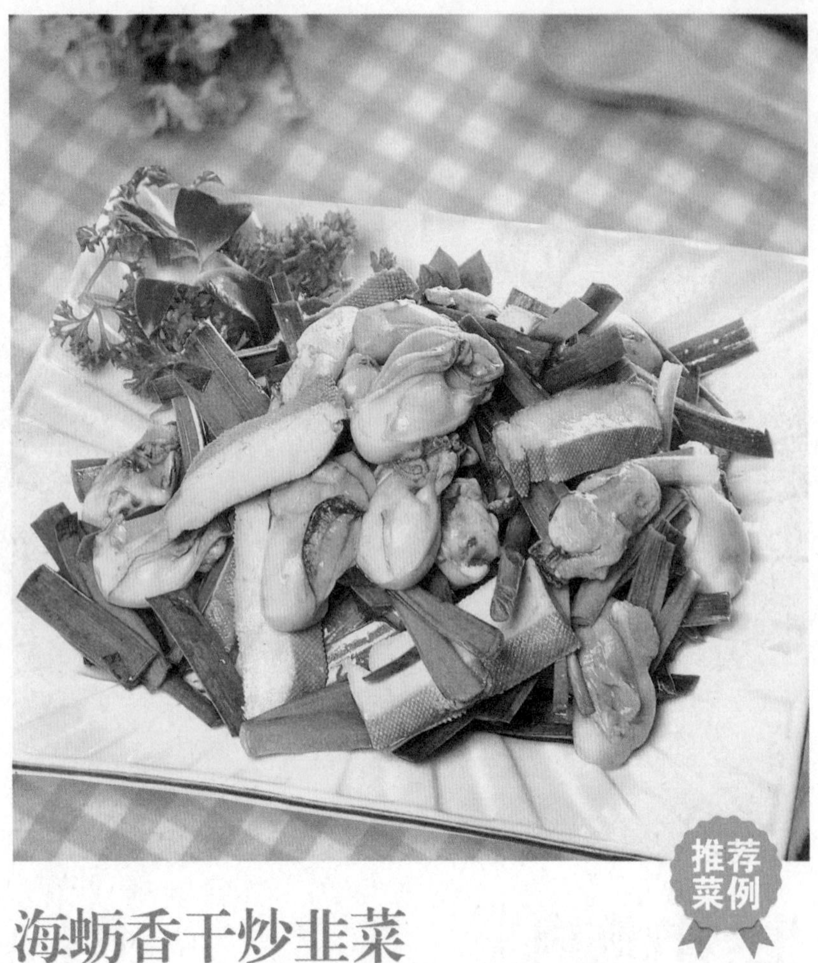

推荐菜例

海蛎香干炒韭菜

原料： 牡蛎肉 250 克，香干 100 克，韭菜 50 克，盐、油各适量

做法：

❶将牡蛎肉洗净后备用；韭菜摘去老叶，洗净后切段；香干洗净，切条。

❷将锅中加入水，烧沸，下入牡蛎肉汆至七成熟后捞出沥干。

❸锅中加入油，烧热，下入牡蛎肉炒至水分干后，再加入香干和韭菜，翻炒至熟，加盐调味即可。

专家点评

本菜品适合体质虚寒、脾胃虚弱的男性食用。

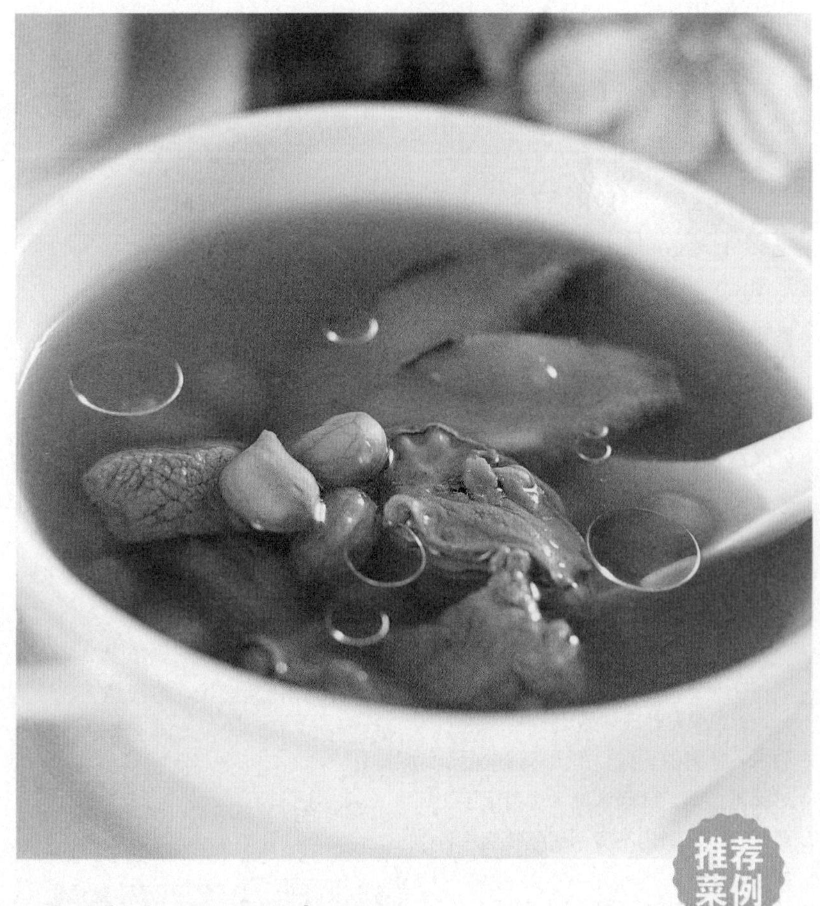

推荐菜例

香菇花生牡蛎汤

原料：牡蛎肉 250 克，花生仁 40 克，香菇 25 克，油 10 毫升，姜 2 片，盐适量

做法：

❶ 将香菇去蒂，浸泡后洗净；花生仁洗净，浸泡 1 个小时；牡蛎肉洗净，汆水。

❷ 油锅烧热，下入牡蛎肉、姜片；牡蛎肉爆炒至微黄盛出。

❸ 将清水倒入瓦煲内，煮沸后放入牡蛎肉、香菇、花生仁改小火煲 1 个小时，加盐调味即可。

专家点评

本菜品适合营养不良、脾胃失调、燥咳、反胃、咳嗽痰喘的男性食用。

银鱼

Yin Yu

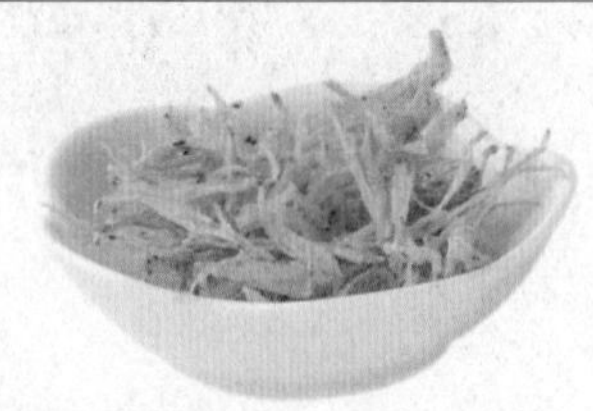

别名：面条鱼、大银鱼　性味归经：性平，味甘；归脾、胃经

适用量：每次 100 ~ 150 克　热量：439 千焦 /100 克

养生关键词

益脾润肺，补肾壮阳

银鱼是极富钙质、高蛋白、低脂肪的鱼类，基本没有大鱼刺。银鱼营养丰富，具有益脾润肺、补肾、增阳等功效。银鱼不去鳍骨食用，营养更完全，有利于增强人体免疫功能，有助于长寿。

食疗功效

银鱼具有补虚强身、健胃、益肺、利水、补肾的功效，是上等滋补品。对脾胃虚弱、肺虚咳嗽、虚劳诸疾、营养不足、消化不良、高脂血症患者有食疗作用。

选购保存

银鱼以体长 2.5 ~ 4 厘米为宜。用手从水中捞起银鱼后，将鱼放在手指上，鱼体软且下垂，略显挺拔，鱼体无黏液，洁白如银且透明者为佳。

♥ 应用指南

1. 润肺止咳，利水，辅助治疗肺虚咳嗽、水肿：银鱼 400 克，赤小豆 300 克，黄芪 10 克，姜片、盐各适量。将银鱼洗净；赤小豆和黄芪加入足量清水，上锅煮沸煲 50 分钟，再加入银鱼、姜片，改大火煮沸后，转小火煲煮 10 分钟，最后加盐调味即可。
2. 辅助治疗脾胃虚弱：银鱼 150 克，姜片 10 克，盐适量。将银鱼、姜片处理好，一同入锅，加水煮熟，加盐调味。
3. 辅助治疗营养不良、脾胃虚弱：银鱼 200 克，鸡蛋 150 克，油 30 毫升，黄酒 15 毫升，姜、葱各 2 克，盐适量。将银鱼洗净，沥干水分；葱、姜洗净，切成末；鸡蛋磕入碗内，加葱末、姜末、黄酒和盐，搅散后再放入银鱼拌匀；将油烧至八成热下入拌匀的鸡蛋液；待鸡蛋液凝固时颠锅，使其翻面，淋上少许油，小火煎透出锅。

相宜搭配

宜	银鱼 + 蕨菜 减肥、补虚、健胃	银鱼 + 鸡蛋 补虚养身

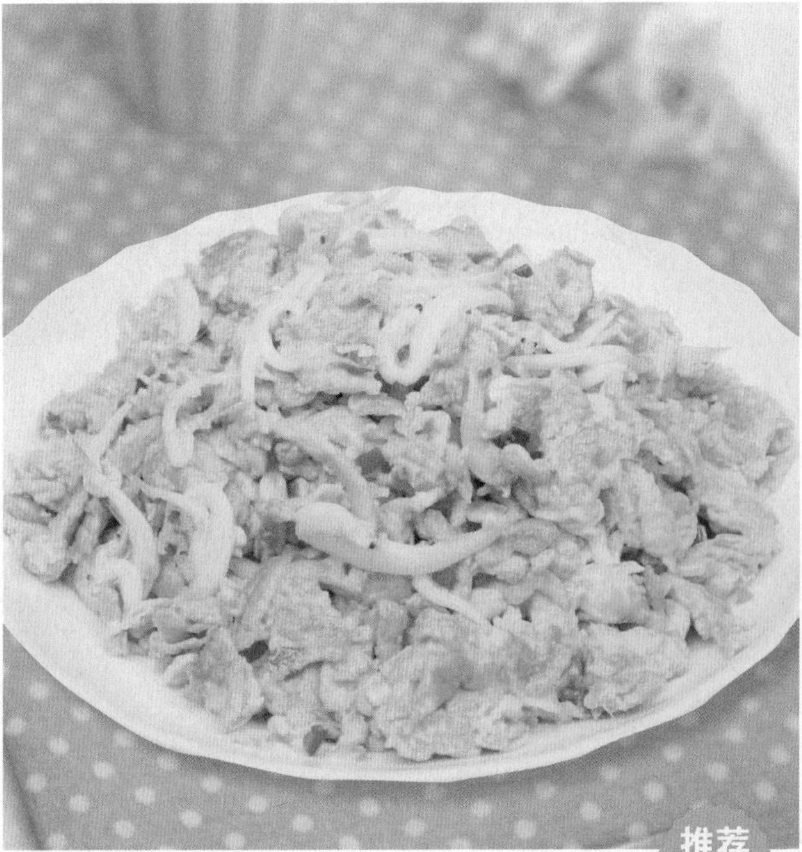

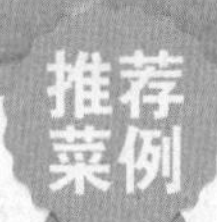

推荐菜例

银鱼炒鸡蛋

原料：银鱼80克，鸡蛋3个，香油、盐、油、葱花、红椒末各适量

做法：

❶将银鱼处理干净；鸡蛋磕入碗中，加入葱花、红椒末搅匀。

❷将油锅烧热，下入银鱼滑熟，盛出；再将油锅烧热，倒入鸡蛋液炒片刻。

❸倒入银鱼同炒，放盐炒匀，淋入香油。

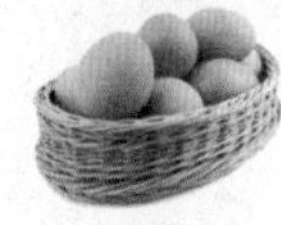
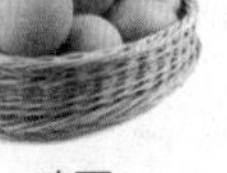
鸡蛋

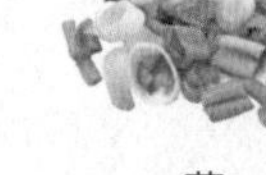
葱

专家点评

本菜品适合体质虚弱、营养不足、消化不良、高脂血症患者食用。

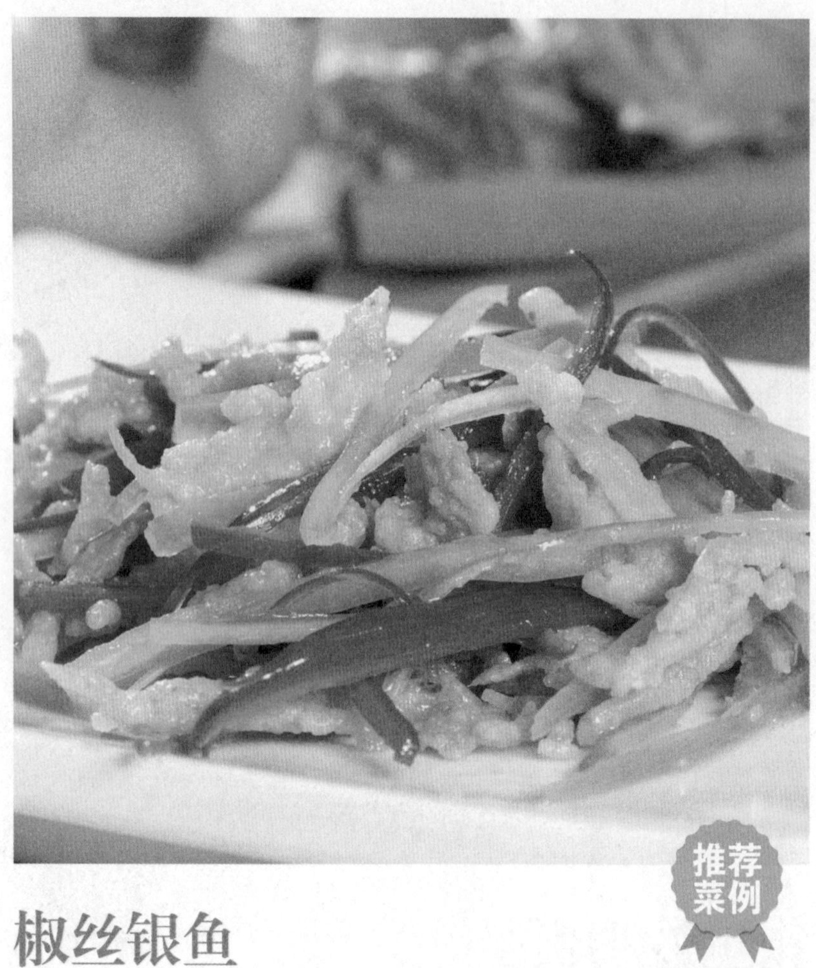

推荐菜例

椒丝银鱼

原料： 银鱼200克，青椒、红椒各30克，葱姜汁、料酒、盐、淀粉、味精、油各适量

做法：

❶ 将青椒、红椒洗净，切成丝备用。

❷ 将银鱼处理干净，沥干水，加入葱姜汁、料酒、盐腌渍入味，拍上淀粉，入油锅炸成金黄色。

❸ 锅留底油，倒入青椒丝、红椒丝和银鱼炒熟，放入盐、味精调味即可。

专家点评

本菜品适合食欲不佳、伤风感冒、风湿性疾病、消化不良、高脂血症患者食用。

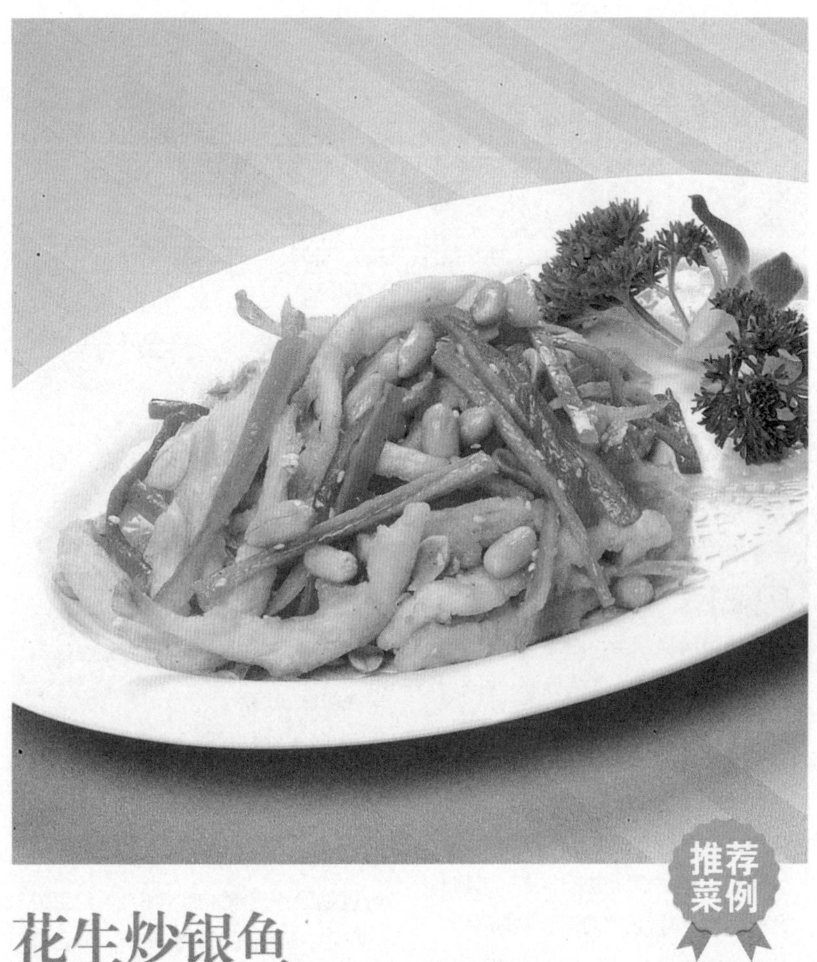

推荐菜例

花生炒银鱼

原料：花生仁（熟）、银鱼各100克，青椒条、红椒条各30克，熟芝麻15克，水淀粉10毫升，料酒10毫升，油、盐、味精、香油各适量

做法：

❶ 将银鱼处理干净，加少许盐、料酒腌渍，再以水淀粉上浆。

❷ 将油锅烧热，下入银鱼炸至金黄色，再入花生、青椒条、红椒条同炒片刻。调入味精、盐炒匀，淋入香油，撒上熟芝麻即可。

专家点评

本菜品适合营养不良、脾胃失调、体质虚弱、消化不良的男性食用。

海带

Hai Dai

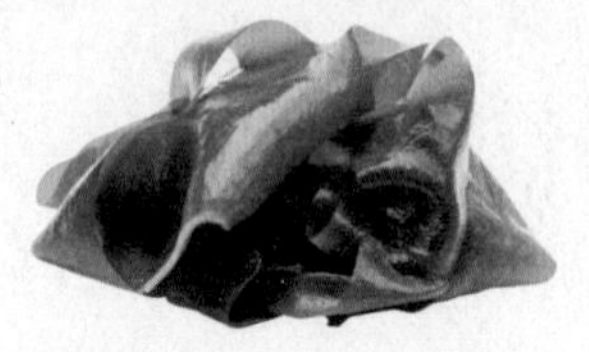

别名：昆布、江白菜、海昆　性味归经：性寒，味咸；归肝、胃、肾经

适用量：每次 10 ~ 50 克　热量：55 千焦 /100 克

养生关键词

消痰软坚，泄热利水

《本草纲目》记载："海带可治瘿病（即甲状腺肿）与其他水肿症，有化痰、散结功能。"科学家已发现常吃海带有助于预防和辅助治疗癌症。

食疗功效

海带消痰软坚、泄热利水、止咳平喘、祛脂降压、散结抗癌。可用于治疗瘿瘤、瘰疬、疝气、咳喘、水肿、高血压、冠心病、肥胖症等。海带中含有大量的不饱和脂肪酸及食物纤维，可以迅速清除血管壁上多余的胆固醇。海带还可帮助胃液进行分泌，达到消化的目的，对胃肠蠕动有很大的帮助。

选购保存

优质海带质厚实，形状宽长，身干燥，色淡黑褐或深绿，边缘无碎裂或黄化现象。可将干海带剪成长段，洗净，用淘米水泡上，煮 30 分钟，放凉后切成条，分装在保鲜袋中放入冰箱里冷冻起来。

♥ 应用指南

1. 辅助治疗便秘：海带 60 克，油、盐各适量。将海带浸泡后煮熟，加油、盐调味，顿服，每日 1 剂。
2. 辅助治疗慢性咽炎：海带 300 克，白糖适量。将海带洗净、切丝，用沸水烫一下捞出，加白糖腌 3 天，每日早晚各食 30 克。
3. 辅助治疗高血压：海带、决明子各 30 克。将两者水煎，吃海带喝汤，或取海带适量，将其烘干研末，开水冲服，每日 3 次，每次 5 克。
4. 辅助治疗高脂血症：海带、绿豆各 150 克，红糖适量。将海带、绿豆煮至熟烂，加红糖，每日 2 次，可常服。
5. 辅助治疗骨质疏松：猪骨 1000 克，海带 150 克，油、盐各适量。将猪骨、海带处理好，放入高压锅内，加水，大火烧沸炖烂，加油、盐调味即可。

相宜搭配

宜	海带 + 排骨 辅助治疗皮肤瘙痒	海带 + 紫菜 辅助治疗水肿、贫血

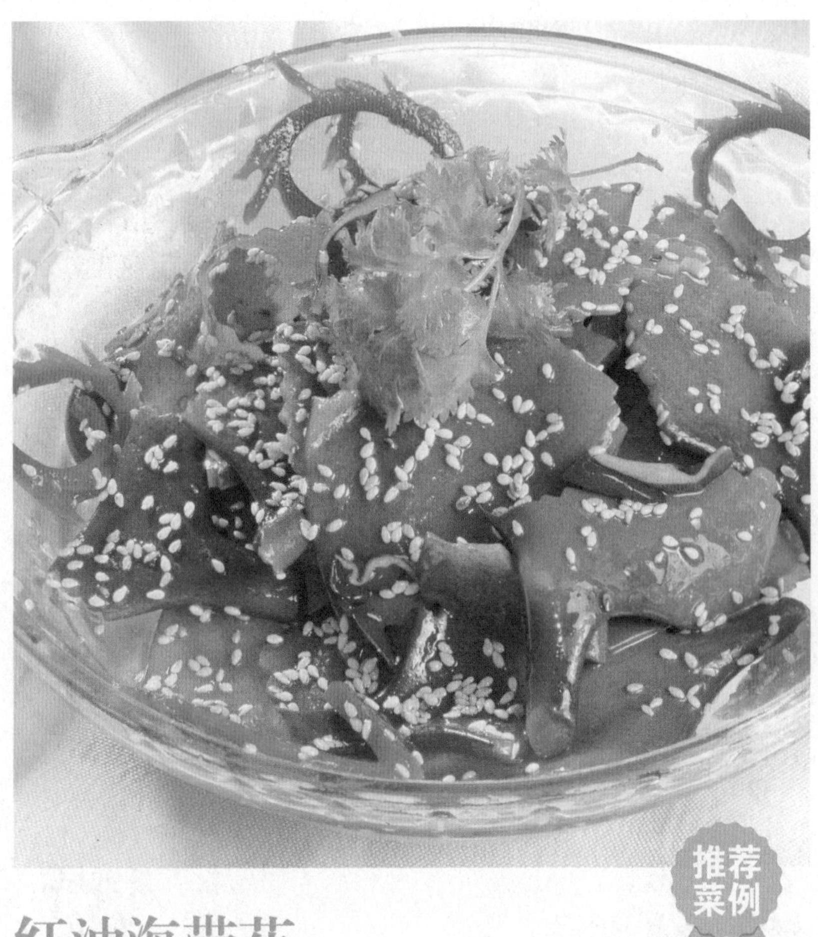

推荐菜例

红油海带花

原料： 水发海带 250 克，胡萝卜 35 克，紫甘蓝 30 克，熟芝麻 15 克，香菜段 10 克，盐、味精各 2 克，醋、辣椒油、香油各适量

做法：

❶ 将海带洗净后切花；紫甘蓝、胡萝卜洗净后切丝，分别焯水。

❷ 将海带与紫甘蓝、胡萝卜同入碗中，调入盐、味精、醋、辣椒油、香油搅拌均匀。

❸ 撒上熟芝麻和香菜段即可。

专家点评

本菜品适合甲状腺肿大、高血压、冠心病、动脉粥样硬化等患者食用。

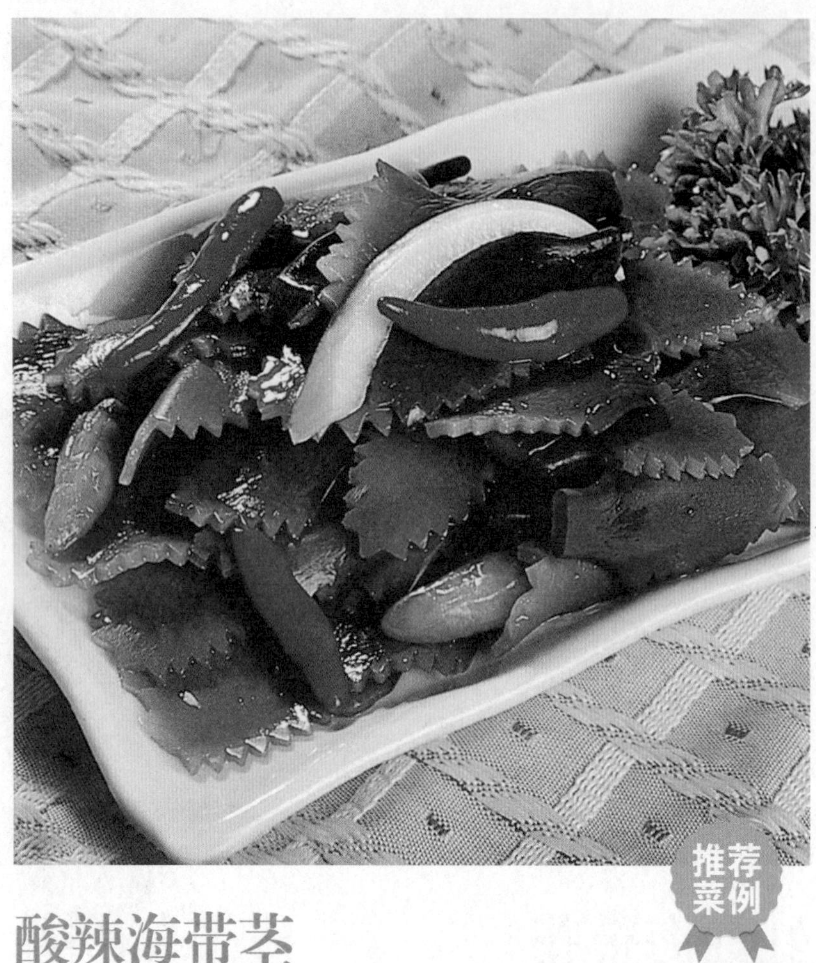

推荐菜例

酸辣海带茎

原料：海带茎 250 克，泡椒、红椒各 20 克，洋葱 10 克，醋、香油各 10 毫升，芥末 5 克，油、盐各适量

做法：

❶ 将海带茎洗净，用清水浸泡一会，切成齿状片，放开水中焯熟，捞起沥干水；洋葱洗净，切成条。

❷ 将泡椒、红椒洗净去蒂，入油锅炝香。

❸ 把炝过的泡椒、红椒与洋葱、焯熟的海带、醋、香油、芥末、盐一起装盘，拌匀即可。

专家点评

本菜品比较适合甲状腺肿大、高血压、冠心病、急性肾衰竭、脑水肿等患者食用。

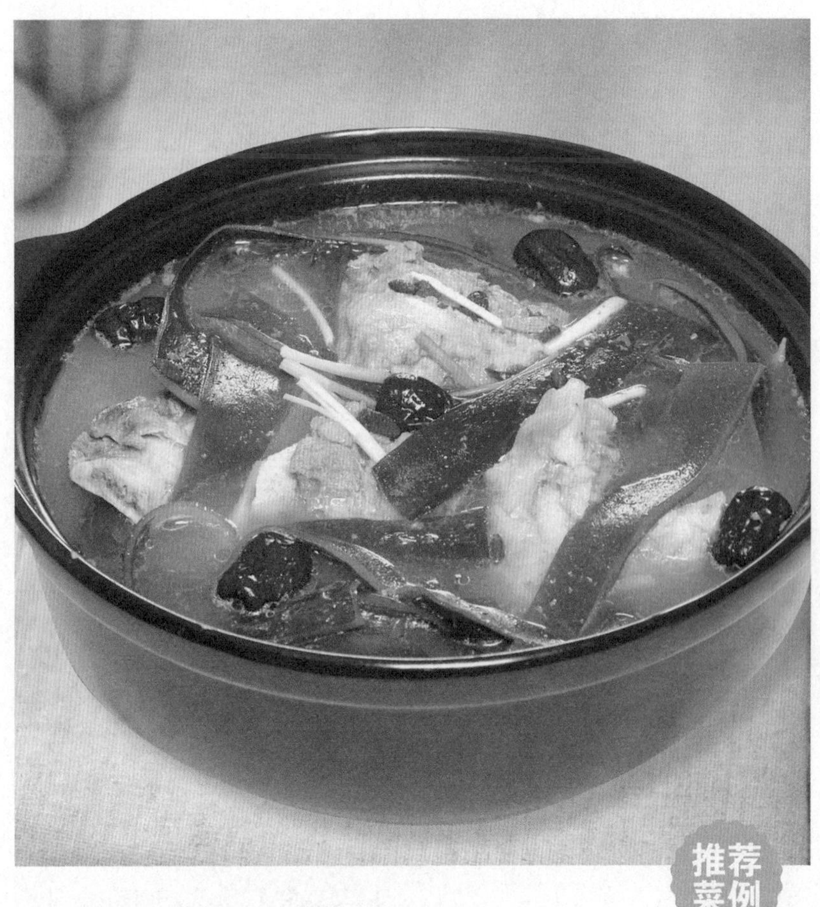

推荐菜例

砂锅海带炖棒骨

原料：海带200克，大棒骨100克，红枣20克，枸杞子10克，葱、盐、鸡精各适量

做法：

❶ 将海带洗净后切段；大棒骨洗净后斩块，汆一下水去除血污；枸杞子、红枣洗净备用；葱洗净，切段。

❷ 砂锅中倒入适量清水，放入大棒骨烧沸，下入海带、枸杞子、红枣煮1个小时。

❸ 加入盐、鸡精调味，撒上葱段即可。

专家点评

本菜品一般人皆可食用，尤其适合老年人和儿童食用。

韭菜

Jiu Cai

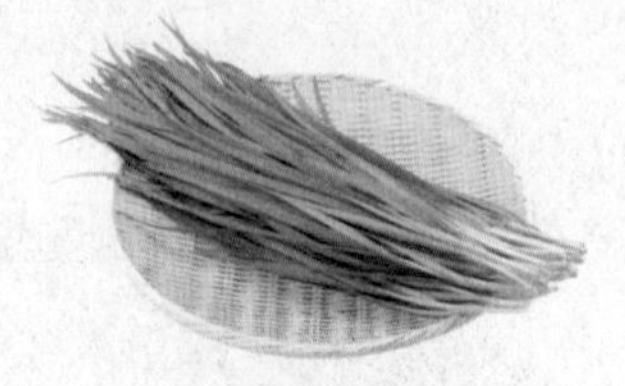

别名：壮阳草、赶阳草　性味归经：性温，味甘、辛；归肝、肾经

适用量：每次 50 ~ 100 克　热量：120 千焦 /100 克

养生关键词

补肾温阳，益肝健胃

《本草纲目》记载韭菜："生汁主上气，喘息欲绝，解肉脯毒。煮汁饮，能止消咳盗汗。韭籽补肝及命门，治小便频数，遗尿。"韭菜含挥发油、硫化物、蛋白质、脂肪、糖类等成分，具有温肾助阳、行气理血等作用。

食疗功效

韭菜适用于肝肾阴虚盗汗、遗尿、尿频、阳痿、阳强、遗精等症，常食韭菜还具有降血脂及扩张血管的作用，消除皮肤白斑，使头发乌黑发亮。

选购保存

冬季到春季出产的韭菜，叶肉薄且柔软，夏季出产的韭菜则叶肉厚且坚实。好的韭菜带有光泽，用手抓时叶片不会下垂，结实且新鲜水嫩。新鲜的韭菜洗净后切成段，沥干水分，装入塑料袋后，再放入冰箱。

♥ 应用指南

1. 辅助治疗鼻出血：韭菜 20 克。将韭菜洗净，捣汁 1 杯，夏日冷服，冬天温服；阴虚血热引起鼻衄，用鲜韭菜根洗净后捣烂堵鼻孔内。
2. 辅助治疗翻胃：韭菜汁 100 毫升，姜汁 25 毫升，牛乳适量。将韭菜汁、姜汁、牛乳和匀，温服。
3. 辅助治疗阳虚肾冷、腰膝冷疼、遗精梦泄：韭菜 400 克，核桃仁 100 克，油适量。将以上食材共入锅，炒熟，每日食用 1 次，连服 1 个月。
4. 辅助治疗胸痹，心中急痛如锥刺、不得俯仰，自汗出，或痛彻背上：生韭菜或韭菜根 250 克。将其洗净，捣汁，灌服少许，即可吐胸中恶血。
5. 辅助治疗扭伤腰痛：黄酒 90 毫升，韭菜根 30 克。将韭菜根洗净，切成段，和黄酒一起煮沸后，趁热饮服，每日 1 ~ 2 剂。

相宜搭配		
宜	韭菜 + 黄豆芽 排毒瘦身	韭菜 + 豆腐 辅助治疗便秘

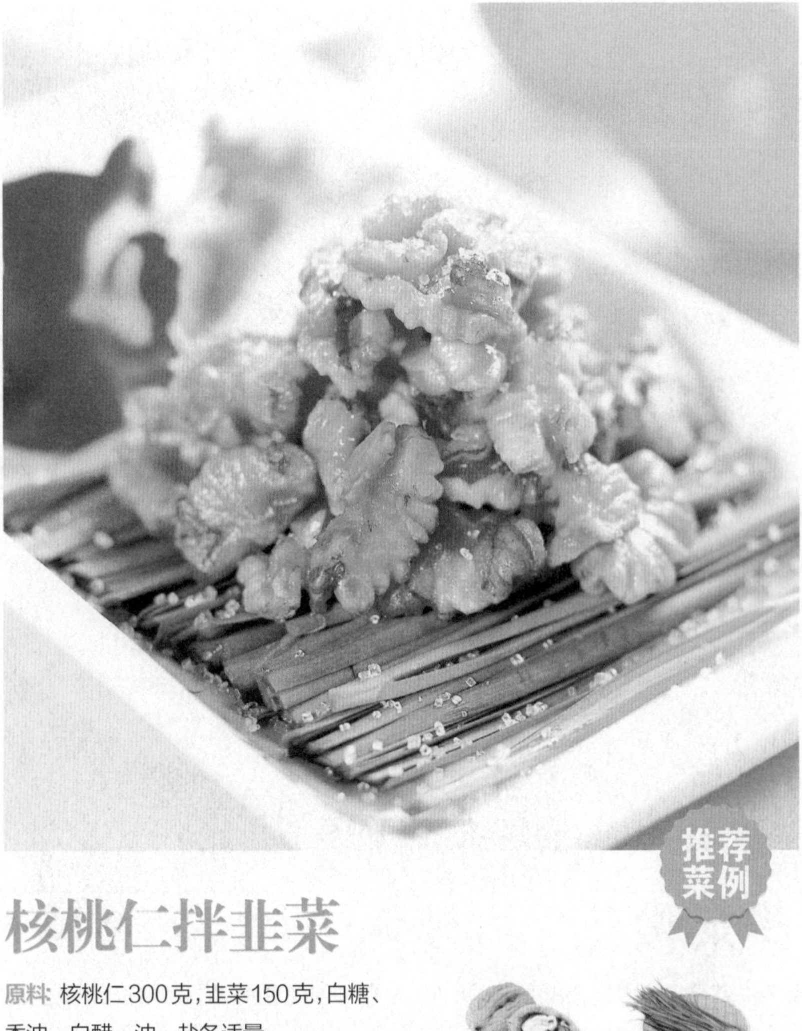

推荐菜例

核桃仁拌韭菜

原料：核桃仁300克，韭菜150克，白糖、香油、白醋、油、盐各适量

做法：

❶ 将韭菜洗净，焯水至熟，捞出备用。

❷ 锅内放入油，待油烧至五成热下入核桃仁，炸成浅黄色捞出。

❸ 在另一碗中放入韭菜、白糖、白醋、盐、香油拌匀，和核桃仁一起装盘即成。

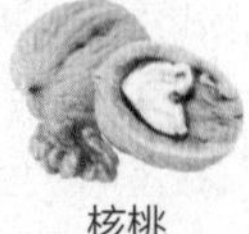
核桃

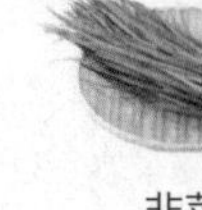
韭菜

专家点评

本菜品适合肾亏腰痛、夜盲症、干眼病、体质虚寒、便秘、痔疮患者食用。

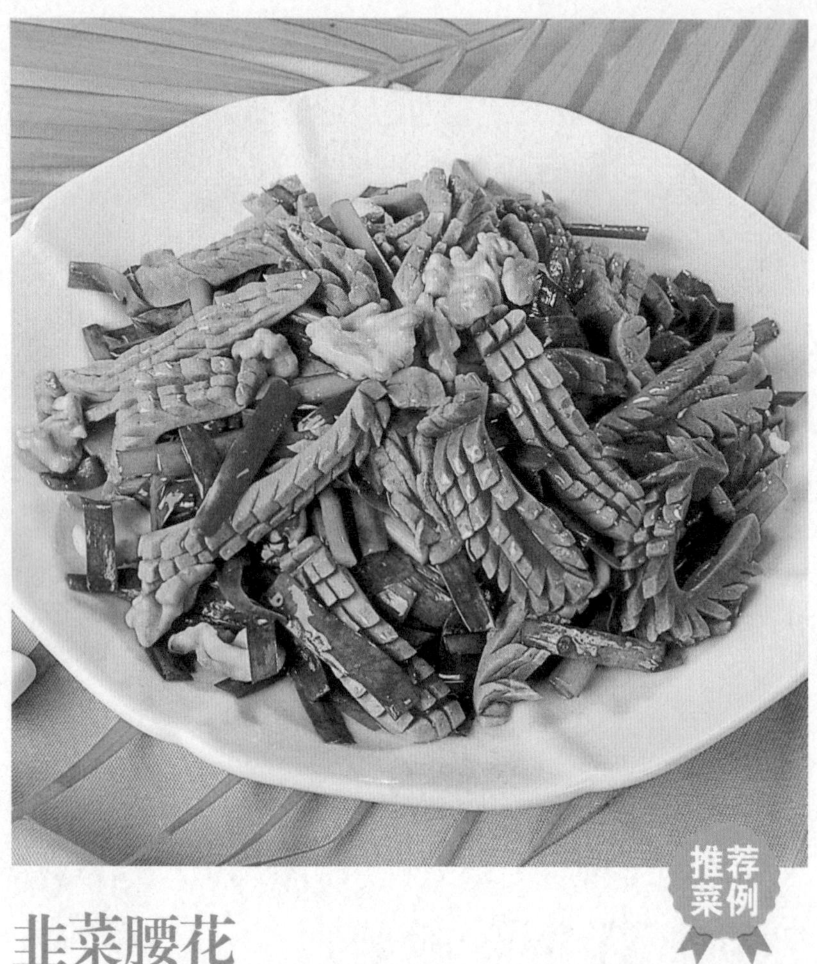

推荐菜例

韭菜腰花

原料： 韭菜、猪腰各150克，上汤30毫升，熟核桃仁20克，红椒15克，盐、味精各2克，水淀粉、油各适量

做法：

❶ 将韭菜洗净后切段；猪腰处理干净，切花刀，再横切成条，汆水捞出；红椒洗净后切丝。

❷ 将盐、味精、水淀粉和上汤兑成芡汁。

❸ 将油锅烧热，加入红椒爆香，放入腰花、韭菜、核桃仁翻炒，调入芡汁炒匀即可。

专家点评

本菜品适合腰酸背痛、遗精、盗汗、肾虚热的男性和肾虚耳鸣的老年人食用。

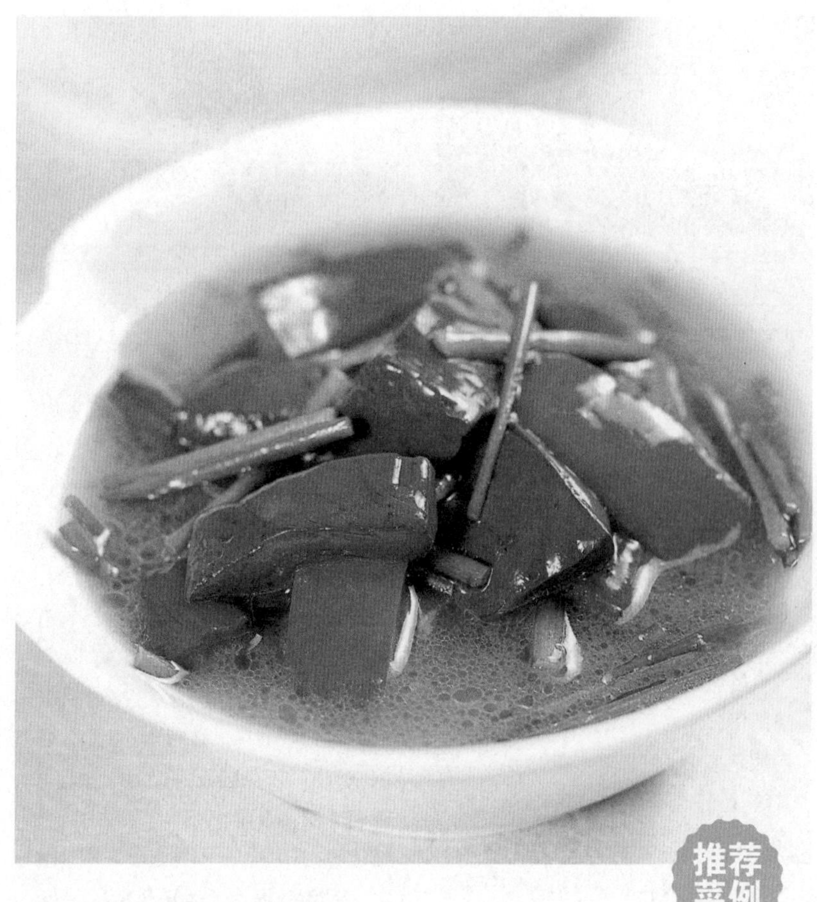

推荐菜例

韭菜花炖猪血

原料：猪血150克，韭菜花100克，上汤100毫升，红椒片35克，辣椒酱30克，豆瓣酱20克，盐、味精各2克，姜片、蒜片、油各适量

做法：

❶ 将猪血切块备用；韭菜花洗净后切成段备用。

❷ 锅中加入水，煮沸后下入猪血焯烫。

❸ 将油锅烧热，爆香蒜、姜、红椒，下入猪血、上汤、辣椒酱、豆瓣酱、盐、味精煮入味，再加入韭菜花即可。

专家点评

本菜品适合贫血患者和老年人以及从事粉尘、纺织、环卫、采掘的工作者食用。

番茄
Fan Qie

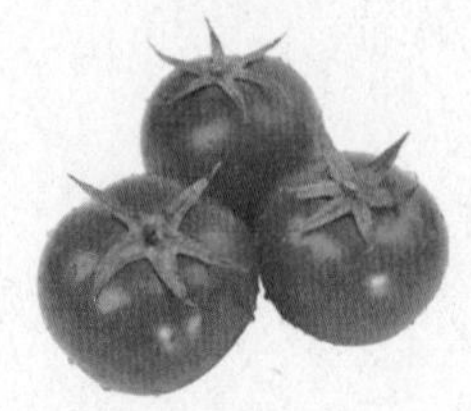

别名：洋柿子、狼桃、西红柿　**性味归经：**性凉，味甘、酸；归肺、肝、胃经

适用量：每次 50 ~ 100 克　**热量：**61 千焦 /100 克

养生关键词

健胃消食，生津止渴

番茄富含有机碱、番茄红素和维生素 A、B 族维生素、维生素 C 及钙、镁、钾、钠、磷、铁等矿物质。且含腺嘌呤、胆碱等成分，有健胃消食、生津止渴等作用。

食疗功效

番茄具有止血、降压、利尿、清热解毒、凉血平肝的功效，可辅助治疗尿路感染、膀胱炎、前列腺炎、口疮等。番茄中还含有丰富的抗氧化剂，而抗氧化剂可以防止自由基对皮肤的破坏，具有明显的美容抗皱的效果。番茄红素通过有效清除体内的自由基，预防和修复细胞损伤，抑制 DNA 的氧化，从而降低癌症的发生率。

选购保存

番茄以个大、饱满、色红成熟、紧实者为佳。常温下放在通风处能保存 3 天左右，放入冰箱冷藏可保存 5 ~ 7 天。

♥ 应用指南

1. 辅助治疗贫血：番茄、苹果各 1 个，芝麻 15 克。将三者一次吃完，每日吃 1 ~ 2 次，长期坚持，可辅助治疗贫血。
2. 辅助治疗皮肤病：番茄 1 个。将鲜熟番茄去皮和籽后捣烂敷患处，每日 2 ~ 3 次，可治真菌、感染性皮肤病。
3. 辅助治疗溃疡：番茄汁、土豆汁各 80 毫升。将两者混合后饮用，每日早晚各 1 次，连服 10 次，轻度消化性溃疡可愈。
4. 辅助治疗肝炎：大米 50 克，番茄丁 30 克，芹菜末、胡萝卜末各 15 克，油、盐、味精各适量。将大米洗净，煮粥；番茄丁、芹菜末、胡萝卜末、油拌入煮沸的粥内烫熟，调入盐、味精食用，对治疗肝炎有效果。

相宜搭配		
宜	**番茄 + 芹菜** 降压、健胃消食	**番茄 + 山楂** 降低血压

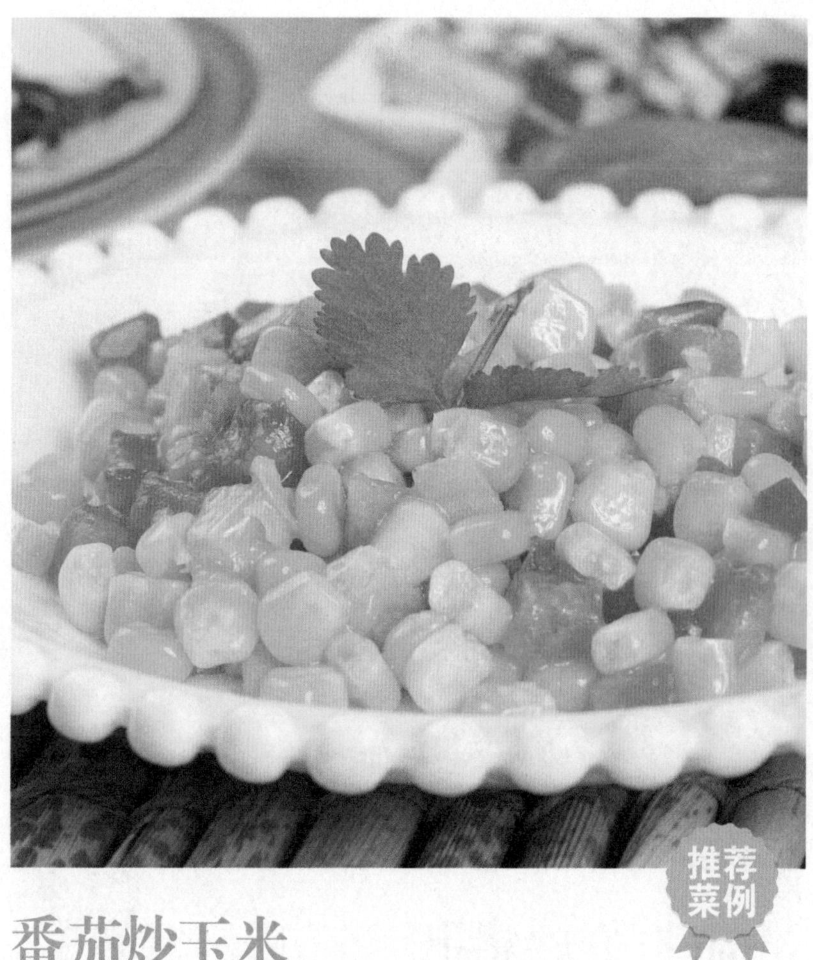

推荐菜例

番茄炒玉米

原料：番茄 200 克，甜玉米 1 罐，葱花 10 克，盐 3 克，香菜叶、白糖、油各适量

做法：

❶ 将番茄洗净，切丁；玉米粒、香菜叶洗净备用。

❷ 锅中放油，烧热，下入番茄丁翻炒，加盐、白糖，炒至白糖完全化开后再倒入甜玉米，翻炒均匀，出锅，撒上葱花、香菜叶即可。

专家点评

本菜品适合热性病发热、口渴、食欲不振、头晕心悸、高血压、急慢性肝炎、急慢性肾炎等患者食用。

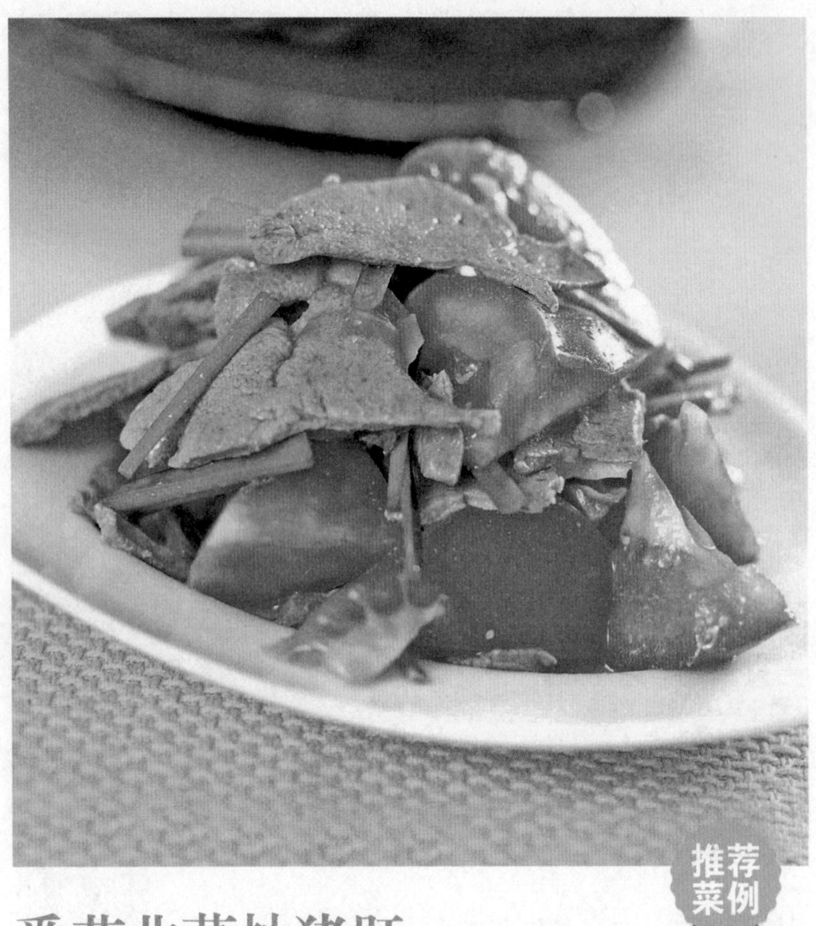

推荐菜例

番茄韭菜炒猪肝

原料： 猪肝 250 克，韭菜 180 克，番茄 1 个，米酒 8 毫升，酱油 5 毫升，沙茶酱、姜片、油各适量

做法：

❶ 将番茄洗净，去蒂后切块；猪肝洗净后切片；韭菜洗净后切段。

❷ 锅中放油，烧热，爆香姜片，下入猪肝快炒后捞出。

❸ 锅内留底油，再放入韭菜、猪肝、米酒、酱油、沙茶酱翻炒，下入番茄块炒熟即可。

专家点评

本菜品适合气血虚弱、面色萎黄、缺铁者、电脑工作者食用。

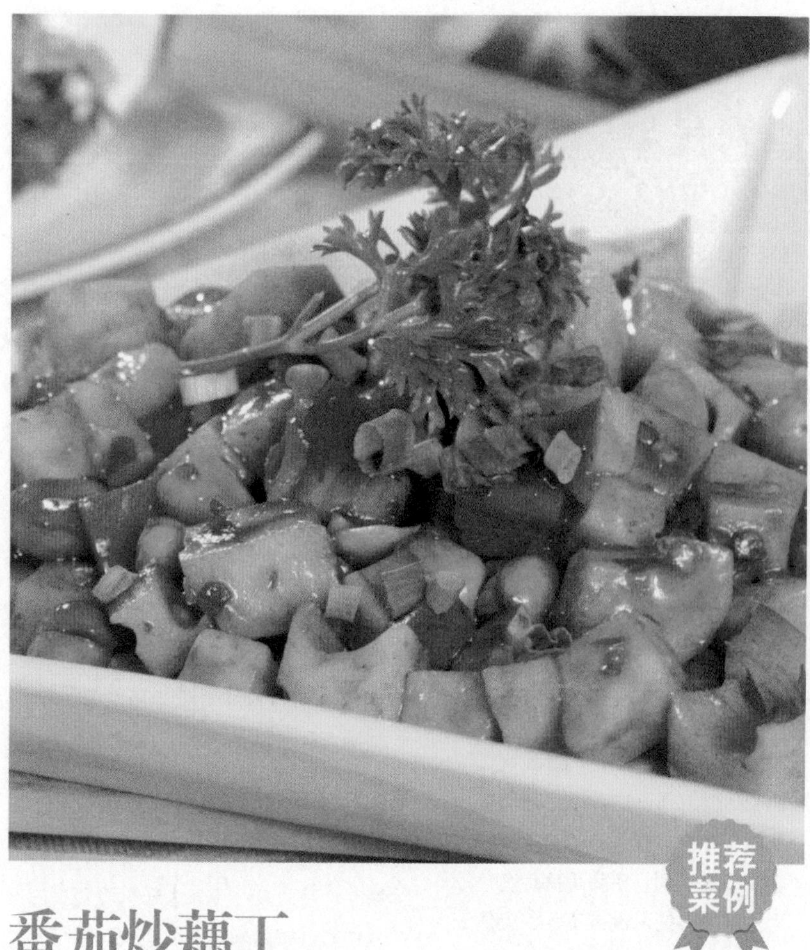

推荐菜例

番茄炒藕丁

原料： 番茄 100 克，莲藕 90 克，青豆 50 克，盐、鸡精各 2 克，水淀粉、欧芹叶、油各适量

做法：

❶ 将莲藕洗净，去皮切丁；番茄洗净，切块；青豆洗净，焯水至八成熟后盛出；欧芹叶洗净备用。

❷ 锅中下油，烧热，放入藕丁炒到五成熟，再放入青豆、番茄，加盐、鸡精炒熟。

❸ 以水淀粉勾芡，饰以欧芹叶即可。

专家点评

本菜品适合体弱多病、营养不良、高热、吐血者以及高血压、肝病、食欲不振、缺铁性贫血者食用。

芹菜

Qin Cai

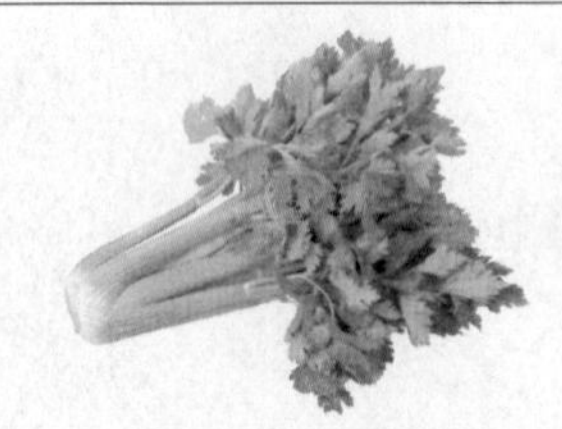

别名：水芹、刀芹、蜀芹 性味归经：性凉，味甘、辛；归肺、胃经

适用量：每次 30 ~ 100 克 热量：71 千焦 /100 克

养生关键词

清热平肝，凉血降压

芹菜含有蛋白质、甘露醇、食物纤维、维生素 A、维生素 C、钙、铁、磷等。芹菜的叶茎中还含有药效成分芹菜苷、佛手苷内酯和挥发油，能降压降脂、防治动脉硬化。

食疗功效

芹菜具有清热平肝、祛风利湿、除烦消肿、凉血止血、解毒宣肺、健胃利血、清肠利便、润肺止咳、降低血压、健脑镇静的功效。对高血压、头痛、头晕、燥热烦渴、黄疸、水肿、小便热涩不利、痄腮等病症有食疗作用。体内热盛、食欲不佳、疲倦无力的湿热体质者可常食用芹菜。

选购保存

选购芹菜以色泽鲜绿、叶柄厚、茎部稍呈圆形、内侧微向内凹者为佳。贮存时用保鲜膜将芹菜茎叶包严，根部朝下，竖直放入水中，水没过芹菜根部 5 厘米，可保持芹菜一周内不老不焉。

♥ 应用指南

1. 辅助治疗伴眩晕头痛、颜面潮红、精神易兴奋等症状的高血压：鲜芹菜 250 克，青苹果 2 个。将鲜芹菜放入沸水中稍微焯烫 2 分钟，切碎与青苹果榨汁，每次 1 杯，每日 1 次。
2. 辅助治疗高血压、急性黄疸型肝炎、膀胱炎：芹菜 200 克，红枣 50 克。将两者洗净后入锅，加水煲汤，分次服用。
3. 辅助治疗高血压、肝火头痛、头昏目赤：芹菜 150 克，大米 100 克，白糖适量。将大米洗净后煮粥，将熟时加入洗净切碎的芹菜同煮，用白糖调味，作晚餐食用。
4. 辅助治疗脑卒中后遗症、血尿：鲜芹菜适量。将鲜芹菜洗净后捣汁，每次 30 毫升，每日 3 次，连服 7 天。

相宜搭配		
宜	芹菜 + 虾 增强免疫力	芹菜 + 茭白 降低血压

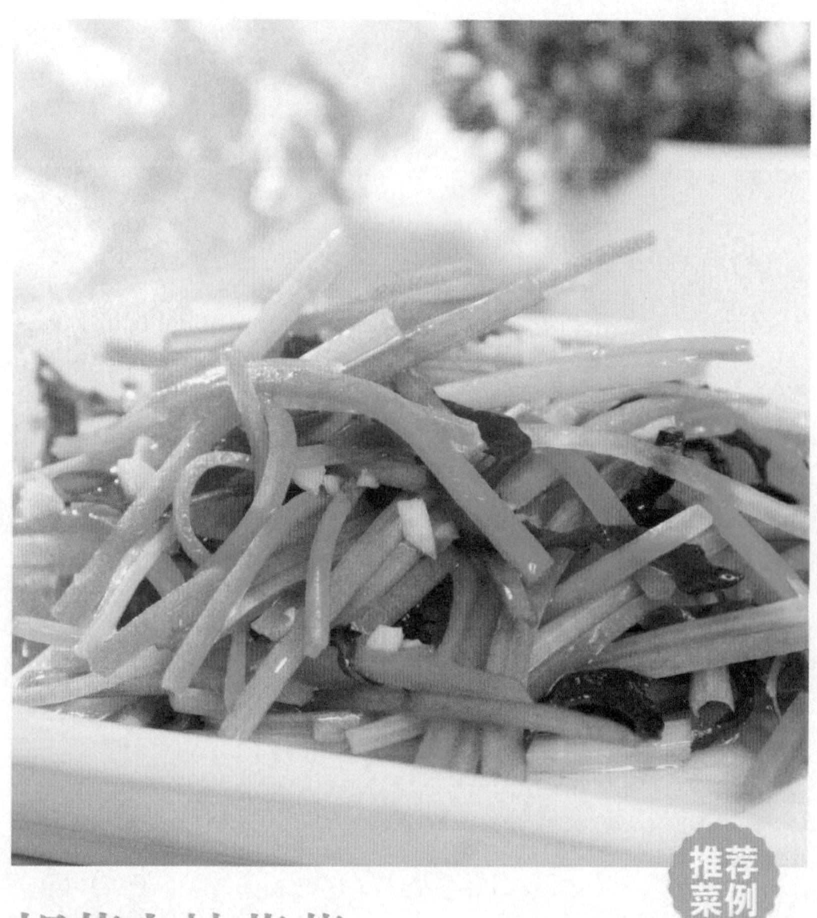

推荐菜例

胡萝卜炒芹菜

原料： 芹菜 200 克，胡萝卜 150 克，黑木耳 50 克，油、蒜末、香油、盐、鸡精各适量

做法：

❶ 将芹菜摘去老叶、老梗，洗净后切段；胡萝卜洗净后切丝；黑木耳用淘米水充分泡发，切丝备用。

❷ 锅内油热时爆香蒜末，然后放入芹菜、胡萝卜翻炒至软，再放入黑木耳炒熟。

❸ 加盐、鸡精、香油调味即可。

专家点评

本菜品一般人皆可食用，尤其适合高血压、便秘、痔疮、胆结石、肾结石、膀胱结石及心脑血管疾病等患者食用。

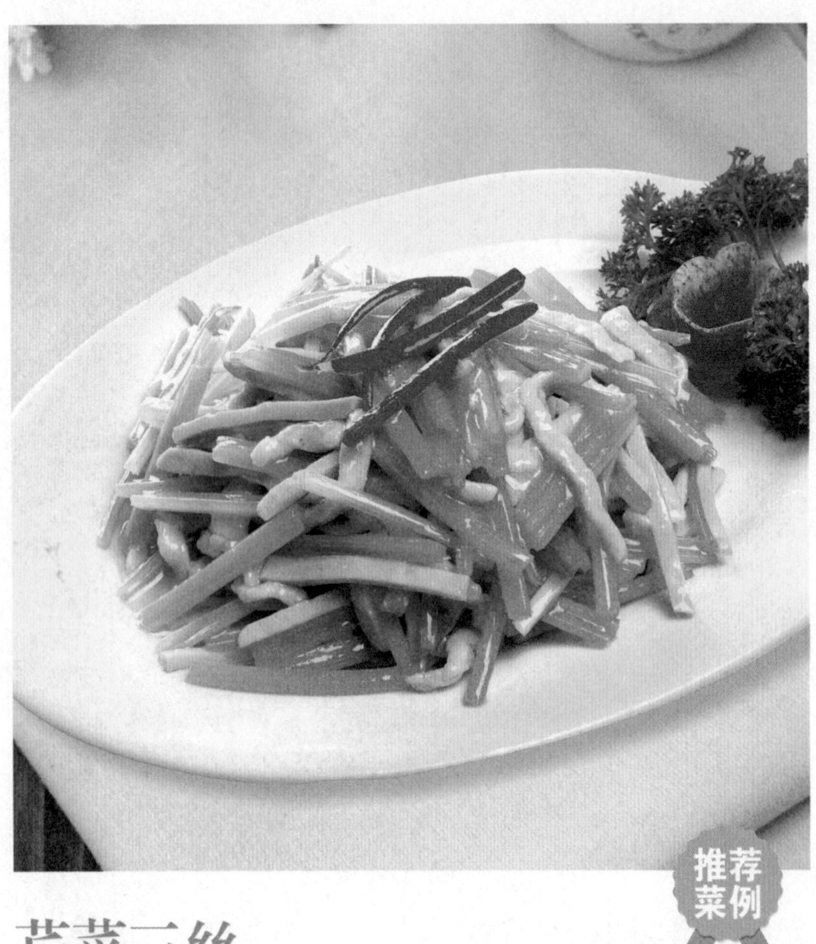

推荐菜例

芹菜三丝

原料： 芹菜200克，香干100克，猪瘦肉80克，红甜椒20克，鸡精、料酒、水淀粉、油、盐各适量

做法：

❶ 将芹菜洗净，切段；香干切丝；红甜椒洗净，切丝；猪瘦肉洗净后切丝，用料酒和盐稍腌渍备用。

❷ 将锅中油烧热，放入肉丝滑熟，盛出备用。锅底留少量油，放入芹菜、香干翻炒至熟，倒入红甜椒、肉丝同炒，加盐、鸡精调味，以水淀粉勾芡即可。

专家点评

本菜品一般人皆可食用，尤其适合阴虚久咳、痰中带血、虚烦惊悸、失眠多梦、精神恍惚等人群。

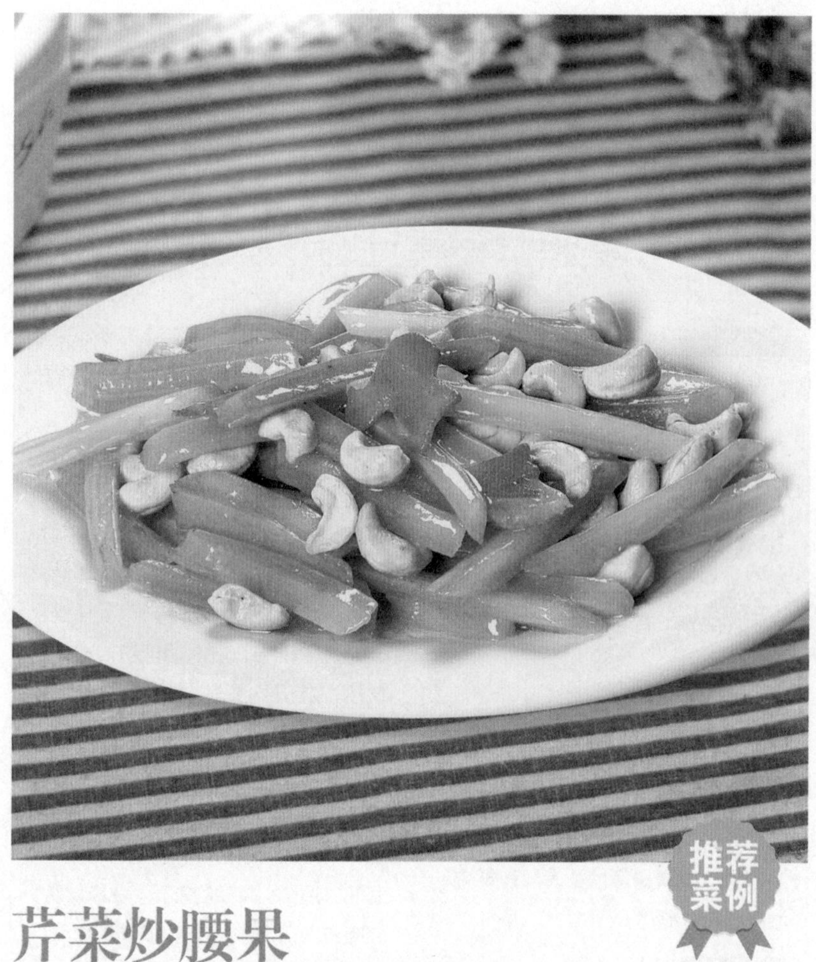

推荐菜例

芹菜炒腰果

原料：芹菜 250 克，腰果 50 克，胡萝卜 20 克，水淀粉 20 毫升，盐 2 克，油、鸡精各适量

做法：

❶ 将芹菜洗净，切成长度相等的段；腰果洗净，入沸水锅中汆水，捞出沥干；胡萝卜洗净，切片。

❷ 锅中加入油，烧热，然后放入芹菜和腰果翻炒，再加入胡萝卜片同炒均匀。

❸ 加盐和鸡精调味，用水淀粉勾芡，起锅装盘。

专家点评

本菜品一般人皆可食用，尤其适合便秘、风湿性关节炎、高血压、尿结石、食欲不振、下肢浮肿等患者。

茭白

Jiao Bai

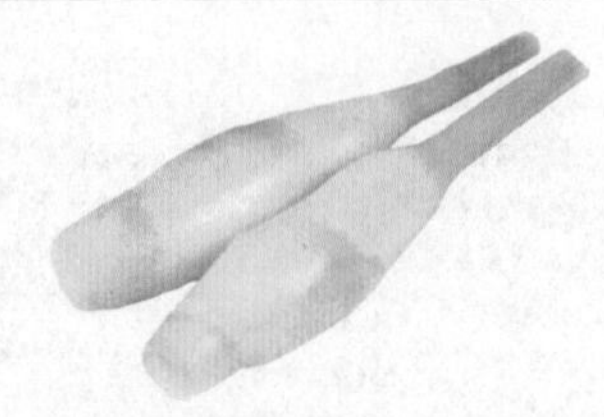

别名： 茭粑、茭儿菜、篙芭　**性味归经：** 性寒，味甘；归肝、脾、肺经

适用量： 每次 100 ~ 150 克　**热量：** 110 千焦 /100 克

养生关键词

利尿止渴，补虚健体

《本草纲目》记载：“茭白利五脏邪气，白癞病疡，目赤，热毒风气，卒心痛，可醋、盐食之。”茭白含蛋白质、脂肪、糖类、维生素 B_1、维生素 B_2、维生素 E、微量胡萝卜素和矿物质等成分，有利尿止渴、补虚强身等作用。

食疗功效

茭白具有解酒毒、补虚健体、退黄疸、美容等功效；可辅助治疗急、慢性肾炎引起的四肢水肿、小便不利等症，又能清暑解烦止渴，还能辅助治疗目赤、疮疡。

选购保存

茭白应选购孕穗后期、肉质茎显著膨大、抱茎叶鞘中部向左右裂开、露出 1 ~ 2 厘米茭肉的。茭白所含的水分极高，若放置时间过长，就会丧失鲜味，宜即买即食。如果需要保存，可将茭白用纸包住，再用保鲜膜包裹后放入冰箱保存即可。

♥ 应用指南

1. 辅助治疗肾源性水肿、小便不利：茭白适量，香油、盐、葱、姜、胡椒粉、味精各适量。将茭白去皮洗净，切丝，用开水焯后沥干水分。将葱、姜切丝，一起装入碗中，放入胡椒粉。将香油烧热，淋于葱丝上，稍凉后与茭白拌在一起，调入盐、味精拌匀即可。

2. 清热补虚，辅助治疗身体虚弱：茭白500克，猪肉200克，鸡蛋1个，油、盐、味精、水淀粉、料酒、葱末、姜末、酱油各适量。将茭白去壳，洗净切丝；猪肉洗净切细丝，装碗；鸡蛋取蛋清，加水淀粉，给猪肉丝拌匀上浆；锅置于火上，加热后放油，倒入肉丝炒散，下料酒、葱末、姜末、酱油炒拌均匀，再倒入茭白丝，加入盐、味精，翻炒数下，即可起锅装盘。

相宜搭配		
宜	茭白 + 猪肝 保肝护肾	茭白 + 芹菜 降低血压

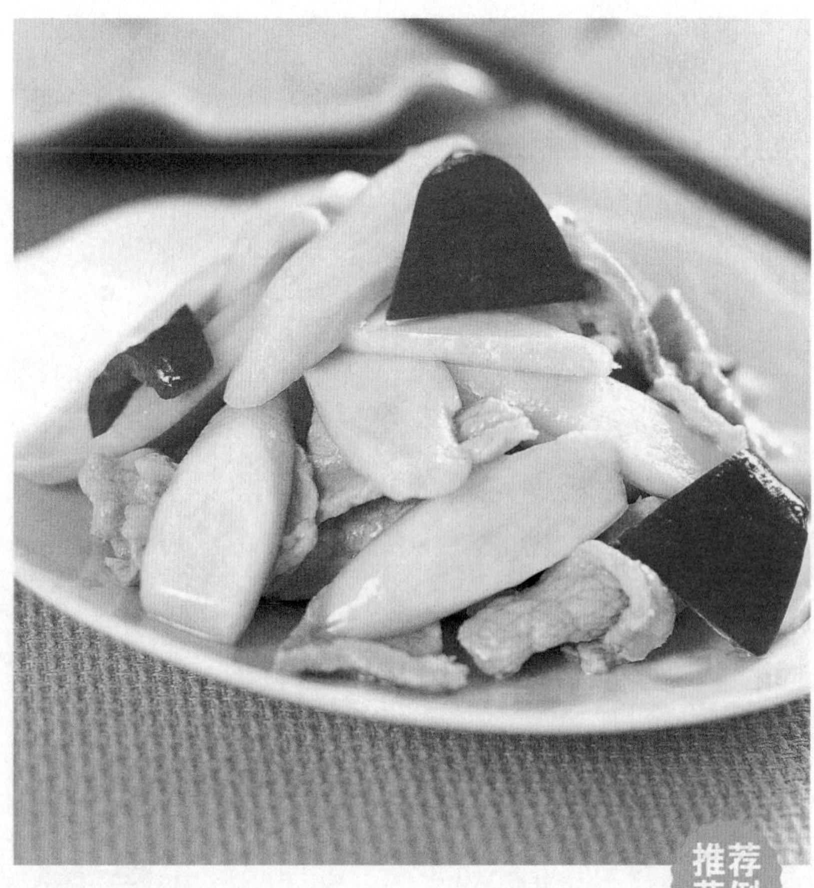

推荐菜例

茭白肉片

原料： 茭白 300 克，猪瘦肉 100 克，红甜椒 30 克，淀粉 8 克，生抽 6 毫升，味精、姜片、油、盐各适量

做法：

❶ 将茭白洗净后切薄片；猪瘦肉洗净后切片；红甜椒洗净后切片。

❷ 将肉片用淀粉、生抽腌渍。

❸ 将锅中油烧热，肉片炒至变色后加入茭白、红甜椒片、姜片炒 5 分钟，调入盐、味精即可。

专家点评

本菜品适合高血压、黄疸肝炎患者以及饮酒过量、酒精中毒的男性食用。

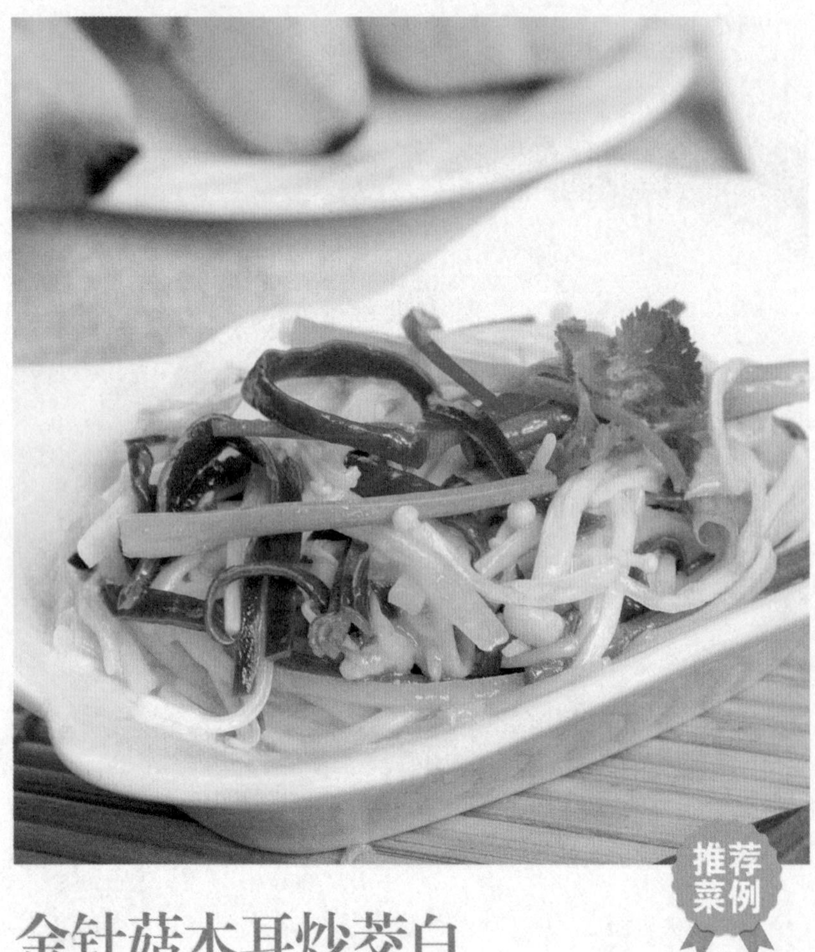

推荐菜例

金针菇木耳炒茭白

原料： 茭白350克，金针菇150克，水发黑木耳50克，姜丝3克，油、红椒、香菜、盐、白糖、醋、香油各适量

做法：

❶ 将茭白去皮，洗净后切丝，焯水；金针菇洗净后焯水；红椒、黑木耳洗净后切丝；香菜洗净，切段。

❷ 锅内放油，烧热，爆香姜丝、红椒丝，再放入茭白、金针菇、黑木耳一起翻炒均匀。

❸ 加盐、白糖、醋、香油调味，撒上香菜段即可。

专家点评

本菜品适合便秘、水肿、肥胖的男性食用。

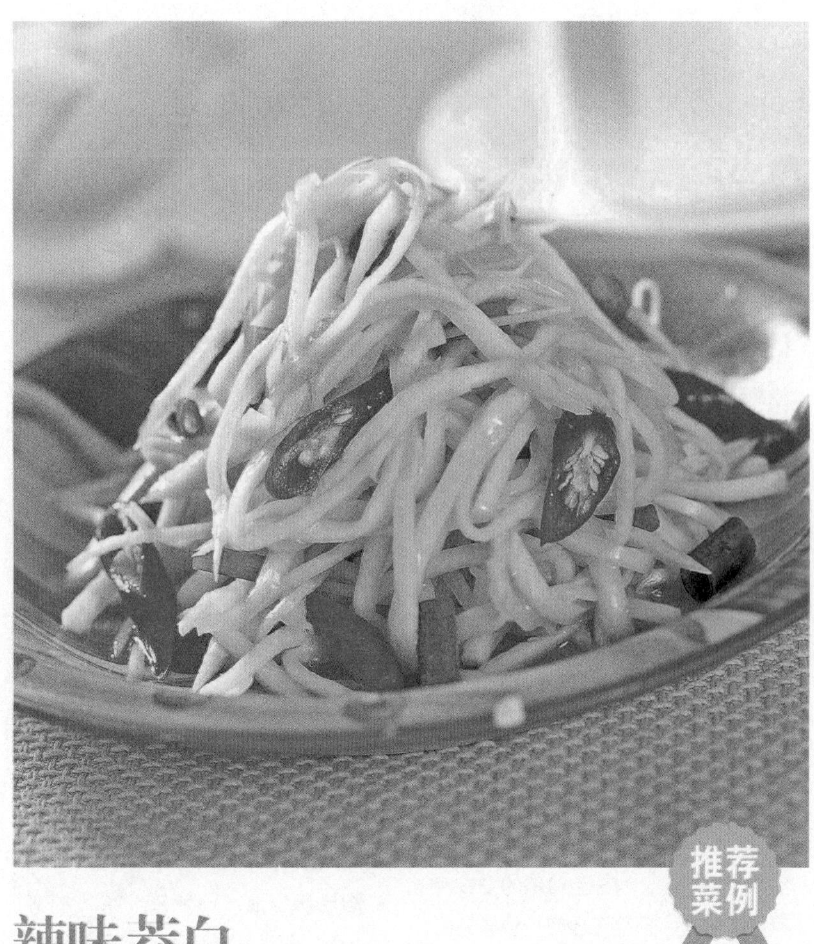

推荐菜例

辣味茭白

原料：茭白250克，红椒50克，葱段5克，油、盐、味精、蒜蓉各适量

做法：

❶将茭白洗净后切成细丝；红椒洗净切成条。

❷锅中加入清水烧沸，下入茭白丝稍焯后捞出。

❸将锅中油烧热，下入蒜蓉、葱段、红椒爆香，加入茭白丝一起拌炒，待熟后调入盐、味精即可。

专家点评

本菜品适合高血压、黄疸肝炎患者以及饮酒过量、酒精中毒的男性。

荸荠

Bi Qi

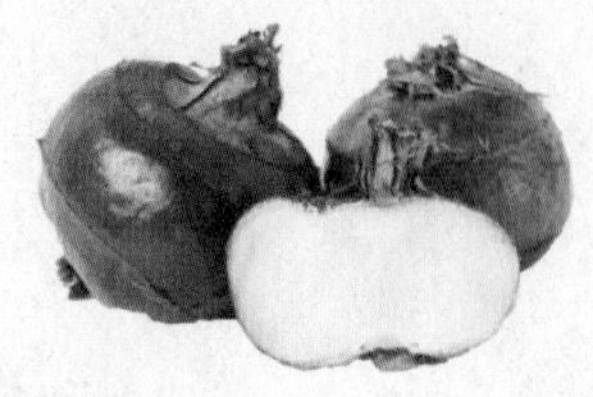

别名：马蹄、乌芋、地栗　**性味归经：**性微凉，味甘；归肺、胃、大肠经

适用量：每次 50 ~ 100 克　**热量：**256 千焦 /100 克

养生关键词

补肾利尿，化湿祛痰

《本草纲目》记载：“马蹄主消渴痹热，温中益气，下丹石，消风毒。除胸中实热气。”荸荠含蛋白质、脂肪、粗纤维、胡萝卜素、维生素、铁、钙、磷和碳水化合物等营养成分，有利尿通便、化湿祛痰等作用。

食疗功效

荸荠具有清热解毒、凉血生津、利尿通便、消食除胀等功效，对黄疸、痢疾、小儿麻痹、便秘等疾病有食疗作用。荸荠还能促进人体生长发育和维持生理功能，对牙齿骨骼的发育很有利。此外，荸荠还含有一种成分，它对降低血压有一定的效果，还对癌症有预防作用。

选购保存

荸荠的生产季节在冬、春两季，选购荸荠时，应选择个体较大、外皮呈深紫色而且芽短粗的。不宜将荸荠放在塑料袋内，应将其放在通风的竹箩筐里。

♥ 应用指南

1. 清热消炎，生津止渴，防治流感：鲜荸荠 250 克，甘蔗 1 根。将荸荠洗净，甘蔗去皮切段，共入锅煎煮，煮熟即可食用。

2. 开胃消食，利肠通便，辅助治疗消化不良、便秘：荸荠 500 克，豆粉、淀粉各 100 克，油、盐、姜末各适量。将荸荠煮熟后捣烂，加盐、姜末、豆粉，挤成丸子，油炸后捞起。将淀粉勾芡成卤，浇在丸上即可。

3. 防治鼻出血：荸荠 250 克，生藕 150 克，白萝卜 100 克。将三者洗净后切片，煎水代茶饮服。

4. 辅助治疗痔疮出血：荸荠 500 克，红糖 50 克，地榆 30 克。将荸荠洗净打碎，加入地榆、红糖，水煎约 1 个小时，每日分 2 次服用。

相宜搭配

宜	荸荠 + 香菇 补气、益胃、助食	荸荠 + 黑木耳 补气强身、益胃助食

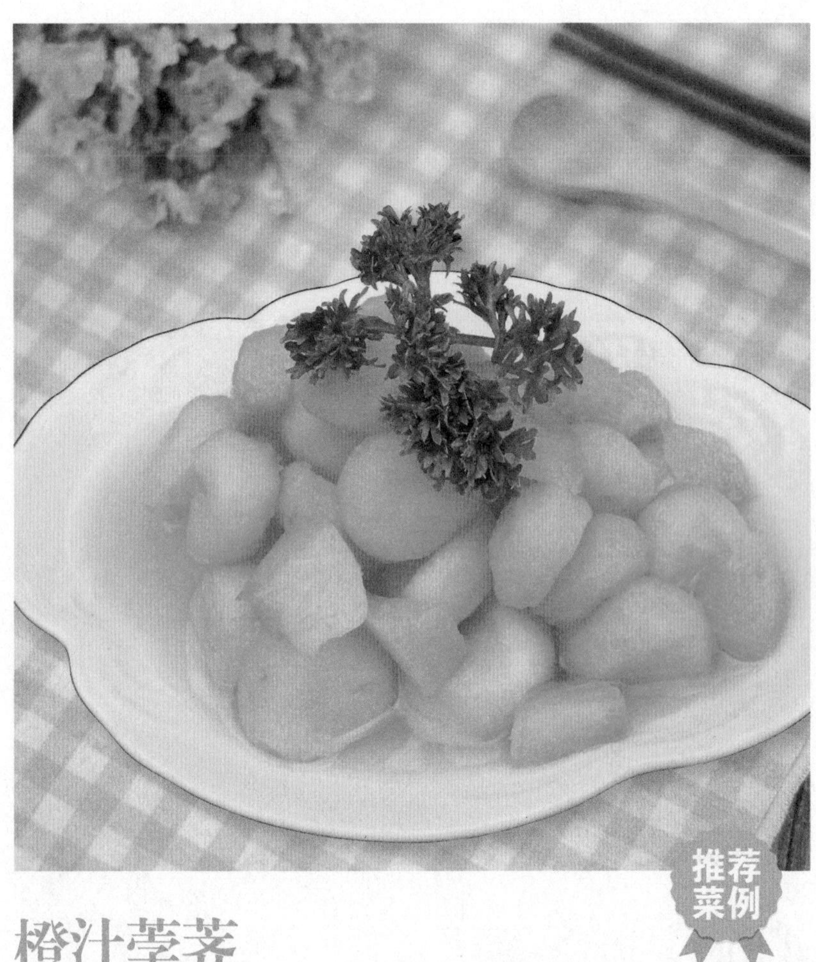

橙汁荸荠

原料： 荸荠 400 克，橙汁 100 毫升，白糖 30 克，水淀粉 25 毫升，欧芹叶适量

做法：

❶ 将荸荠洗净，去皮后切块，放入沸水中煮熟，捞出沥干水分；欧芹叶洗净。

❷ 将橙汁加热，加白糖，最后以水淀粉勾芡成汁。

❸ 将加工好的橙汁淋在荸荠上，稍微腌渍入味，装盘，放上欧芹叶即可。

专家点评

本菜品适合男性、儿童、发热患者、肺癌及食管癌患者食用。

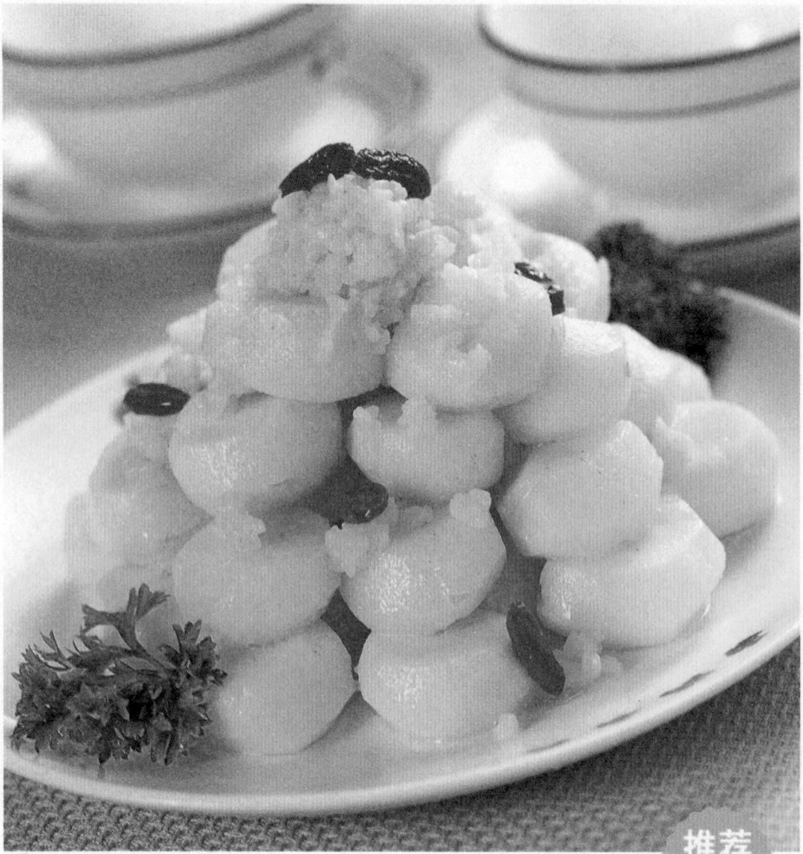

推荐菜例

酒酿荸荠

原料：荸荠 400 克，醪糟 25 毫升，枸杞子 20 克，欧芹叶适量

做法：

❶ 将荸荠去皮后洗净备用；欧芹叶洗净备用。

❷ 将枸杞子洗净备用。

❸ 把荸荠整齐地码入盘中，浇上醪糟，撒上枸杞子，饰以欧芹叶即成。

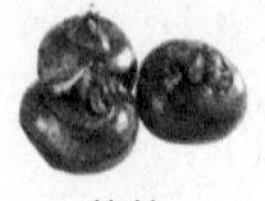

荸荠

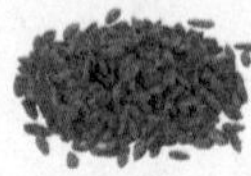

枸杞子

专家点评

本菜品一般人皆可食用，尤其适合中老年人和身体虚弱者。

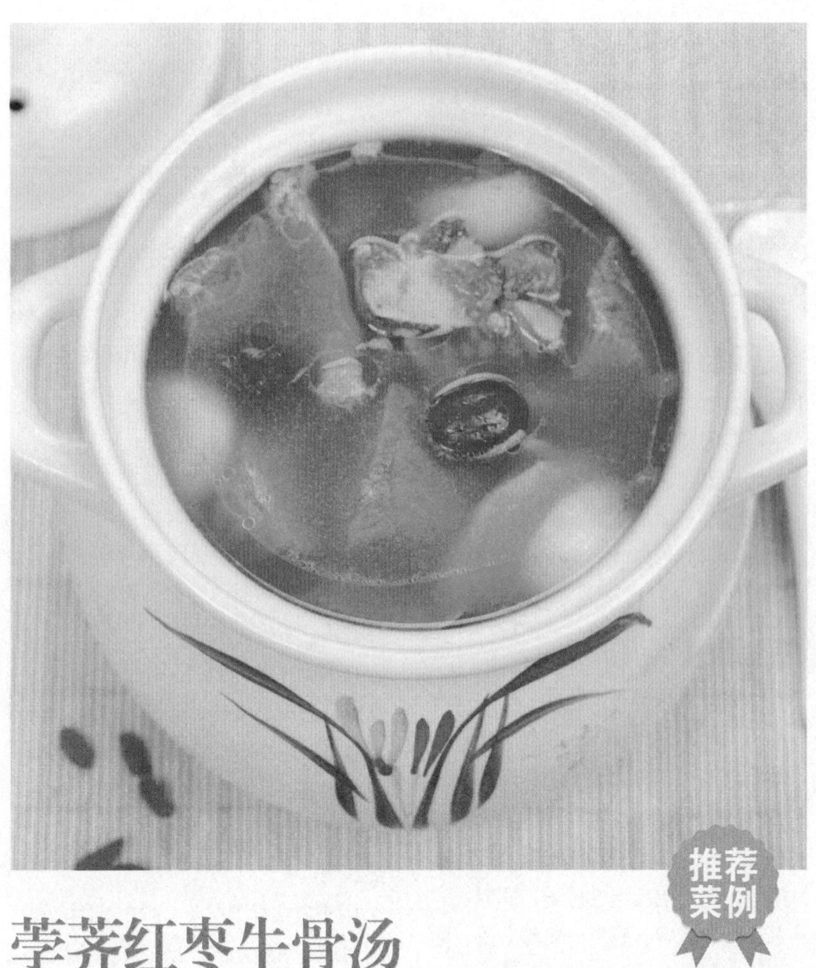

推荐菜例

荸荠红枣牛骨汤

原料：牛排骨250克，荸荠100克，红枣35克，陈皮6克，枸杞子5克，盐适量

做法：

❶ 将牛排骨洗净，斩块，入沸水汆烫，捞出冲净；荸荠去皮后洗净；红枣、枸杞子洗净浸软；陈皮洗去浮尘。

❷ 将所有原材料放入汤锅中，加水煮沸后用中火炖1～2个小时。最后加入盐搅匀即可。

专家点评

本菜品一般人皆可食用，尤其适合便秘、身体虚弱、患有高血压的男性。

洋葱

Yang Cong

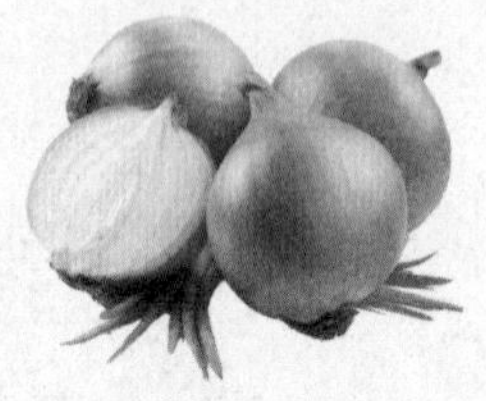

别名：洋葱头、玉葱、葱头　性味归经：性温，味甘、微辛；归肝、脾、胃经

适用量：每日 1 ~ 2 个　热量：169 千焦 /100 克

养生关键词

散寒健胃，发汗杀菌

洋葱富含蛋白质、粗纤维及胡萝卜素、维生素 B_1、维生素 B_2 和维生素 C 等，还含有咖啡酸、芥子酸、桂皮酸、柠檬酸盐、多糖和多种氨基酸，具有散寒、健胃、杀菌等作用。

食疗功效

洋葱具有散寒、发汗、祛痰、降血脂、降血压、降血糖、抗癌的功效，对阳虚怕冷、高血压、高脂血症等患者均有食疗作用。常食洋葱可以稳定血压、降低血糖、保护人体动脉血管，还能帮助防治流行性感冒。同时，洋葱还能刺激胃、肠及消化腺分泌，增进食欲，促进消化。

选购保存

选购洋葱时要挑选球体完整、没有裂开或损伤、表皮完整光滑的。应将洋葱放入网袋中，然后悬挂在室内阴凉通风处或放在有透气孔的专用陶瓷罐中保存。

♥ 应用指南

1. 辅助治疗消化不良、食欲不振：洋葱适量。将洋葱剖成 6 瓣，放入酸菜坛中，淹浸 2 ~ 4 日（天热时 1 ~ 2 日即可），待其味酸甜而略辛辣时即可食用。

2. 辅助治疗外感风寒引起的头痛、鼻塞、恶寒、发热、无汗：碳酸饮料 500 毫升，洋葱丝 100 克，姜丝 50 克，红糖适量。将碳酸饮料加入洋葱丝、姜丝、红糖，小火烧沸约 5 分钟，趁热饮用。

3. 用于贪食荤腥厚味、脾虚湿困、高脂血症、下肢水肿、痰多胸闷等症：高粱米、薏苡仁、南瓜丁、洋葱丁各 100 克，白糖适量。将高粱米、薏苡仁用凉水泡 4 个小时后小火煮粥，待米烂时，放入南瓜丁、洋葱丁，同煮至熟，加白糖调味。

相宜搭配		
宜	洋葱 + 猪肉 滋阴润燥	洋葱 + 玉米 降压降脂

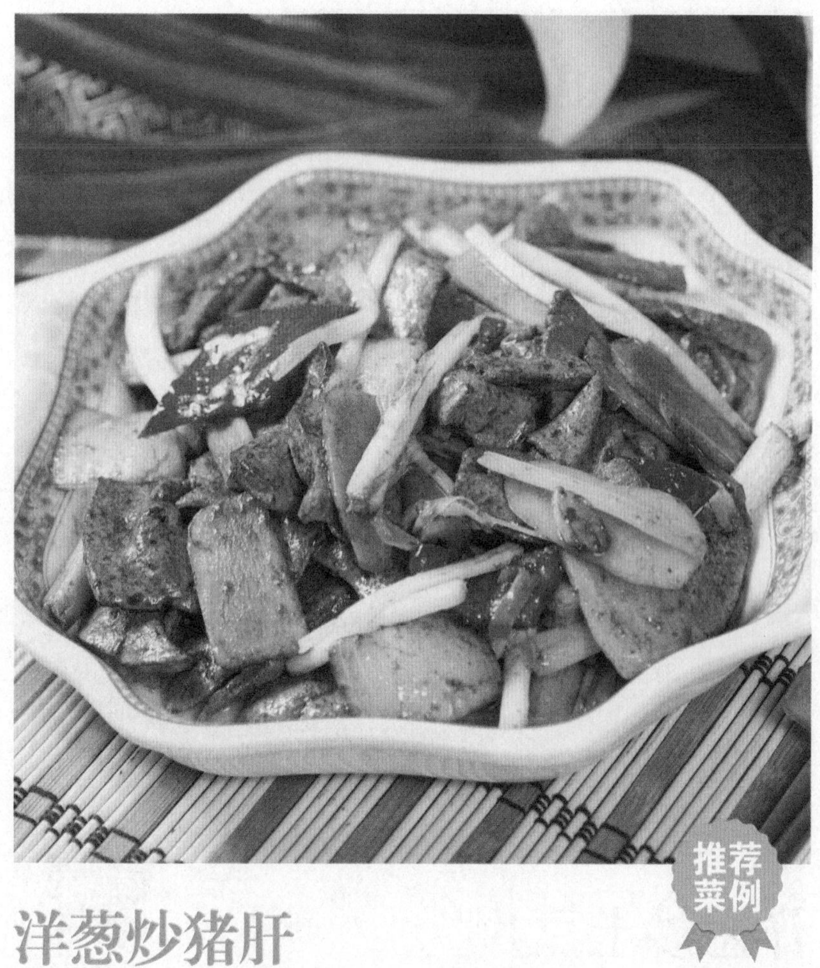

推荐菜例

洋葱炒猪肝

原料： 猪肝150克，洋葱100克，红椒片50克，姜片20克，盐、味精各2克，油、酱油、葱段各适量

做法：

❶ 将猪肝处理干净，切小片，加少许盐、味精、酱油稍腌；洋葱洗净后切片。

❷ 锅内放油，烧热，下入红椒片、姜片炒香，放入猪肝快炒，再入洋葱翻炒。

❸ 下入剩余盐、味精、酱油、葱段，翻炒均匀即可。

专家点评

本菜品适合高血压、高脂血症、动脉硬化、糖尿病等患者食用。

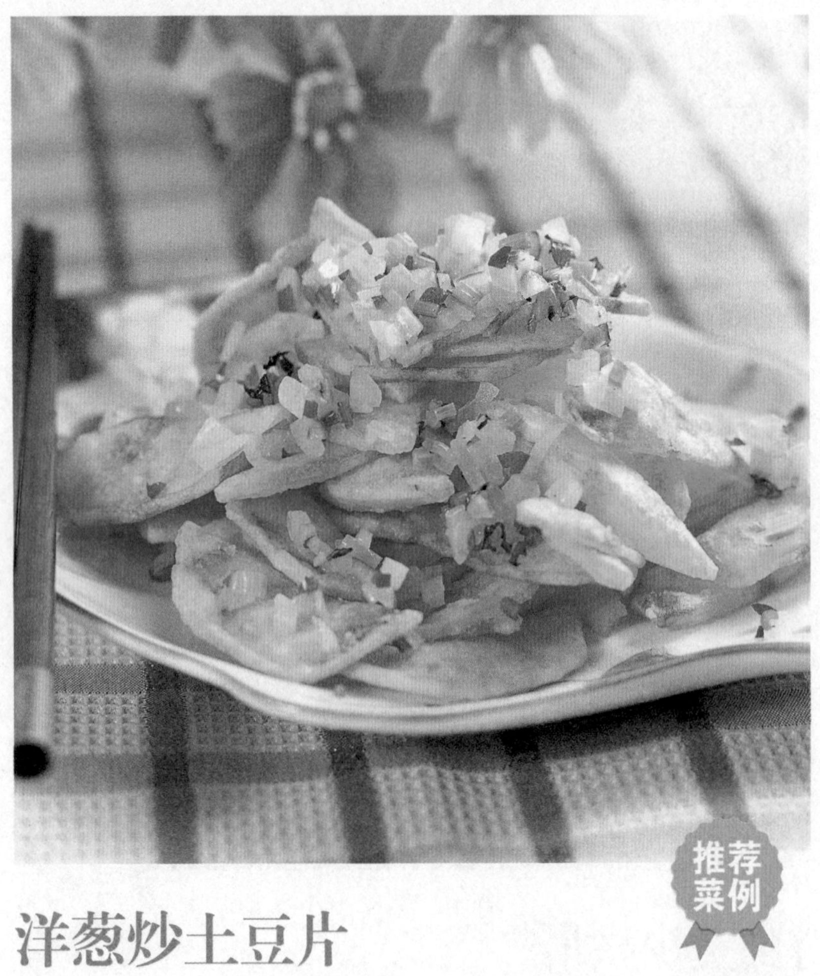

推荐菜例

洋葱炒土豆片

原料： 土豆500克，洋葱150克，芹菜35克，香菜30克，红椒、油、盐、胡椒粉各适量

做法：

❶ 将洋葱、红椒、香菜、芹菜洗净，切碎；土豆煮熟，去皮后切片备用。

❷ 将土豆片煎至金黄色时，翻面煎。

❸ 加入洋葱、芹菜、香菜继续转动煎盘，再撒匀盐和胡椒粉，煎至洋葱发出香味时即可。

专家点评

本菜品适合肠炎、习惯性便秘、皮肤湿疹、心脑血管疾病等患者食用。

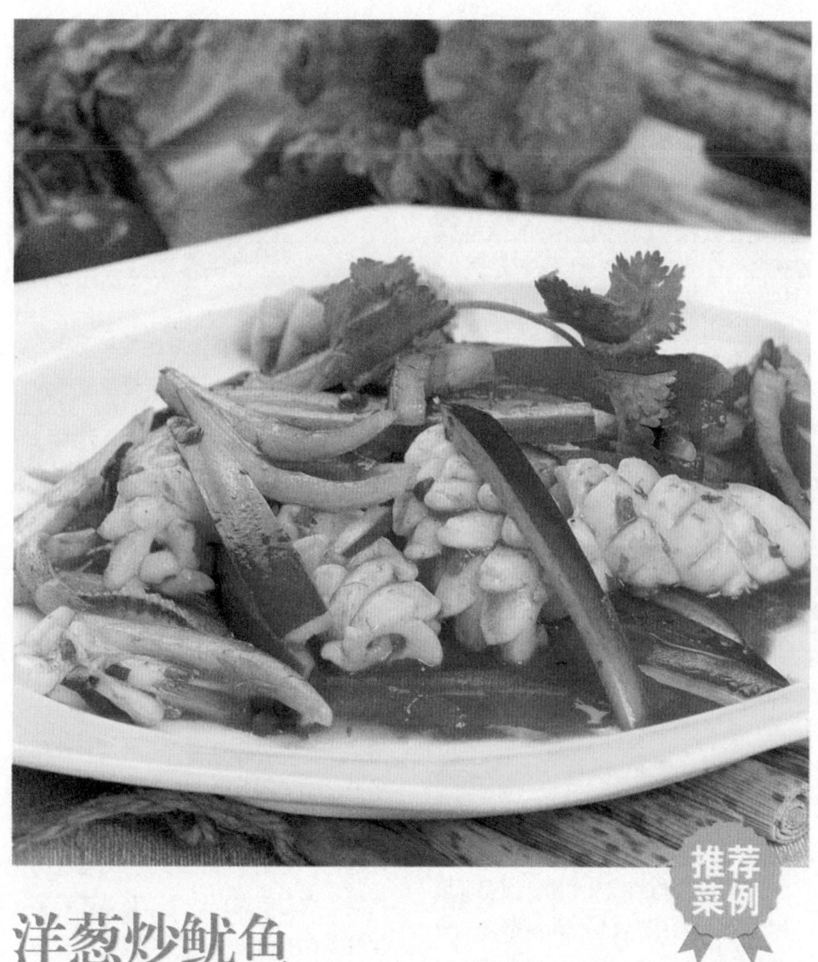

推荐菜例

洋葱炒鱿鱼

原料：鱿鱼 450 克，洋葱 60 克，红椒 40 克，豆瓣酱 10 克，油、盐、鸡精、白糖、五香粉、香菜叶各适量

做法：

❶ 将鱿鱼处理干净，切丝；洋葱洗净，切丝；红椒洗净，切丝。

❷ 将锅置于火上，加油烧热，放入红椒丝翻炒，下入豆瓣酱炒香，再放入鱿鱼丝、香菜叶、洋葱丝炒熟。加盐、鸡精、白糖、五香粉调味，炒匀即可。

专家点评

本菜品适合消化不良、胃酸不足的男性食用。

菜花

Cai Hua

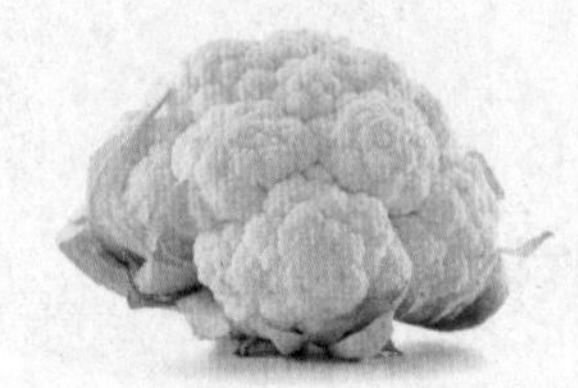

别名：花椰菜、花甘蓝　性味归经：性凉，味甘；归肝、肺经

适用量：每日半个或1个　热量：110千焦/100克

养生关键词

促进发育，增强体质

菜花中含丰富的钙、磷、铁、维生素A、维生素B_1、维生素B_2、维生素C等，其中维生素C含量极高，不但有利于人的生长发育，还能提高人体免疫功能，促进肝脏解毒，增强人的体质。

食疗功效

菜花具有补肾填精、健脑壮骨、补脾和胃、润肺止咳等功效。主治久病体虚、肢体痿软、耳鸣健忘、脾胃虚弱、小儿发育迟缓等病症。菜花还能够促进人体的新陈代谢，具有清肝的作用。菜花是含有类黄酮最多的食物之一，可以防止感染，阻止胆固醇氧化，防止血小板凝结成块，从而减少心脏病和脑卒中的危险。

选购保存

菜花以周边未散开、没有异味和毛花的为佳。菜花最好是现买现吃，即使温度适宜，也尽量不要存放3天以上。

♥ 应用指南

1. 辅助治疗热病、便秘：菜花1个，玉米粒、荸荠各50克，胡萝卜35克，油、盐、生抽、蚝油、鸡精各适量。将菜花掰成小朵，洗净，入沸水焯后捞出沥干；胡萝卜、荸荠分别洗净去皮切丁，入沸水中焯一下，沥干备用；用小半碗清水加入生抽、蚝油、盐、鸡精，搅匀成调味汁；热锅下油，将焯过的蔬菜丁放入，翻炒两下，倒入调味汁，待调味汁烧沸后，将全部材料翻炒均匀后熄火。先将蔬菜丁铲到摆好菜花的盘子上，再将锅里余下的汤汁均匀地淋到整盘菜上即可。
2. 辅助治疗口干渴、小便呈金黄色、大便硬实或秘结：菜花30克。将菜花处理干净，煎汤，频频饮服，有清热解渴、利尿通便的功效。

相宜搭配		
宜	菜花＋香菇 降低血脂	菜花＋蜂蜜 止咳润肺

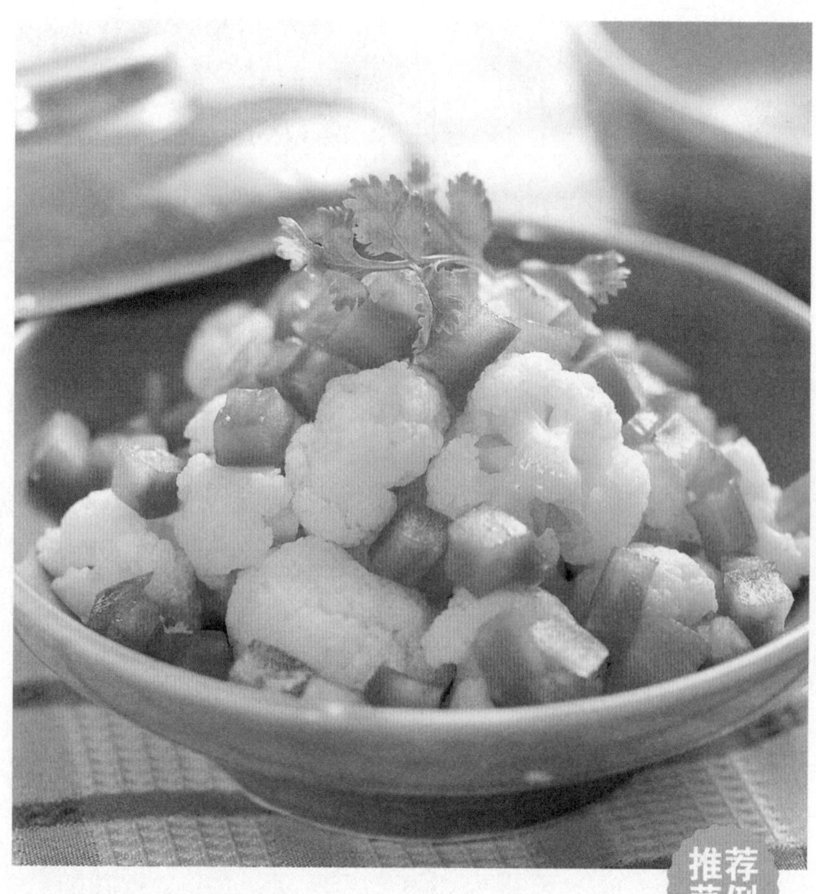

推荐菜例

菜花炒番茄

原料： 菜花 250 克，番茄 200 克，香菜叶 10 克，油、盐、鸡精各适量

做法：

① 将菜花切成小朵，洗净后焯水，捞出沥干；香菜洗净备用。

② 将番茄洗净，切小丁；锅中加入油，烧至六成热。

③ 将菜花和番茄丁放入锅中，再调入盐、鸡精翻炒均匀，盛盘，撒上香菜叶即可起锅装碗。

专家点评

本菜品适合食欲不振者、大便干结的成年男性和少年儿童食用。

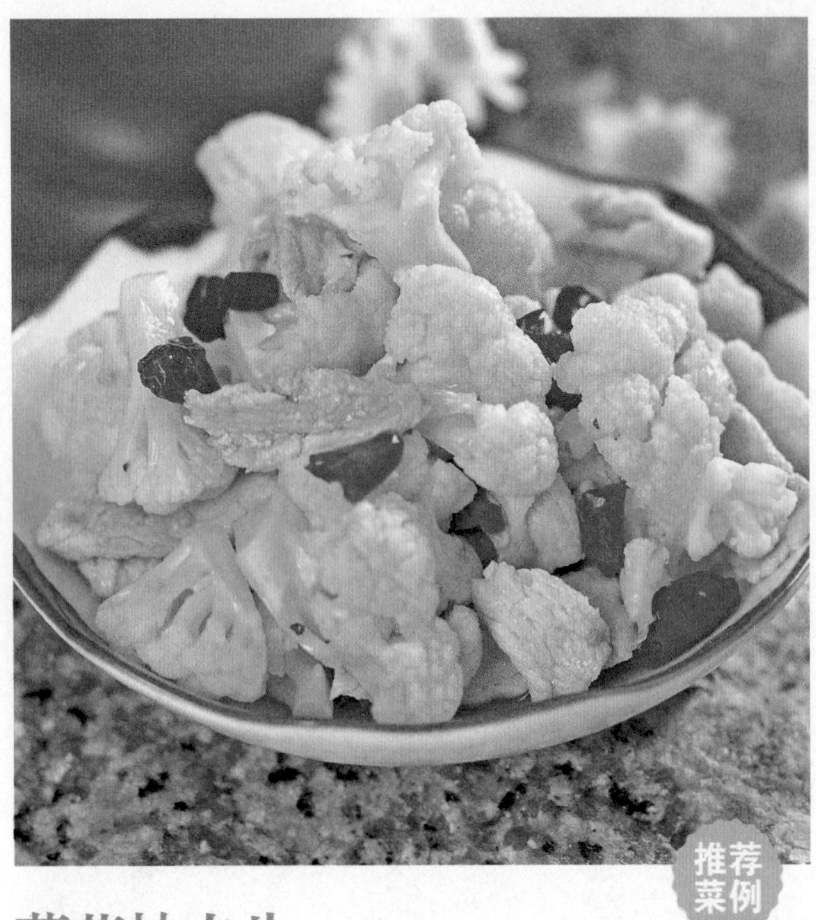

推荐菜例

菜花炒肉片

原料：菜花200克，猪瘦肉100克，干红椒15克，姜10克，葱5克，油、盐、味精各适量

做法：

❶将菜花洗净，切小块；猪瘦肉洗净后切片；干红椒切段；姜去皮，切片；葱洗净切圈备用。

❷锅上火，加油烧热，下入干红椒炒香，再加入肉片、菜花、姜片、葱圈炒匀，再加入少量水，盖上盖稍焖，加盐、味精调味即可。

专家点评

本菜品适合消渴羸瘦、热病伤津、便秘、燥咳的男性食用。

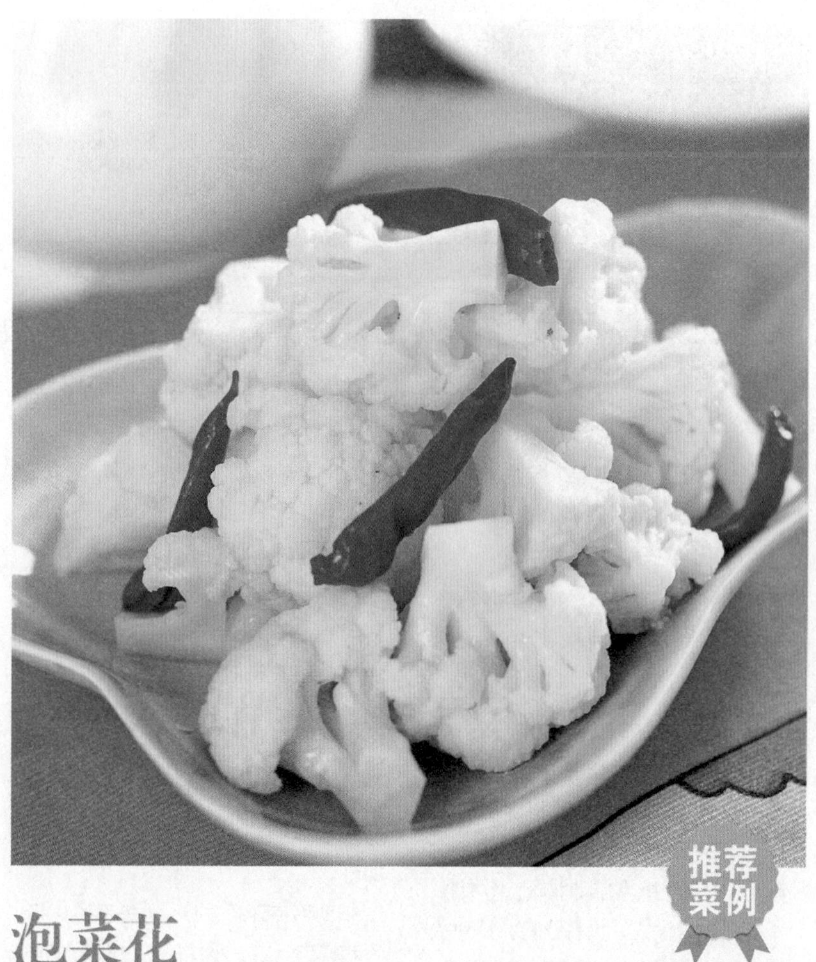

推荐菜例

泡菜花

原料：菜花 500 克，干红椒 30 克，老盐水 500 毫升，红糖 20 克，白酒、醪糟各 20 毫升，盐适量，香料包 1 个

做法：

❶ 将菜花洗净，切成小朵备用。

❷ 锅中注入水，烧沸，放入菜花焯熟，捞出后迅速摊开晾干。

❸ 将各种料调匀装入坛内，放入菜花及香料包，盖上坛盖，密封泡 5 天即可取出食用。

专家点评

本菜品一般人皆可食用，尤其适合食欲不振、大便干结的成年男性。

大蒜

Da Suan

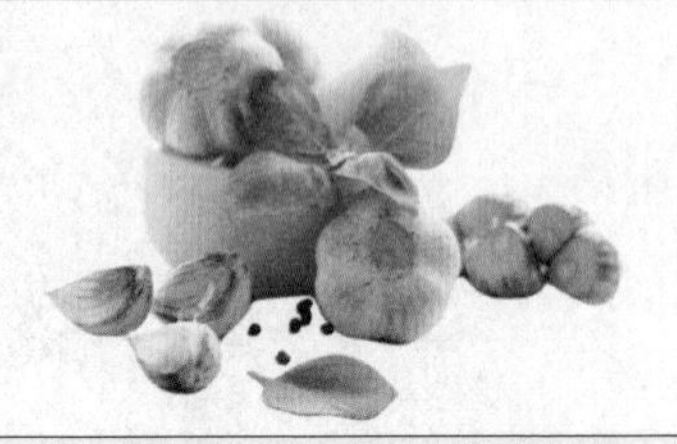

别名： 蒜头、大蒜头、胡蒜　**性味归经：** 性温，味辛；归脾、胃、肺经

适用量： 每日 10 ~ 30 克　**热量：** 536 千焦 /100 克

养生关键词

杀菌消炎，防癌抗癌

大蒜富含蛋白质、碳水化合物、纤维素、维生素 B_2、磷、维生素 B_1、维生素 C 等，具有消炎止痛、解毒杀虫、防癌抗癌等功效。大蒜还是“血管清道夫”，研究人员发现长期吃大蒜的人血管内壁里的沉积物比不吃的人要少很多。

食疗功效

大蒜具有消肿止痛、止泻止痢、驱虫、温脾暖胃等功效。可治疗痈疽肿毒、白秃癣疮、痢疾泄泻、肺痨顿咳、蛔虫、蛲虫、饮食积滞、脘腹冷痛、水肿胀满等病症。大蒜含有大量对人体有益的活性成分，能杀菌、促进食欲、调节血脂、血压和血糖，可预防心脏病、抗肿瘤、保护肝脏、增强生殖功能、保护胃黏膜、抗衰老，还可防止铅中毒。

选购保存

优质的大蒜瓣外皮干净，带有光泽，没有损伤和烂瓣。常温下，可以将大蒜放在网袋中，悬挂在通风处保存。

♥ 应用指南

1. 下气健胃，解毒止痢，辅助治疗急性菌痢：大米 100 克，大蒜 30 克。将大蒜去皮，放入沸水中煮 1 分钟后捞出。将大米放入煮蒜水中煮成稀粥，再将大蒜放入，同煮为粥食用。
2. 止咳解毒，辅助治疗百日咳：大蒜 10 克，白糖适量。将大蒜去皮捣烂，加开水 50 毫升，澄清后加白糖调味即可。
3. 辅助治疗牙质过敏：大蒜适量。将大蒜捣碎，取一小块放在过敏点或酸痛点，用齿料充填器在酒精灯上烧至微红，迅速烧灼牙面上的蒜泥，稍压几分钟，痛感即消失。一般采用此方法 2 ~ 3 次可见效。

相宜搭配		
宜	**大蒜 + 马齿苋** 清热止痢	**大蒜 + 莴笋** 降低血压

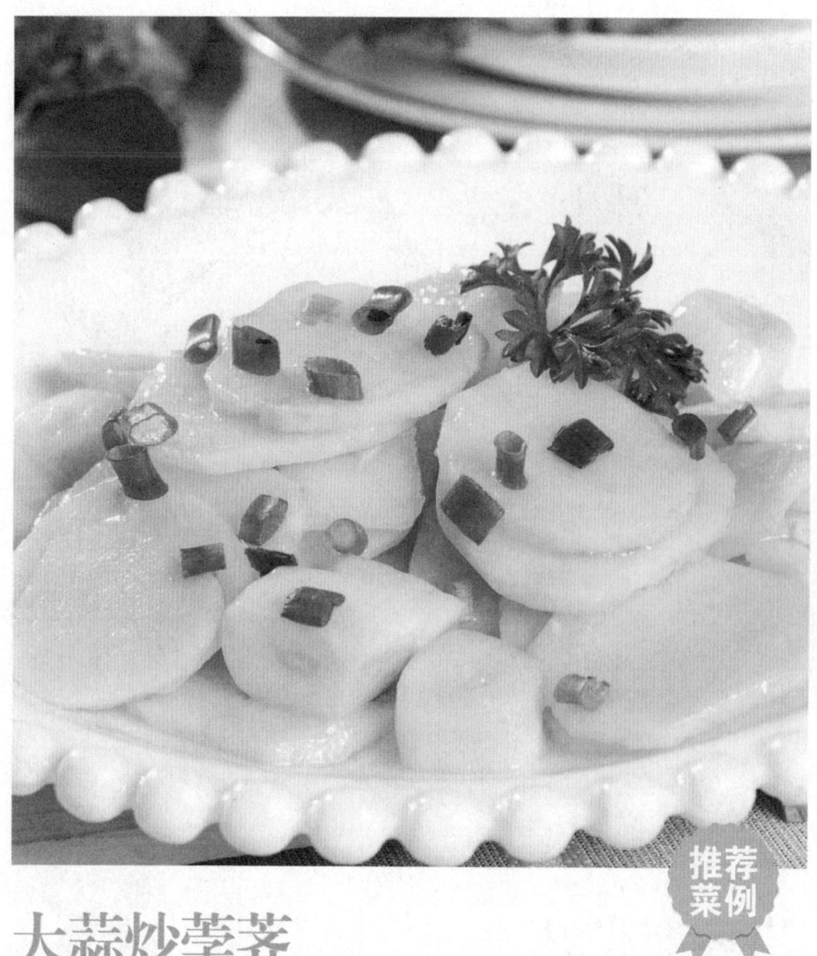

推荐菜例

大蒜炒荸荠

原料： 荸荠200克，大蒜100克，油、盐、味精、欧芹叶各适量

做法：

❶ 将荸荠去皮洗净，切片，放入沸水中焯一下，沥干水分；大蒜去皮洗净，切碎备用；欧芹叶洗净备用。

❷ 将锅置于火上，加油烧热后，放入荸荠片急速煸炒。

❸ 入大蒜，加盐、味精煸炒几下，饰以欧芹叶即可。

专家点评

本菜品适合高血压、糖尿病患者和百日咳患儿及肠炎、胃酸减少或缺乏者食用。

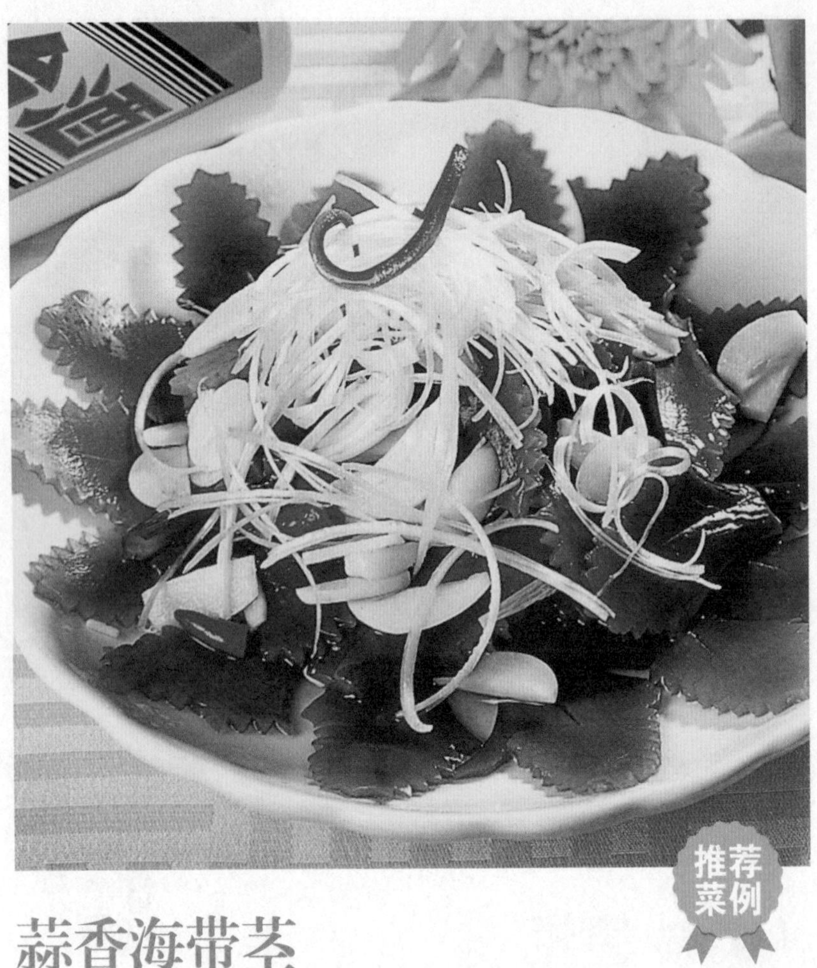

推荐菜例

蒜香海带茎

原料： 海带茎250克，大蒜、葱白各30克，红椒20克，香油10毫升，味精2克，油、盐各适量

做法：

❶ 将海带茎洗净后浸泡，切成齿状片，焯水后摆盘。

❷ 将大蒜去皮后切片；葱白洗净，切丝；红椒洗净后切丝。

❸ 把油锅烧热，把蒜片、葱丝、红椒丝炝香，盛出和其他调味料一起拌匀，淋在海带茎上即可。

专家点评

本菜品适合甲状腺肿大、高血压、冠心病、急性肾衰竭、脑水肿等患者食用。

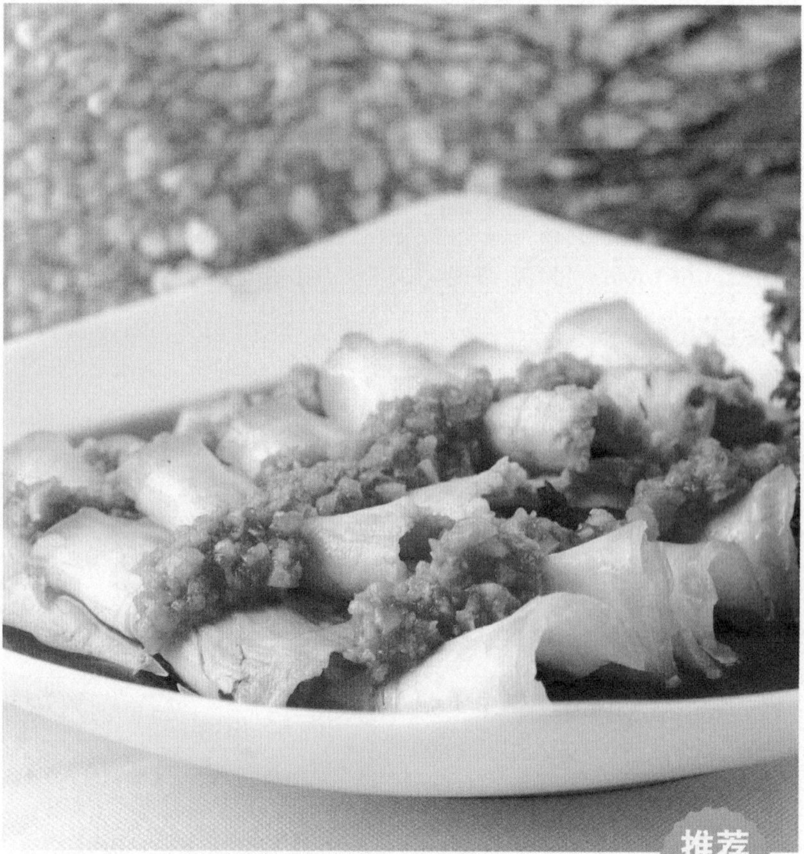

推荐菜例

蒜泥蒸肉卷

原料：五花肉 350 克，大蒜 50 克，盐 2 克，油、酱油、醋、红油各适量

做法：

❶将五花肉洗净后切片，加盐腌渍片刻，卷成肉卷；大蒜去皮，洗净后切末。

❷将红油倒入盘中，将卷好的肉卷摆盘。

❸起油锅，放入蒜末炒香，加盐、酱油、醋炒匀，盛在肉卷上入锅蒸熟即可。

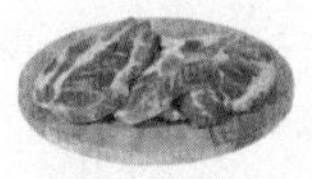
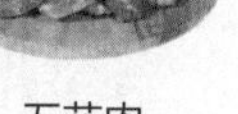
五花肉

醋

专家点评

本菜品适合消渴羸瘦、肾虚体弱、产后血虚、燥咳、便秘等症患者食用。

香菇
Xiang Gu

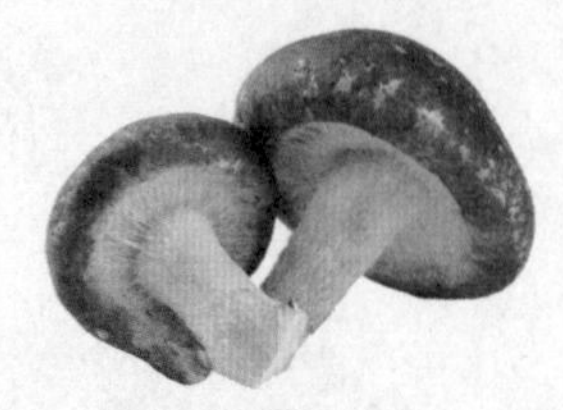

别名：冬菇、香菌、爪菰　性味归经：性平，味甘；归脾、胃经

适用量：每次 100 ~ 150 克　热量：108 千焦 /100 克

养生关键词

化痰理气，健脾补虚

香菇富含碳水化合物、钙、磷、铁、维生素 B_1、维生素 B_2、烟酸以及蛋白质类物质，并含有香菇多糖、天门冬素、腺嘌呤、三甲胺、甘露醇、海藻糖等多种活性物质，有化痰理气、益胃和中等作用。

食疗功效

香菇具有透疹解毒、防癌抗癌等功效，对食欲不振、身体虚弱、小便失禁、大便秘结、形体肥胖、癌症等病症有食疗作用。香菇还对糖尿病、肺结核、传染性肝炎、神经炎等症起辅助治疗的作用。

选购保存

优质香菇体圆齐整，菌伞肥厚，盖面平滑，手捏菌柄有坚硬感，放开后菌伞随即膨松如故。其色泽黄褐，菌伞下面的褶皱要紧密细白，菌柄短而粗壮，远闻有香气，没有焦片、雨淋片、霉蛀和碎屑。应将香菇放在通风干燥处储存。

♥ 应用指南

1. 润肠通便，健脾益气，可辅助治疗便秘、食欲不振：鲜香菇 500 克，鲜桃仁 200 克，鸡汤 200 毫升，淀粉 50 克，盐、料酒、白糖各适量。将鲜桃仁上锅蒸熟；取鸡汤加盐、料酒、白糖，下锅煮沸，再加入熟桃仁和鲜香菇共煮熟，用淀粉勾芡。
2. 健脾益气，补虚，辅助治疗食欲不振：排骨 200 克，香菇 10 个，姜片、盐、料酒、鸡精各适量。将香菇切成块洗净，将排骨洗净切成块；将锅中水烧沸，加少许盐，放入排骨，水开后去沫；加入料酒、姜片、香菇，小火炖 30 分钟左右。调入盐、鸡精即可。
3. 辅助治疗消化不良：猪肉 150 克，香菇 40 克，盐、油各适量。将猪肉、香菇处理好，下入油锅炒熟，加盐。

相宜搭配		
宜	香菇 + 木瓜 降压、减脂	香菇 + 豆腐 健脾胃、增食欲

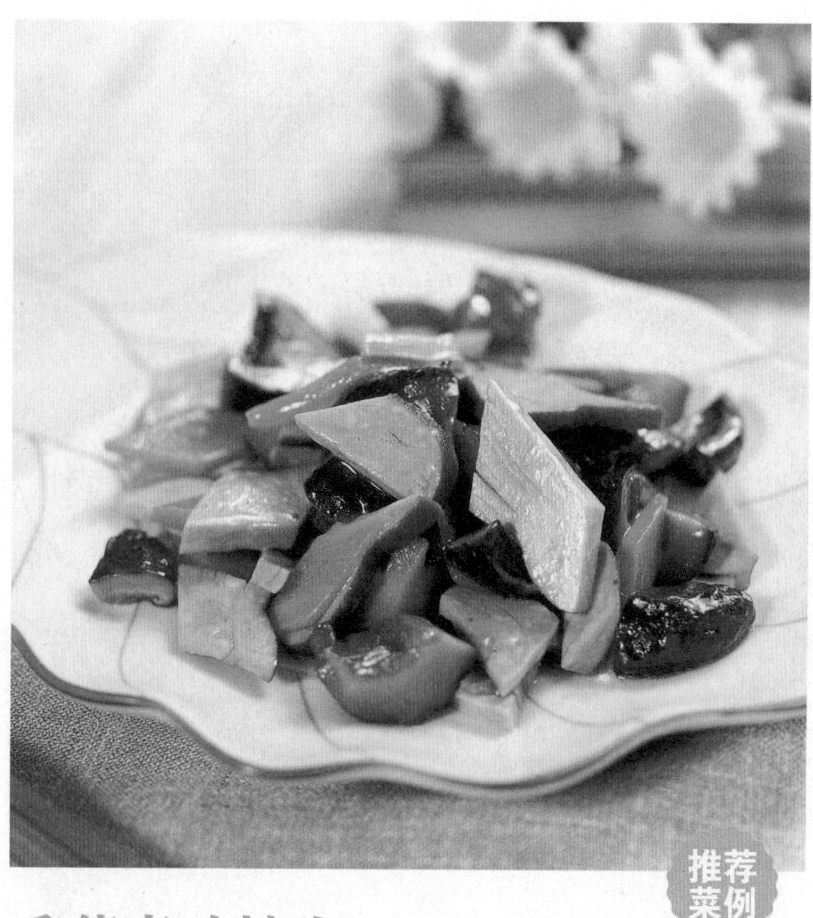

推荐菜例

香菇素鸡炒肉

原料：香菇 200 克，素鸡 180 克，猪肉 150 克，红甜椒 20 克，盐 2 克，味精 3 克，油适量

做法：

❶ 将素鸡切成菱片，焯水后捞出；香菇洗净，对切；红甜椒洗净切片；猪肉洗净后切片。

❷ 锅中加入油，烧热，下入肉片滑开。

❸ 爆香香菇，加入素鸡片、红甜椒片和盐、味精，炒至入味即可。

专家点评

本菜品适合食欲减退、少气乏力的成年男性或少年儿童食用。

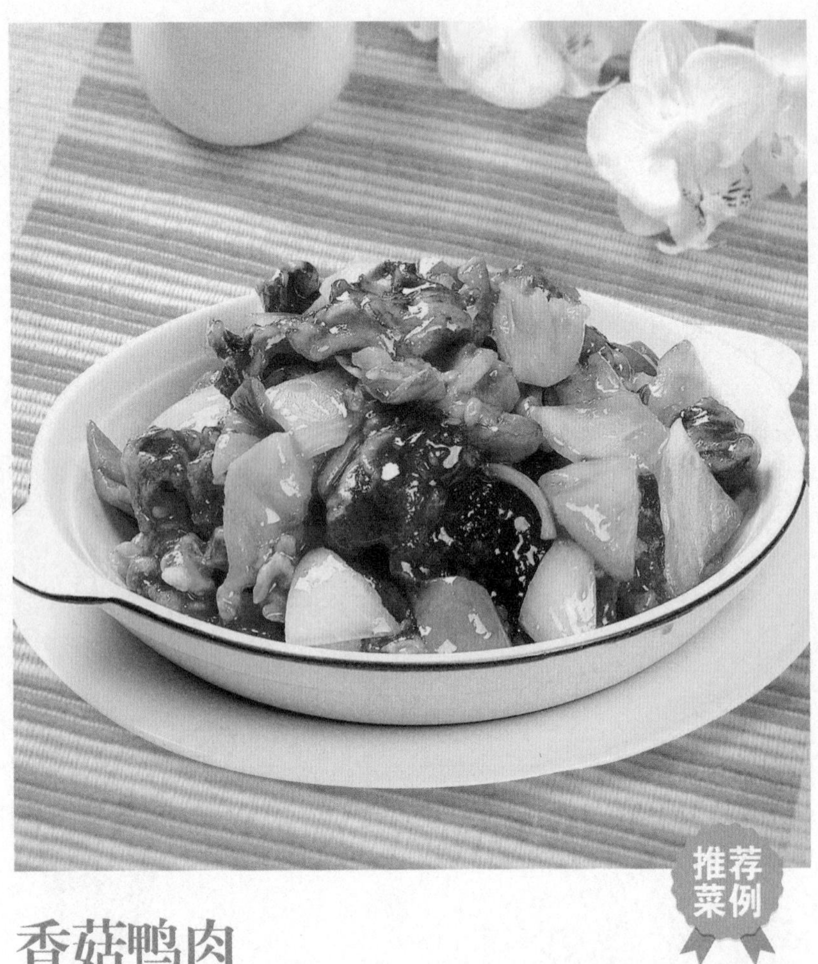

推荐菜例

香菇鸭肉

原料：鸭肉300克，香菇250克，洋葱200克，青椒30克，生抽、老抽各5毫升，料酒3毫升，胡椒粉、盐各2克，油、红糖各适量

做法：

❶将鸭肉处理干净后剁块，汆水；香菇、洋葱、青椒洗净后切块。

❷锅中倒入油，烧热，放入鸭块翻炒，加料酒、生抽炒至变色，下入香菇煸炒，再下入洋葱、青椒炒熟。

❸加盐、红糖、老抽、胡椒粉调味即可。

专家点评

本菜品适合体内有热、水肿食少的男性食用。

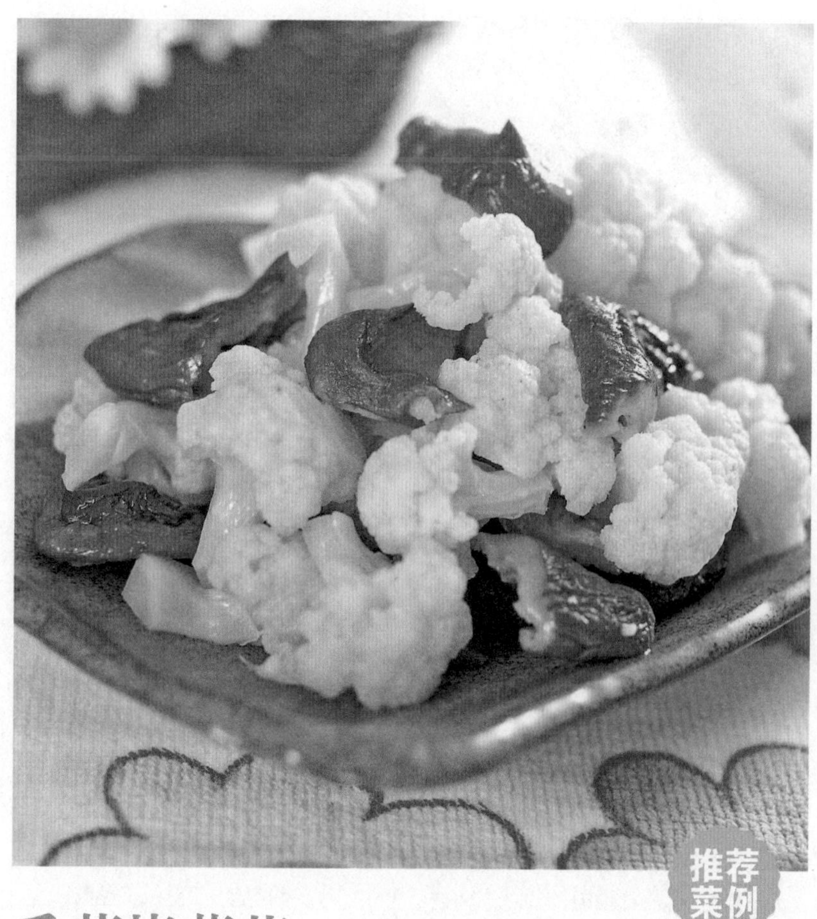

推荐菜例

香菇烧菜花

原料：菜花 100 克，香菇 50 克，鸡汤 200 毫升，油、盐、味精、姜片、葱末、淀粉、鸡油各适量

做法：

❶ 将菜花切成小块后洗净，焯水至七成熟；香菇洗净，撕成小朵。

❷ 将油锅烧热，放入葱、姜煸出香味，再放入盐、味精、鸡汤。

❸ 烧沸后将香菇、菜花分别倒入锅内，小火烧入味，以淀粉勾芡，淋入鸡油炒匀即可。

专家点评

本菜品适合消渴羸瘦、热病伤津、便秘、燥咳的男性食用。

茶树菇

Cha Shu Gu

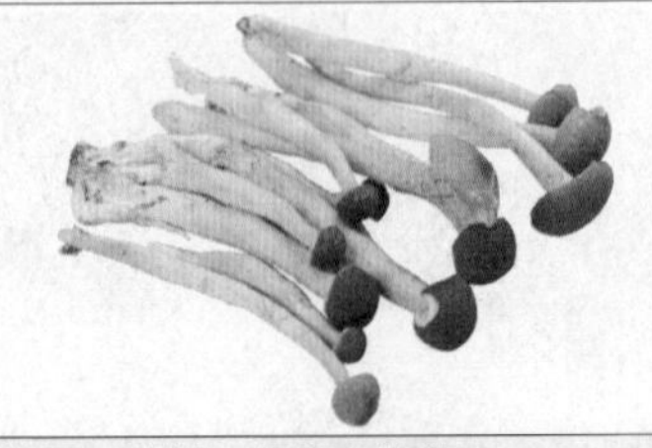

别名：杨柳菌、柳松菇、柳蘑　性味归经：性平，味甘；归肝、肾经

适用量：每次 100 ~ 150 克　热量：1304 千焦 /100 克

养生关键词

滋阴壮阳，强身保健

茶树菇富含多种氨基酸（特别是人体不能合成的多种氨基酸物质）和多种矿物质微量元素与抗癌多糖成分，其药用保健疗效高于其他食用菌，具有滋阴壮阳、强身健体等功效。

食疗功效

茶树菇对肾虚、尿频、水肿、风湿有独特疗效，在抵抗癌症、降低血压、防止衰老等方面有一定的效果。

选购保存

挑选茶树菇时要看茶树菇的粗细、大小是否一致。假如所挑选的茶树菇大小不统一，说明这里面掺有陈年的茶树菇。粗大、杆色比较淡、白色的茶树菇也不行，稍微有些棕色的比较好。另外，茶树菇以味道清香的为好。闻起来有霉味的茶树菇不要购买。可将茶树菇放在通风干燥处储存。

♥ 应用指南

1. 辅助治疗肾虚水肿、高血压：茶树菇 100 克，盐、蚝油、生抽、葱花、油各适量。将茶树菇入温水浸泡，30 分钟后取出洗净，切小丁，放到干净的锅里炒干水；锅中入油，爆香葱花，爆炒茶树菇后入盐、蚝油、生抽调味。
2. 辅助治疗肾虚尿频、水肿、气喘、降脂：鸡肉 400 克，干品茶树菇 50 克，红枣 10 枚，蜜枣 1 枚，姜片适量。将以上食材处理干净，一起入锅炖汤。
3. 辅助治疗小儿低热尿床：老鸭 1 只，茶树菇、火腿各 20 克，干蘑菇 10 克，春笋 2 段，盐、味精、葱花各适量。将老鸭、茶树菇、火腿、干蘑菇、春笋处理好，加入调料煮汤食用。
4. 消脂，清肠胃：鸡肉 350 克，茶树菇 80 克，红枣 45 克，蜜枣 1 枚，姜片、盐各适量。将茶树菇洗净，切小段；鸡肉处理干净后剁成块；所有食材一起入锅，加入清水，煮汤食用。

相宜搭配		
宜	**茶树菇 + 猪骨** 增强免疫力	**茶树菇 + 鸡肉** 消脂、清肠胃

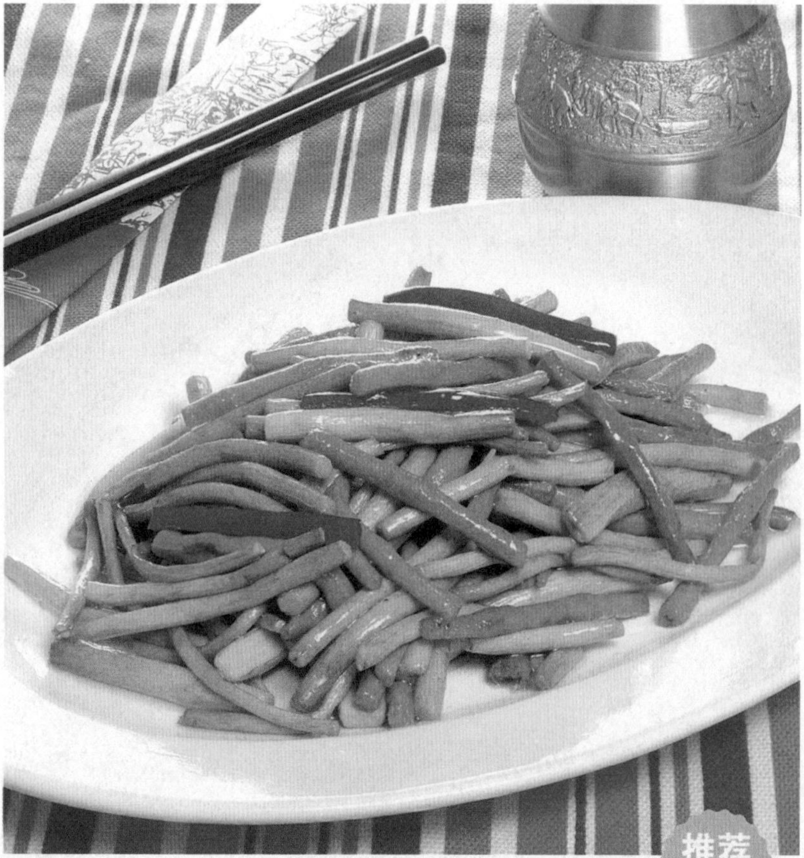

推荐菜例

茶树菇炒豆角

原料： 豆角 200 克，茶树菇 150 克，红椒 15 克，油、盐各适量

做法：

1. 将茶树菇洗净，切去头、尾；豆角洗净，切成段；红椒洗净，去籽后切丝。
2. 锅中倒入油，烧热，放入茶树菇、豆角、红椒翻炒。
3. 最后调入盐，炒熟即可。

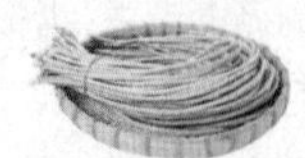

豆角

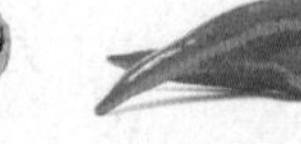

红椒

专家点评

本菜品适合脾胃虚弱、消化不良、食积腹胀、口渴、多尿、肾虚、肾功能衰弱等患者及老年人食用。

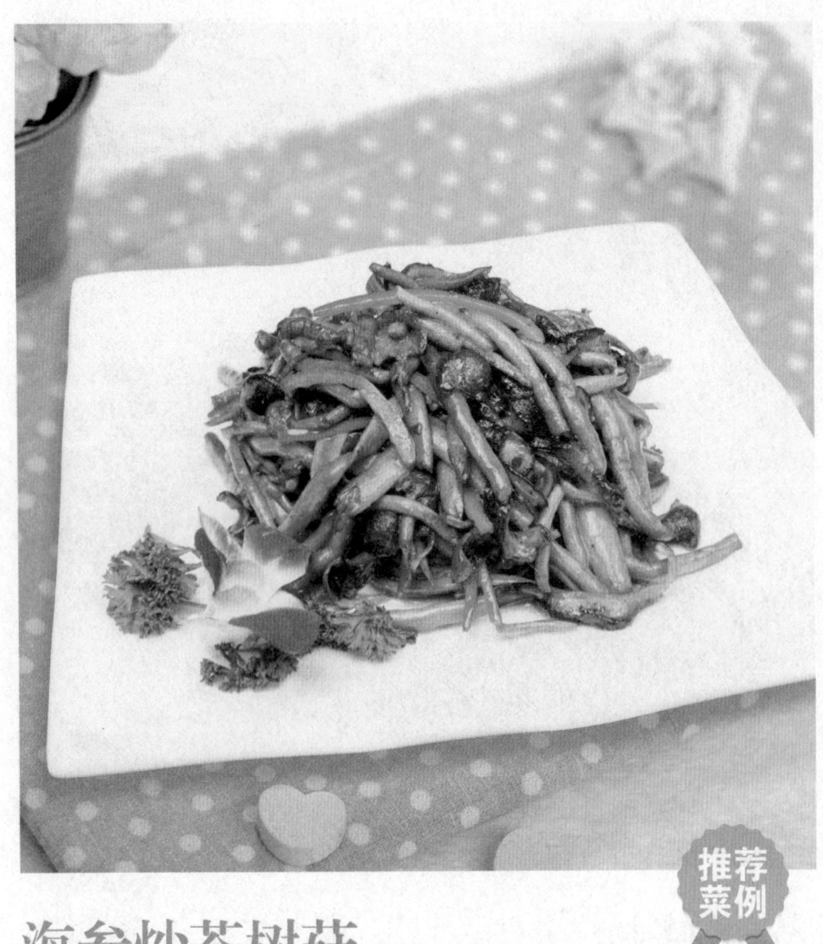

推荐菜例

海参炒茶树菇

原料：海参250克，茶树菇150克，青椒、红椒各30克，盐2克，油、酱油、醋各适量

做法：

❶ 将茶树菇泡发后洗净；海参洗净，切条；青椒、红椒均去蒂，洗净后切丝。

❷ 锅中下入油，烧热，放入海参略炒，再下入茶树菇、青椒、红椒一起翻炒，加盐、酱油、醋调味，炒熟后装盘即可食用。

专家点评

本菜品适合肾虚、尿频、水肿、肥胖的男性以及高血压、心血管疾病患者食用。

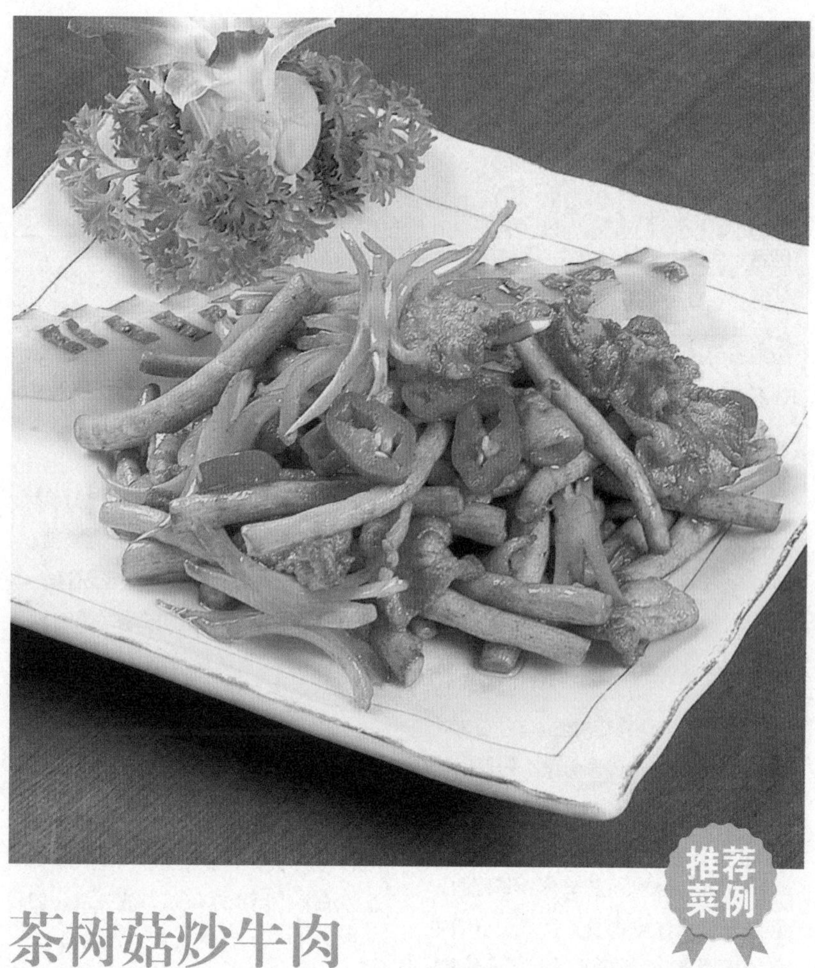

推荐菜例

茶树菇炒牛肉

原料： 茶树菇、牛肉各200克，芹菜50克，红椒30克，盐3克，油、酱油各适量

做法：

❶ 将牛肉洗净，切条；茶树菇洗净；红椒洗净，切成圈备用；芹菜洗净，切花备用。

❷ 将油锅烧热，放入牛肉条煸至出油，再放入茶树菇、红椒、芹菜同炒至熟。

❸ 调入盐、酱油炒匀即可。

专家点评

本菜品适合肾虚、尿频、水肿的男性和高血压、冠心病、糖尿病等患者食用。

金针菇

Jin Zhen Gu

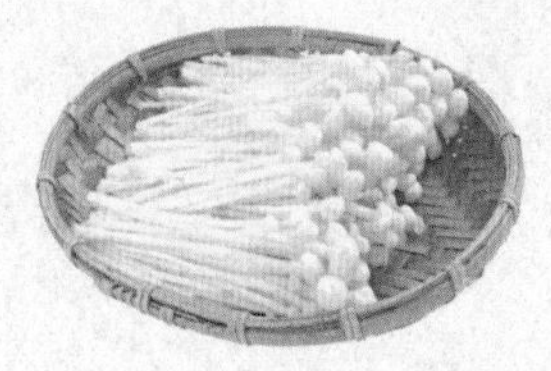

别名：金菇、毛柄金钱菌 性味归经：性凉，味甘；归脾、大肠经

适用量：每次 100 ~ 150 克 热量：133 千焦 /100 克

养生关键词

补肝益胃，防癌抗癌

金针菇富含蛋白质、碳水化合物、粗纤维，具有补肝、益肠胃、抗癌的功效。金针菇中锌含量较高，对预防男性前列腺疾病较有帮助。金针菇还是高钾低钠食品，可防治高血压，对老年人也有益。

食疗功效

金针菇具有补益肝脏、增强智力、抗菌消炎、抗肿瘤等功效，对肝病、胃肠道炎症、溃疡、肿瘤等病症有食疗作用。同时，金针菇能有效地增强人体的生物活性，促进体内新陈代谢，清除重金属盐类物质，有利于食物中各种营养素的吸收和利用，还可抑制血脂升高，防治心脑血管疾病。

选购保存

优质的金针菇淡黄至黄褐色，菌盖中央较边缘稍深，菌柄上浅下深。保存时用热水烫一下，再放在冷水里泡凉，然后再冷藏即可。金针菇在 0℃左右可储存 10 天。

♥ 应用指南

1. 补益胃肠，辅助治疗体瘦虚弱：猪瘦肉 250 克，金针菇 150 克，油、盐、酱油、料酒各适量。将金针菇洗净、切段；猪瘦肉切片，加料酒、酱油腌渍 10 分钟；油锅烧热后放入肉片，倒入料酒，加适量水烧沸，加入金针菇同煮，加盐调味即可食用。
2. 清热消暑，辅助治疗暑热、中暑：金针菇 250 克，豆芽 150 克，葱花、蒜末、醋、盐、香油各适量。将金针菇、豆芽洗净，用沸水焯熟，滤去水，加入葱花、蒜末、醋、盐、香油拌匀即可。
3. 辅助治疗体虚气血不足：土鸡 250 克，金针菇 100 克，盐适量。将鸡内脏去除，洗净入砂锅中，加水炖至九成熟，再放入金针菇，煮熟后加盐调味，即可食用。

相宜搭配

宜	金针菇 + 鸡肉 益气补血	金针菇 + 西蓝花 增强肝脏解毒能力、提高免疫力

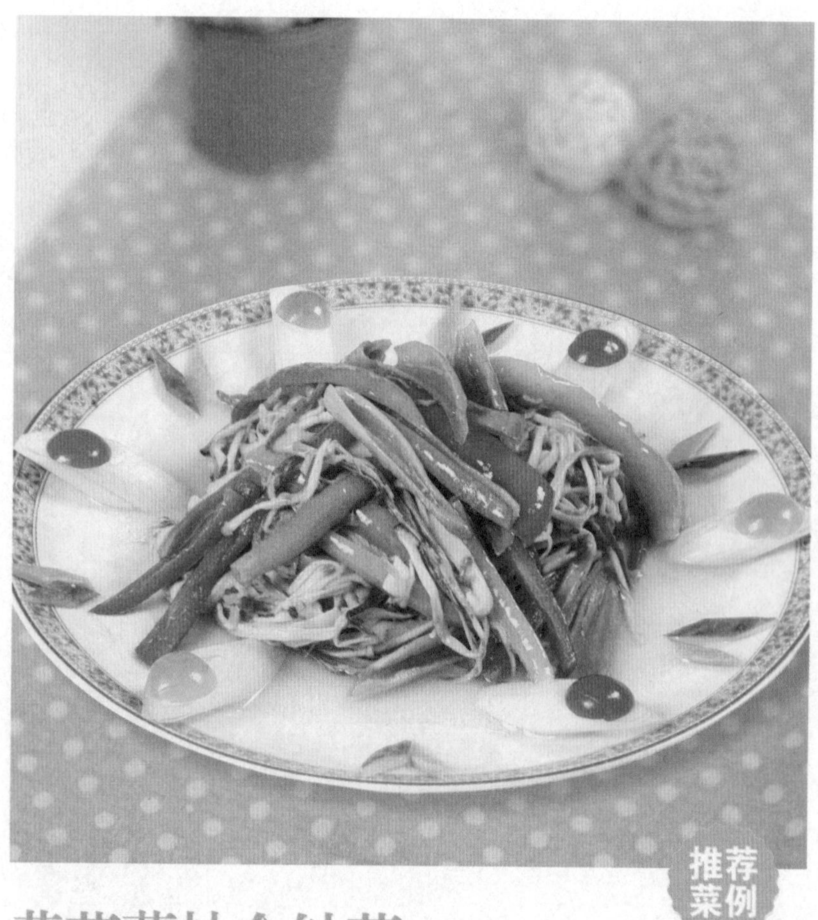

推荐菜例

黄花菜炒金针菇

原料： 金针菇 200 克，黄花菜 100 克，红椒、青椒各 30 克，红樱桃、绿樱桃、盐、油各适量

做法：

① 将金针菇洗净；黄花菜泡发，洗净；红椒、青椒洗净，去籽后切条；红樱桃、绿樱桃洗净后对切。

② 将锅置于火上，烧热油，放入红椒、青椒爆香，再放入金针菇、黄花菜，调入盐，炒熟后装盘，再饰以樱桃。

专家点评

本菜品适合气血亏损、体质虚弱、心慌气短、阳痿早泄的男性食用。

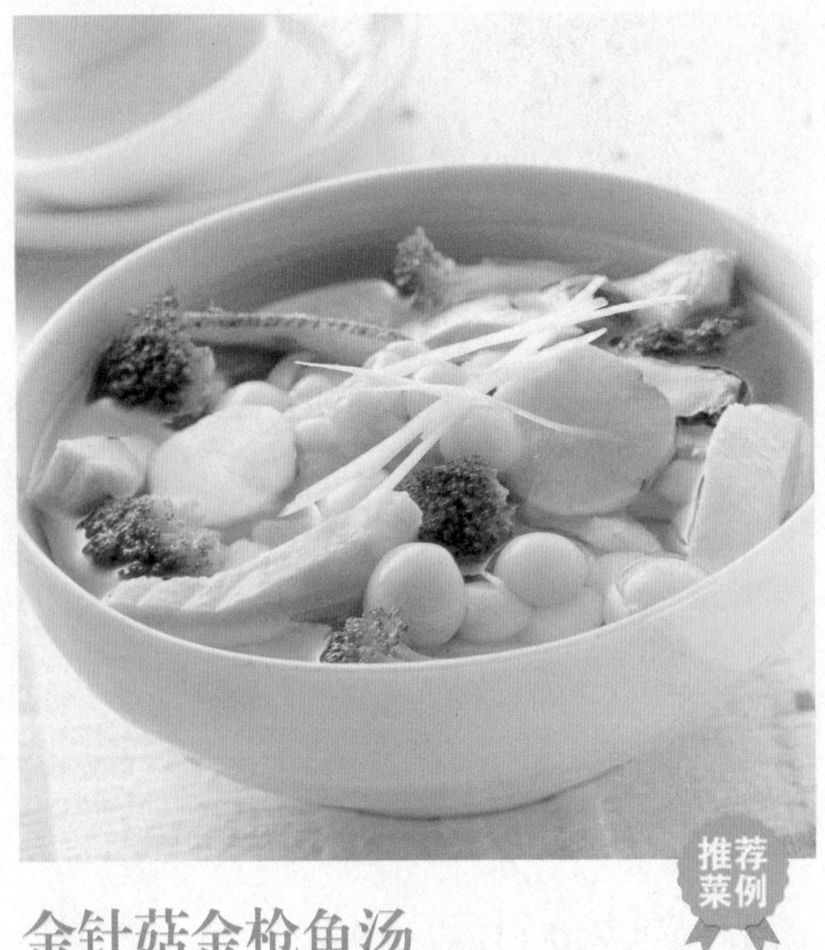

推荐菜例

金针菇金枪鱼汤

原料：金枪鱼肉150克，金针菇150克，西蓝花75克，天花粉15克，知母10克，姜丝5克，盐3克

做法：

❶ 将天花粉、知母洗净，放入棉布袋；金枪鱼肉洗净；金针菇、西蓝花洗净，西蓝花剥成小朵备用。

❷ 将清水注入锅中，放棉布袋和全部材料煮沸，取出棉布袋，放入姜丝和盐调味即可。

专家点评

本菜品尤其适合肠道溃疡、心脑血管疾病患者以及中老年男性食用。

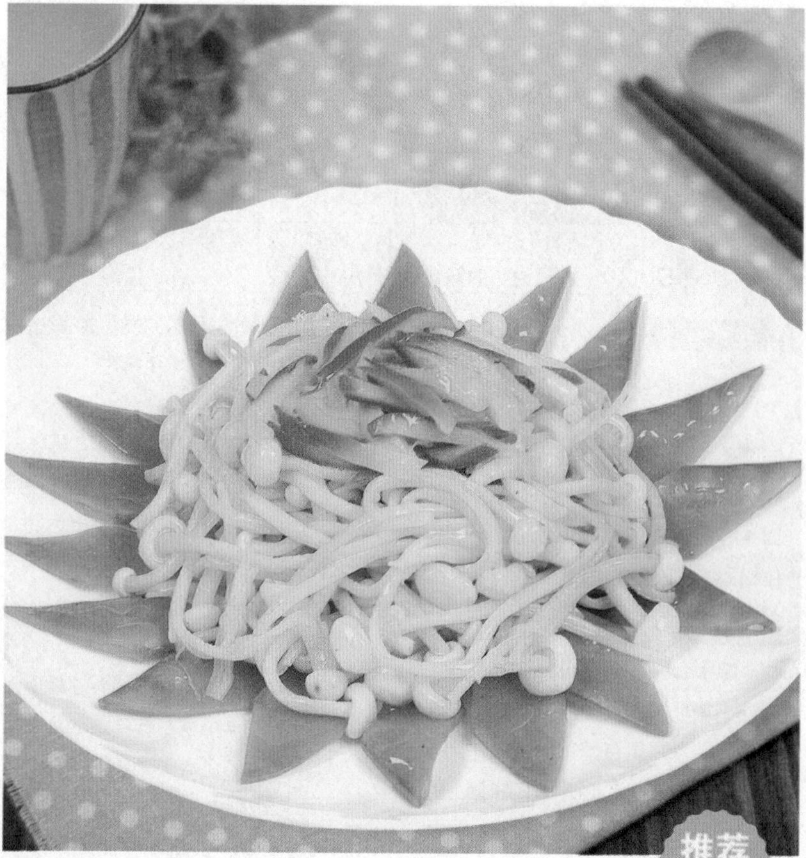

推荐菜例

金针菇北极贝

原料： 金针菇 150 克，北极贝 100 克，荷兰豆 50 克，油、盐各适量

做法：

❶ 将荷兰豆洗净，切块；金针菇洗净备用；北极贝洗净，取肉，切条。

❷ 将锅中油烧热，放入荷兰豆、金针菇、北极贝翻炒。

❸ 调入盐，炒熟即可。

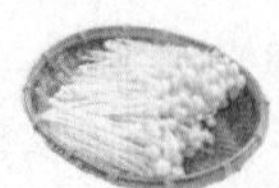

金针菇

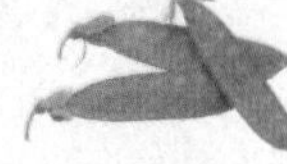

荷兰豆

专家点评

本菜品一般人皆可食用，尤其适合脾胃虚寒、小腹胀满、烦热口渴的男性。

黑木耳

Hei Mu Er

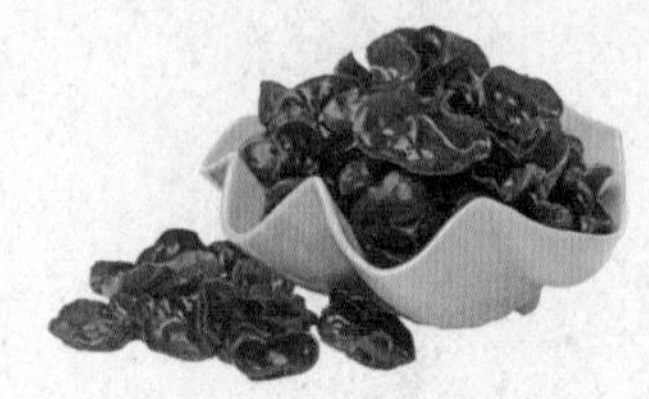

别名：云耳、木茸、黑菜　**性味归经：**性寒，味甘、酸；归心、大肠、小肠经

适用量：每日 100 ~ 200 克　**热量：**111 千焦 /100 克

养生关键词

凉血止血，补血益气

黑木耳含有维生素K和丰富的钙、镁等矿物质，具有凉血、止血、补血养颜等功效，能减少血液凝块，预防血栓等症的发生，有防治动脉粥样硬化和冠心病的作用。

食疗功效

黑木耳对咯血、吐血、衄血、血痢、崩漏、痔疮出血、便秘带血等有一定疗效。黑木耳具有显著的抗凝作用，它能阻止血液中的胆固醇在血管上的沉积和凝结，能预防动脉硬化。黑木耳的含铁量较高，可以及时为人体补充足够的铁质，是一种天然补血食物。

选购保存

黑木耳应选择耳面黑褐色、有光亮感，用水浸泡后耳大肉厚、有弹性的产品。黑木耳贮藏适温为 0℃，相对湿度为 95% 以上为宜。因为它是胶质食用菌，质地柔软，易发黏成僵块，需要适时通风换气，以免霉烂。

♥ 应用指南

1. 辅助治疗贫血：红枣 60 克，黑木耳 30 克，红糖适量。将黑木耳洗净泡发，然后将红枣提前用冷水浸泡约 10 分钟洗净，剔除枣核。将锅内放入清水，加入所有食材，大火煮开，加红糖调服。

2. 辅助治疗高血压：黑木耳、冰糖各适量。将黑木耳用清水洗净浸泡一夜后，在饭锅上蒸 1 ~ 2 个小时，加入冰糖，在睡前服用。

3. 辅助治疗吐血、便血、痔疮出血：黑木耳 35 克，白糖适量。将黑木耳用水浸泡，洗净，加水小火煮烂后，加白糖服用。也可取 5 克黑木耳泡发，将柿饼切成块，一起入锅，加水煮烂，每日食用 1 ~ 2 次，有益气滋阴、祛淤止血的功效，适用于痔疮出血。

相宜搭配		
宜	**黑木耳 + 乌鸡** 补血、活血	**黑木耳 + 鲫鱼** 补充核酸、抗衰老

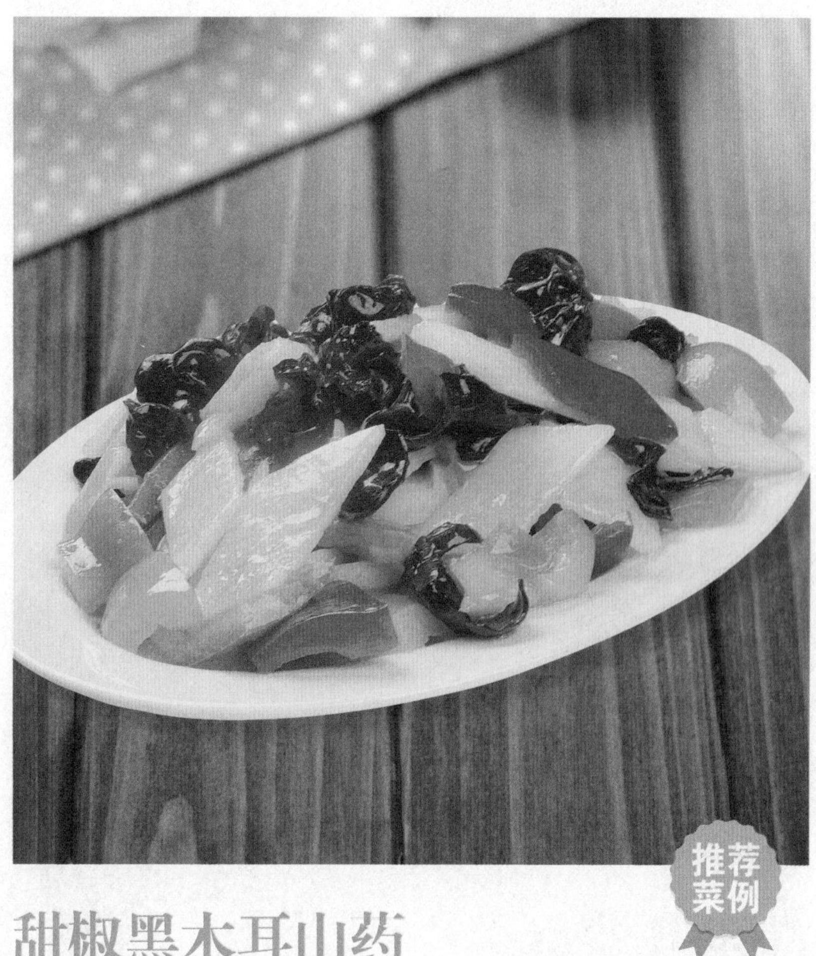

推荐菜例

甜椒黑木耳山药

原料：山药 100 克，水发黑木耳 50 克，红甜椒、青甜椒、黄甜椒各 35 克，油、盐各适量

做法：

① 将红甜椒、青甜椒、黄甜椒洗净后切块；山药去皮洗净，切片；水发黑木耳洗净，撕成小朵。

② 锅中放入油，烧热，放入山药、水发黑木耳翻炒，再放入红甜椒、青甜椒、黄甜椒翻炒至熟。

③ 放入盐调味，炒熟装盘即可。

专家点评

本菜品尤其适合脾胃虚弱、倦怠无力、食欲不振、遗精早泄者以及肥胖、便秘的男性食用。

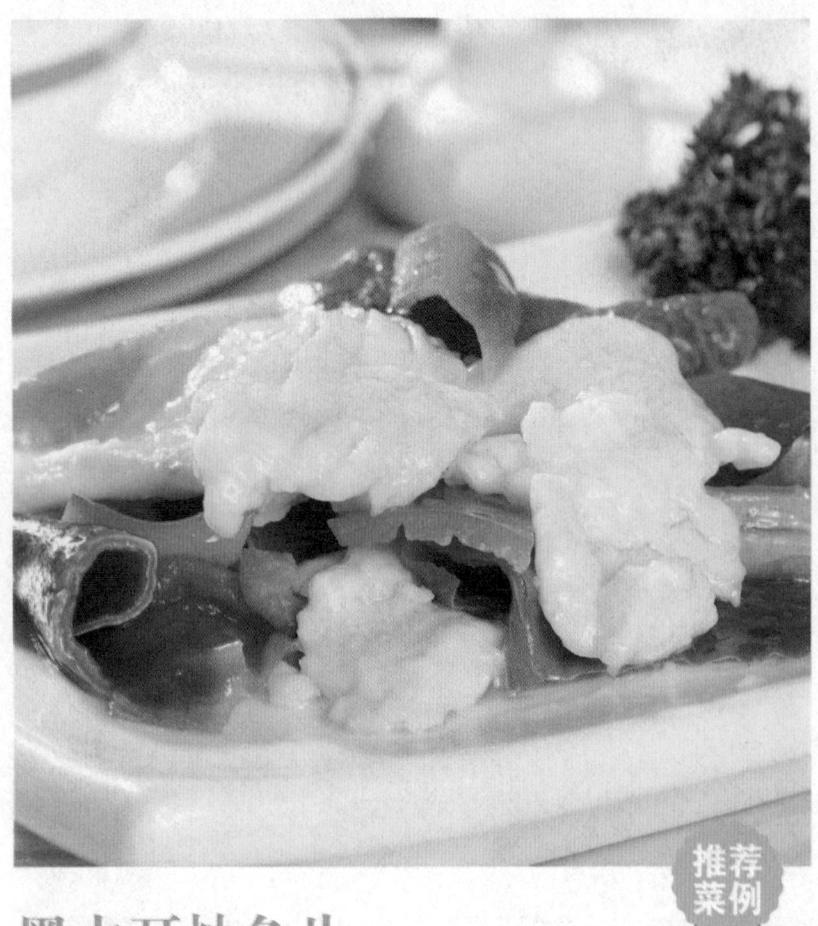

推荐菜例

黑木耳炒鱼片

原料： 鱼肉200克，黑木耳100克，高汤50毫升，青甜椒、红甜椒各20克，油、盐、鸡蛋清、葱花、姜片、水淀粉、味精各适量

做法：

❶将鱼肉洗净后切片，加入盐、鸡蛋清搅拌均匀；黑木耳泡发；青甜椒、红甜椒洗净切片。

❷将油锅烧热，放入鱼片炒熟后捞出。

❸爆香葱花、姜片，加入其余食材炒香，加入高汤，放入鱼片炒匀，烧沸后以水淀粉勾芡，加盐、味精调味即可。

专家点评

本菜品适合高血压、动脉硬化、痔疮出血、便秘带血等患者食用。

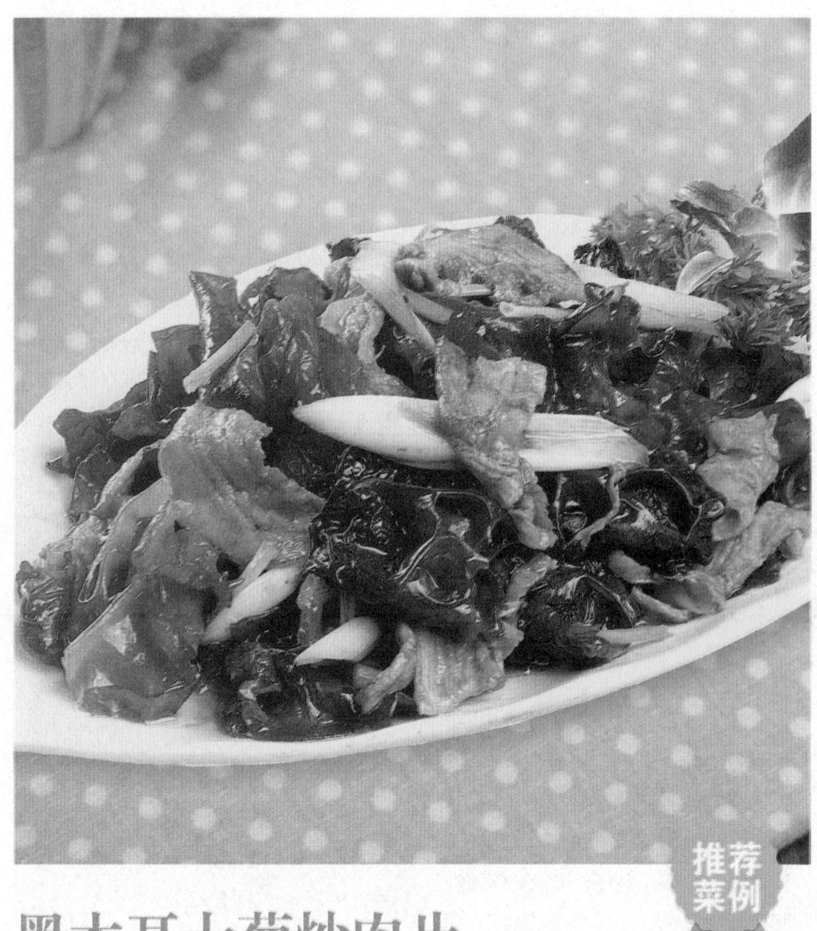

推荐菜例

黑木耳大葱炒肉片

原料：黑木耳150克，五花肉100克，香油、酱油各10毫升，大葱8克，油、盐、味精、欧芹叶各适量

做法：

❶将黑木耳洗净，撕小片，焯水；大葱洗净，切段。

❷将五花肉洗净，切片，用盐、酱油腌30分钟。

❸将油锅烧热，爆香葱段，放入五花肉爆炒，肉色微变后放入黑木耳翻炒，以盐、味精调味，淋入香油，饰以欧芹叶即可。

专家点评

本菜品适合热病伤津、便秘、燥咳、高血压、动脉硬化、痔疮等患者食用。

莲子

Lian Zi

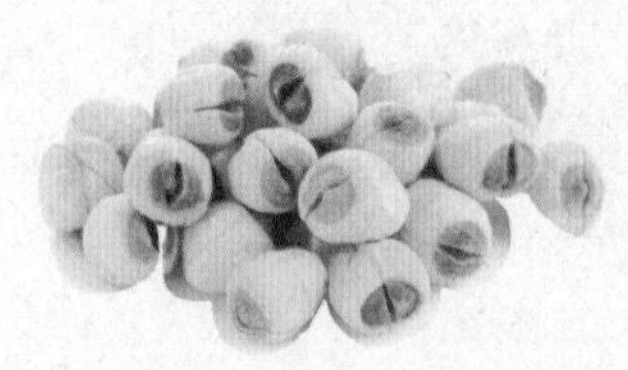

别名：莲宝、莲米、藕实　**性味归经：**鲜品性平，味甘、涩；归心、脾、肾经

适用量：每日 50 ~ 250 克　**热量：**1463 千焦 /100 克

养生关键词

养心益肾，固精止遗

《本草纲目》记载："莲之味甘，气温而性涩，清芳之气，得稼穑之味，乃脾之果也。"莲子中的钙、磷和钾的含量非常丰富，还含有多种维生素及其他微量元素，具有益心肾、固精气等作用。

食疗功效

莲子具有益肾强精、补虚损、利耳目等功效，久服可轻身耐老。主治男子肾虚遗精、滑泄、小便不禁、心烦失眠、脾虚久泻、大便溏泄、腰疼、记忆衰退等症。莲子还有促进凝血、使某些酶活化、维持神经传导性、镇静神经、维持肌肉的伸缩性和心跳的节律等作用。它对治疗神经衰弱、慢性胃炎、高血压等也有一定的功效。

选购保存

莲子以饱满圆润、粒大洁白、无霉变虫蛀者为佳。可将莲子保存在干爽处。若莲子受潮生虫，应立即将其晒干，等热气散尽凉透后再收藏。

♥ 应用指南

1. 补脾益胃，辅助治疗脾胃虚弱、饮食不化、大便溏稀：莲子肉、糯米各 200 克，茯苓 100 克，白糖适量。将莲子肉、糯米炒香，和茯苓一起研为细末，加入白糖和匀，再加水使之成泥状，蒸熟，待冷后压平，切块即可食用。
2. 清心宁神，辅助治疗余热未尽、心阴不足、心烦口干、心悸失眠：百合 30 克，莲子 15 克（带芯），麦冬 12 克。将三者一起加水煎服。
3. 辅助治疗男子肾阳亏损、肝肾精力不足所致的遗精：莲子 50 克，炒熟的白果仁 10 枚，白糖适量。将莲子放入锅内，加水适量煮熟，再加入白果仁熬煮成粥，加白糖调味后食用。

相宜搭配		
宜	莲子 + 南瓜 降脂降压、通便	莲子 + 红枣 促进血液循环、增进食欲

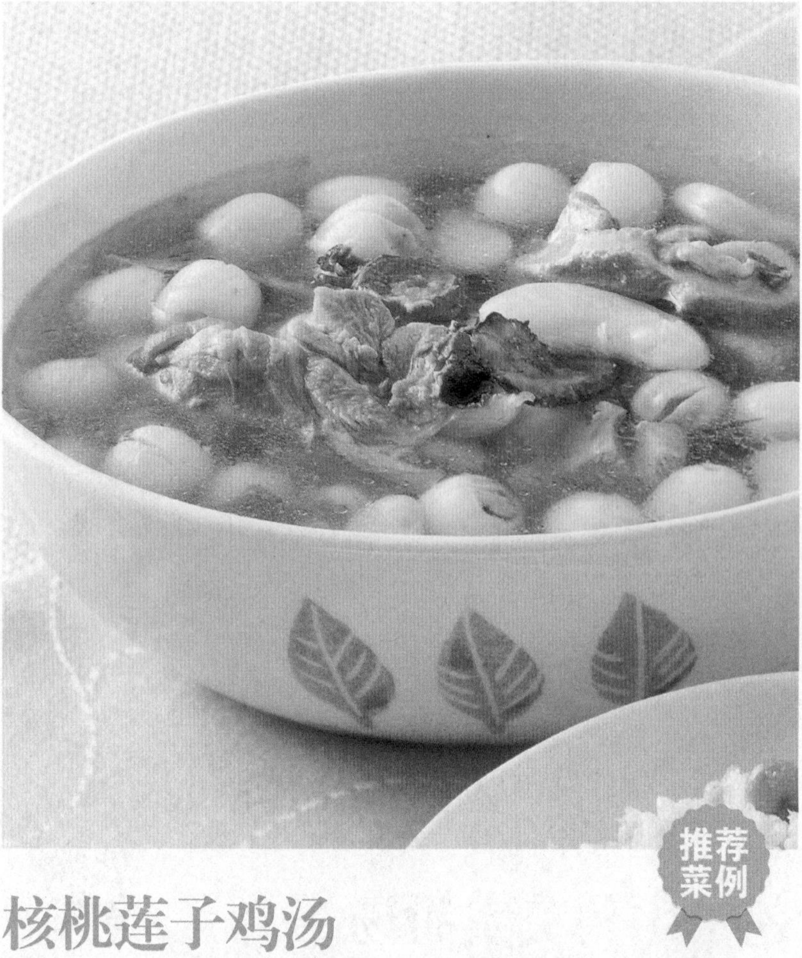

推荐菜例

核桃莲子鸡汤

原料： 鸡腿 300 克，莲子 40 克，核桃仁 20 克，山楂 8 克，盐、料酒各适量

做法：

1 将山楂放入纱布袋与清水、鸡腿、核桃仁、莲子一起置于锅中，大火煮沸后转小火续煮 45 分钟。

2 取出纱布袋，加盐、料酒调味即可。

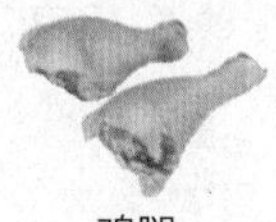
鸡腿

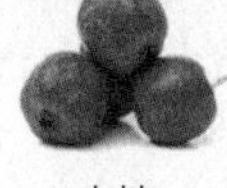
山楂

专家点评

本菜品尤其适合老年人、脑力劳动者、神经衰弱者、记忆力衰退者等食用。

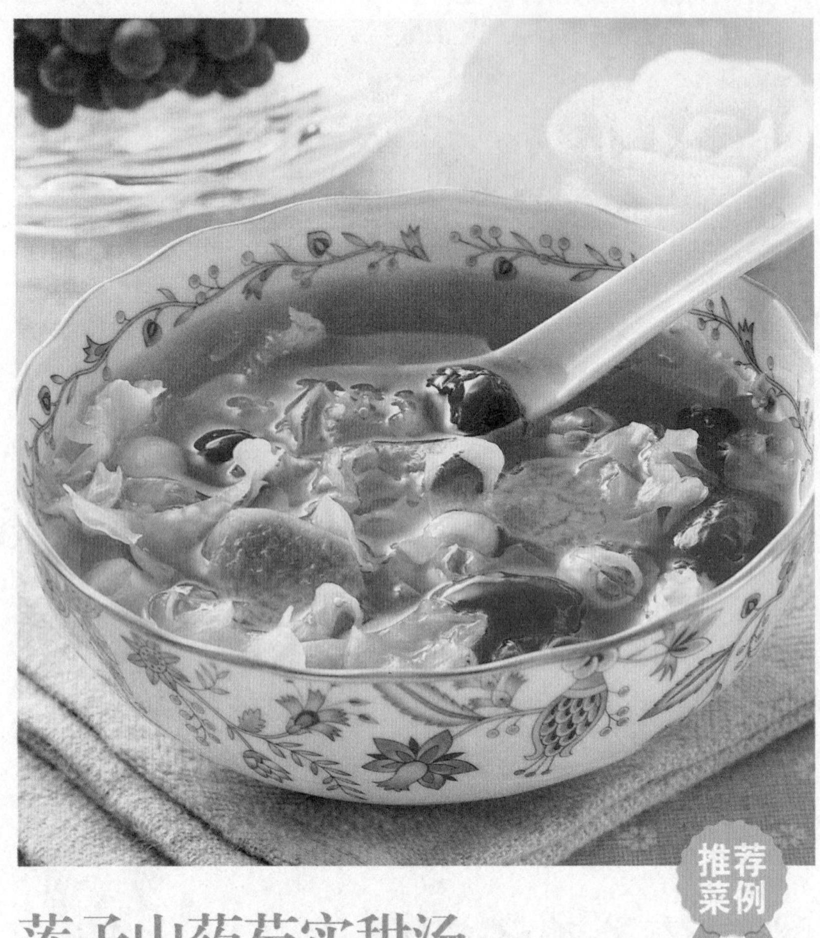

推荐菜例

莲子山药芡实甜汤

原料： 紫山药100克，银耳15克，芡实30克，莲子20克，红枣、冰糖各适量

做法：

❶将银耳洗净、泡发。

❷将红枣洗净，划口备用；紫山药洗净，去皮后切块。

❸将银耳、莲子、芡实、红枣一起入锅，加水适量，煮约20分钟，待莲子、银耳煮软，加入紫山药同煮，再加入冰糖调味即可。

专家点评

本菜品一般人皆可食用，尤其适合脾虚久泻者、食欲不振者、营养不良者。

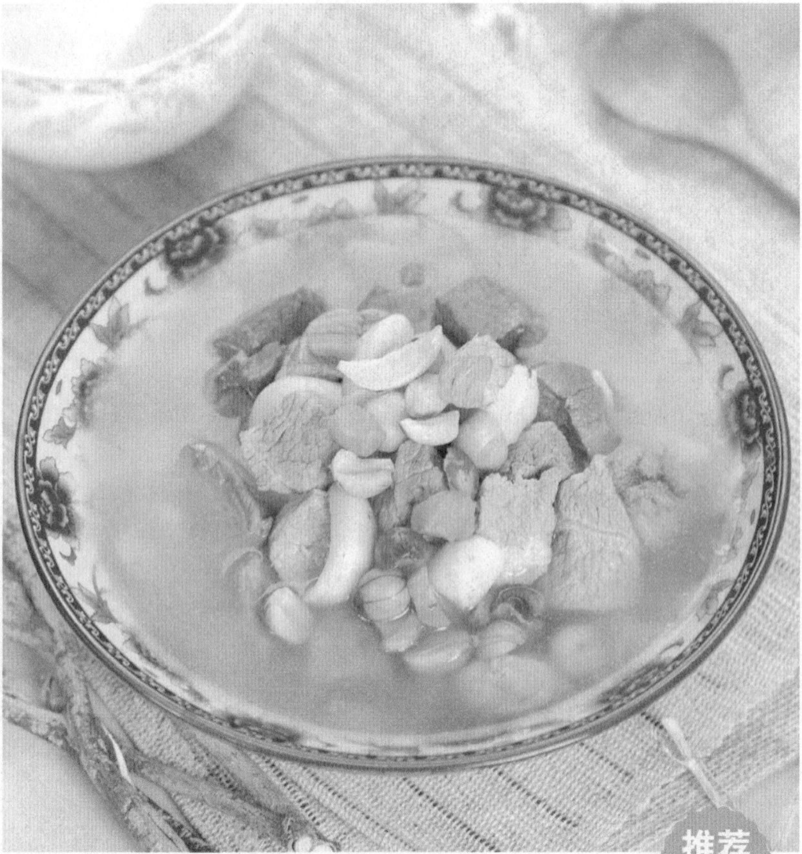

推荐菜例

莲子百合煲瘦肉

原料：猪瘦肉300克，莲子、百合、干贝各25克，盐适量

做法：

❶将猪瘦肉洗净，切丁；莲子洗净后去芯；百合、干贝洗净备用。

❷将猪瘦肉入沸水，汆去血水捞出洗净。

❸锅内注入水，烧沸，放入以上食材慢炖2个小时，加入盐调味即可。

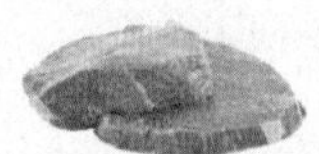
猪瘦肉

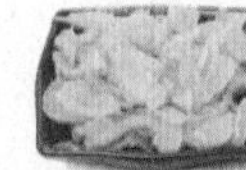
百合

专家点评

本菜品尤其适合慢性腹泻者、失眠多梦者、遗精者、心慌者、脾胃虚弱者食用。

桑葚

Sang Shen

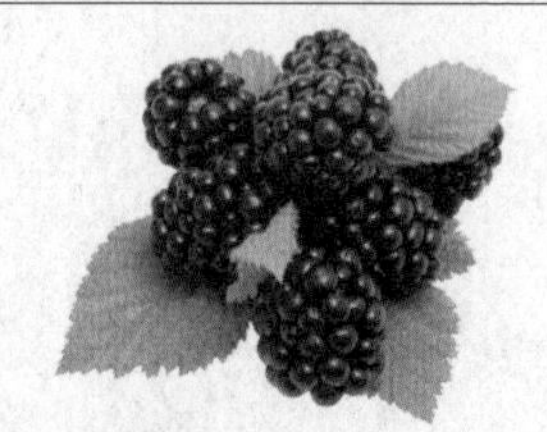

别名： 桑实　**性味归经：** 性寒，味甘；归心、肝、肾经

适用量： 每日 30 ~ 100 克　**热量：** 240 千焦 /100 克

养生关键词

补血滋阴，生津润燥

《本草纲目》记载："桑葚捣汁饮，解中酒毒，酿酒服，利水气，消肿。"桑葚含有丰富的维生素 A、维生素 B_1、维生素 B_2、维生素 C 及胡萝卜素、葡萄糖等营养物质，有滋阴补血、生津润燥、防癌抗癌等作用。

食疗功效

桑葚中的脂肪酸具有分解脂肪、降低血脂、防止血管硬化等功效。桑葚可改善皮肤血液供应，营养肌肤，使皮肤白嫩及乌发等作用，并能延缓衰老。可用于肝肾阴亏所见的眩晕耳鸣、心悸失眠、目暗昏花、须发早白、关节不利等症，也可用于阴虚津伤口渴、内热消渴、肠燥便秘等症。

选购保存

优质的桑葚颜色为紫红色或紫黑色，外表干净，且没有汁液流出。桑葚不易保存，最好是现买现食。

♥ 应用指南

1. 补肝益肾，养阴润燥，辅助治疗神经衰弱、失眠、习惯性便秘：鲜桑葚 40 克，冰糖适量。将鲜桑葚加水 2 碗，煎至 1 碗后，用冰糖调味服用。也可取百合、干红枣、桑葚各 15 克，将百合、桑葚、干红枣洗净，沥干水分，将干红枣放入锅中，加入适量水煮开，转小火熬煮 30 分钟左右，再放入百合、桑葚煮沸即可。
2. 辅助治疗贫血：鲜桑葚 60 克，桂圆肉 30 克。将两者一起入锅，炖烂食用，每日 2 次。
3. 辅助治疗自汗、盗汗：桑葚 15 克，五味子 10 克。将两者以水煎服，每日 2 次。
4. 辅助治疗风湿性关节疼痛以及各种神经痛：鲜黑桑葚 50 克。将黑桑葚入锅，加清水煎服。或服用桑葚膏，每次服用 5 克，以温开水和黄酒冲服。

相宜搭配		
宜	桑葚 + 糯米 滋肝养肾、养血明目	桑葚 + 枸杞子 乌发明目、护肤

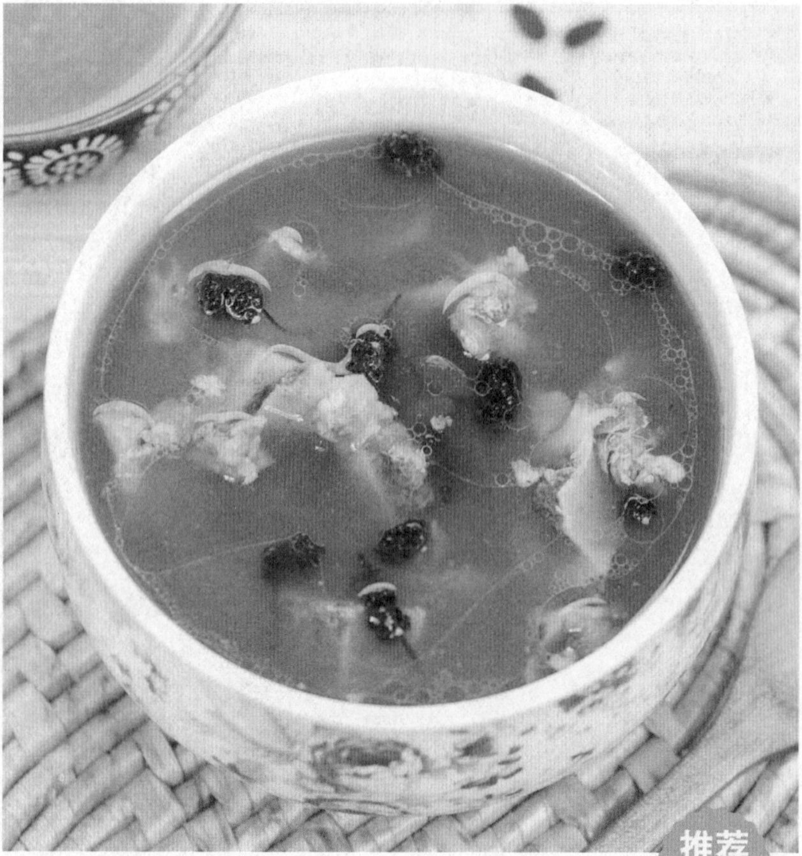

推荐菜例

桑葚牛骨汤

原料：牛排骨 350 克，桑葚 35 克，枸杞子 15 克，盐适量

做法：

❶ 将牛排骨斩块后汆去血水；桑葚、枸杞子洗净后泡软。

❷ 汤锅加入适量清水，放入牛排骨，大火烧沸去浮沫。加入桑葚、枸杞子，小火慢炖 2 个小时，加盐调味即可。

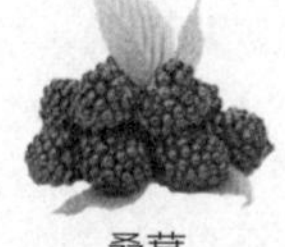
桑葚

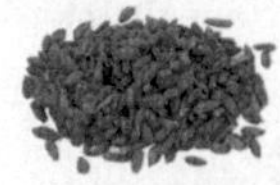
枸杞子

专家点评

本菜品适合患有贫血、高血压、高脂血症、冠心病、神经衰弱等症的中年男性食用。

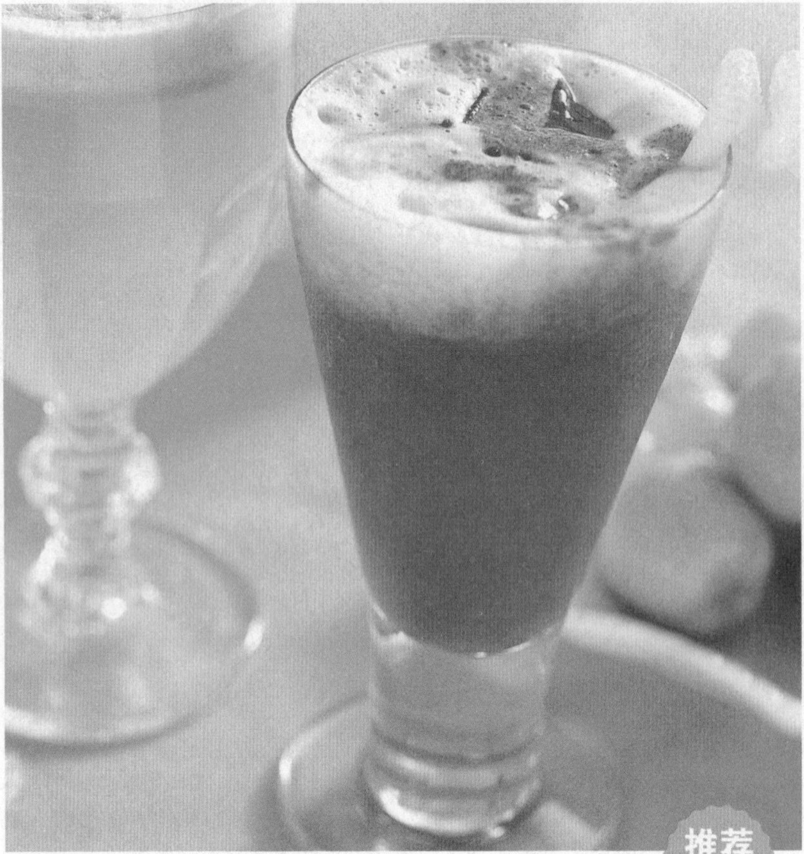

推荐菜例

苹果草莓桑葚汁

原料：草莓120克，包菜70克，苹果65克，桑葚60克，冰块适量

做法：

❶将包菜洗净，叶子撕碎卷成卷；桑葚洗净备用。

❷将草莓洗净，去蒂后对切备用；苹果洗净，切成块备用。将上述材料放入榨汁机内榨成汁，放入冰块即可。

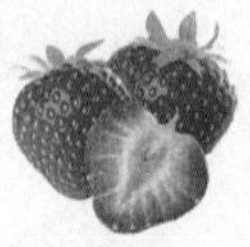
草莓

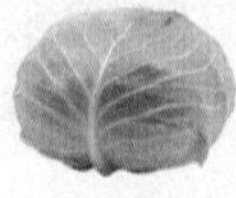
包菜

专家点评

本品尤其适合老年人肠燥或习惯性便秘的男性食用。

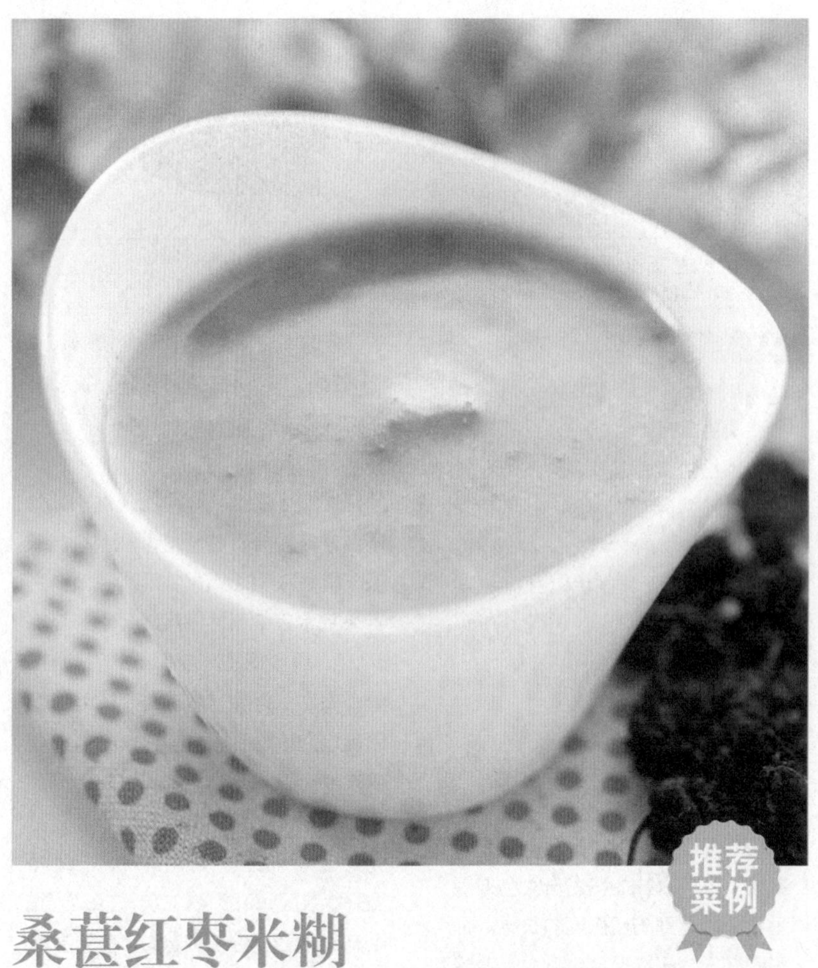

推荐菜例

桑葚红枣米糊

原料：大米70克，桑葚30克，红枣10个，白糖适量

做法：

❶将大米洗净，用清水泡发；桑葚用温水泡开；红枣用温水泡开，去核备用。

❷将以上食材全部倒入豆浆机中，加清水至上、下水位线之间，再按下“米糊”键。

❸将米糊煮好后，倒入碗中，加入适量的白糖即可食用。

专家点评

本品尤其适合小便热涩、烦热口干患者和患口疮的男性食用。

葡萄
Pu Tao

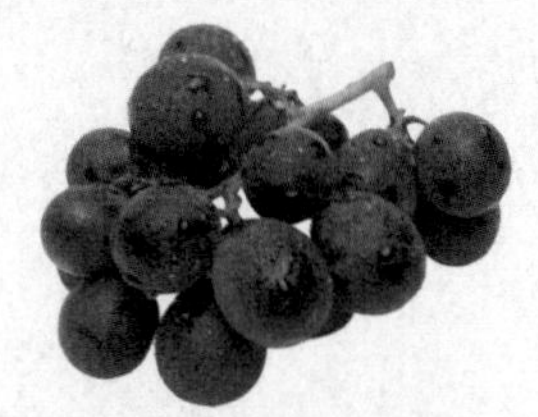

别名：山葫芦、提子	性味归经：性平，味甘、酸；归肺、脾、肾经
适用量：每日 100 ~ 500 克	热量：185 千焦 /100 克

养生关键词

益气补血，健胃生津

葡萄含有矿物质钙、钾、磷、铁和多种维生素，以及多种人体必需的氨基酸，还含有碳水化合物、葡萄糖、果糖、蔗糖等营养成分，具有健脾胃、滋补肝肾、益气生津等作用。

食疗功效

葡萄具有助消化、益肝阴、利小便、养血益气、强壮筋骨、生津除烦、健脑养神、滋阴生津等功效。主治泌尿系统感染、高血压、高脂血症等病症。食用葡萄不仅能抗病毒杀细菌，降低胃酸，还可以补益和兴奋大脑神经，甚至还能起到防癌抗癌的效果。平常多吃葡萄，还能提高免疫力，缓解手脚冰冷、腰痛、贫血等现象。

选购保存

购买时可以摘底部的葡萄尝尝，如果果粒甜美，则整串都很甜。葡萄的保存时间短，购买后最好尽快吃完，吃不完的可用保鲜袋密封好，放入冰箱能保存 4 ~ 5 天。

♥ 应用指南

1. 辅助治疗感冒：葡萄 200 克，蜂蜜适量。将葡萄捣烂，过滤取汁，以瓦罐熬稠，加入蜂蜜调匀即可。
2. 辅助治疗细菌性痢疾：葡萄、姜各 50 克，蜂蜜适量。将葡萄、姜洗净，分别捣烂，用清洁纱布绞汁备用；再以沸水泡浓绿茶一杯，兑入葡萄汁、姜汁和蜂蜜，趁热饮服。
3. 辅助治疗急性尿路感染：葡萄 250 克。将葡萄去皮、籽后捣烂，加适量温开水饮服，每日 1 ~ 2 次，连服 2 周。
4. 辅助治疗男性前列腺炎、前列腺增生：葡萄、猕猴桃、番茄各适量。将以上食材分别洗净，切块，放入榨汁机中搅打成汁，趁新鲜饮服。

相宜搭配		
宜	葡萄 + 薏苡仁 健脾利湿	葡萄 + 山药 补虚养身

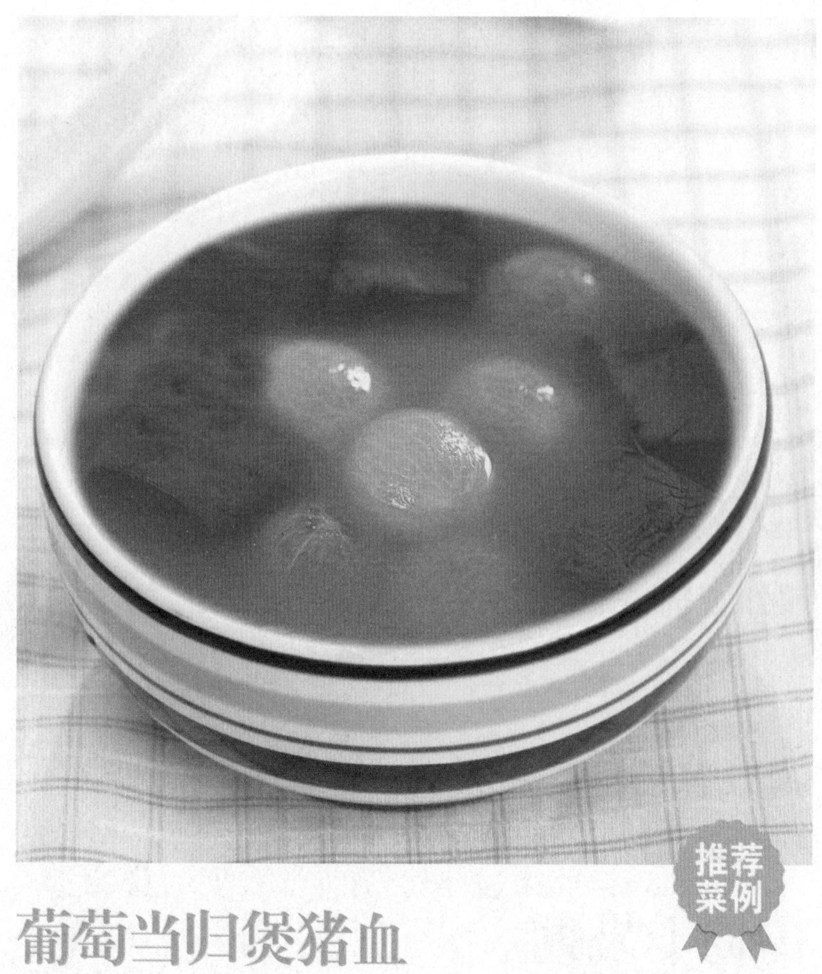

推荐菜例

葡萄当归煲猪血

原料：猪血200克，葡萄150克，当归15克，党参5克，阿胶5克，料酒、葱、姜、盐各适量

做法：

❶将葡萄洗净，去皮后备用；当归、党参择洗干净，切片后装入纱布袋扎口；葱洗净，切花；姜洗净，切末。

❷将猪血入沸水氽透，取出后切块，与纱布袋一起放入砂锅，加水，大火煮沸，烹入料酒，改用小火煨煮30分钟，取出纱布袋，加入葡萄，继续煨煮；放入阿胶煮至其熔化，加入葱花、姜末、盐即成。

专家点评

本菜品尤其适合贫血者及粉尘工作者食用。

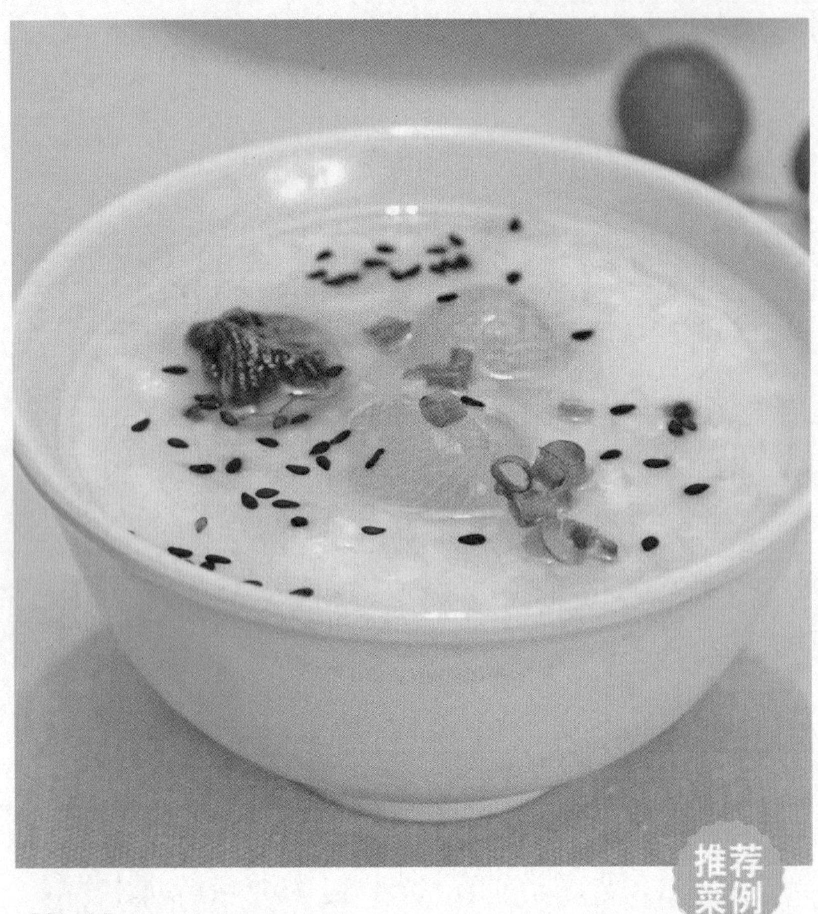

推荐菜例

葡萄干果粥

原料：大米 100 克，低脂牛奶 90 毫升，葡萄 30 克，梅干 25 克，黑芝麻 3 克、冰糖、葱花各适量

做法：

❶ 将大米洗净，用清水浸泡；葡萄去皮，去籽，洗净后备用。

❷ 锅中注入清水，入大米煮至八成熟。

❸ 放入葡萄、梅干、黑芝麻煮至米粒开花，倒入牛奶、冰糖稍煮，调匀后装碗，撒上葱花便可。

专家点评

本品一般人皆可食用，尤其适合神经衰弱、过度疲劳、体倦乏力者。

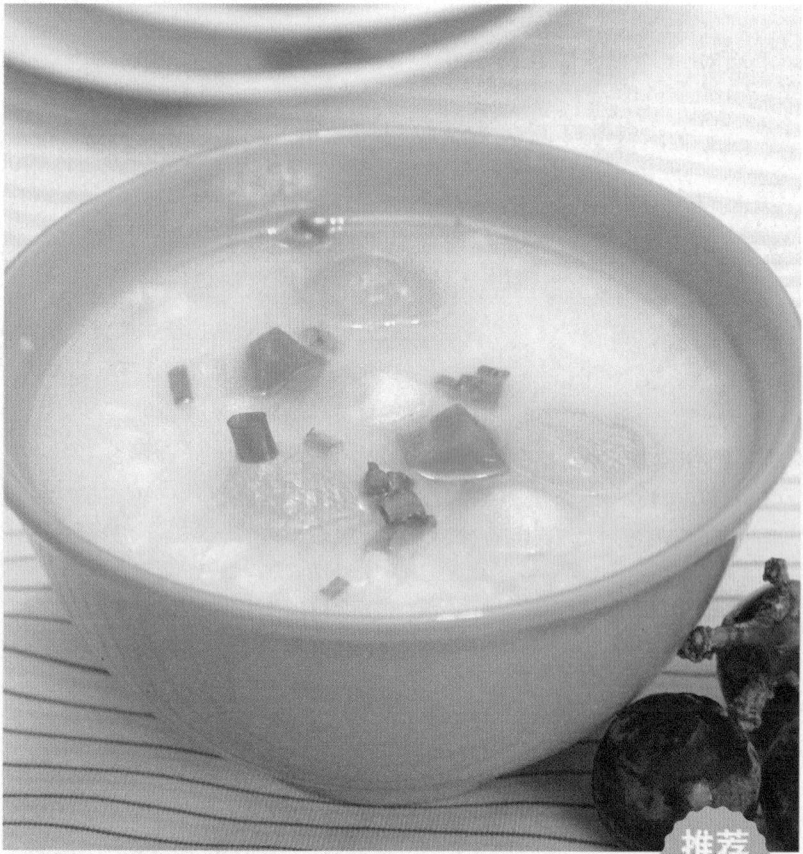

推荐菜例

莲子葡萄萝卜粥

原料： 大米100克，莲子、葡萄各25克，胡萝卜丁10克，白糖5克，葱花适量

做法：

❶将大米、莲子洗净，加水浸泡；葡萄去皮、去籽，洗净备用。

❷将锅置于火上，放入大米、莲子煮至七成熟。放入葡萄、胡萝卜丁煮至成粥，加入白糖，撒上葱花即可。

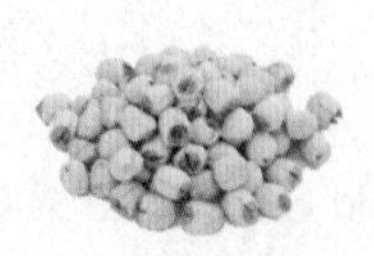
莲子

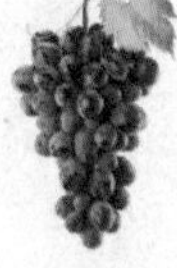
葡萄

专家点评

本品尤其适合肾炎水肿、高血压、冠心病、肺虚咳嗽、盗汗等患者食用。

苹果
Ping Guo

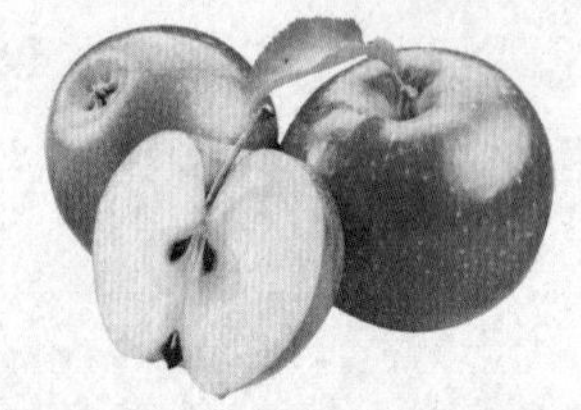

别名：滔婆、柰、柰子　性味归经：性凉，味甘、微酸；归脾、肺经

适用量：每日 1 ~ 2 个　热量：227 千焦 /100 克

养生关键词

健脾益胃，润肺除烦

苹果富含糖类、蛋白质、磷、铁、钾、苹果酸、奎宁酸、柠檬酸、酒石酸、鞣酸、果胶、纤维素、B 族维生素、维生素 C 及纤维素，具有生津止渴、润肺除烦、健脾益胃等作用。

食疗功效

苹果具有生津润肺、养心益气、润肠、止泻、解暑、醒酒、防癌抗癌等功效。吃苹果可以减少血液中胆固醇含量，增加胆汁分泌和胆汁酸功能，因而可避免胆固醇沉淀在胆汁中形成胆结石，降低血压。苹果中含有的磷和铁等元素，易被肠壁吸收，有补脑养血、宁神安眠的作用。苹果的香气还是治疗抑郁的良药。

选购保存

选购苹果时以个头适中，果皮光洁、颜色艳丽者为佳。苹果放在阴凉处可以保存 7 ~ 10 天，如果将苹果装入塑料袋放入冰箱可保存更长时间。

♥ 应用指南

1. 辅助治疗高血压：鲜苹果 200 ~ 250 克。将苹果洗净，生食或绞汁服用，每日 3 次。或以苹果皮煎服，同样有效。
2. 辅助治疗青春痘、雀斑、黑斑：菠萝 50 克，柠檬 40 克，苹果、芹菜、高丽菜各 20 克，冰糖适量。将以上 5 味食材处理干净，绞汁，过滤后加冰糖服用。
3. 辅助治疗消化不良、少食腹泻或久泻而脾阴不足：苹果干 50 克，山药 30 克，白糖适量。将苹果干、山药共研为细末，每次取 15 克，加入白糖，用温开水送服。
4. 辅助治疗胃阴不足、咽干口渴：苹果 1000 克，蜂蜜适量。将苹果洗净，切碎后捣烂，绞汁，熬成稠膏，加蜂蜜混匀。每次 10 毫升，以温开水送服。

相宜搭配		
宜	苹果 + 洋葱 保护心脏	苹果 + 鱼肉 辅助治疗腹泻

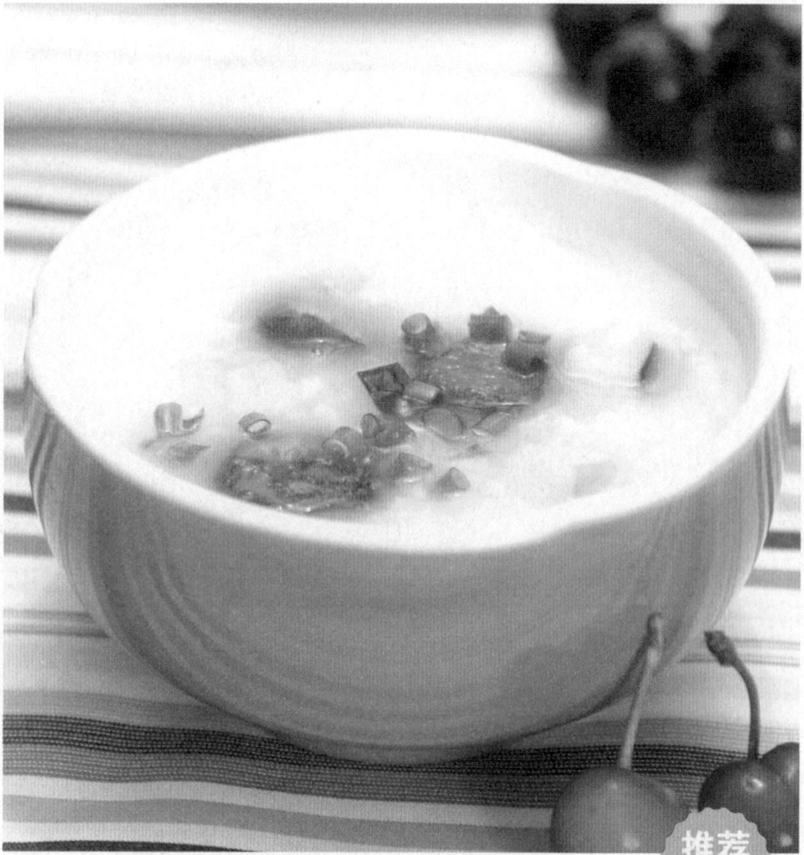

推荐菜例

山楂苹果粥

原料：大米100克，苹果50克，山楂干20克，冰糖5克，葱花适量

做法：

❶将大米洗净，用清水浸泡；苹果洗净后切块；山楂干用温水稍泡后洗净。

❷将大米加入适量清水，煮至八成熟。

❸放入苹果、山楂干煮至米烂，加入冰糖熬融，调匀，撒上葱花即可。

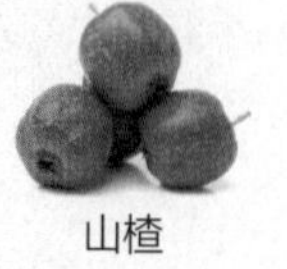
山楂

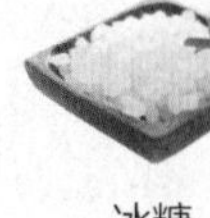
冰糖

专家点评

本品一般人皆可食用，尤其适合慢性胃炎、消化不良、气滞不通、慢性腹泻、便秘等患者。

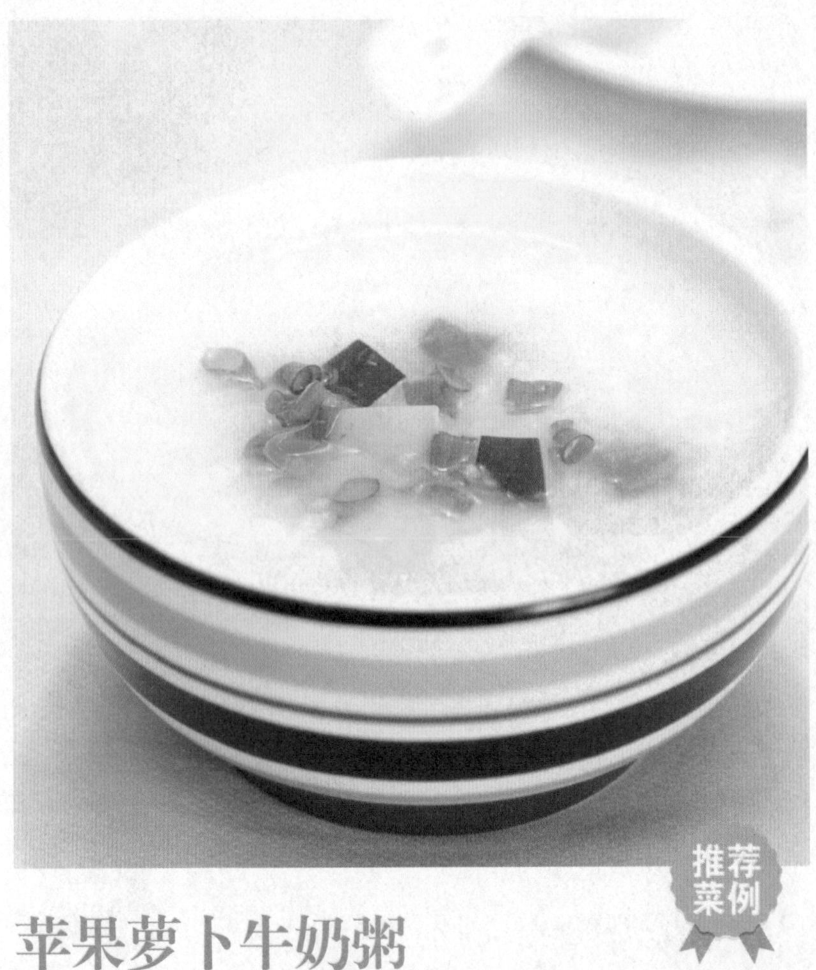

推荐菜例

苹果萝卜牛奶粥

原料： 大米100克，牛奶100毫升，青苹果、红苹果及胡萝卜各25克，白糖5克，葱花适量

做法：

❶ 将胡萝卜、青苹果、红苹果洗净，切小块；大米淘洗干净备用。

❷ 将锅置于火上，注入清水，放入大米煮至八成熟。

❸ 然后放入胡萝卜、苹果煮至粥将成，倒入牛奶稍煮，加白糖调匀，撒上葱花即可。

专家点评

本品尤其适合便秘、肥胖症和维生素C缺乏的男性。

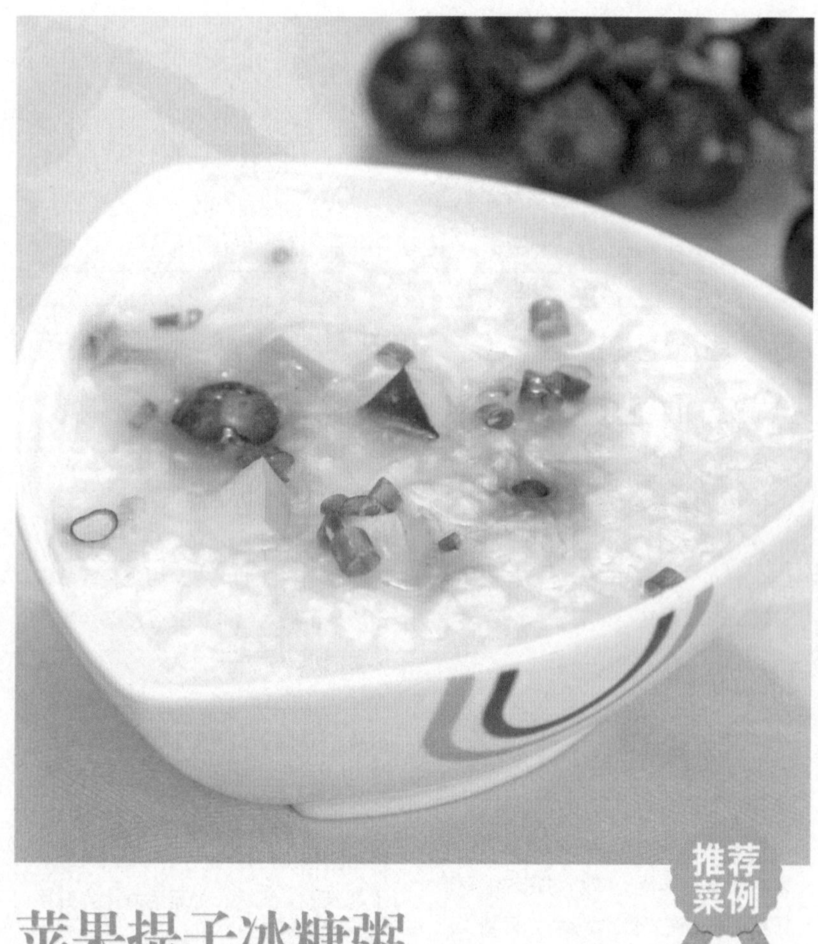

推荐菜例

苹果提子冰糖粥

原料：大米100克，青苹果、红苹果各30克，提子20克，冰糖5克，葱花适量

做法：

❶ 将大米洗净，用清水浸泡片刻；提子洗净；青苹果、红苹果苹果洗净后分别切块。

❷ 锅中注入清水，入大米煮至八成熟。

❸ 放入苹果、提子，煮至米粒开花，放入冰糖调匀，撒上葱花即可。

专家点评

本品一般人皆可食用，尤其适合慢性胃炎、消化不良、气滞不通、肺燥咳嗽、干咳无痰者。

雪梨

Xue Li

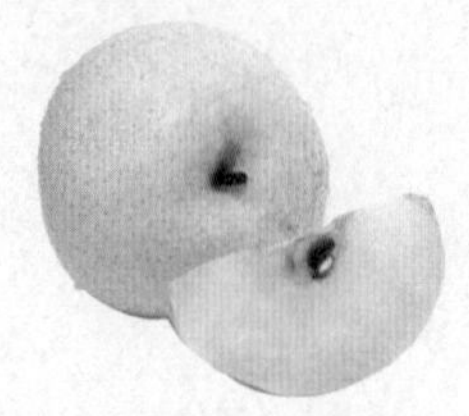

别名：雪花梨、黄金梨　**性味归经：**性凉，味甘、微酸；归肺、胃经

适用量：每日 1 ~ 2 个　**热量：**332 千焦 /100 克

养生关键词

清热润燥，化痰止咳

《本草纲目》记载："梨者，利也，其性下行流利。"雪梨含有苹果酸、柠檬酸、维生素 B_1、维生素 B_2、维生素 C、胡萝卜素等营养成分，具有清热润肺、凉心、消炎、止咳、消痰等作用。

食疗功效

雪梨具有止咳化痰、养血生津、润肺祛燥、利尿消肿、润五脏、镇静安神等功效。对高血压、心脏病、口渴便秘、头昏目眩、失眠多梦患者有良好的食疗作用。特别对咽喉部有良好的湿润和物理治疗作用，有利于局部炎症治愈。另外，雪梨还可养颜护肤，有增强皮肤张力、消除皱纹的功效。

选购保存

雪梨以果粒完整、无虫害和压伤、肉质坚实者为佳。将雪梨置于室内阴凉角落处即可，如冷藏，可将其装在纸袋中放入冰箱保存 2 ~ 3 天。

♥ 应用指南

1. **滋阴养精，辅助治疗高血压：**猪蹄 2 只，雪梨 1 个，大豆 50 克，姜片 3 片，料酒 15 毫升，盐适量。将雪梨去核，切成块；猪蹄加入姜片汆水去异味，切块；再加入雪梨、大豆和 3 片姜，加足清水煮到水沸，加入料酒，开盖维持大火继续沸煮 15 分钟，转小火再煲 1 个小时，肉熟烂后加盐调味。
2. **清热润燥，辅助治疗胃肠虚弱、便秘、消化不良：**雪梨 1 个，大米 50 克。将雪梨去皮后切丝；大米淘洗干净；雪梨丝放入汤锅，加足清水，煮开后放入大米，煮至米烂即可。
3. **润肺止咳：**雪梨 1 个，川贝 5 克，冰糖适量。将梨洗净，去核掏空，不要掏穿，备用；川贝捣碎成粉末；冰糖、川贝粉装入梨内，蒸熟即可。

相宜搭配		
宜	**雪梨 + 银耳** 润肺止咳	**雪梨 + 核桃仁** 辅助治疗百日咳

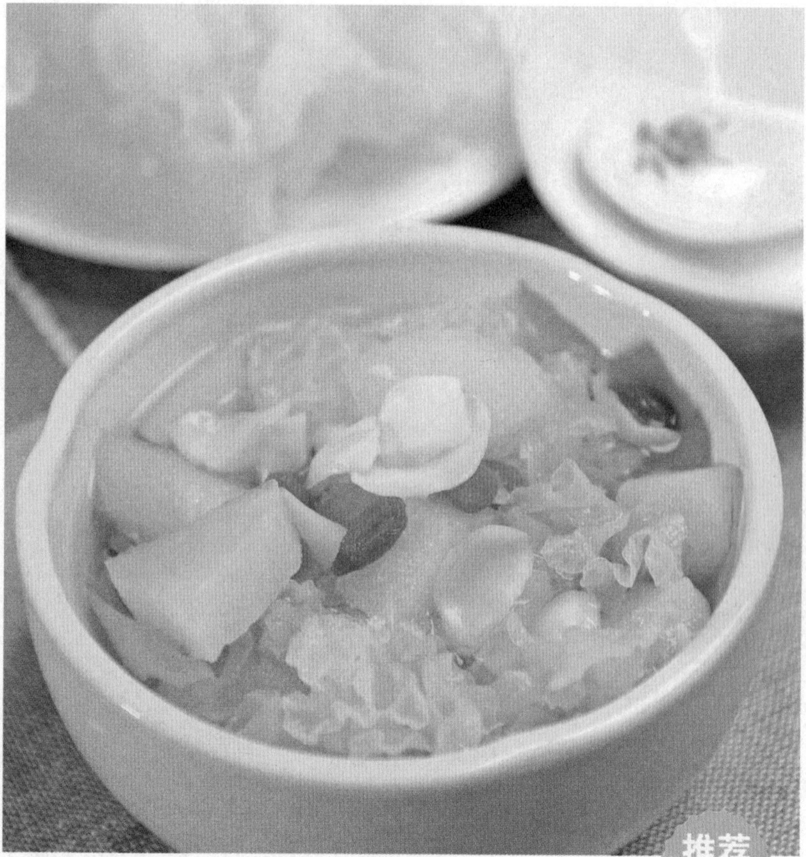

推荐菜例

银耳枸杞子炖雪梨

原料：雪梨300克，银耳40克，百合35克，枸杞子10克，冰糖10克

做法：

❶ 将雪梨洗净，去皮去核，切成小块；银耳洗净，泡发后撕成小块；枸杞子、百合洗净。

❷ 将以上食材放入电饭煲中，加入适量水煮开。煮熟后加入冰糖即可。

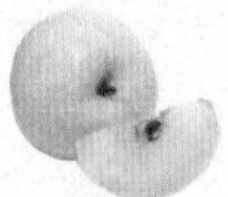
雪梨

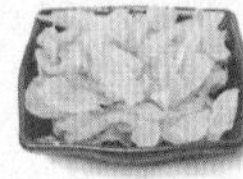
百合

专家点评

本品尤其适合高血压、心脏病、口渴便秘、头昏目眩、失眠多梦等患者食用。

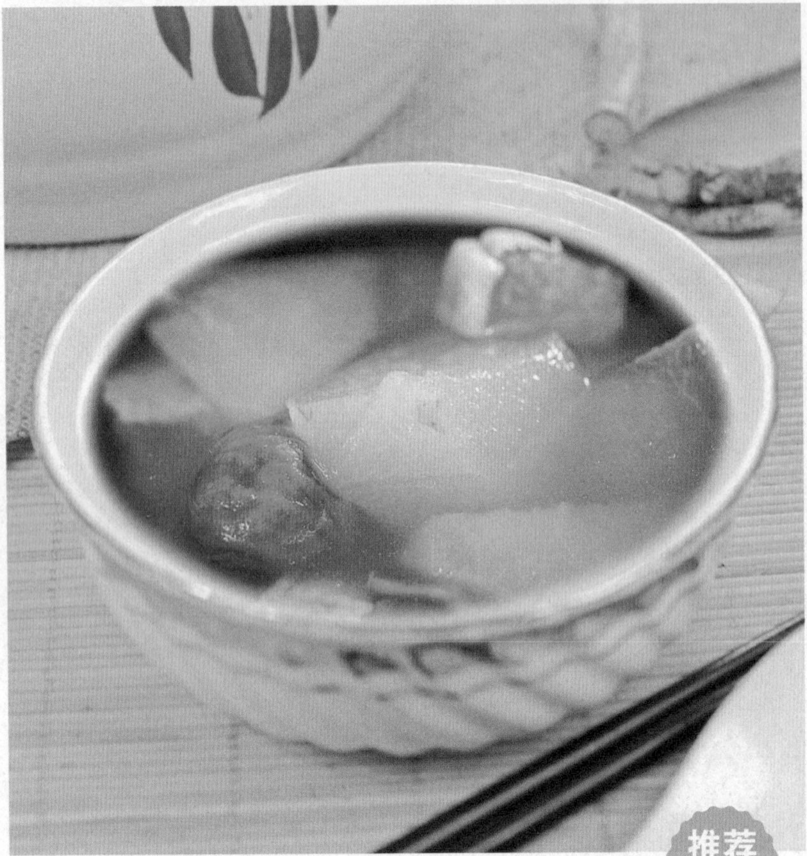

推荐菜例

雪梨猪腱汤

原料：猪腱 500 克，雪梨 1 个，无花果 8 个，盐适量

做法：

❶ 将猪腱洗净，切块；雪梨洗净，去皮后切块；无花果用清水浸泡，洗净。

❷ 将猪腱、雪梨块、无花果放入加有清水的煲内，大火煮沸后，改小火煲 1 个小时。

❸ 加盐调味即可。

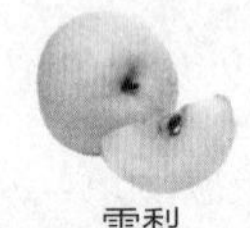
雪梨

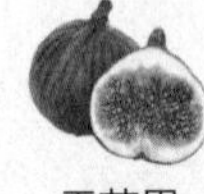
无花果

专家点评

本品适合肺热咳嗽、痰稠或无痰、咽喉发痒干痛、音哑者食用。

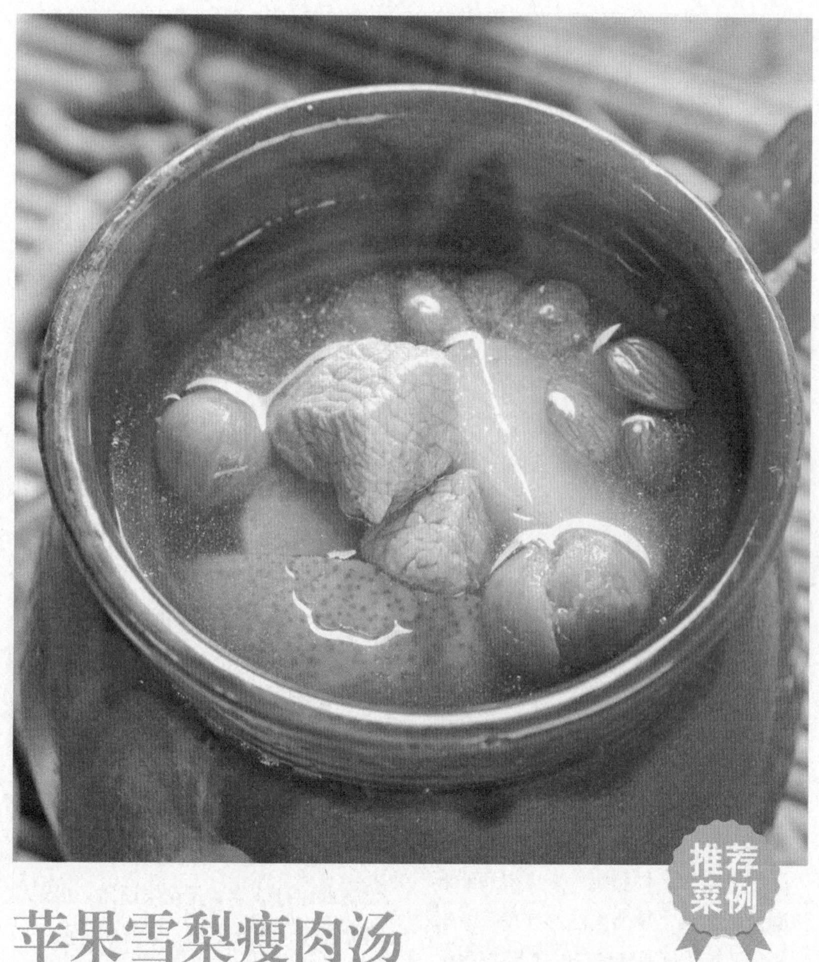

推荐菜例

苹果雪梨瘦肉汤

原料：猪瘦肉300克，苹果、雪梨各1个，板栗、南杏仁各适量，盐、鸡精各2克

做法：

❶ 将猪瘦肉洗净，切块；苹果、雪梨洗净，切块；板栗去壳；杏仁洗净备用。

❷ 将猪瘦肉放入煮锅中汆一下，去除血污后取出备用。

❸ 将以上食材放入锅中，加入适量清水，小火慢炖，待板栗酥软后，加入盐、鸡精调味即可。

专家点评

本品尤其适合慢性胃炎、消化不良、气滞不通者和肥胖的男性食用。

无花果

Wu Hua Guo

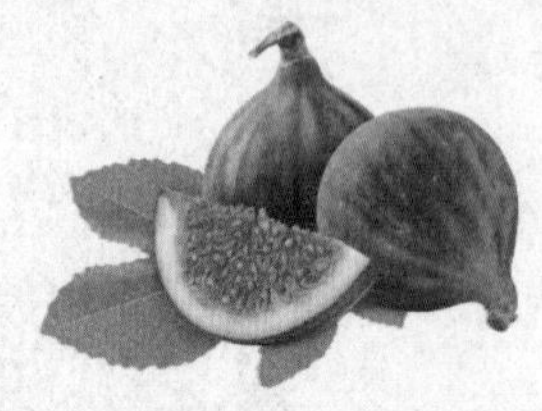

别名：奶浆果、天生子　性味归经：性平，味甘；归胃、大肠经

适用量：每日 30 ~ 150 克　热量：272 千焦 /100 克

养生关键词

健脾开胃，解毒消肿

无花果含有糖类、蛋白质、维生素、矿物质以及淀粉糖化酶、酯酶、蛋白酶和脂肪酶等有益于人体的活性成分，具有清热生津、健脾开胃、解毒消肿等作用。

食疗功效

无花果具有润肺止咳、清热润肠等功效。可用于辅助治疗咳喘、咽喉肿痛、便秘、痔疮等病症。无花果含有的苹果酸、柠檬酸、脂肪酶、蛋白酶、水解酶等有助于消化，可增进食欲，又因其含有多种脂类，所以具有润肠通便的效果。其所含的脂肪酶、水解酶等还有降低血脂和分解血脂的功能，可减少脂肪在血管内的沉积，进而起到降血压、预防冠心病的作用。

选购保存

无花果以色泽呈紫红色、触感稍软且无损伤者为佳，干品以咖啡色、皮厚者为佳。新鲜无花果实应即买即食；干品应隔绝空气，密封干燥保存。

♥ 应用指南

1. 补脾益胃，润肺利咽，润肠通便，辅助治疗肺燥咳嗽、便秘：大米 50 克，无花果 30 克，冰糖适量。将大米洗净后煮粥，煮至八成熟时，放入去皮的无花果煮至粥熟，加入冰糖即可。
2. 辅助治疗咽喉刺痛：无花果适量。将无花果晒干，研成粉末，吹入喉中即可。
3. 辅助治疗外痔：无花果 10 个。将无花果洗净，煎水洗患处即可。
4. 辅助治疗哮喘：无花果适量。将无花果洗净，捣汁半杯，以开水冲服，每日 1 次，直至痊愈。
5. 健脾胃，助消化：无花果 300 克，白糖适量。将无花果洗净后切碎，炒至半焦。每次取 10 克，加白糖用沸水冲泡，代茶饮。

相宜搭配

宜	无花果 + 板栗 强腰健骨、消除疲劳	无花果 + 梨 润肺止咳

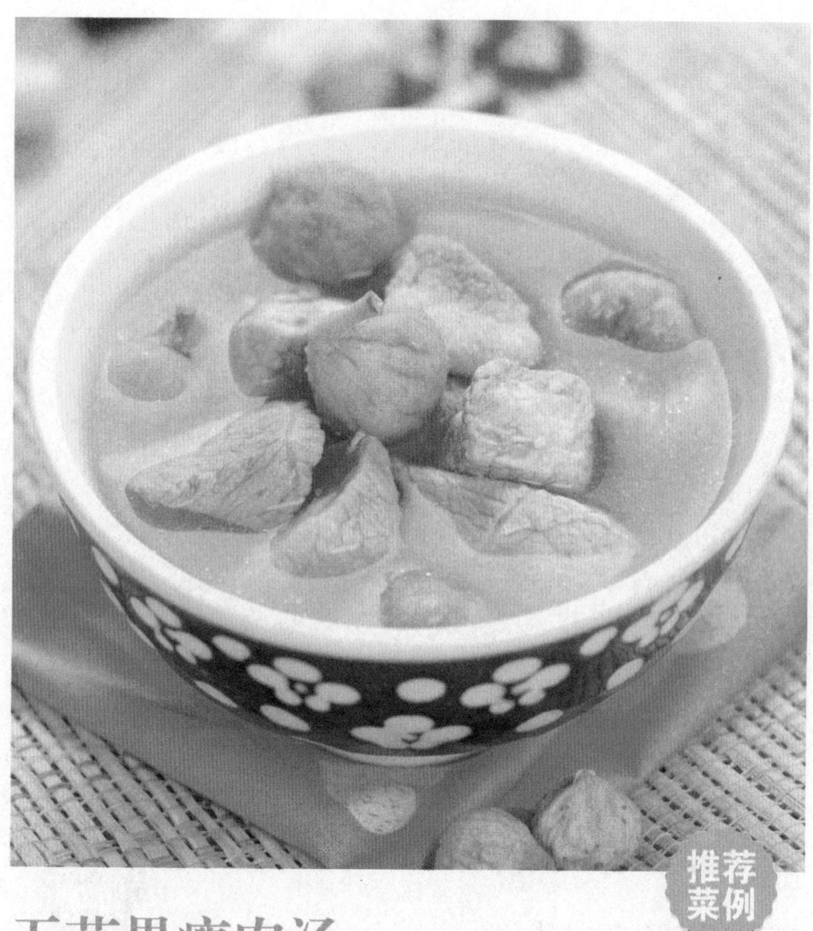

推荐菜例

无花果瘦肉汤

原料： 猪瘦肉 300 克，无花果 60 克，山药 50 克，白花蛇舌草 10 克，鸡精 5 克，盐适量

做法：

❶ 将猪瘦肉洗净，切块后汆水备用；山药洗净，去皮后切块。

❷ 将白花蛇舌草洗净，煎汁备用。

❸ 将猪瘦肉、无花果、山药、白花蛇舌草药汁放入锅中，加适量清水，大火烧沸后以小火慢炖至肉烂山药酥软，调入盐、鸡精即可。

专家点评

本菜品适合消化不良、痔疮肿痛者食用。

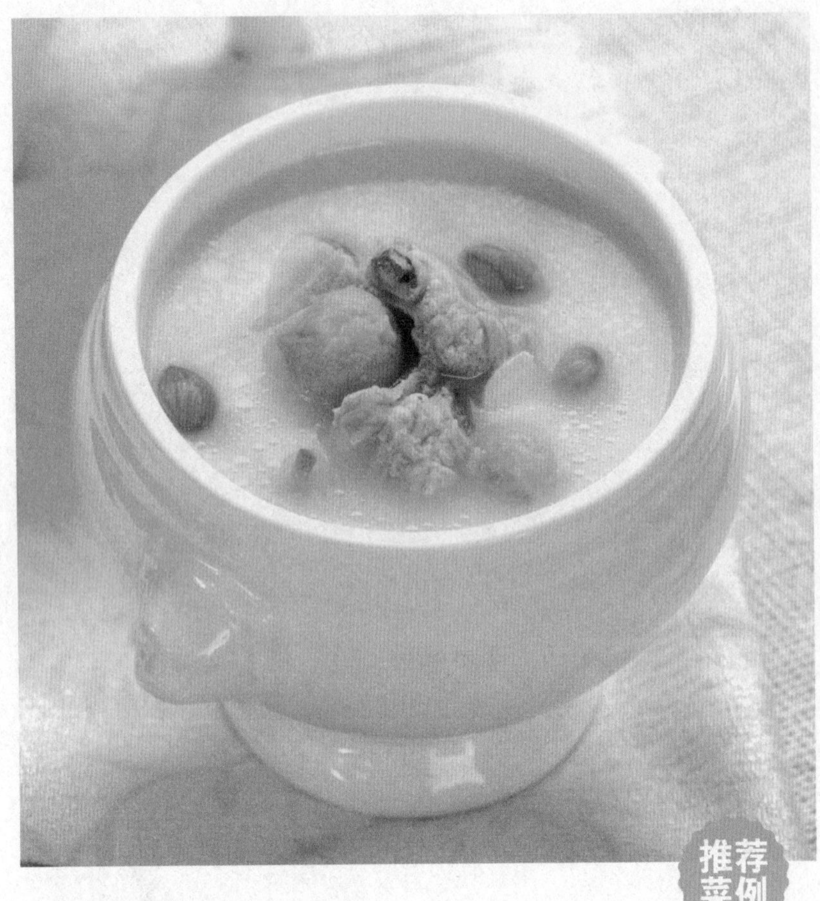

推荐菜例

无花果煲排骨

原料：排骨 200 克，无花果 40 克，杏仁 10 克，鸡精 2 克，盐适量

做法：

❶将排骨洗净，斩块；杏仁、无花果洗净备用。

❷将排骨入沸水汆尽血渍，捞出后洗净备用。

❸将水倒入砂煲，烧沸，放入排骨、杏仁、无花果，大火煲沸后改小火煲 2 个小时，加盐、鸡精调味即可。

专家点评

本菜品一般人皆可食用，尤其适合外感咳嗽、喉痹、消化不良、食欲不振、慢性便秘、痔疮肿痛者。

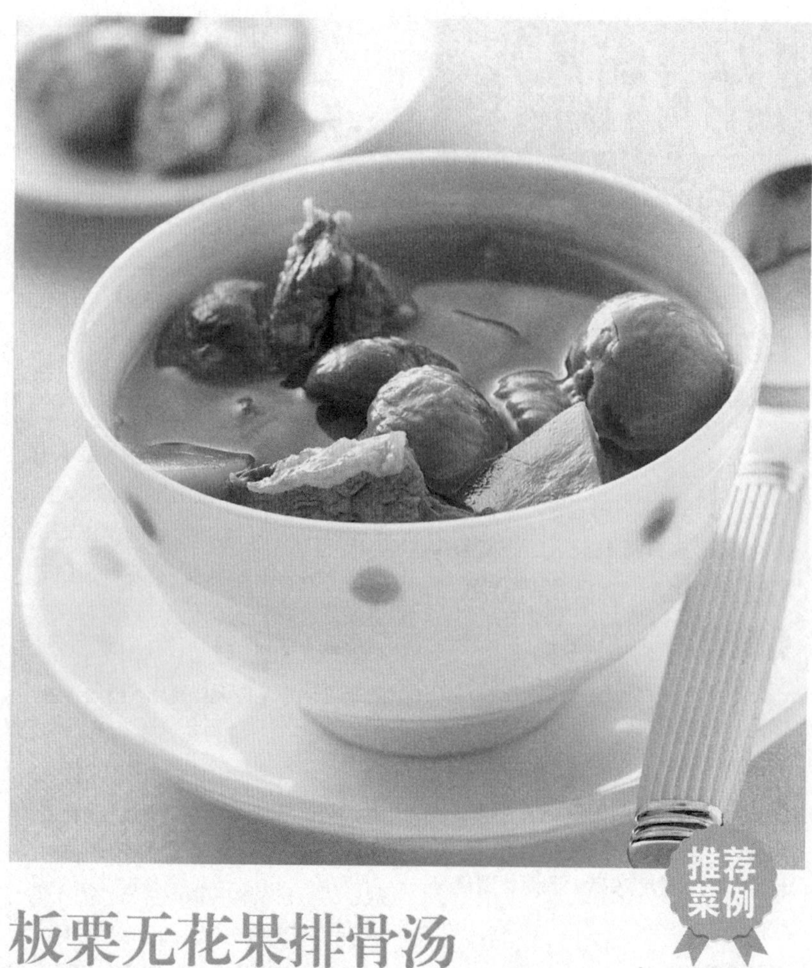

推荐菜例

板栗无花果排骨汤

原料： 排骨 500 克，板栗 250 克，胡萝卜 60 克，无花果 30 克，盐适量

做法：

❶ 将板栗入沸水，小火煮约 5 分钟，捞起剥膜；排骨斩段，入沸水汆烫后，捞起洗净。

❷ 将胡萝卜洗净，切块；无花果洗净。

❸ 将排骨、板栗、胡萝卜、无花果入锅，加水没过材料，大火煮开，转小火续煮 30 分钟，加盐调味即可。

专家点评

本菜品尤其适合气管炎咳喘、肾虚、尿频、腰酸、腿脚无力的男性食用。

枸杞子

Gou Qi Zi

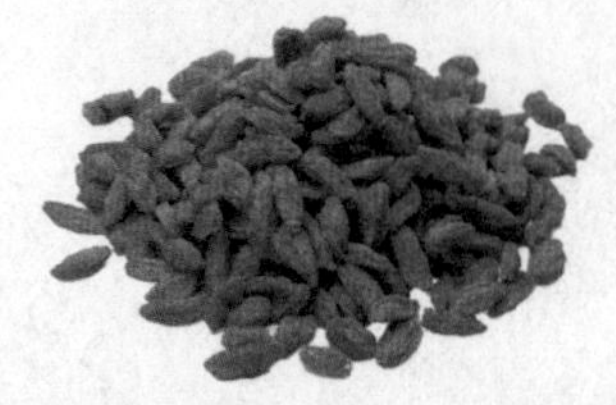

别名：甘杞、贡杞、枸杞　性味归经：性平，味甘；归肝、肾经

适用量：每日 3 ~ 15 克　热量：1220 千焦 /100 克

养生关键词

滋肾润肺，养肝明目

枸杞子含有大量的胡萝卜素，多种维生素、β－谷甾醇、蛋白质、酸浆果红素以及铁、钙、磷、镁、锌等多种元素，具有调节血脂、抵抗疲劳、养肝、滋肾润肺、补肝明目等作用。

食疗功效

枸杞子有降低血糖、抗脂肪肝的作用，并能抵抗动脉粥样硬化。其含有的枸杞多糖，能够增强非特异性免疫功能，抑制肿瘤生长和细胞突变。主治肝肾阴亏、腰膝酸软、头晕、目眩、目昏多泪、虚劳咳嗽、消渴、遗精等病症。

选购保存

枸杞子以粒大、肉厚、种子少、色红、质柔软者为佳。可将枸杞子放在阴凉干燥处保存，防闷热、防潮、防蛀。

♥ 应用指南

1. 滋补健身，辅助治疗体瘦虚弱：银耳150克，白糖50克，枸杞子25克，冰糖20克。将银耳洗净，入温水中泡发1个小时，除去杂质泡入清水中；汤锅置大火上，添水烧沸，放入冰糖、白糖烧沸后撇去浮沫，待糖汁清白时将银耳、枸杞子放入锅，炖至银耳有胶质时，盛出即可。

2. 辅助治疗动脉粥样硬化：鲫鱼1条，枸杞子12克，油、葱、姜、胡椒粉、盐、味精各适量。将鲫鱼去内脏、去鳞，洗净；葱切丝、姜切末；油锅烧热，鲫鱼下锅炸至微焦黄，加入葱丝、姜末、盐、胡椒粉及水，稍焖片刻；加入枸杞子再焖烧10分钟，加入味精即可。

3. 辅助治疗劳伤虚损：枸杞子30克，干地黄（切）10克，天门冬10克，蜂蜜适量。将枸杞子、干地黄、天门冬研碎，晒干，加入蜂蜜，揉成丸，分2次服用。

相宜搭配

宜	枸杞子 + 菊花 滋阴补肾、清肝明目	枸杞子 + 百合 补肾养血、清热除烦

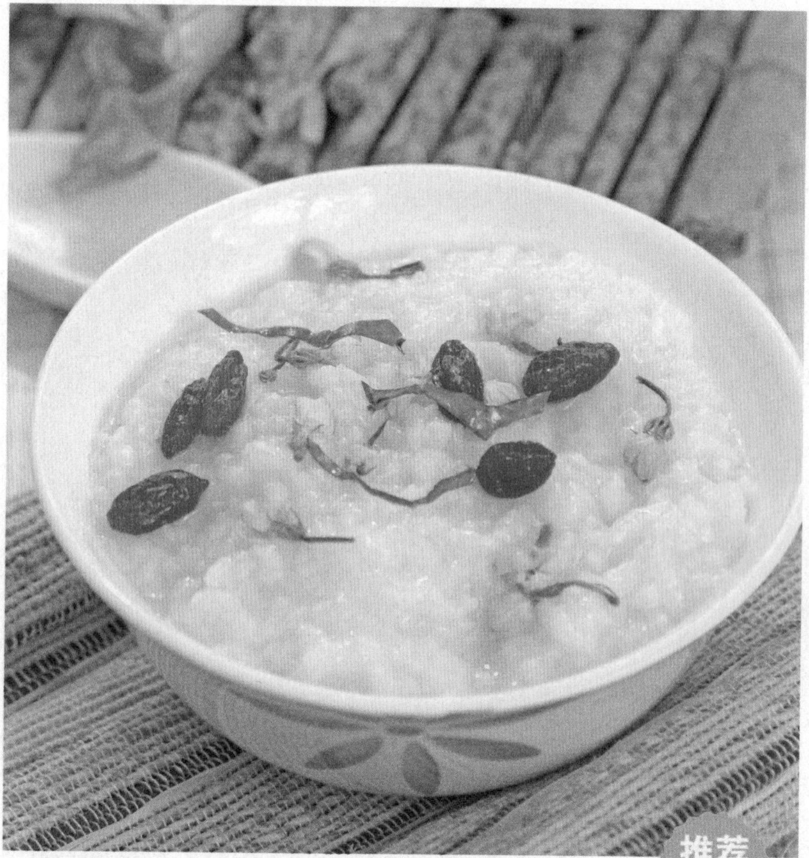

推荐菜例

枸杞子茉莉花粥

原料：大米 80 克，青菜叶 10 克，枸杞子 5 克，茉莉花适量，盐 2 克

做法：

❶ 将大米洗净浸泡，捞出沥干。

❷ 锅中加入清水，大米入锅，大火煮沸。加入枸杞子同煮片刻，再以小火煮至浓稠状，撒上青菜叶、茉莉花，调入盐拌匀即可。

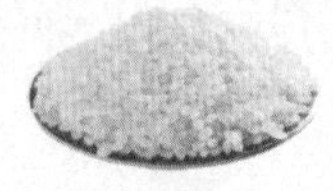
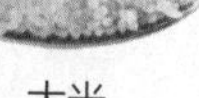

大米

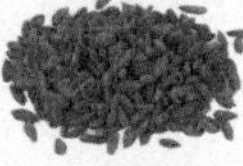

枸杞子

专家点评

本品尤其适合肝肾阴亏、头晕目眩、目昏多泪、虚劳咳嗽、遗精者食用。

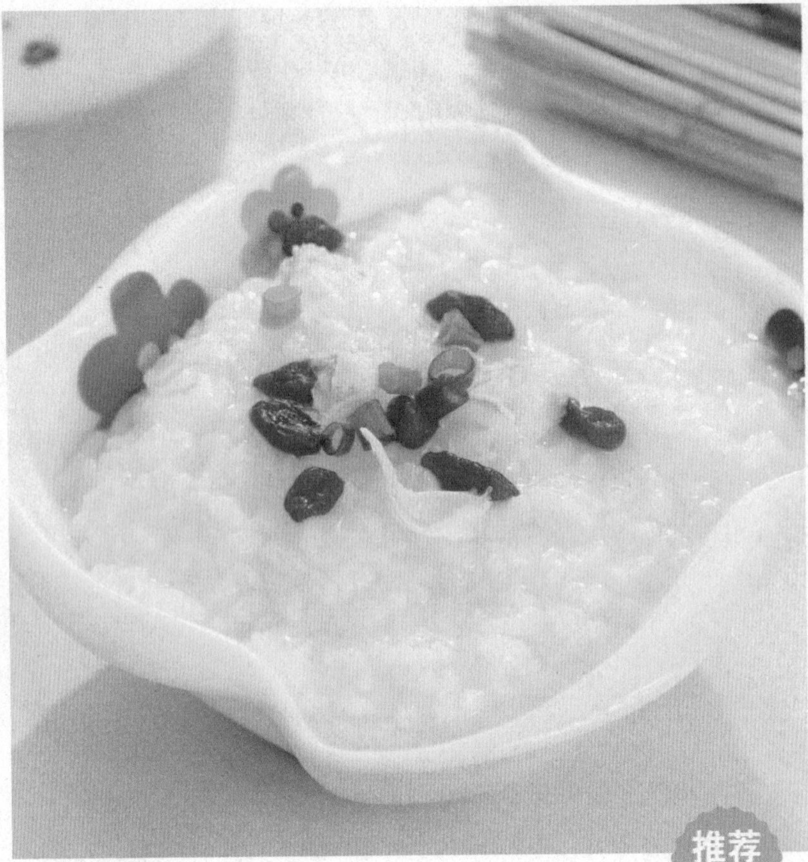

推荐菜例

人参枸杞子粥

原料：大米 100 克，枸杞子 20 克，人参 15 克，白糖 8 克，葱花适量

做法：

❶ 将人参洗净，切小块；大米洗净泡发备用。

❷ 锅中注入水，大米入锅，大火煮至米粒开花；放入枸杞子、人参，小火熬至粥成，放入白糖调味，撒上葱花。

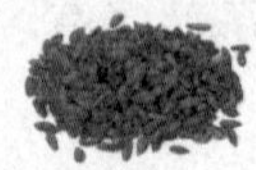
枸杞子

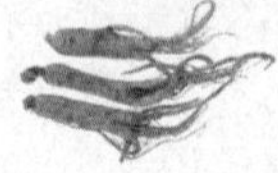
人参

专家点评

本品一般人皆可食用，尤其适合体虚欲脱、脾虚食少、津伤口渴、久病虚羸、惊悸失眠等患者。

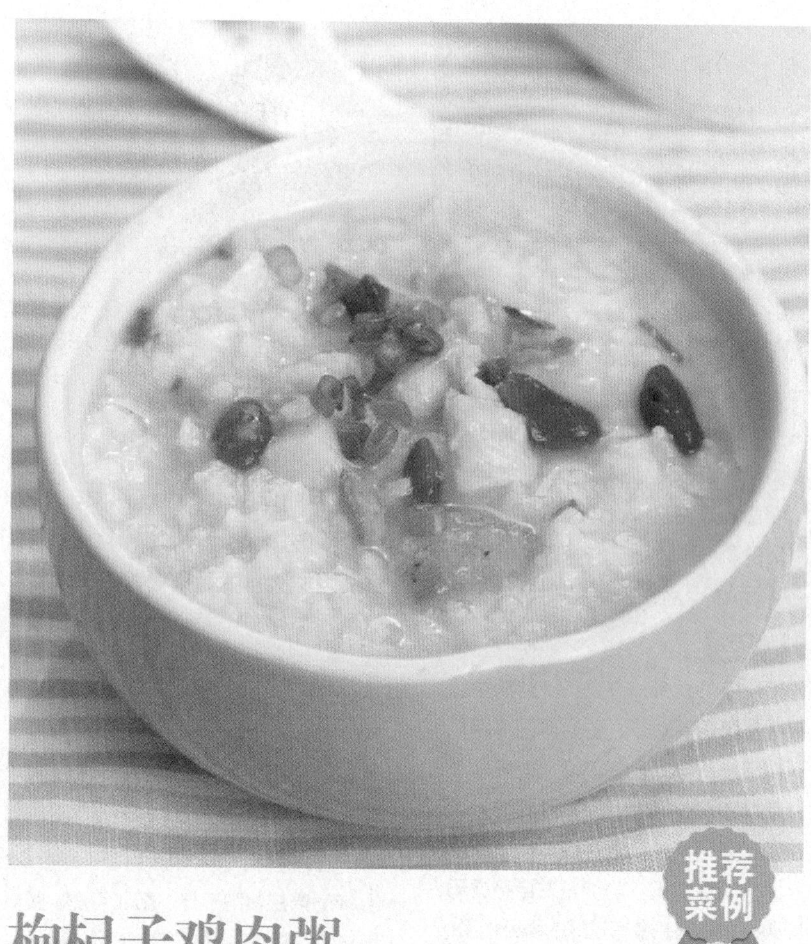

推荐菜例

枸杞子鸡肉粥

原料：鸡肉 150 克，大米 80 克，猪肉 70 克，鸡高汤 50 毫升，枸杞子 30 克，盐、葱花、姜末各适量

做法：

❶将鸡肉、猪肉洗净后切片；大米淘净，泡发。

❷将大米放入锅中，倒入适量冷开水，大火烧沸，下入鸡肉、姜末、枸杞子、猪肉，倒入鸡高汤，转中火熬煮。熬出香味，加盐调味，撒上葱花即可。

专家点评

本品适合肝肾阴亏、面色萎黄者食用。

鹿茸
Lu Rong

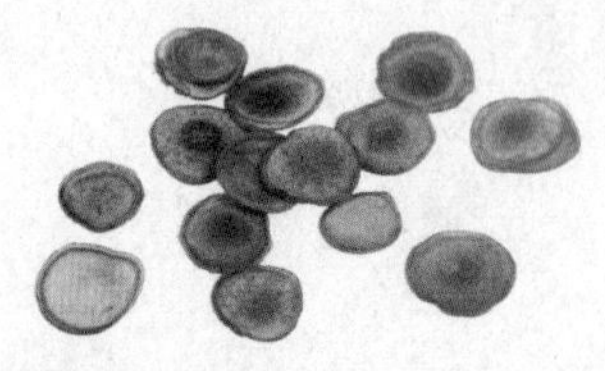

别名：斑龙珠、黄毛茸　性味归经：性温，味甘、咸；归肾、肝经

适用量：每次 3 ~ 5 克　热量：569 千焦 /100 克

养生关键词

补肾壮阳，益精生血

《本草纲目》记载："鹿茸善于补肾壮阳、生精益血、补髓健骨。"鹿茸含雄性激素、卵泡激素、胶质、蛋白质、磷酸钙、铁、锌、铜、铬、锰等成分，补益效果显著。

食疗功效

鹿茸具有补肾强身、益精生血、强筋壮骨等功效，主治肾阳不足、精血亏虚所致的畏寒肢冷、阳痿早泄、宫冷不孕、尿频遗尿、腰膝酸软、筋骨无力等病症。鹿茸性温而不燥，能振奋和提高机体功能，对全身虚弱、久病之后的患者有较好的强身作用。

选购保存

原只鹿茸：以茸体饱满、挺圆、毛细、皮色红棕、体轻、底部无棱角者为佳；而细、瘦、底部起筋、毛粗糙、体重者为次货。鹿茸片以毛孔嫩细、红色小片者为佳。可将鹿茸放入樟木箱内，置于阴凉处保存，密闭，防蛀、防潮。

♥ 应用指南

1. 补血补虚，辅助治疗精血不足：鹿茸片 5 克，红枣 1 枚，姜 1 片，米酒适量。将以上食材同装入有盖的杯中，加半杯水，盖严盖后放入锅内隔水炖蒸；水沸腾后改用小火炖 2 个小时，即可食用（初食者若有口干、眼红、心跳加速等反应时，应停止食用）。

2. 辅助治疗老人肾虚腰痛：核桃仁 30 克，杜仲 12 克，鹿茸 1 克。将以上食材处理好，加水煎服，每日 1 剂。

3. 辅助治疗肾阳不足、精血亏虚、腰酸肢冷、带下过多、宫冷不孕，小便清长：鸡肉 100 克，鹿茸 20 克。刮去鹿茸毛，切片；鸡肉洗净后切小块；鹿茸、鸡肉一起放入盅内，隔水炖上 3 个小时左右，即可饮汤吃肉。

相宜搭配		
宜	鹿茸 + 乌鸡 补肾益精	鹿茸 + 猪瘦肉 补虚强身

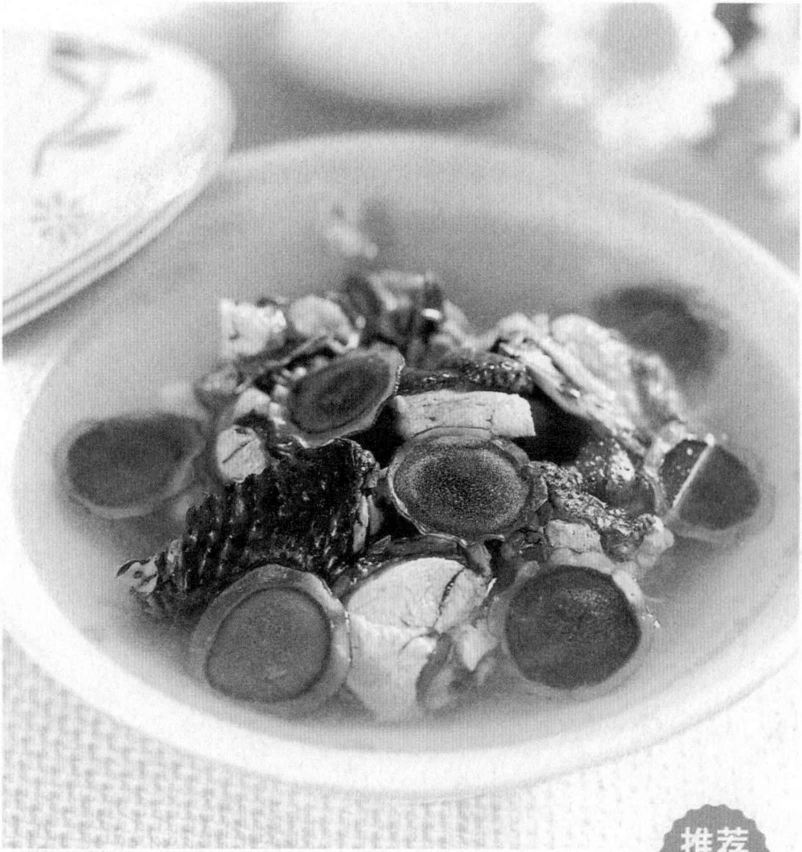

推荐菜例

鹿茸炖乌鸡

原料： 乌鸡 250 克，鹿茸 8 ~ 10 克，盐适量

做法：

1. 将鹿茸洗净备用；乌鸡处理干净，切块，与鹿茸一起入炖盅内。
2. 炖盅加入适量开水，然后以小火隔水炖熟。
3. 最后加入盐调味即可。

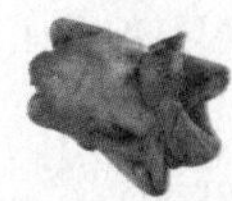
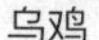

乌鸡

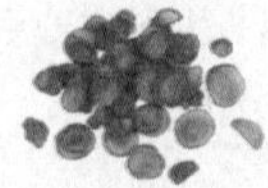

鹿茸

专家点评

本菜品一般人皆可食用，尤其适合体虚血亏、肝肾不足、脾胃不健的男性。

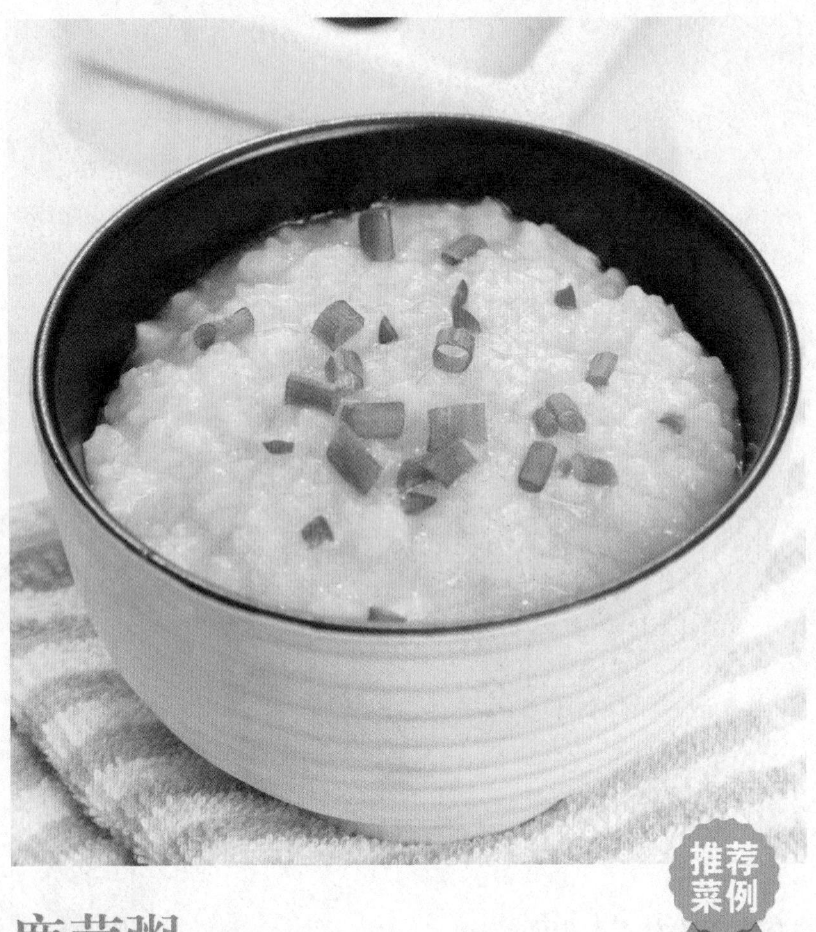

推荐菜例

鹿茸粥

原料： 大米100克，鹿茸10克，盐、葱各适量

做法：

❶ 将大米洗净，浸泡后沥干；鹿茸洗净，加水煮好取汁待用；葱洗净，切葱花待用。

❷ 锅中加适量清水，倒入煮好的药汁，放入大米，大火煮至米粒开花。

❸ 再转小火续煮至浓稠状，调入盐拌匀，撒上葱花即可。

专家点评

本品一般人皆可食用，尤其适合肾阳不足、精血亏虚所致的畏寒肢冷、阳痿早泄的男性。

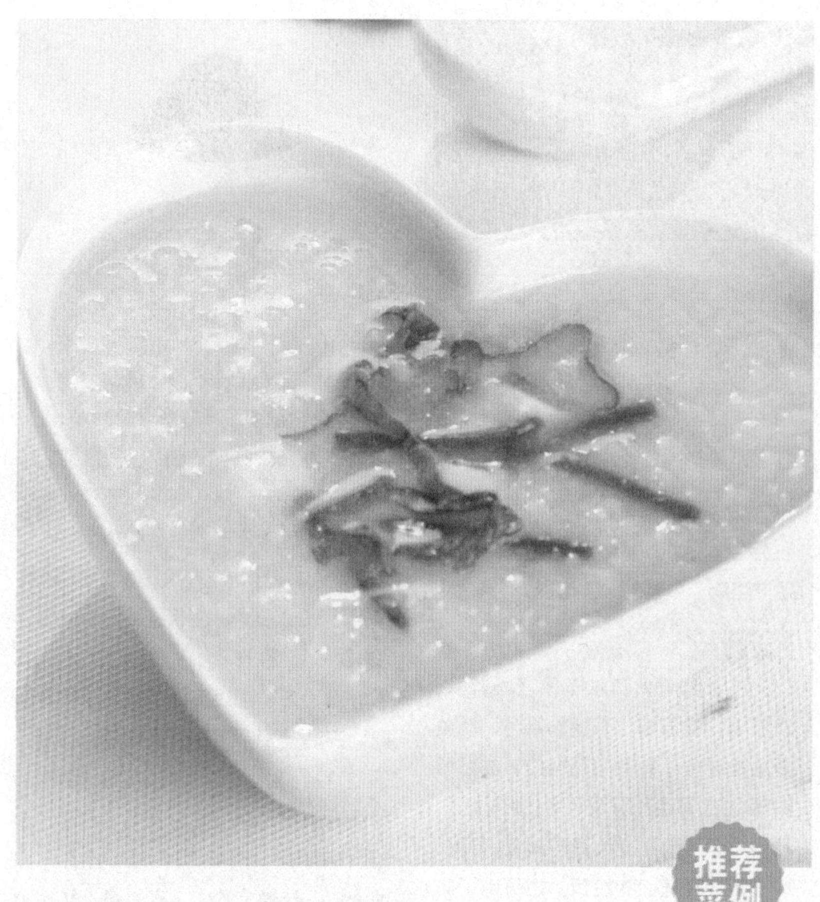

推荐菜例

山药鹿茸山楂粥

原料：大米100克，山药30克，鹿茸20克，山楂片10克，海带丝、胡萝卜各15克，盐2克，味精适量

做法：

❶将山药去皮，切块；海带丝、大米洗净备用；胡萝卜洗净，切长条。

❷将鹿茸入锅，熬汁；锅中注入水，加大米大火煮至米粒绽开，放入山药、山楂片、海带丝、胡萝卜同煮。倒入鹿茸汁，小火煮至成粥，加盐、味精调味即成。

专家点评

本品尤其适合畏寒肢冷、阳痿早泄、尿频遗尿的男性。

熟地

Shu Di

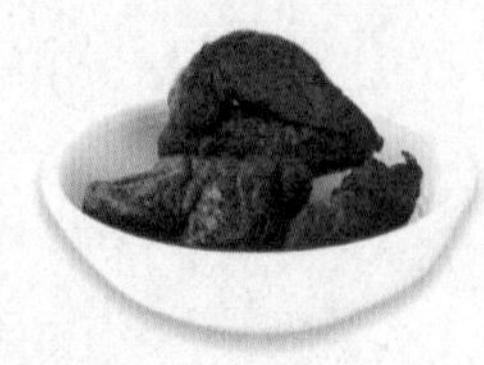

别名： 熟地黄、地黄根　**性味归经：** 性微温，味甘；归肝、肾经

适用量： 每次 3 ~ 5 克　**热量：** 1369 千焦 /100 克

养生关键词

滋补肾阴，填精益髓

《本草纲目》记载："熟地填骨髓，长肌肉，生精血。补五脏内伤不足，通血脉，利耳目，黑须发，男子五劳七伤，女子伤中胞漏，经候不调，胎产百病。"

食疗功效

熟地含梓醇、二氢梓醇、乙酰梓醇、水苏糖、葡萄糖、蔗糖、果糖、地黄多糖等成分，具有滋阴补血、益精填髓等功效，可用于肝肾阴亏、潮热盗汗、遗精阳痿、腰膝酸软、耳鸣耳聋、便秘、肾虚喘促等病症的治疗。也可用于血虚萎黄、眩晕、心悸失眠、月经不调、崩漏等症，或可用于肾阴不足的潮热骨蒸、盗汗、遗精、消渴等症。

选购保存

熟地以个大、体重、质柔油润、断面乌黑、味甜者为佳。

♥ 应用指南

1. 补益气血，理气解郁，辅助治疗身软乏力、食欲不振： 白酒 1500 毫升，熟地、当归、黄芪、白术各 30 克，川芎、白芍各 20 克，香附 15 克。将上述药材制成碎末，用纱布袋装好，入白酒中，密封浸泡，每日摇动 1 次，半月后开封，过滤装瓶。每日早晚各服 15 ~ 20 毫升。

2. 辅助治疗腰部疼痛、沉重、不得俯仰： 白酒 2000 毫升，五加皮、石斛各 50 克，熟地、炙杜仲、炮姜、萆薢、羌活、川芎、制乌头、秦艽、细辛、川椒、制附子、肉桂、川断续、栝楼根、地骨皮、桔梗（炒）、炙甘草、防风各 20 克。所有药材入纱布袋，置于容器中，加入白酒密封，浸泡 5 天后滤渣，不拘时，每次口服 10 毫升。

3. 辅助治疗肾虚腰背酸痛： 核桃仁 20 克，熟地黄 10 克，杜仲、续断、菟丝子各 8 克。将以上食材加水煎服。

相宜搭配		
宜	熟地 + 当归 补血、活血	熟地 + 羊肉 滋阴健脾、补益气血

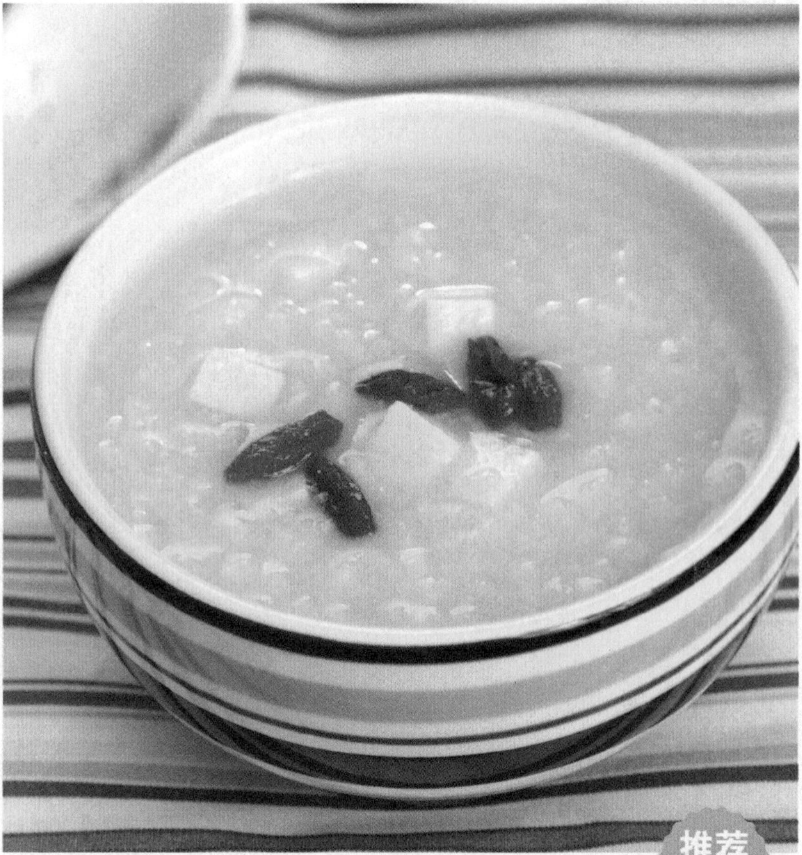

推荐菜例

山药熟地粥

原料 大米90克，山药45克，熟地15克，白茯苓、枸杞子各适量，白糖8克

做法：

1. 将白茯苓入锅，倒入一碗水熬至半碗，去渣；将大米入锅，注入水，大火煮至米粒绽开，放入山药、熟地、枸杞子。
2. 倒入白茯苓汁，小火煮至粥成，加白糖调味即可。

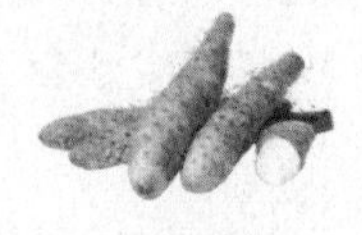
山药

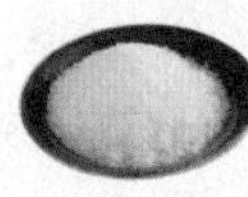
白糖

专家点评

本品适合肝肾虚、腰膝酸软、盗汗遗精、内热消渴、心悸的男性食用。

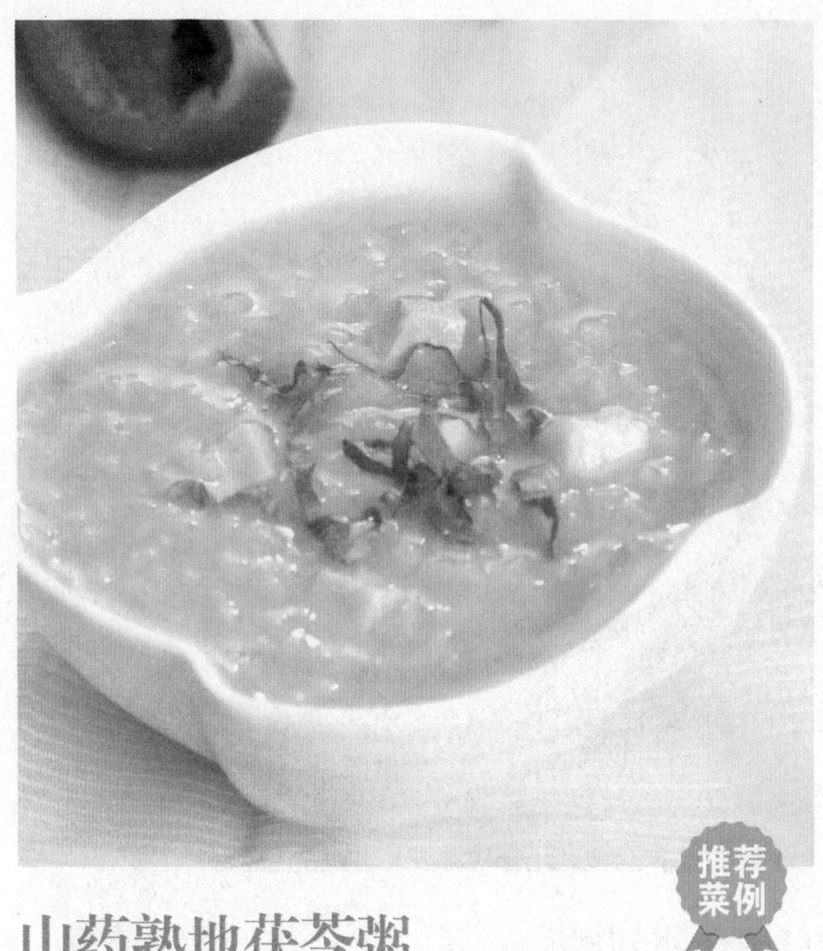

推荐菜例

山药熟地茯苓粥

原料：大米100克，山药35克，海带丝25克，熟地20克，茯苓、小茴香各适量，红糖5克

做法：

❶ 将大米洗净后泡发；山药去皮洗净后切块；海带丝、熟地、茯苓洗净备用。

❷ 将熟地、小茴香入锅，煎取汁液待用；另取一锅，注水，将大米大火煮至米粒绽开；倒入熬好的汁，放入山药、茯苓、海带丝，用小火煮至粥成，放入红糖调味即可食用。

专家点评

本品一般人皆可食用，尤其适合小便不利、水肿胀满、盗汗遗精的男性食用。

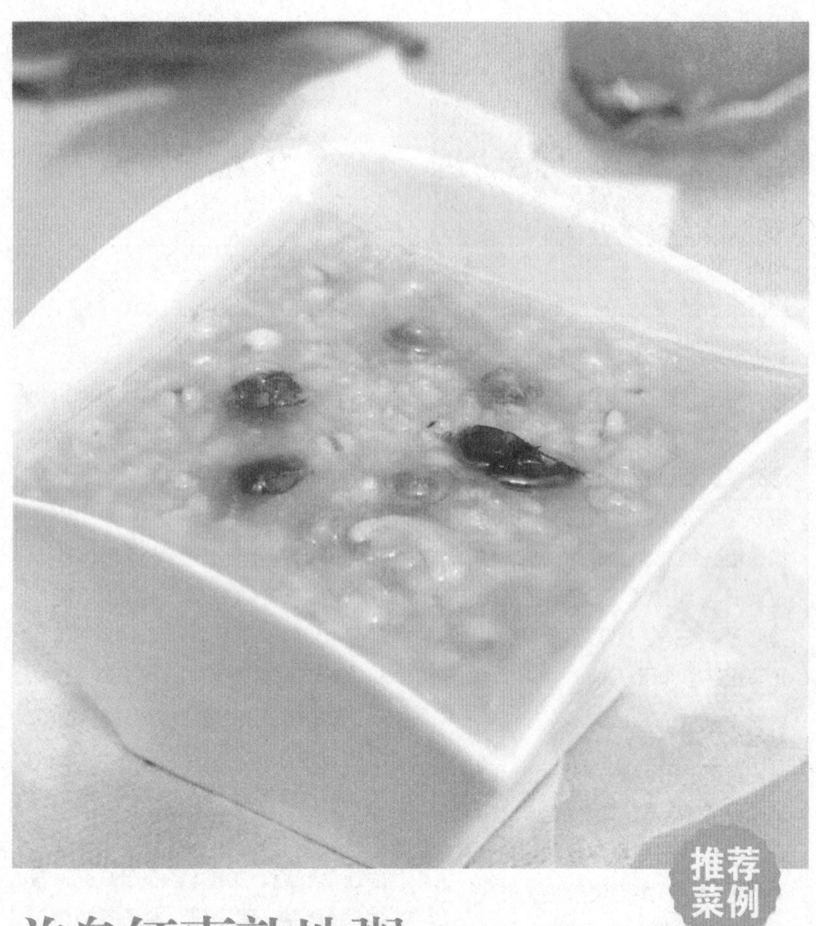

推荐菜例

首乌红枣熟地粥

原料：大米60克，何首乌50克，红枣30克，薏苡仁25克，青豆20克，熟地、腰果各适量，冰糖10克

做法：

❶ 将大米、薏苡仁、青豆洗净后泡发；何首乌、熟地加水煮好，取汁待用。

❷ 锅中倒入煮好的汁，放入大米、薏苡仁大火煮开。

❸ 加入红枣、腰果、青豆、冰糖煮至浓稠即可。

专家点评

本品适合肝肾虚、腰膝酸软、盗汗遗精、内热消渴、血虚萎黄、心悸的男性食用。

芡实

Qian Shi

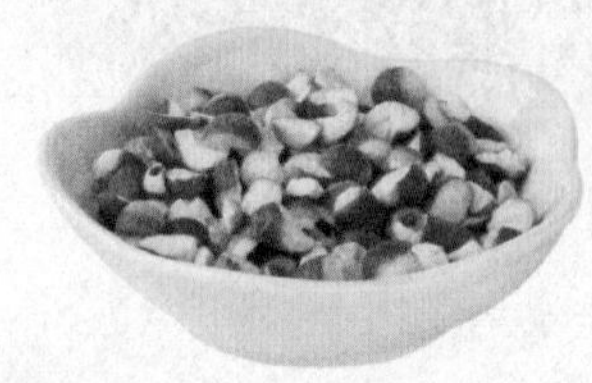

别名：鸡头米、水鸡头 **性味归经：**性平，味甘、涩；归脾、肾经

适用量：每次 5 ~ 20 克 **热量：**1454 千焦 /100 克

养生关键词

固肾涩精，补脾止泄

《本草纲目》记载，芡实能“止渴益肾。治小便不禁，遗精，白浊，带下”。芡实含有蛋白质、碳水化合物、粗纤维、灰分、钙、磷、铁、维生素 B_1、维生素 B_2 等成分。具有较强的养血安神、益肾固精、祛湿健脾、止泻止带等作用。

食疗功效

芡实适用于慢性泄泻和小便频数、梦遗滑精、虚弱、遗尿、老年人尿频、妇女带多腰酸，具有收敛固精、补脾止泄等功效。主治风湿性关节炎、腰背膝痛、小便频繁、遗精、脓性白带等症，止烦渴，除虚热，益精气。芡实还可以补中益气、提神强志，使人耳目聪明，久服能使人轻身不饥，还能开胃助气及补肾。另外，芡实种子鲜食可治咽炎。

选购保存

芡实以颗粒饱满均匀、粉性足、无碎末及皮壳者为佳。可将芡实放在通风干燥处保存。

♥ 应用指南

1. 辅助治疗小便频数及遗精：秋石 100 克，茯苓 100 克，芡实 100 克，莲子 100 克，蒸枣 20 克，盐汤适量。将 4 味药材共研为末，加蒸枣做成丸子，如梧桐子大。每次服 30 丸，空服，以盐汤送下。
2. 辅助治疗精滑不禁：沙苑子 100 克，蒺藜（炒）100 克，芡实（蒸）100 克，莲须 100 克，龙骨（酥炙）50 克，煅牡蛎 50 克，莲子粉、盐汤各适量。将 6 味药材共研碎为末，以莲子粉糊为丸，盐汤送服。
3. 辅助治疗疗体虚、脾胃虚弱、贫血气短：芡实 60 克，花生仁 30 克，红枣 10 克，红糖适量。芡实、花生仁、红枣入锅，加水、红糖熬煮成大补汤。

相宜搭配		
宜	芡实 + 山药 补益脾肾	芡实 + 冬瓜 健脾利湿

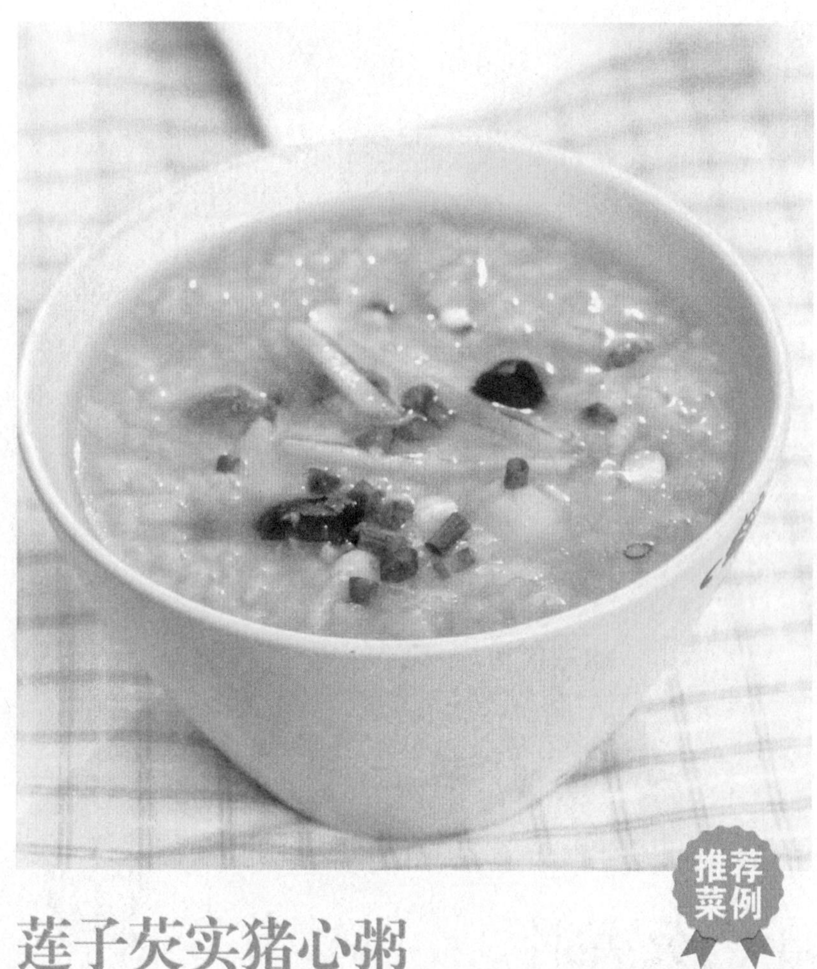

推荐菜例

莲子芡实猪心粥

原料：大米 130 克，猪心 50 克，芡实 20 克，红枣 15 克，莲子 10 克，桂圆 8 克，姜丝 3 克，盐 2 克，香油、葱花各适量

做法：

❶将猪心洗净，切片；大米洗净浸泡；桂圆洗净去壳取肉；莲子洗净浸泡 30 分钟；芡实淘净；红枣洗净。

❷锅中注水，大火将大米煮沸，放入莲子、芡实、猪心、桂圆、红枣，转中火熬煮。再转小火熬煮成粥，放入姜丝、盐、香油调味，撒上葱花即可。

专家点评

本品一般人皆可食用，尤其适合遗精、淋浊、失眠、多梦、心慌的男性。

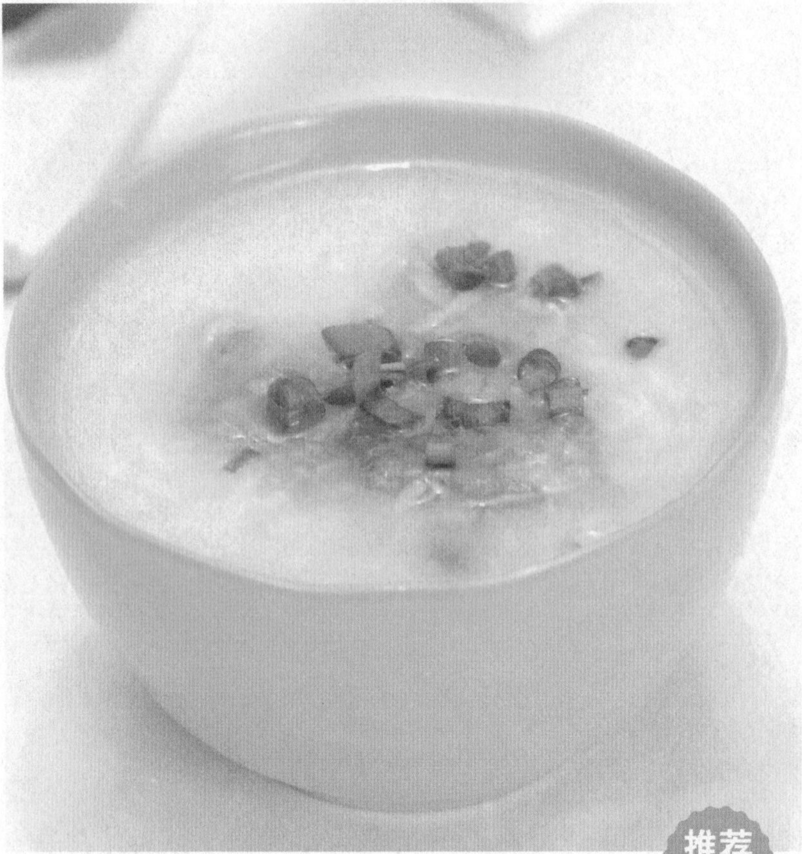

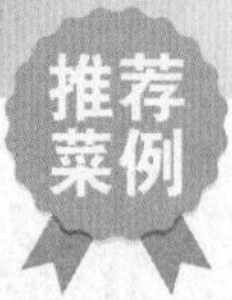

推荐菜例

羊肉芡实粥

原料：羊肉100克，大米60克，芡实30克，盐、葱花各适量

做法：

❶ 将芡实、大米淘净，均浸泡后备用；羊肉洗净，切片。

❷ 锅中入水，下入大米和芡实，大火煮开，再转中火熬至粥将成；下入羊肉片，将粥熬出香味，入盐调味，撒上葱花。

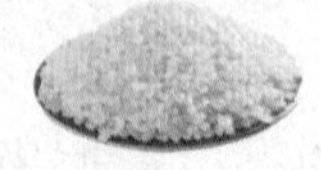
大米

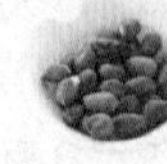
芡实

专家点评

本品一般人皆可食用，尤其适合体虚胃寒者、体质虚弱的中老年人。

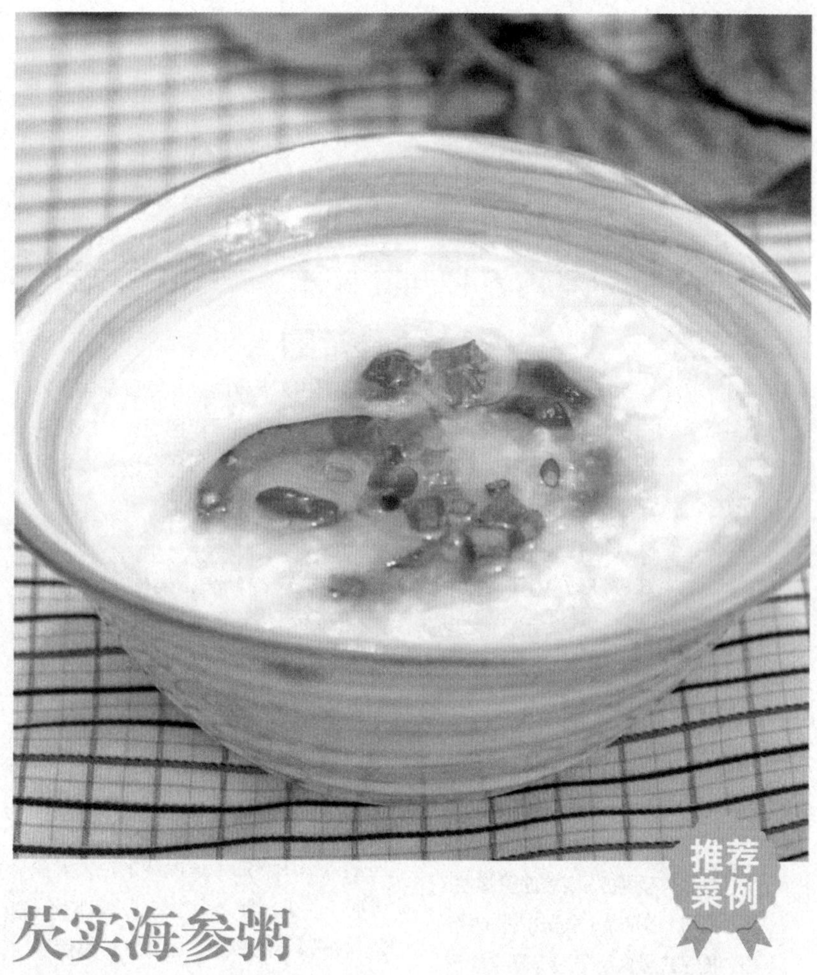

推荐菜例

芡实海参粥

原料： 大米 100 克，海参 20 克，芡实粉 10 克，枸杞子 5 克，盐、香油、葱花各适量

做法：

❶ 将大米洗净，浸泡；海参用温水泡发后洗净，切小块。

❷ 将锅置于火上，注入水，加入大米、海参煮至粥将成。

❸ 放入芡实粉、枸杞子熬煮片刻，放入盐、香油调味，撒上葱花便可。

专家点评

本品尤其适合遗精、淋浊、带下、小便不禁、大便泄泻等患者。

杜仲
Du Zhong

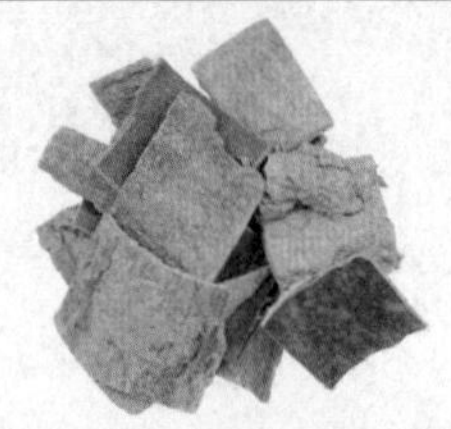

别名：思仙、思仲、石思仙　性味归经：性温，味甘、微辛；归肝、肾经

适用量：每次 5 ~ 10 克　热量：1146 千焦 /100 克

养生关键词

补肝肾，强筋骨

《本草纲目》记载："杜仲，古方只知滋肾，惟王好古言是肝经气分药,润肝燥,补肝虚,发昔人所未发也。"杜仲含有杜仲胶、杜仲苷、京尼平苷、有机酸、维生素 C 及微量生物碱等成分，具有补肝益肾、强筋壮骨、增强免疫力等作用。

食疗功效

杜仲可补肾强筋、清除体内垃圾、加强人体细胞物质代谢、防止肌肉骨骼老化、平衡人体血压、分解体内胆固醇、降低体内脂肪、恢复血管弹性、利尿清热、广谱抗菌、兴奋中枢神经、提高白细胞数量；用于治疗腰脊酸疼、足膝痿弱，小便余沥、阴下湿痒、筋骨无力、妊娠漏血、胎动不安、高血压等症。

选购保存

杜仲以皮厚而大、糙皮刮净、外面黄棕色、内面黑褐色而光、折断时白丝多者为佳。可将杜仲放在通风干燥处储存。

♥ 应用指南

1. 补肝肾，强筋骨，辅助治疗肝肾不足的腰腿疼痛及两足无力：猪蹄筋 400 克，杜仲 50 克，花生仁、核桃仁各 45 克，陈皮 3 克，蜜枣 2 枚，盐适量。将猪蹄筋入开水汆水；陈皮浸透洗净；其余食材分别洗净；核桃仁用开水烫去衣，去除涩味；全部用料放入锅内，加入适量清水，大火煮沸后，改小火煲 2 个小时，加盐调味。

2. 补肝肾，利腰膝，固冲任，常用于辅助治疗肝肾不足所致的诸症：杜仲 15 克，续断 10 克。将 2 味药材加水煎服。

3. 温补肾阳：杜仲 15 克，补骨脂 15 克。将 2 味食材加水煎服。

相宜搭配

宜	杜仲 + 猪腰 补肝肾、强腰止痛	杜仲 + 羊肾 补肾强腰、涩精

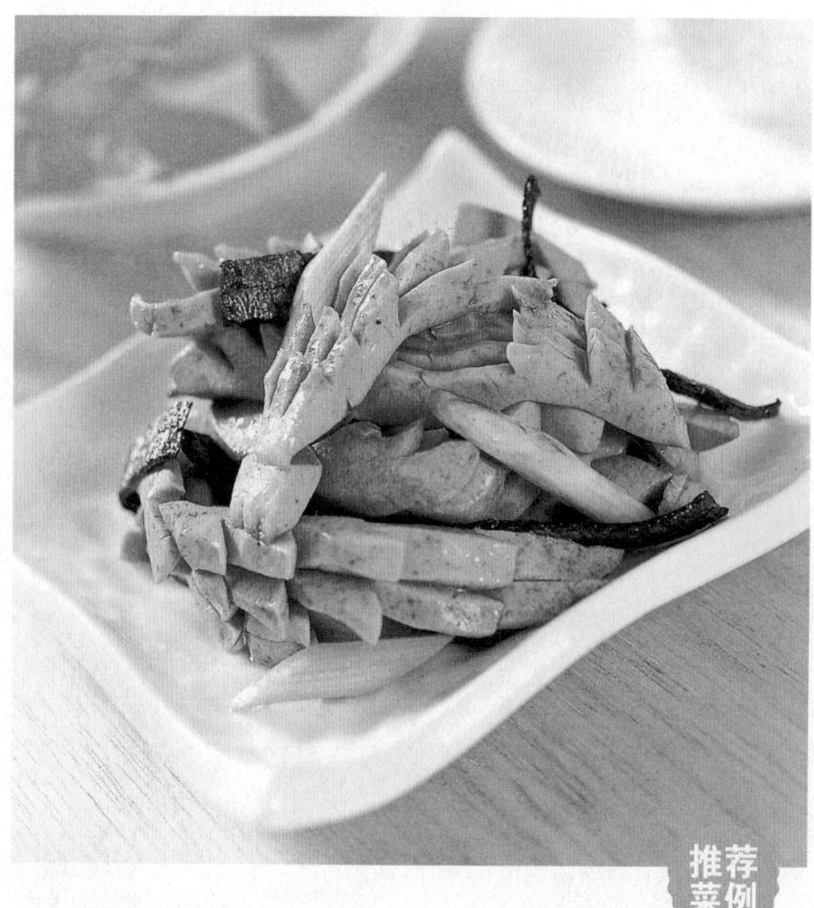

推荐菜例

杜仲腰花

原料： 猪腰250克，杜仲15克，料酒12毫升，油、盐、葱、花椒、蒜、酱油各适量

做法：

① 将猪腰对半剖开，处理干净，切成腰花；杜仲洗净，切成小片；葱、蒜洗净，葱切段，蒜切末。

② 将猪腰用盐、料酒、酱油腌渍入味。

③ 锅中入油，烧热，放入花椒稍炒后入腰花、葱段、蒜末，再加入杜仲翻炒即可。

专家点评

本菜品适合肾虚腰痛、遗精盗汗者食用。

煮 5 分钟。

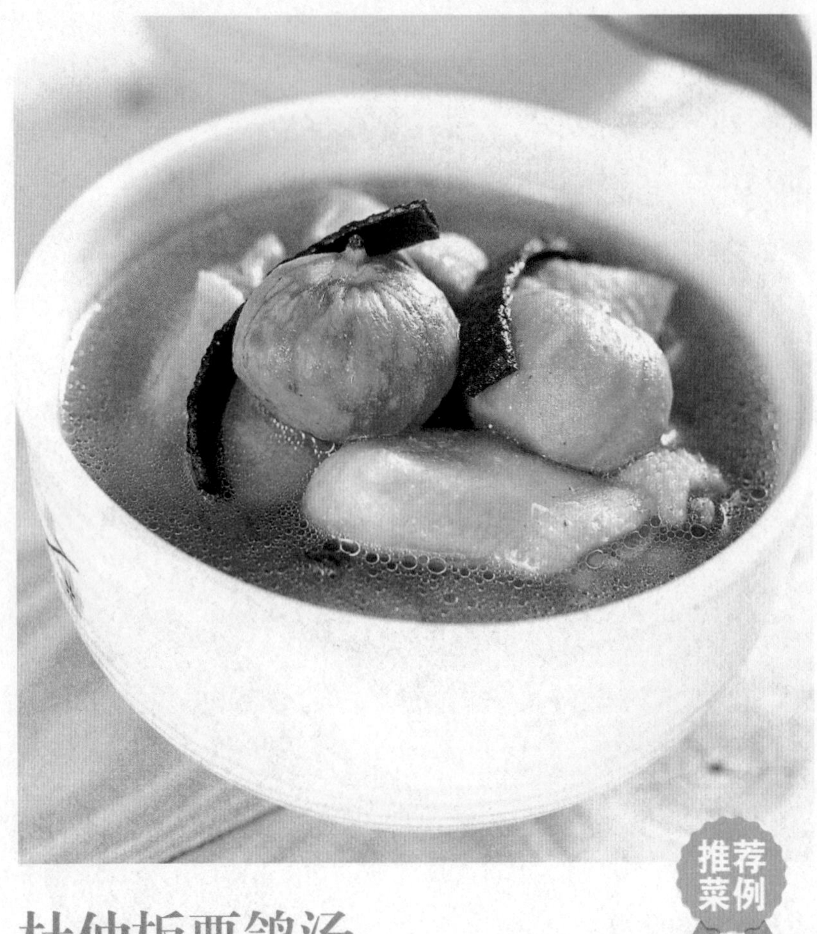

推荐菜例

杜仲板栗鸽汤

原料：乳鸽肉 400 克，板栗 150 克，杜仲 50 克，盐适量

做法：

❶ 将乳鸽肉洗净，切块；板栗入开水中煮 5 分钟，捞起后剥去外膜。

❷ 将乳鸽块放入沸水中汆烫，捞起沥干备用。

❸ 将乳鸽肉、板栗和杜仲放入锅中，加清水适量，用大火煮开，再转小火慢煮 30 分钟，加盐调味即成。

专家点评

本品尤其适合肝肾亏虚引起的腰痛、筋骨无力的男性。

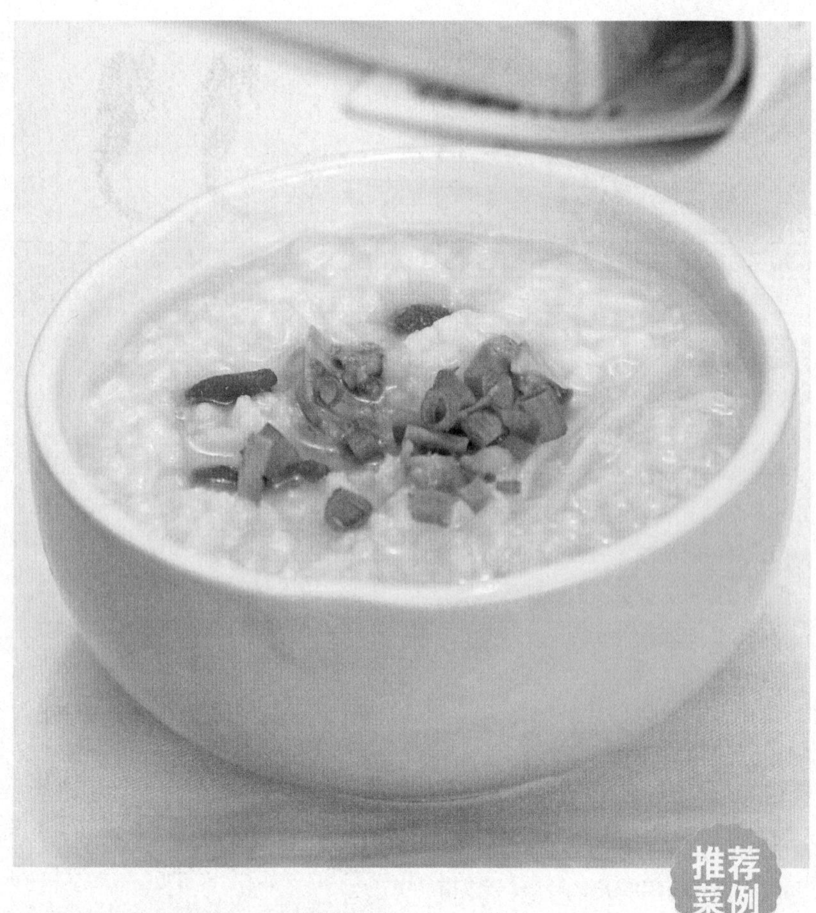

推荐菜例

杜仲鹌鹑瓦罐粥

原料： 鹌鹑肉 200 克，大米 80 克，杜仲 50 克，枸杞子 30 克，料酒、姜丝、盐、葱花各适量

做法：

❶ 将枸杞子、杜仲洗净，熬煮后取汁；大米淘净，泡好；鹌鹑肉切块，用料酒稍腌渍。

❷ 锅中注入水，放入大米，下入鹌鹑肉、姜丝、枸杞子，熬煮至米粒开花。

❸ 再转至瓦罐中，倒入杜仲汁，以小火熬煮成粥，加盐调味，撒上葱花即可。

专家点评

本品一般人皆可食用，尤其适合患有高血压、血管硬化、结核病、泻痢者。

海马

Hai Ma

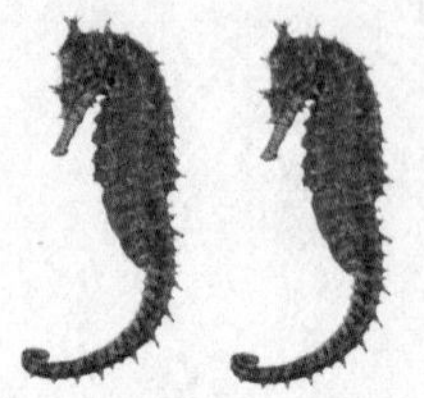

别名：水马、虾姑、龙落子　**性味归经：**性温，味甘、咸；归肾、肝经

适用量：每次1个　**热量：**无

养生关键词

补肾壮阳，调气活血

海马含有蛋白质、脂肪酸、甾体类化合物和无机盐，具有强身壮体、补肾壮阳、舒筋活络、镇静安神等作用。其中所含的蛋白质等补益成分能够有效提高人体免疫力，增强体质，提高患者的抗病能力。

食疗功效

海马具有补肾强身、调气活血等功效，常用于治疗肾虚阳痿、精少、宫寒不孕、腰膝酸软、尿频、肾气虚、喘息短气、跌打损伤、血淤作痛等病症。海马适宜患有虚喘哮喘、肾阳不足、虚弱、久喘不止、男子阳痿不育、孕妇难产（产妇子宫阵缩无力而难产之时）、症瘕、疔疮肿毒以及跌打损伤后内伤疼痛等病症者食用。

选购保存

海马以体大、坚实、头尾齐全者为佳。可将海马干燥体放在阴凉干燥处保存，防蛀。

♥ 应用指南

1. 辅助治疗肾阳虚、元气不足、阳痿腰酸、少气乏力：人参、海马、小茴香各等份，盐适量。将以上药材共研细末，每次取1克，加入盐，以温水送下或用熟肉蘸食。
2. 辅助治疗肾虚阳痿、少精：仔公鸡1只，肉苁蓉30克，菟丝子15克，海马1对，姜、胡椒、盐各适量。将仔公鸡去肠杂，洗净后切成块，加水与海马一同煨炖；肉苁蓉、菟丝子水煎取浓汁，待鸡肉烂熟时加入，用姜、胡椒、盐调味即可。
3. 辅助治疗阳痿、虚烦不眠、神经衰弱等：海马1对。将海马炙焦，研成粉末，每日睡前服1.5克。
4. 辅助治疗肾虚哮喘：当归10克，海马5克。将海马捣碎，加入当归和适量水，共煎2次，每日分2次服用。

相宜搭配		
宜	海马＋虾仁 辅助治疗遗尿、尿频	海马＋童子鸡 补精益气、温中壮阳

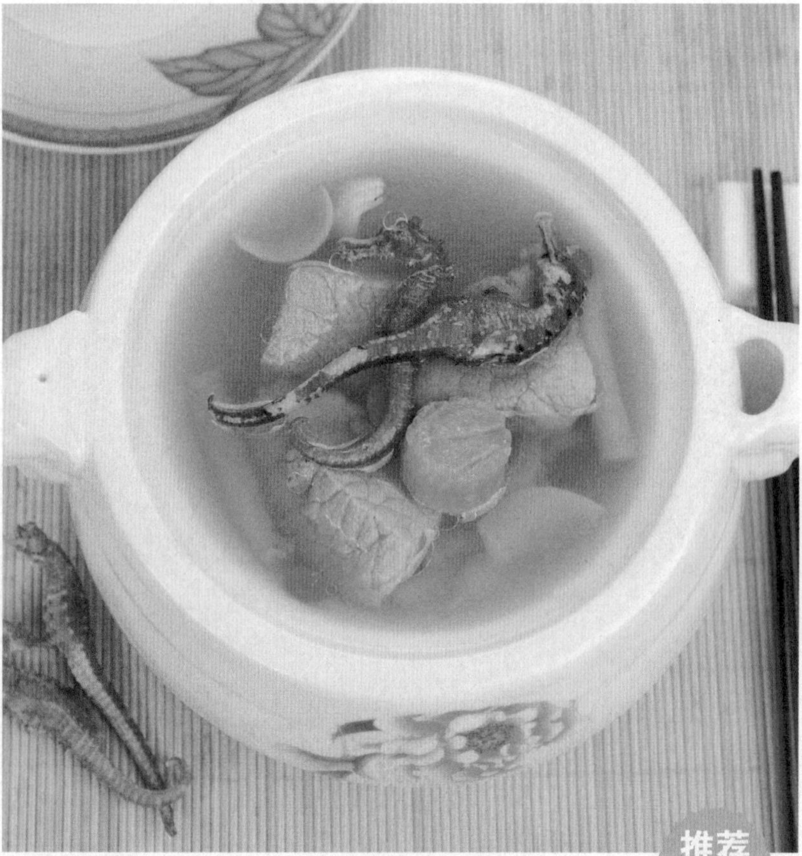

推荐菜例

海马干贝猪肉汤

原料：猪瘦肉 300 克，干贝 45 克，海马 2 只，枸杞子 5 克，盐适量

做法：

❶ 将猪瘦肉洗净，切块后汆水；海马洗净，浸泡备用。

❷ 将海马、干贝、猪瘦肉、枸杞子放入锅内，加清水适量，煮沸后转小火慢炖 2 个小时，加盐调味即可。

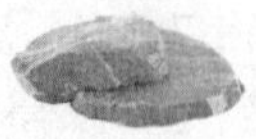
猪瘦肉

枸杞子

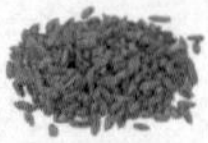

专家点评

本菜品一般人皆可食用，尤其适合肾虚阳痿、久病体虚、脾胃虚弱、气血不足的男性以及高脂血症、动脉硬化患者。

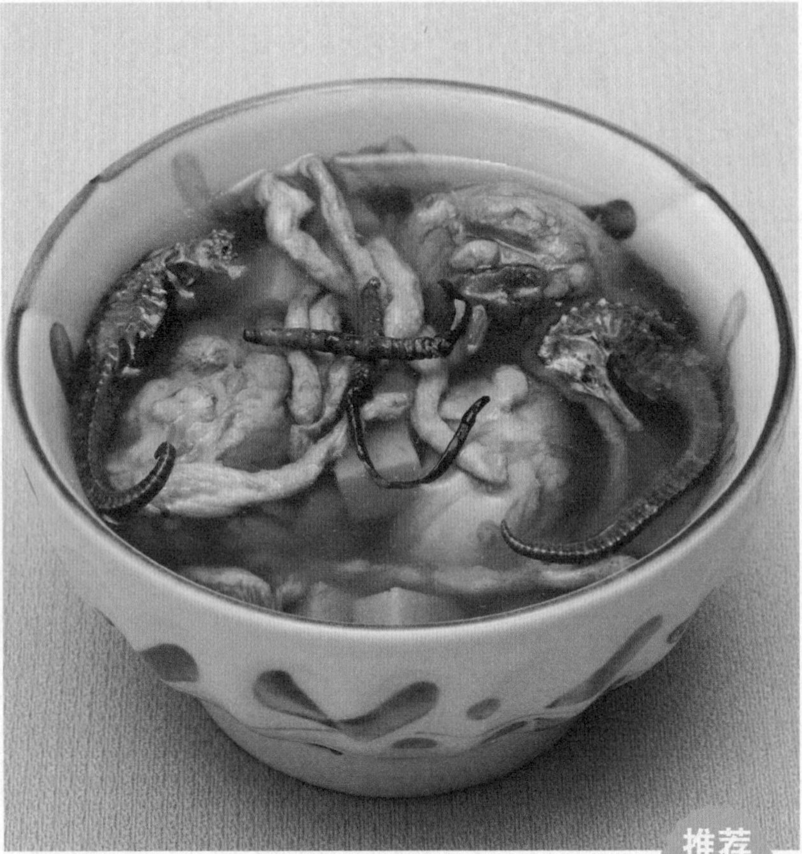

推荐菜例

虫草海马鸡汤

原料：光鸡 450 克，海马 4 只，冬虫夏草 2 克，姜、花雕酒、盐、浓缩鸡汁各适量

做法：

❶将海马洗净，用瓦煲煸去异味；光鸡洗净后剁成块；姜洗净后切成片备用。

❷冬虫夏草、海马、光鸡、姜、花雕酒、浓缩鸡汁、盐入炖盅，隔水炖 2 个小时。

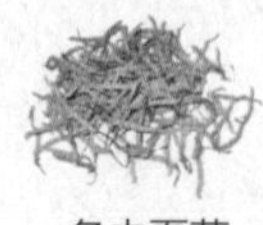
冬虫夏草

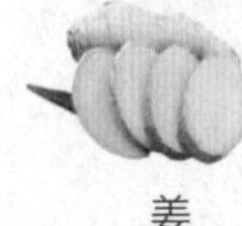
姜

专家点评

本菜品尤其适合肺肾两虚、精气不足、阳痿遗精、咳嗽气短、自汗盗汗者食用。

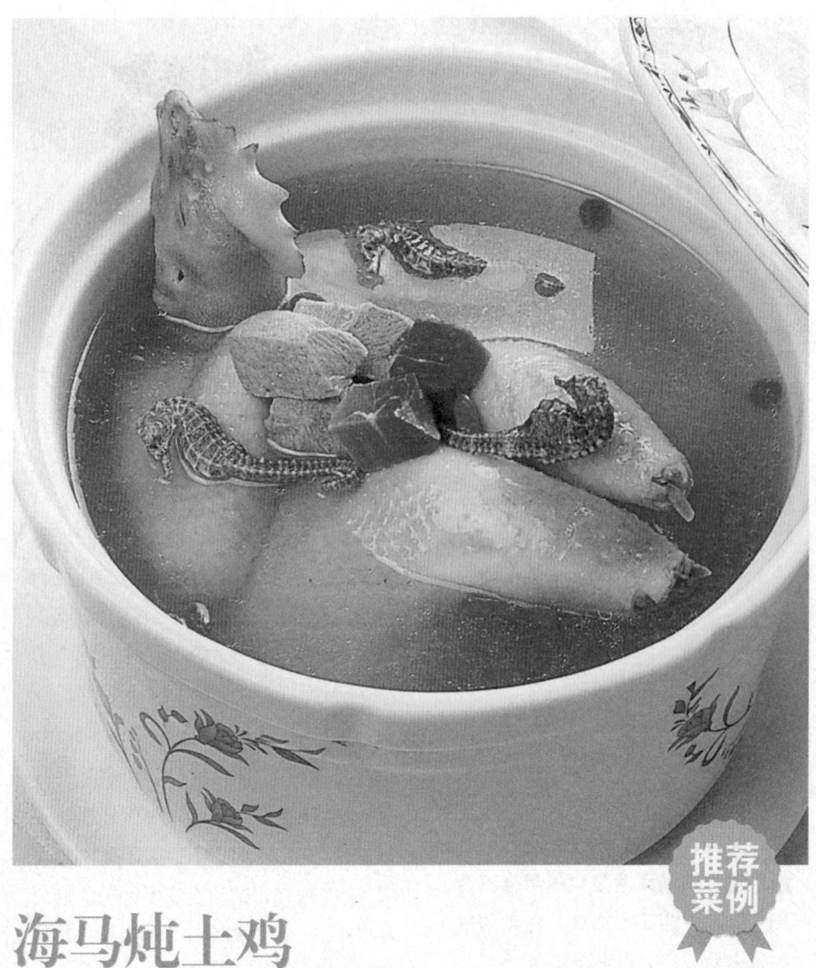

推荐菜例

海马炖土鸡

原料： 土鸡1只，猪瘦肉100克，火腿90克，海马50克，枸杞子35克，料酒20毫升，盐适量

做法：

❶ 将猪瘦肉、火腿、枸杞子、海马分别洗净，再将猪瘦肉、火腿切小块。

❷ 将土鸡处理干净，放进开水中汆，至出油，捞起控干水。

❸ 往砂锅中加适量清水，把土鸡肉和其他原料一起倒入，煮开后下料酒、盐，炖30分钟即可。

专家点评

本菜品适合身体虚弱、肺肾两虚、精气不足、阳痿遗精的男性食用。

肉苁蓉

Rou Cong Rong

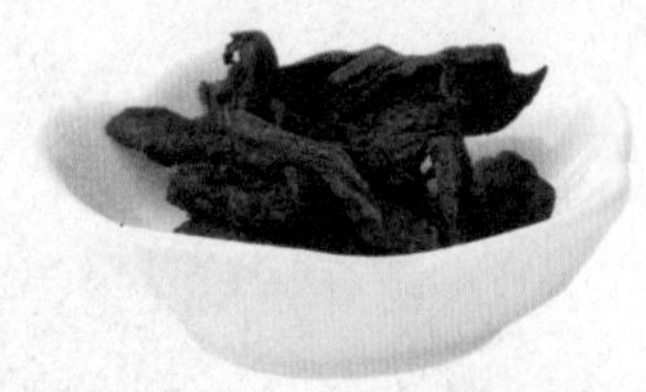

别名：肉松蓉、纵蓉、地精　性味归经：性温，味甘、酸、咸；归肾、大肠经

适用量：每次 3 ~ 5 克　热量：无

养生关键词

补肾益精，润肠通便

《本草纲目》记载：“此物补而不峻，故有从容字号。从容，和缓之貌。”肉苁蓉含有微量生物碱及结晶性中性物质。肉苁蓉具有补肾强身、补益精血、润肠通便、促进代谢等作用。

食疗功效

肉苁蓉含有丰富的生物碱、结晶性中性物质、氨基酸、微量元素、维生素等成分，能补肾阳、益精血，能抑制“阳虚”症状的出现，防止体重减轻。它可有效地预防、治疗男子肾虚阳痿、遗精早泄及女子月经不调、闭经不孕、带下、血崩、腰膝酸软、筋骨无力、肠燥便秘等疾病。

选购保存

肉苁蓉以肉质厚、条粗长、棕褐色、柔嫩滋润者为佳。可将肉苁蓉放在通风干燥处保存，防蛀。

♥ 应用指南

1. 补虚延年，辅助治疗虚劳早衰：大米 50 克，羊肉 35 克，肉苁蓉 30 克。将大米、羊肉、肉苁蓉处理好，共入锅，加水煮粥常食。
2. 温肾壮阳，固摄小便，辅助治疗肾虚精亏、阳痿尿频：肉苁蓉 240 克，熟地 180 克，五味子 120 克，菟丝子 60 克。将以上药材研为细末，酒煮山药糊为丸。每次 9 克，每日 2 次。
3. 辅助治疗肾虚白浊：肉苁蓉、鹿茸、山药、白茯苓等份，米糊、枣汤各适量。将 4 味药材研末，用米糊做成梧桐子大的丸，用枣汤送服，每次 30 丸。
4. 活血散淤，辅助治疗多种出血症：仔鸡 350 克，枸杞子 10 克，肉苁蓉 8 克，姜 5 片。将仔鸡洗净，斩件后汆水，将枸杞子、肉苁蓉除去杂质，洗净浸泡。取锅加清水、姜片、肉苁蓉、仔鸡，大火烧沸后转小火炖 30 分钟，放入枸杞子再炖 10 分钟即成。

相宜搭配

宜	肉苁蓉 + 杜仲 辅助治疗肝肾不足、腰膝冷痛	肉苁蓉 + 当归 辅助治疗精血不足、便秘

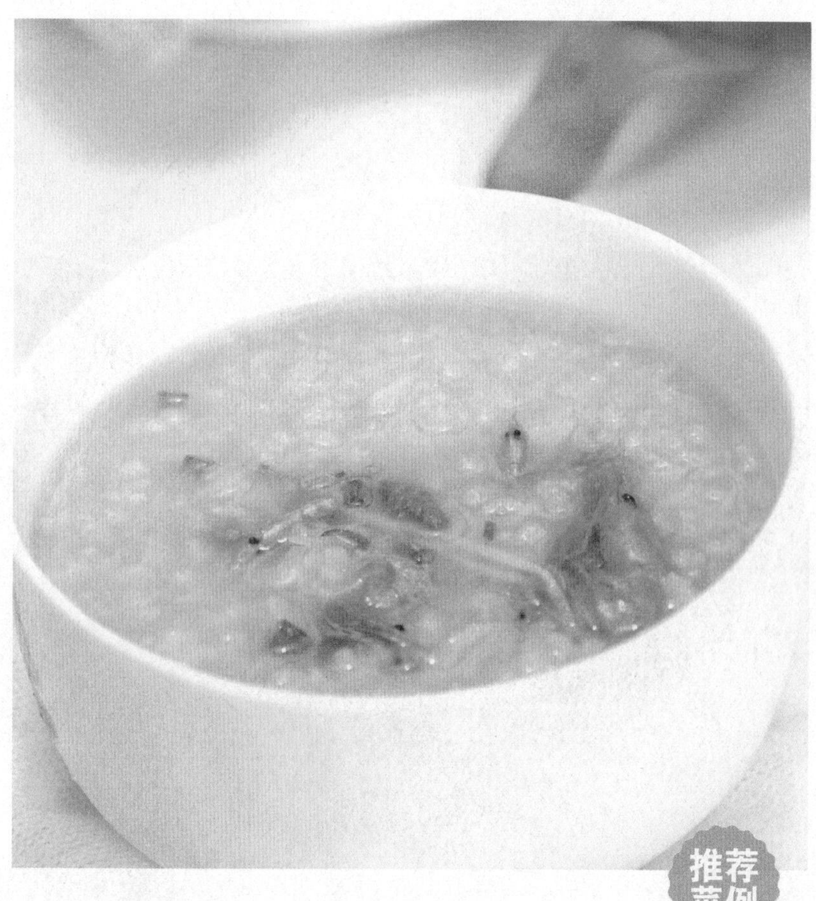

推荐菜例

苁蓉虾粥

原料：大米100克，肉苁蓉、虾、冬虫夏草各20克，香油、葱花、胡椒粉、姜丝各适量

做法：

❶ 将大米洗净，浸泡；肉苁蓉、冬虫夏草放入纱布袋中扎紧。

❷ 锅中放入适量清水，烧沸，放入纱布袋，煎煮熬汁。

❸ 另起锅，注入清水、兑入熬好的汁，放入大米熬煮，再放入虾、姜丝煮至成粥，加入香油、葱花、胡椒粉调味即可。

专家点评

本品适合阳痿、腰膝酸软、便秘者食用。

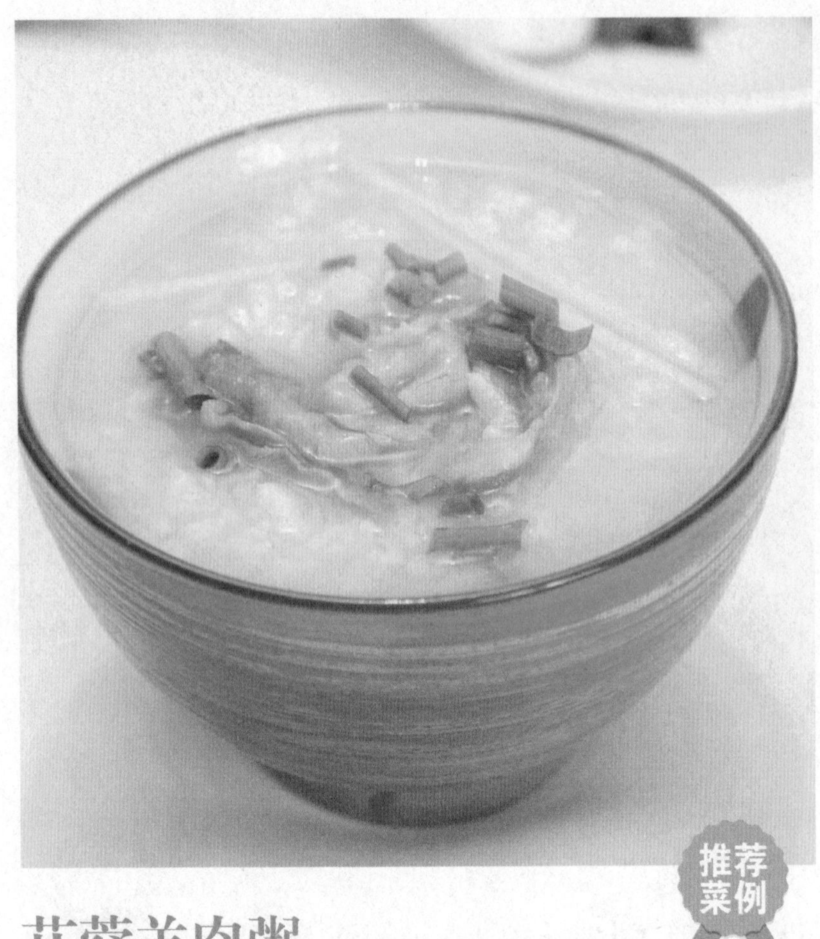

推荐菜例

苁蓉羊肉粥

原料：羊肉120克，大米80克，肉苁蓉50克，葱花5克，姜丝、盐各适量

做法：

❶ 将肉苁蓉熬煮取汁；大米淘净泡发；羊肉洗净，切好。

❷ 将大米入锅，加入适量清水，大火煮沸；下入羊肉、姜丝，倒入药汁，转中火熬煮至米粒开花。

❸ 待粥熬至黏稠，加入盐调味，撒上葱花即可。

专家点评

本品一般人皆可食用，尤其适合体虚胃寒、腰膝酸软、筋骨无力的男性食用。

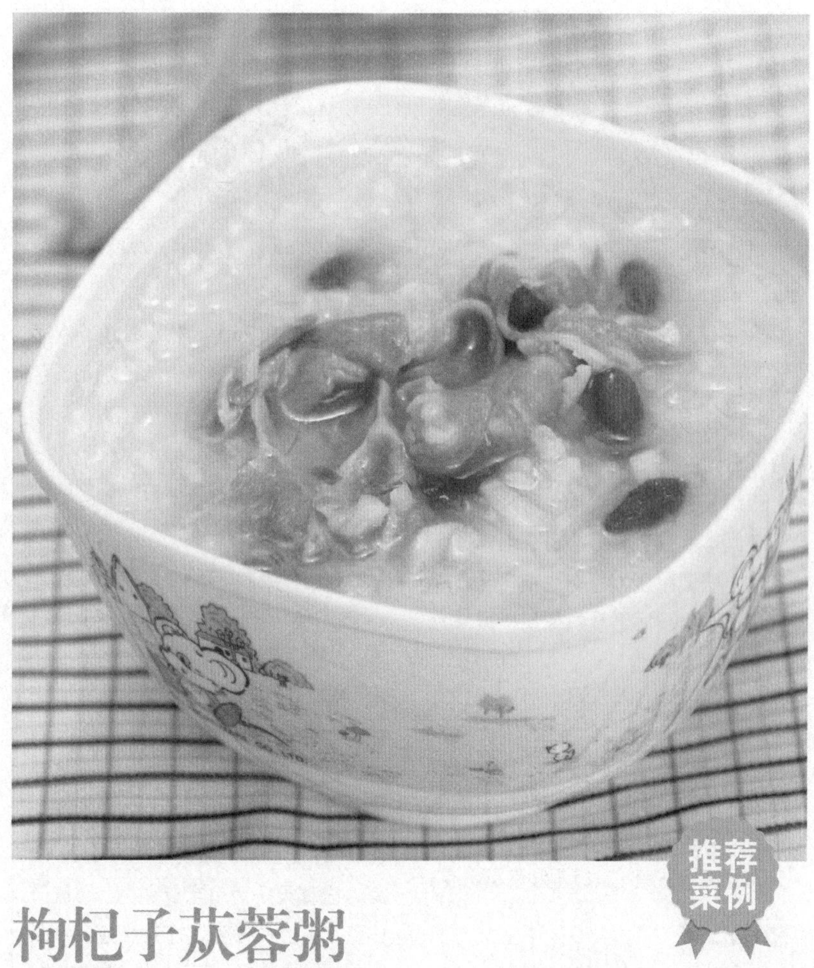

推荐菜例

枸杞子苁蓉粥

原料：羊肉 150 克，大米 120 克，肉苁蓉 20 克，枸杞子 5 克，盐、姜末各适量

做法：

❶ 将大米淘净泡好；肉苁蓉洗净，熬煮取汁。

❷ 锅中加入适量清水，下入大米大火煮开；下入羊肉、枸杞子、姜末，倒入药汁，转中火熬煮至米粒软散；改小火将粥熬出香味，加盐调味即可。

专家点评

本品适合肝肾阴亏、腰酸、遗精者食用。

巴戟天
Ba Ji Tian

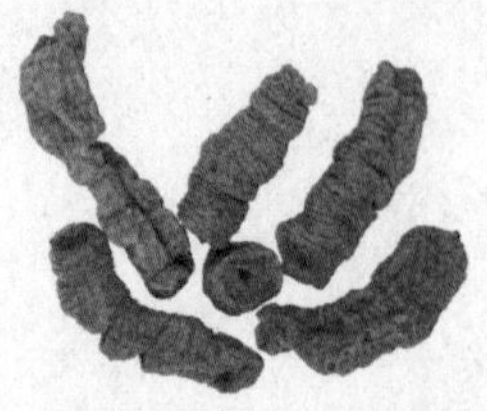

别名：巴戟、巴戟肉、鸡肠风　**性味归经：**性温，味辛、甘；归肝、肾经

适用量：每次 3 ~ 5 克　**热量：**1390 千焦 /100 克

养生关键词

补肾壮阳，祛风湿

巴戟天含有蒽醌、黄酮类化合物等成分，中药名家这样概括巴戟天："巴戟辛甘，大补虚损，精滑梦遗，强筋固本。"它具有补肾助阳、强筋壮骨、祛风除湿、提高免疫功能、降低血压和类皮质激素的作用，被誉为"南国人参"。

食疗功效

巴戟天具有补肾、强筋、增强免疫力等功效，主治肾虚阳痿、遗精早泄、小腹冷痛、小便不禁、宫冷不孕、风寒湿痹、腰膝酸软、风湿肢气等病症。

选购保存

巴戟天以粒大、色黑、饱满者为佳。将巴戟天放在通风干燥处保存，防霉、防蛀。伪品多为羊角藤：呈圆柱形，略弯曲，长短不等，直径 1 ~ 3 厘米，表面颜色似巴戟天，具有纵皱纹及横纹，有的皮部断裂而露出较粗的木质心，似扭曲的麻绳，皮部较薄，颜色略同巴戟天而较浅，味淡涩。

♥ 应用指南

1. 辅助治疗老年人身体衰弱、足膝痿软、步履困难：巴戟天 10 克，熟地 10 克，菟丝子 6 克，补骨脂 6 克，人参 4 克，小茴香 2 克。将以上材料用水煎服，每日 1 剂。
2. 辅助治疗虚羸阳事不举、五劳七伤百病：巴戟天 1500 克，生牛膝 1500 克，白酒适量。将巴戟天、生牛膝放入白酒中浸泡，去渣，每次适量温服。
3. 辅助治疗男子阳痿早泄：山药 18 克，巴戟天 9 克，党参 9 克，覆盆子 9 克，菟丝子 9 克，神曲 9 克。将以上材料用水煎服，每日 1 剂，常服有效。
4. 补血强精：雄鲤鱼 25 克，潼沙苑 25 克，肉苁蓉 25 克，姜 25 克，巴戟天 15 克，枸杞子 10 克。将以上材料炖汤食用。

相宜搭配		
宜	**巴戟天 + 仔鸡** 辅助治疗肾虚阳痿	**巴戟天 + 狗肉** 补肾壮阳

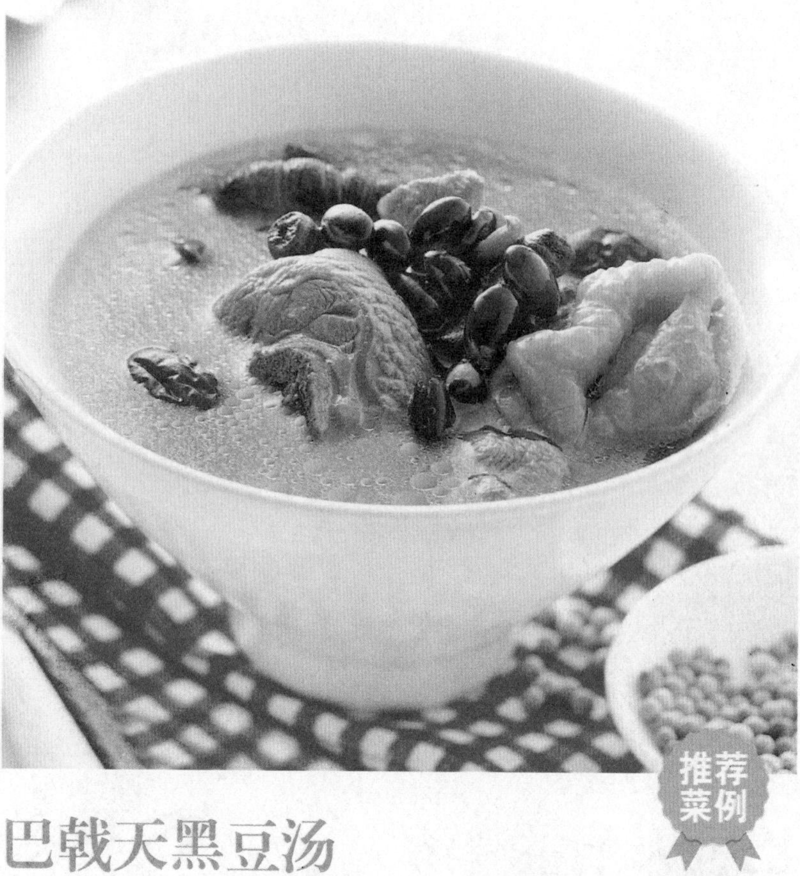

推荐菜例

巴戟天黑豆汤

原料： 鸡腿150克，黑豆100克，巴戟天10克，红枣5枚，盐、胡椒各适量

做法：

❶ 将鸡腿剁成块，入沸水中汆烫，捞起冲干净；黑豆洗净，和鸡腿、巴戟天、胡椒、红枣一起入锅，加清水盖过材料。

❷ 以大火煮沸，转小火续炖40分钟，加盐调味。

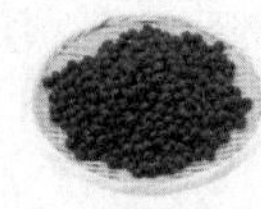
黑豆

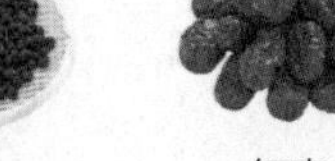
红枣

专家点评

本菜品一般人皆可食用，尤其适合阳痿、小腹冷痛、小便不禁、子宫虚冷、风寒湿痹、腰膝酸痛等患者。

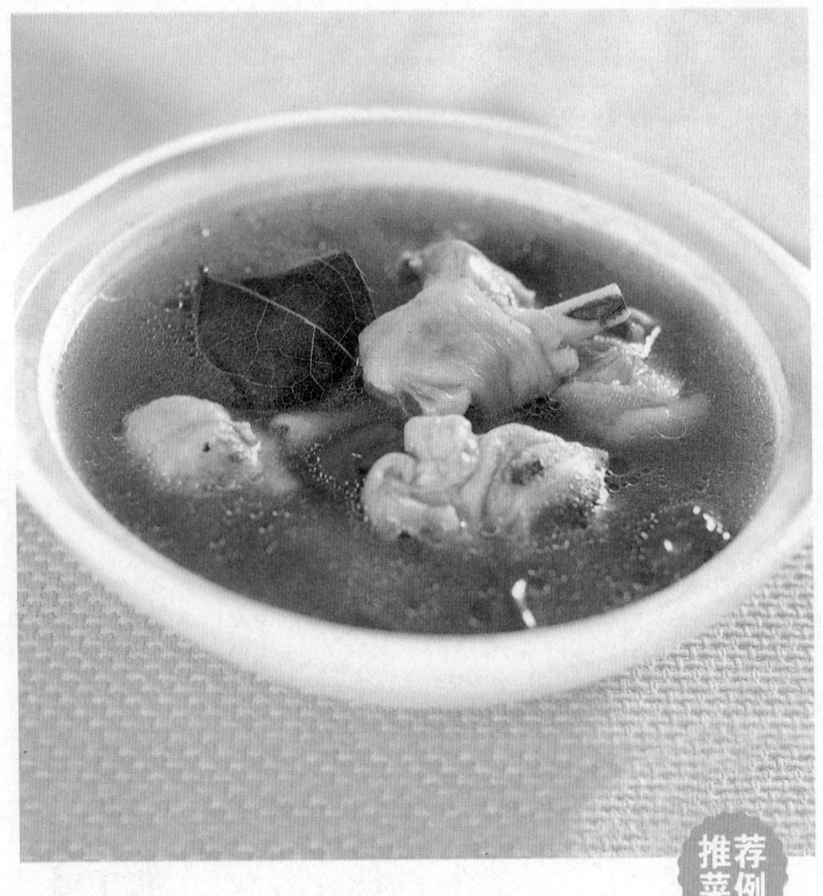

巴戟天羊藿鸡汤

原料：鸡腿1只，巴戟天15克，淫羊藿15克，红枣8枚，料酒5毫升，盐适量

做法：

❶ 将鸡腿剁块，放入沸水中汆烫，捞出冲净。

❷ 将鸡腿、巴戟天、淫羊藿、红枣一起盛入煲中，加入适量清水，以大火煮开，加入料酒，转小火续炖30分钟。最后加盐调味即可。

专家点评

本菜品一般人皆可食用，尤其适合阳痿遗精、筋骨痿软、遗尿等患者。

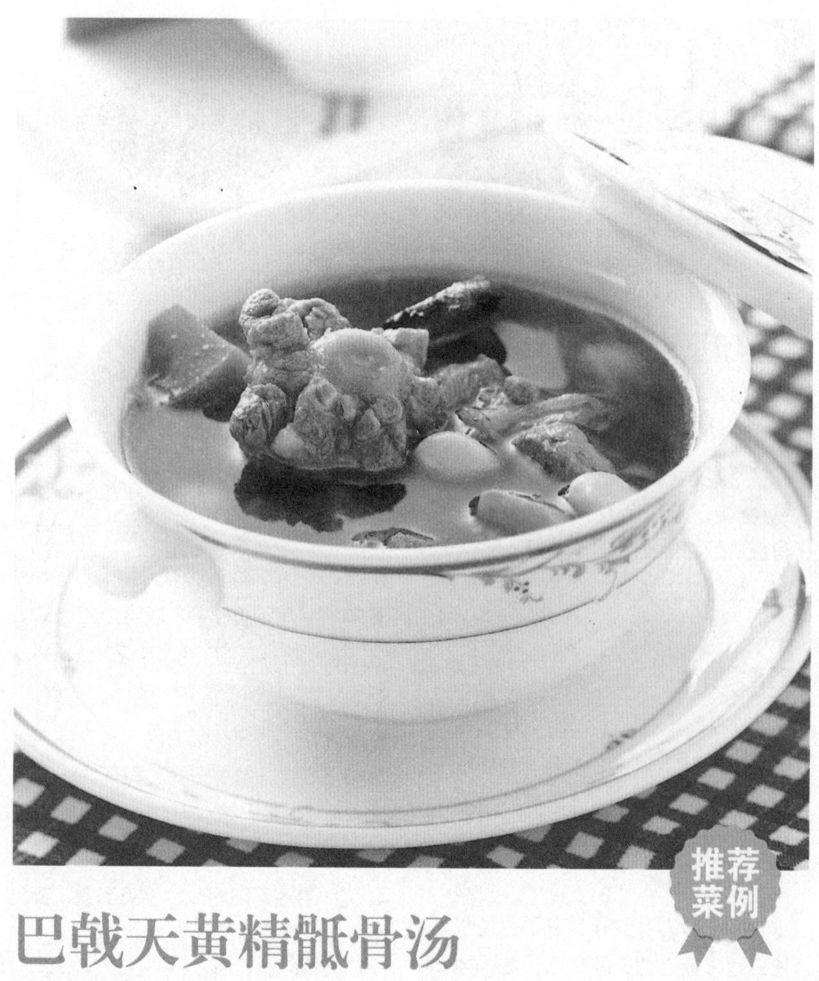

推荐菜例

巴戟天黄精骶骨汤

原料： 猪尾骶骨1副，胡萝卜50克，巴戟天15克，黄精15克，白果15克，盐适量

做法：

❶ 将猪尾骶骨以沸水汆烫，冲净后盛入煮锅；胡萝卜洗净，切块。

❷ 将白果、胡萝卜、巴戟天、黄精一起放入煮锅中，加水至盖过材料。

❸ 大火煮开，转小火煮30分钟后加白果再煮5分钟，加盐调味即可。

专家点评

本菜品尤其适合脾胃虚弱、体倦乏力、口干食少、肺虚燥咳、精血不足者食用。

补骨脂

Bu Gu Zhi

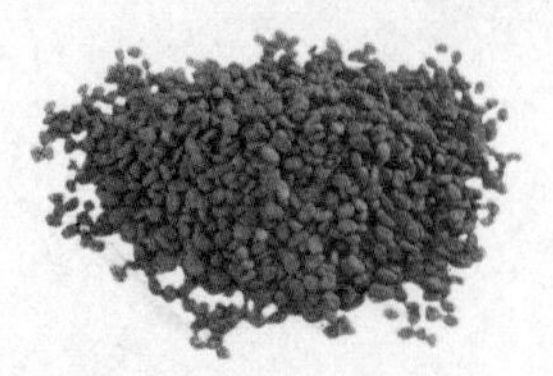

别名：胡韭子、婆固脂　性味归经：性温，味辛；归肾、心包、脾、胃、肺经

适用量：每次 3 ~ 5 克　热量：1432 千焦 /100 克

养生关键词

补肾助阳，温脾止泻

补骨脂含有香豆精类补骨脂素和异补骨脂素、黄酮类补骨脂黄酮、甲基补骨脂黄酮、异补骨脂黄酮和补骨脂查耳酮、异补骨脂查耳酮、单萜烯酚衍生物补骨脂酚等成分，具有补肾壮阳、补脾健胃等作用。

食疗功效

补骨脂具有补肾助阳、固精缩尿、纳气平喘等功效，主要用于治疗肾阳不足、下元虚冷、腰膝冷痛、阳痿、尿频、遗尿、肾不纳气、虚喘不止、脾肾两虚、大便久泻、白癜风、斑秃、银屑病、膝冷囊湿等症。它可固精气、治肾泄、通命门、暖丹田、敛精神、消化饮食、升达脾胃、收敛滑泄。

选购保存

补骨脂以粒大、饱满、色黑的为佳。可将补骨脂放在干燥通风处储存。

应用指南

1. 辅助治疗治小儿遗尿：补骨脂 50 克（炒）。将炒好的补骨脂研磨成末，以热汤送服，每日 3 服。
2. 辅助治疗牙痛、肾虚：补骨脂 100 克，青盐 20 克。将两者共炒后研磨成粉，涂擦患处。
3. 辅助治疗肾虚腰痛、起坐艰难、仰俯不利：核桃仁 50 克，盐 25 克，补骨脂 9 克，杜仲（炒）9 克，大蒜 9 克。将补骨脂、杜仲共研为末，将大蒜煮熟与核桃仁、盐捣成膏，和药末一起炼成药丸，每丸重 9 克，每次服 2 丸，每日 2 次。
4. 辅助治疗元阳虚败、手脚沉重、夜多盗汗：补骨脂（炒香）12 克，菟丝子（酒蒸）12 克，核桃仁（去皮）50 克，乳香 6 克，没药 6 克，沉香 6 克，盐汤、炼蜜各适量。将以上材料研磨成粉末状，加炼蜜做成梧桐子大的丸，每次空腹服用 10 ~ 20 丸，用盐汤送下。

相宜搭配

宜	补骨脂 + 杜仲 辅助治疗阳痿	补骨脂 + 五味子 辅助治疗五更泄泻

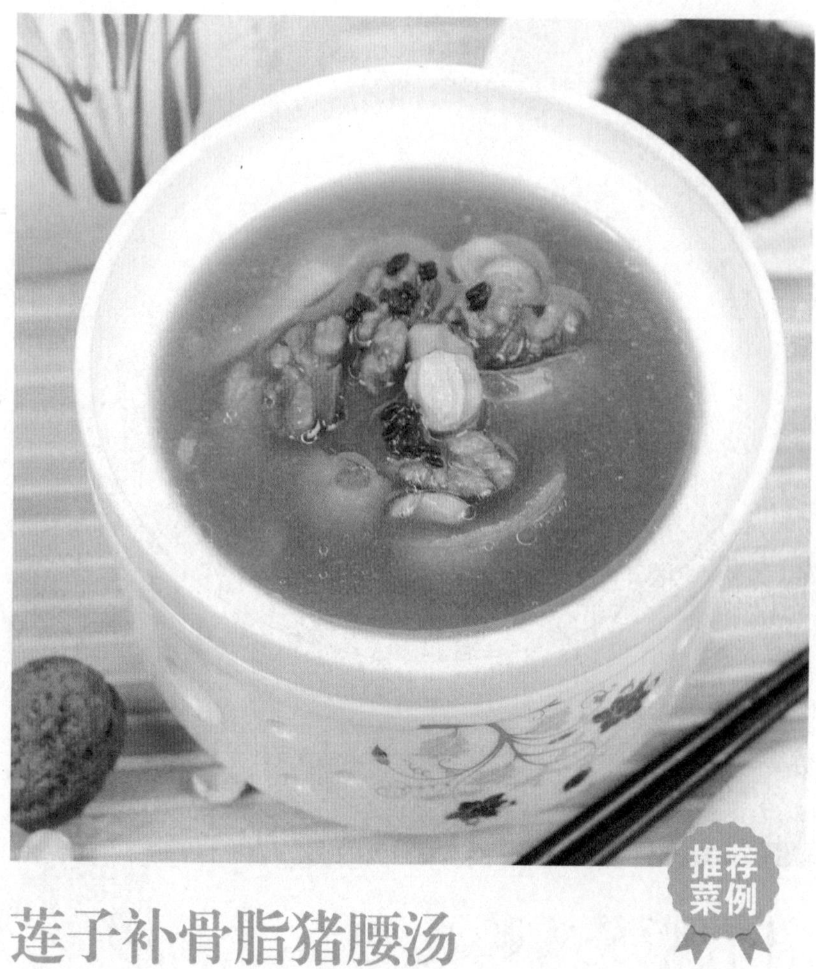

莲子补骨脂猪腰汤

原料： 猪腰1副，补骨脂50克，莲子40克，核桃仁35克，盐2克，姜适量

做法：

❶ 将补骨脂、莲子、核桃仁分别洗净浸泡水中；猪腰处理干净，切块备用；姜洗净，去皮后切片。

❷ 将莲子、补骨脂、猪腰、核桃仁、姜片一起放入锅内，加入适量清水，以盖过所有原材料为宜；大火煮沸，小火煲2个小时。

❸ 加入盐调味即可。

专家点评

本菜品一般人皆可食用，尤其适合肾虚冷泻、遗尿、滑精、小便频数者。

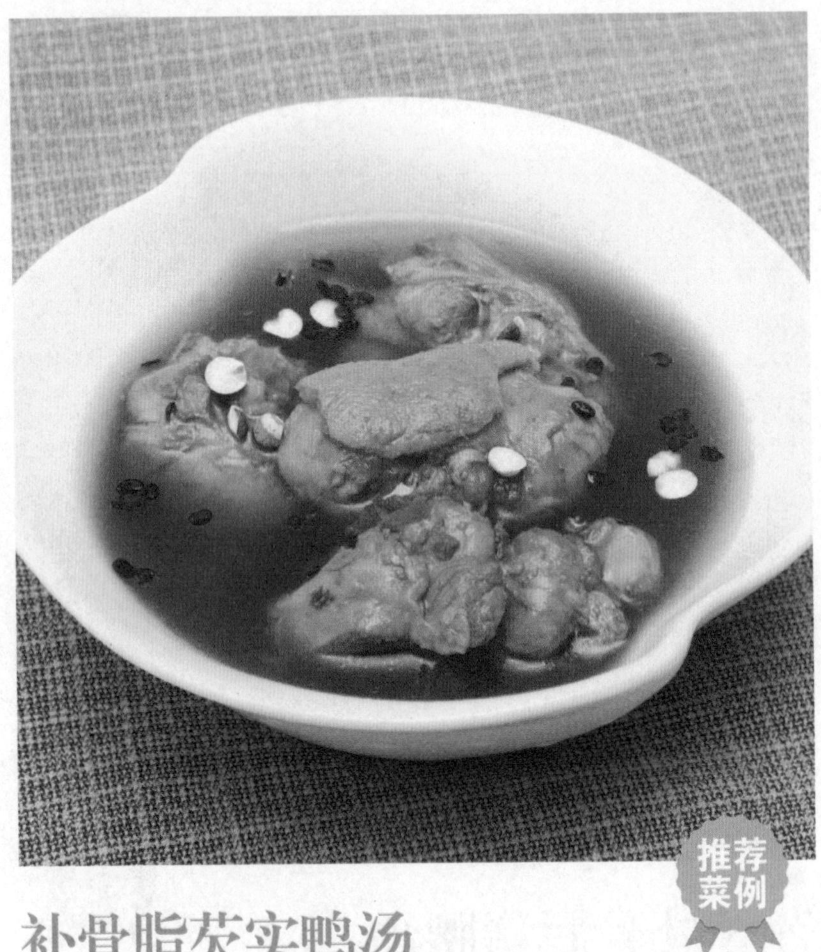

推荐菜例

补骨脂芡实鸭汤

原料：鸭肉300克，芡实50克，补骨脂15克，盐适量

做法：

❶将鸭肉汆烫后去掉血水，捞出；芡实淘洗干净备用。

❷将准备好的芡实与补骨脂、鸭肉一起盛入锅中，加入适量水，以盖过所有原材料为宜。

❸用大火将汤煮开，再转用小火续炖约30分钟，调入盐即可。

专家点评

本菜品一般人皆可食用，尤其适合水肿、小便频数、阳痿、滑精的男性。

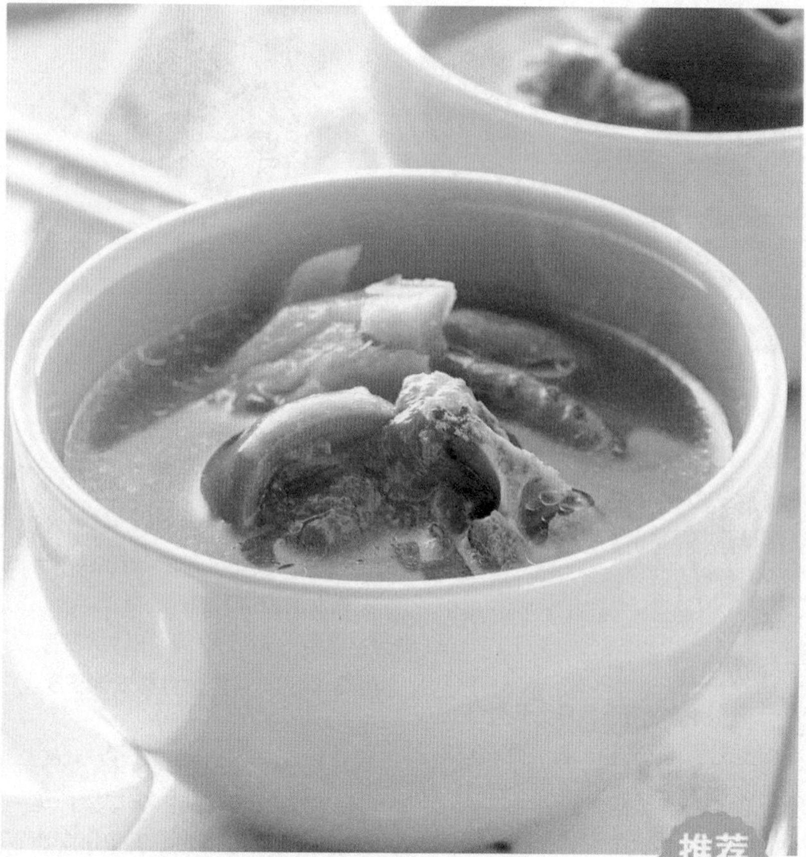

推荐菜例

补骨脂当归羊肉汤

原料：羊肉 500 克，米酒 30 毫升，当归 15 克，补骨脂 10 克，姜、盐各适量

做法：

❶ 将羊肉汆烫后捞起冲净。

❷ 将姜洗净，切段。

❸ 将羊肉、姜、当归、补骨脂一起入锅，加入米酒和水至盖过材料，以大火煮开，转小火续炖 40 分钟，加盐调味。

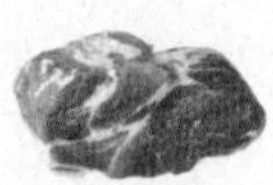
羊肉

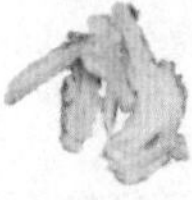
当归

专家点评

本菜品尤其适合肾虚冷泻、遗尿、滑精、小便频数、阳痿、腰膝冷痛者食用。

黄精
Huang Jing

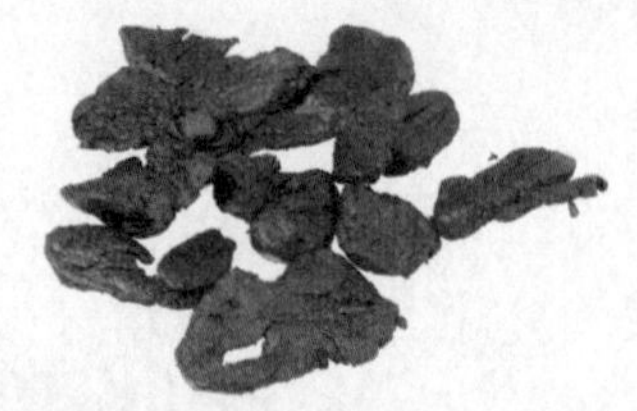

别名：黄之、鸡头参、龙街　性味归经：性平，味甘；归肺、脾、肾经

适用量：每次 3 ~ 5 克　热量：1367 千焦 /100 克

养生关键词

补气养阴，健脾润肺

黄精根茎含有烟酸、黏液质、醌类，并含有黄精多糖甲、黄精多糖乙、黄精多糖丙，黄精低聚糖甲、黄精低聚糖乙、黄精低聚糖丙。此外，它还含有赖氨酸等多种氨基酸，具有养阴益肾、补脾益气、补肝明目等作用。

食疗功效

黄精主治阴虚劳嗽、肺燥咳嗽、脾虚乏力、食少口干、肾亏腰膝酸软、阳痿遗精、耳鸣目暗、须发早白、虚痨羸瘦等病症，对糖尿病、咯血、胃热口渴、小儿下肢痿软、蛲虫病、白细胞减少症、高脂血症有一定的疗效。

选购保存

黄精以块大、肥润、色黄、断面透明者为佳，味苦的黄精不能药用。可将黄精放在通风干燥处保存，防霉、防蛀。

♥ 应用指南

1. 辅助治疗肺阴不足所致的咳嗽痰少、干咳无痰、咯血等症：冰糖 50 克，黄精 30 克。将黄精洗净，用冷水泡发 3 ~ 4 个小时，放入锅内，加入冰糖、适量清水，用大火煮沸后，转小火熬至黄精熟烂。每日 2 次，吃黄精喝汤。
2. 辅助治疗糖尿病：黄精 15 克，山药 15 克，知母 12 克，玉竹 12 克，麦冬 12 克。将以上食材处理干净，用水煎服。
3. 辅助治疗胃热口渴：黄精 15 克，熟地 12 克，山药 12 克，天花粉 10 克，麦冬 10 克。以上食材洗净，以水煎服。
4. 辅助治疗脾胃虚弱、体倦无力：净鸡 1 只，黄精 50 克，党参 50 克，淮山药 50 克。将以上食材处理干净，共入蒸笼，蒸熟后食用。
5. 防治高脂血症：黄精 30 克，山楂 25 克，何首乌 15 克。将黄精、山楂、何首乌洗净，用水煎服，每日 1 剂。

相宜搭配

宜	黄精 + 鹿肉 强身健体、补肾壮阳	黄精 + 鸡肉 养血补气、润发黑发

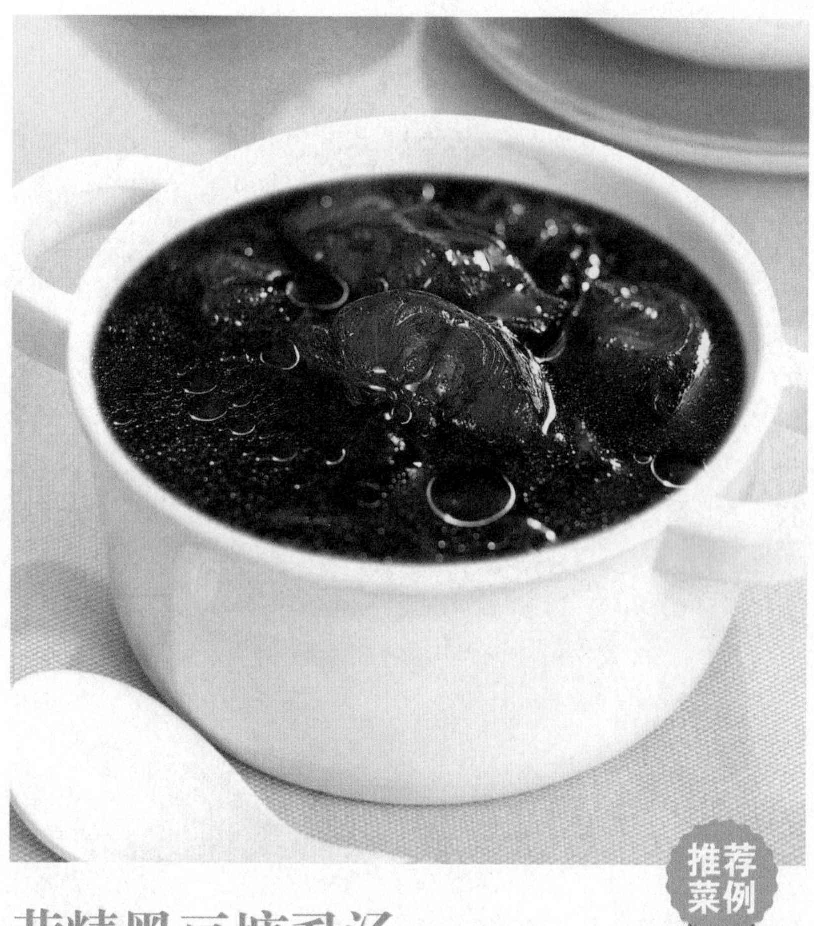

推荐菜例

黄精黑豆塘虱汤

原料： 塘虱鱼1条，黑豆200克，黄精10克，生地10克，陈皮1克，盐适量

做法：

❶ 将黑豆洗净后入锅，不必加油，炒至豆衣裂开，洗净晾干。

❷ 将塘虱鱼处理干净，和黄精、生地、陈皮一起入锅，加适量水，以大火煲至水滚。

❸ 放入全部材料，中火煲至豆软熟，加盐调味即可。

专家点评

本菜品适合脾胃虚弱、肺虚燥咳、精血不足者食用。

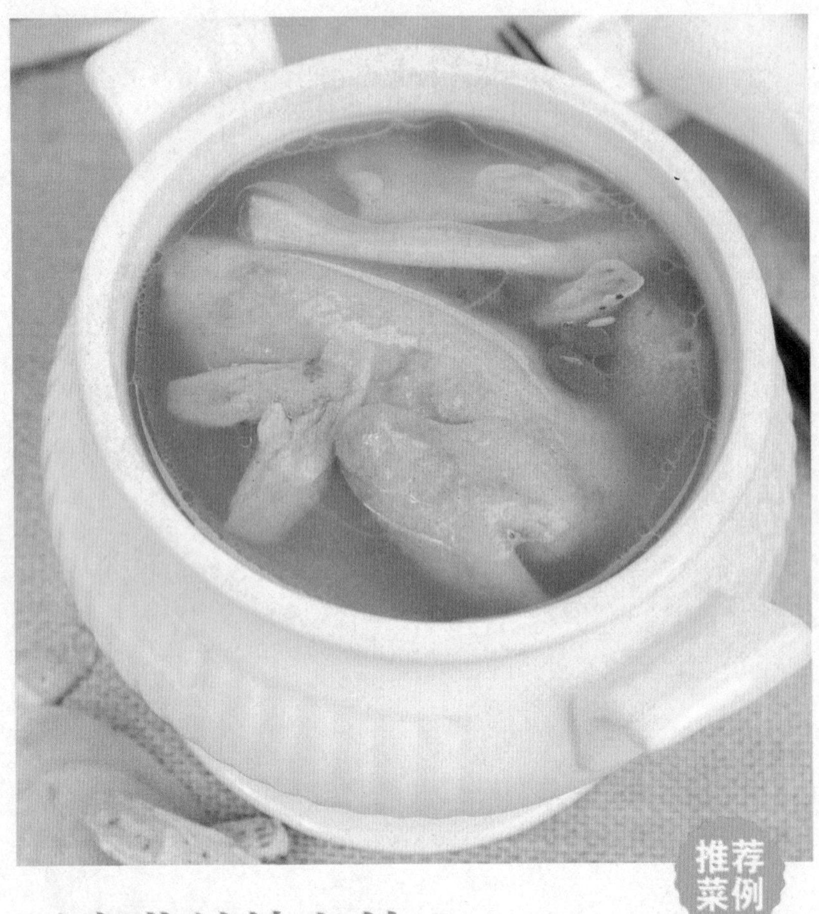

天麻黄精炖老鸽

原料: 乳鸽1只，黄精10克，天麻8克，枸杞子3克，姜片、盐、葱段各2克

做法:

❶将乳鸽处理干净；天麻、黄精稍洗，浸泡；枸杞子洗净后泡发。

❷锅中加入适量水，烧沸，将乳鸽滚尽血水，捞起备用。

❸炖盅内注入水，放入天麻、黄精、枸杞子、乳鸽，大火煮沸后转小火煲2个小时。放入葱段、姜片，加盐调味即可。

专家点评

本菜品一般人皆可食用，尤其适合体虚、毛发稀疏脱落、神经衰弱者。

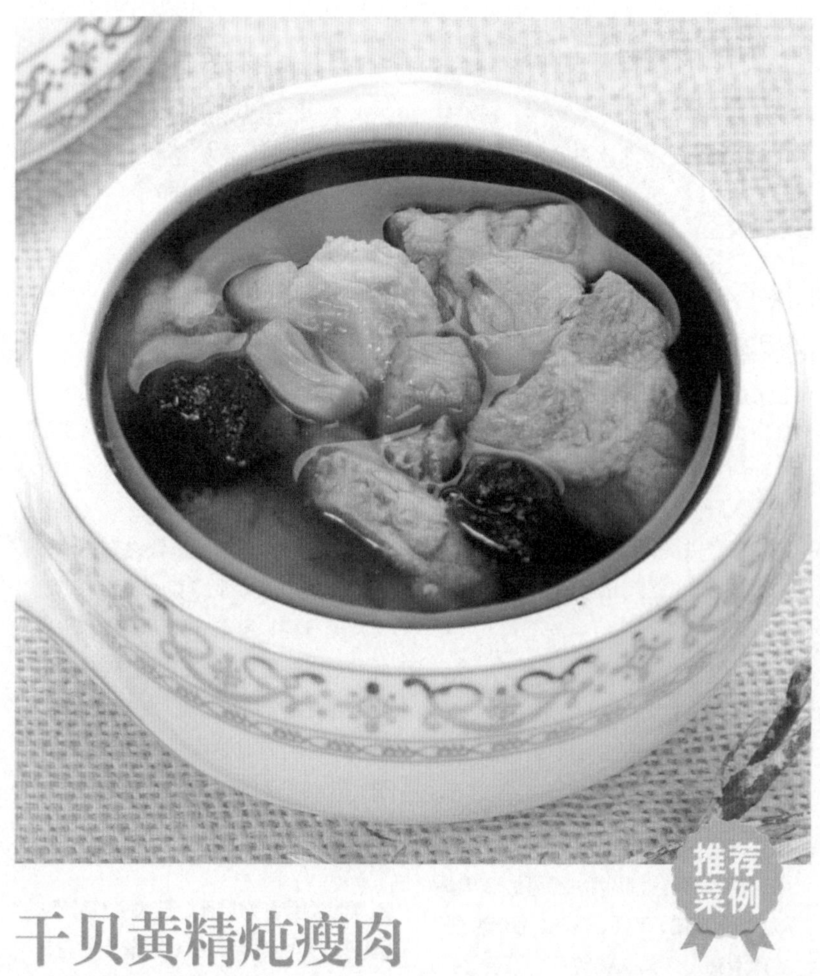

推荐菜例

干贝黄精炖瘦肉

原料：猪瘦肉350克，干贝10克，黄精10克，生地10克，熟地10克，盐适量

做法：

❶ 将猪瘦肉洗净，汆水；干贝、黄精、生地、熟地分别洗净切片备用。

❷ 锅内注入水后烧沸，放入猪瘦肉炖1个小时。

❸ 再放入干贝、黄精、生地、熟地慢炖1个小时，加入盐调味即可。

专家点评

本菜品一般人皆可食用，尤其适合脾胃虚弱、体倦乏力、精血不足者。

五味子
Wu Wei Zi

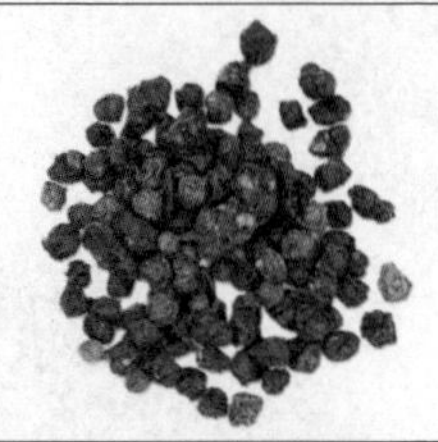

别名： 玄及、会及、五梅子　**性味归经：** 性温，味酸；归肺、心、肾经

适用量： 每次 3 ~ 5 克　**热量：** 288 千焦 /100 克

养生关键词

敛肺止咳，涩精止泻

《本草纲目》记载："五味子，入补药熟用，入嗽药生用。"五味子酸咸入肝而补肾，辛苦入心而补肺，甘入中宫益脾胃，具有敛肺、滋肾、生津、收汗、涩精止泻等作用。

食疗功效

五味子含有较多的营养成分，它的果实中含有蛋白质、糖分、柠檬酸、酒石酸、油脂、挥发油、苹果酸等，可治疗肾虚所致虚寒喘咳、久泻久痢和汗出过多而致血气耗散、体倦神疲以及神经衰弱等症状；还可治肺虚喘咳、口干作渴、自汗、盗汗、劳伤羸瘦、梦遗滑精、久泻久痢等症。五味子主益气，咳逆上气，劳伤羸弱，补不足，强阴。凡一切气血耗散之休克、虚脱，皆可配补药用之。

选购保存

五味子以紫红色、粒大、肉厚、有油性及光泽者为佳。可将五味子放在通风干燥处保存，防霉。

♥ 应用指南

1. 辅助治疗脾肾阳虚所致之五更泻：五味子9克，补骨脂9克，肉豆蔻6克，吴茱萸6克，枣肉6克（将红枣、姜同煮烂，去姜）。将以上材料研末混合制成丸剂，每丸9克，每日服2次。
2. 辅助治疗小儿遗尿：五味子、五倍子、菟丝子等量。将以上材料研末，用水调成糊状，敷于肚脐，次日清晨除去。
3. 辅助治疗久咳肺胀：五味子100克，粟壳（炒）25克，蜂蜜适量。将五味子、粟壳研末，加蜂蜜制成蜜丸。每次服1丸，以水煎服。
4. 辅助治疗久咳不止：五味子15克，五倍子6克，风化消6克，甘草5克。将以上材料共研末，温水送服。

相宜搭配		
宜	**五味子 + 核桃仁** 辅助治疗肾虚耳鸣、神经衰弱	**五味子 + 鳝鱼** 辅助治疗慢性肝炎

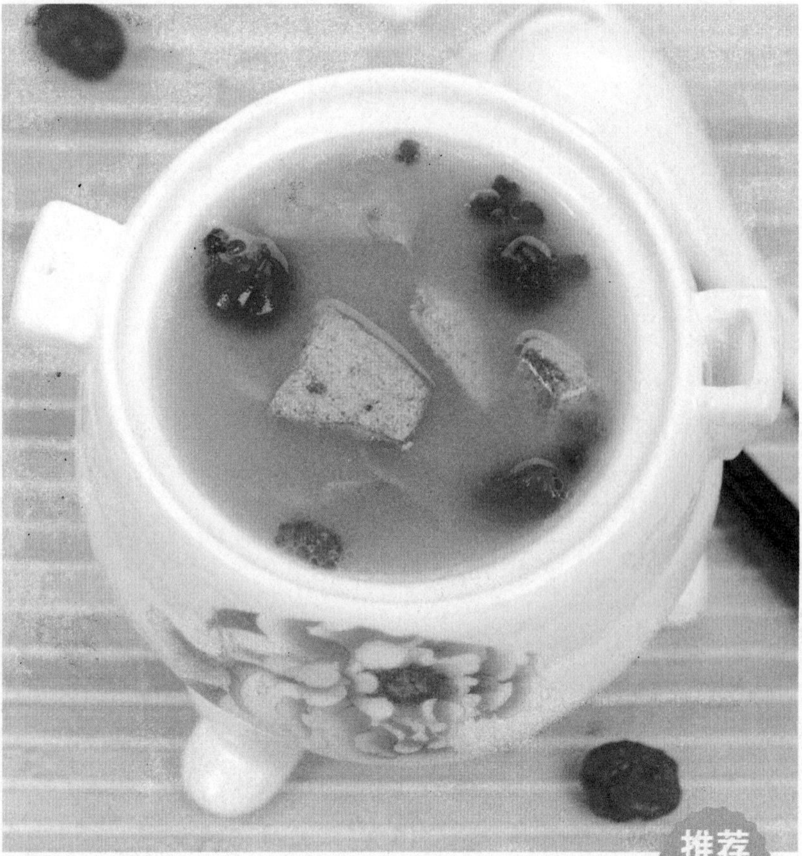

推荐菜例

猪肝炖五味子

原料：猪肝180克，红枣20克，五味子、五加皮各15克，姜、盐各适量

做法：

❶将猪肝洗净，切片；红枣、姜洗净，姜切片备用。

❷锅中注水，烧沸，入猪肝汆去血沫。

❸炖盅内加水，入猪肝、五味子、五加皮、红枣、姜片炖2个小时，调入盐即可。

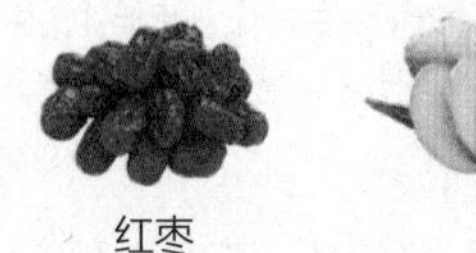

红枣 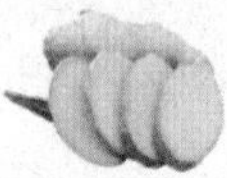　　姜

专家点评

本菜品适合虚寒喘咳、久泻久痢的肾虚者以及出汗过多而致血气耗散者食用。

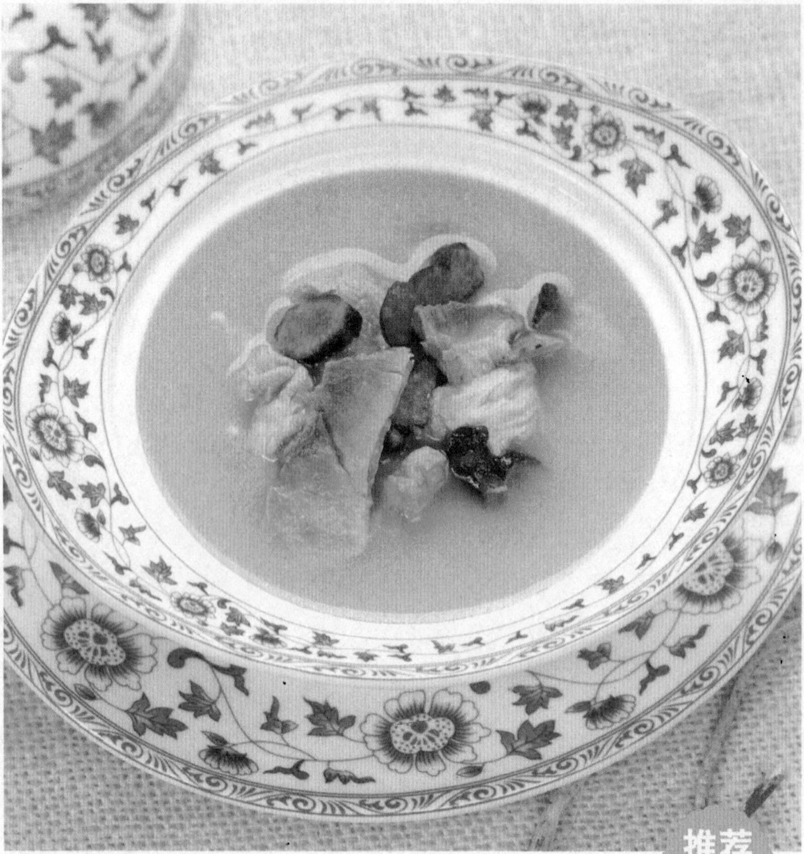

推荐菜例

五味子苍术瘦肉汤

原料： 猪瘦肉 300 克，五味子 10 克，苍术 10 克，枸杞子 5 克，盐适量

做法：

1 将猪瘦肉洗净斩件；苍术洗净切片。

2 将锅内水烧沸，放入猪瘦肉去除血水。

3 将猪瘦肉、苍术、枸杞子、五味子放入汤锅中，加清水，大火烧沸后以小火炖 1 个小时，调入盐即可食用。

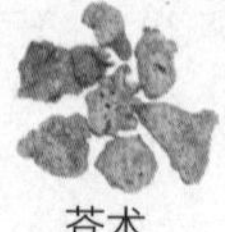
苍术

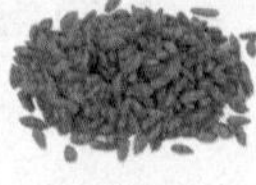
枸杞子

专家点评

本菜品适合湿滞中焦、外感风寒、自汗盗汗、劳伤羸瘦、梦遗滑精者食用。

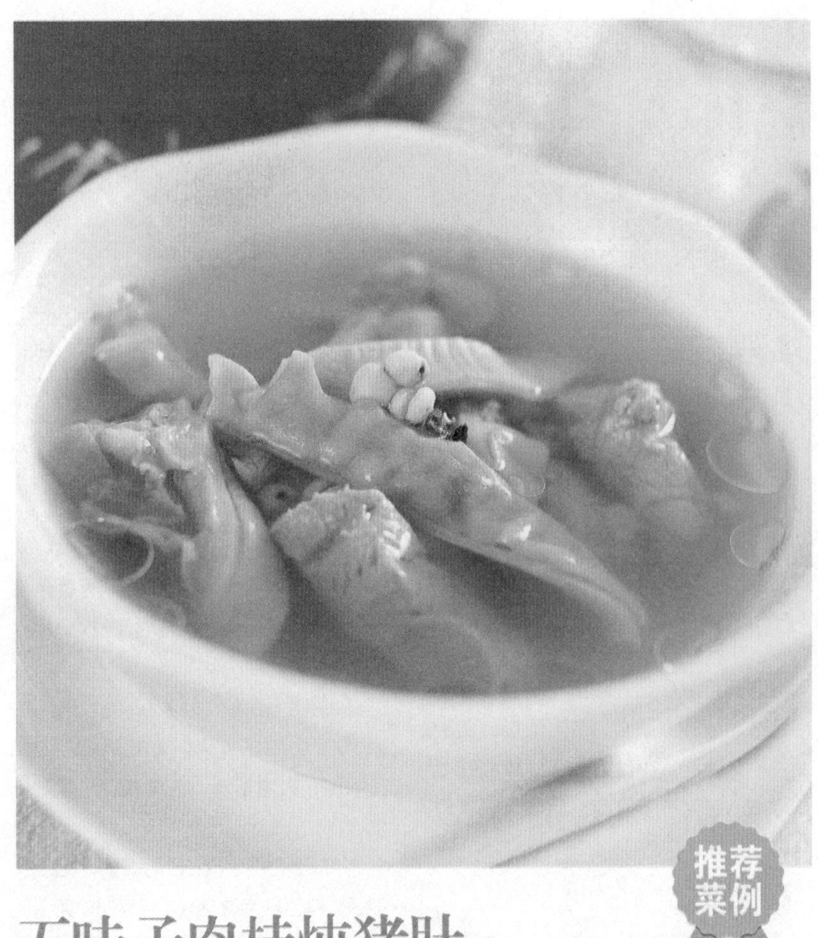

推荐菜例

五味子肉桂炖猪肚

原料：猪肚150克，猪瘦肉50克，薏苡仁25克，五味子10克，肉桂5克，姜、盐各适量

做法：

❶将猪肚用盐处理后切成长条；猪瘦肉洗净，切块。

❷将姜洗净，拍烂；肉桂去粗皮备用；将薏苡仁洗净。

❸将五味子、肉桂、猪肚、猪瘦肉、姜、薏苡仁放入炖盅中，加入适量清水，隔水炖1个小时，加盐调味即可。

专家点评

本菜品一般人皆可食用，尤其适合遗精、滑精、早泄、腰酸、神疲的男性。

韭菜籽

Jiu Cai Zi

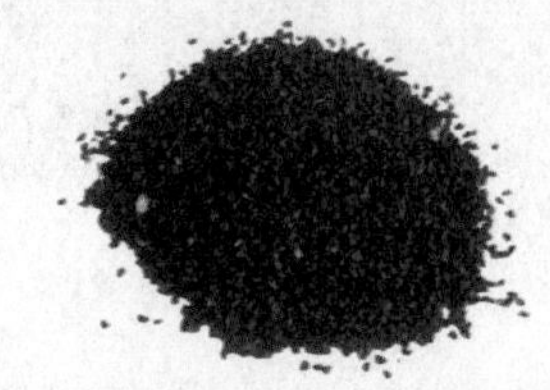

别名：韭子、炒韭菜子　性味归经：性温，味辛、甘；归肾、肝经

适用量：每次 3 ~ 5 克　热量：1498 千焦 /100 克

养生关键词

补肝益肾，助阳固精

韭菜籽有蔬菜中的“伟哥”之称，其含有硫化物、苷类、维生素 C 等成分，具有补肝益肾、壮阳固精、暖腰膝等作用。

食疗功效

韭菜籽有补益肝肾、壮阳固精的功效，可治疗肾虚阳痿、腰膝酸软、遗精、尿频、尿浊、带下清稀、白带白淫，遗尿，小便频数、腰膝酸软或冷痛、白带过多等症。阴虚火旺者忌用韭菜籽。

选购保存

韭菜籽以色黑、饱满、无杂质者为佳。可将韭菜籽放在缸内，放在干燥处保存，防霉、防蛀。

♥ 应用指南

1. 补肾益精，滋阴补阳，养肝明目，壮阳防早泄，固精止遗：枸杞子 15 克，韭菜籽 10 克。将两者用水煎服，常服有效。或取 50 克大米，15 克韭菜籽，先煎韭菜籽，去渣取汁，放入大米煮粥，空腹食用。

2. 补肾壮阳，辅助治疗肾虚阳痿、早泄、夜尿频多、腰膝酸软：韭菜籽粉 80 克，锁阳粉 40 克。将两者拌匀后食用，每日服用 2 次，一次服用 8 ~ 15 克。

3. 辅助治疗肾虚：大米 50 克，韭菜籽 10 克，白芷 9 克。将韭菜籽、白芷水煎，去渣留汁，再加入大米煮粥食用。

4. 辅助治疗中老年人肾阳虚损、阳痿不举、早泄精冷之症：韭菜籽 10 克，巴戟天 10 克，葫芦巴 10 克，杜仲 10 克。将以上材料用水煎服。

5. 辅助治疗慢性胃炎：猪肚 1 个，韭菜籽 12 克。将韭菜籽洗净，入纱布袋装好，放入猪肚内，隔水蒸至猪肚熟烂，取出纱布袋即可。

相宜搭配

宜	韭菜籽 + 大米 补肾暖腰、固精缩尿	韭菜籽 + 山药 补肾助阳、益肾填精

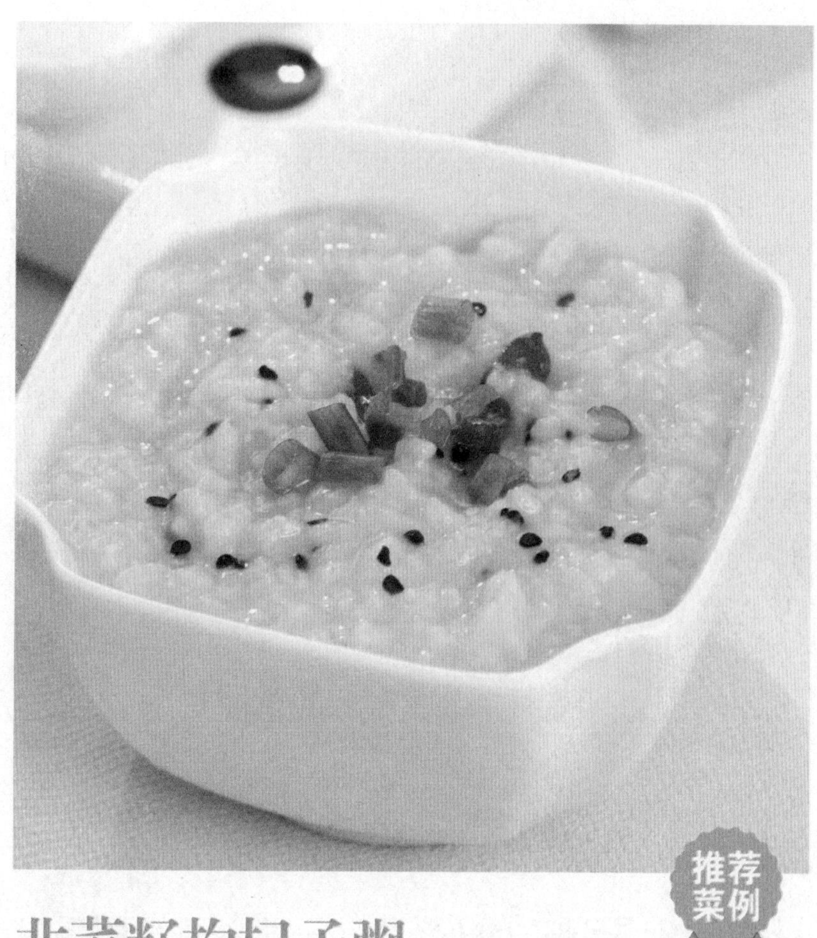

推荐菜例

韭菜籽枸杞子粥

原料： 大米 80 克，韭菜籽、枸杞子各 5 克，白糖、葱各适量

做法：

❶ 将大米洗净，泡发备用；葱洗净，切成葱花。

❷ 将锅置于火上，倒入清水，放入大米，以大火煮至米粒开花。

❸ 加入韭菜籽、枸杞子，转小火熬煮至粥呈浓稠状，调入白糖拌匀，撒上葱花即可装碗食用。

专家点评

本品一般人皆可食用，尤其适合阳痿、遗精、遗尿、腰膝酸软或冷痛者。

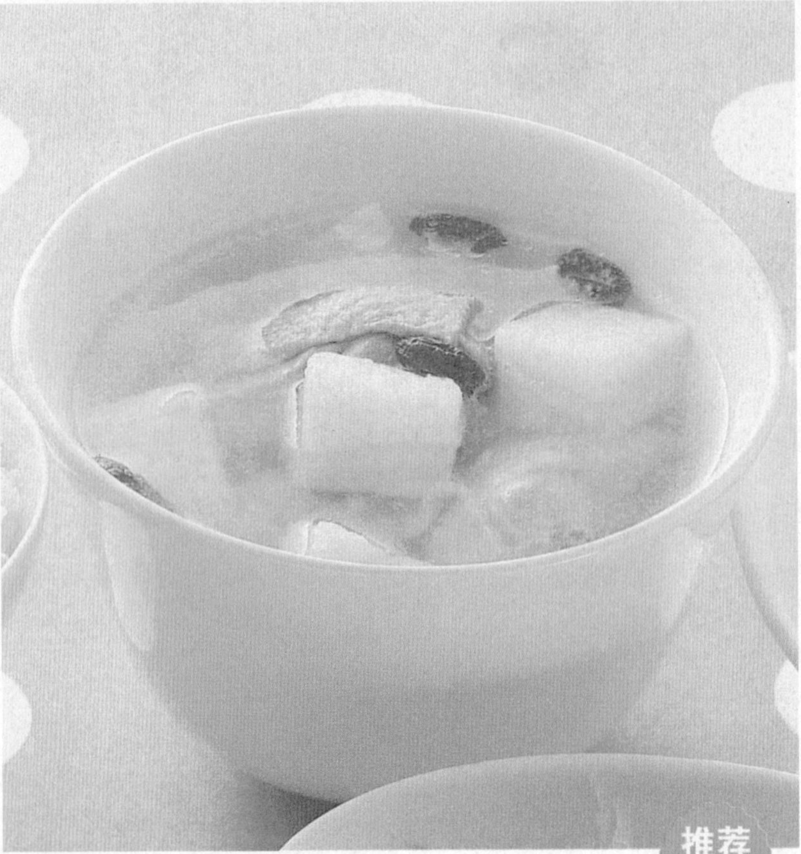

推荐菜例

山药韭菜籽鸡汤

原料：山药 60 克，鸡肉 40 克，枸杞子 6 克，韭菜籽粉 5 克，盐适量

做法：

❶将山药洗净，去皮切块，入热水中稍煮。

❷将鸡肉洗净，入沸水汆去血水。

❸锅中加水，山药、鸡肉放入锅中，水沸腾后，转中火煮至鸡肉烂，加入枸杞子、韭菜籽粉，调入盐即可食用。

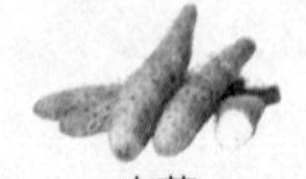
山药

枸杞子

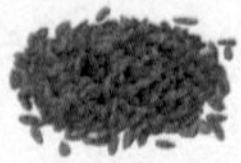

专家点评

本菜品适合腹胀、病后虚弱、慢性肾炎、长期腹泻、阳痿、遗精、遗尿者食用。

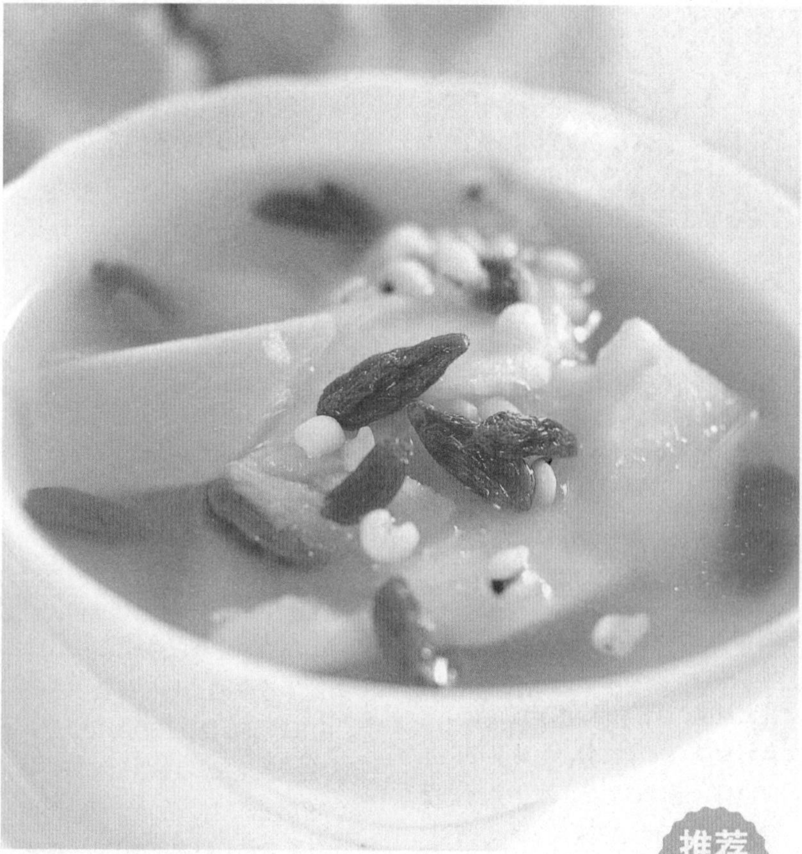

推荐菜例

韭菜籽枸杞子汤

原料：薏苡仁50克，山药25克，枸杞子、韭菜籽粉、姜、冰糖各适量

做法：

❶ 将山药洗净，去皮切块；枸杞子、薏苡仁洗净备用。

❷ 放韭菜籽粉、枸杞子、山药、薏苡仁、姜片和清水入锅，小火煲约1个小时。

❸ 再加入冰糖调味即可。

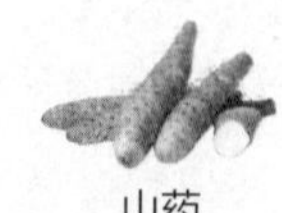
山药

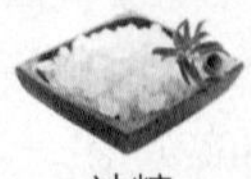
冰糖

专家点评

本菜品一般人皆可食用，尤其适合肝肾阴亏、腰膝酸软、头晕目眩、目昏多泪、虚劳咳嗽、消渴、遗精等患者。

菟丝子

Tu Si Zi

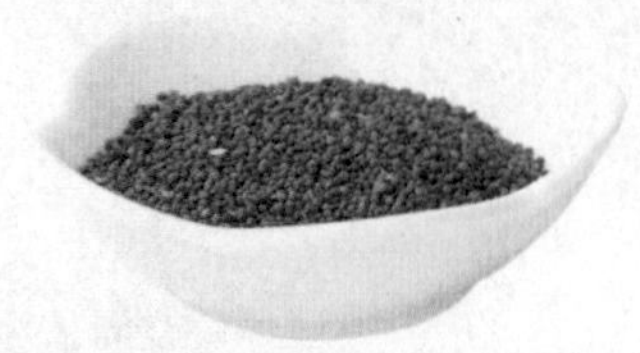

别名：菟丝实、吐丝子　性味归经：性平，味辛、甘；归肾、肝、脾经

适用量：每次 3 ~ 5 克　热量：348 千焦 /100 克

养生关键词

滋补肝肾，固精缩尿

《本草纲目》记载："凡用菟丝子，以温水淘去沙泥，酒浸一宿，曝干捣之，不尽者，再浸曝捣，须臾悉细。"菟丝子含有树脂苷、糖类等成分，有补肾益精、固精缩尿等作用。

食疗功效

菟丝子气和性缓，能浮能沉，可补肾益精、养肝明目，用于腰膝酸软、目昏耳鸣、肾虚胎漏、胎动不安、脾肾虚泻、遗精、消渴、尿有余沥、目暗等症，外用可治白癜风。阴虚火旺、阳强不痿及大便燥结者禁服。

选购保存

菟丝子以颗粒饱满、无尘土及杂质者为佳。可将菟丝子放在通风干燥处储存。

❤ 应用指南

1. 辅助治疗小便赤浊、心肾不足、精少血燥、头晕怔忡：菟丝子、麦冬各 50 克，蜂蜜、盐汤各适量。将菟丝子、麦冬研磨成末，加蜂蜜做成梧子大小的蜜丸，以盐汤送服，每次 70 丸。

2. 辅助治疗腰膝疼痛：牛膝 100 克，菟丝子 50 克，白酒适量。牛膝、菟丝子入白酒浸泡，取出晾干，研为末，加入白酒煮糊，调药成丸如梧子大。每次服 25 丸，空腹以白酒送下。

3. 辅助治疗白浊遗精：菟丝子 250 克，白茯苓 150 克，石莲肉 100 克，白酒、盐汤各适量。将菟丝子、白茯苓、石莲肉研为末，加入白酒煮糊，调药成丸如梧子大，每次服 40 丸，空腹以盐汤送下。

4. 辅助治疗脾元不足、饮食减少、大便不实：菟丝子 200 克，黄芪 50 克，白术 50 克，人参 50 克，木香 50 克，补骨脂，小茴香各 40 克，饴糖适量。将以上食材研为末，加入饴糖成药丸。早晚各服 15 克。

相宜搭配

宜	菟丝子 + 红糖 辅助治疗早泄、精液不足	菟丝子 + 大米 补虚损、益脾胃

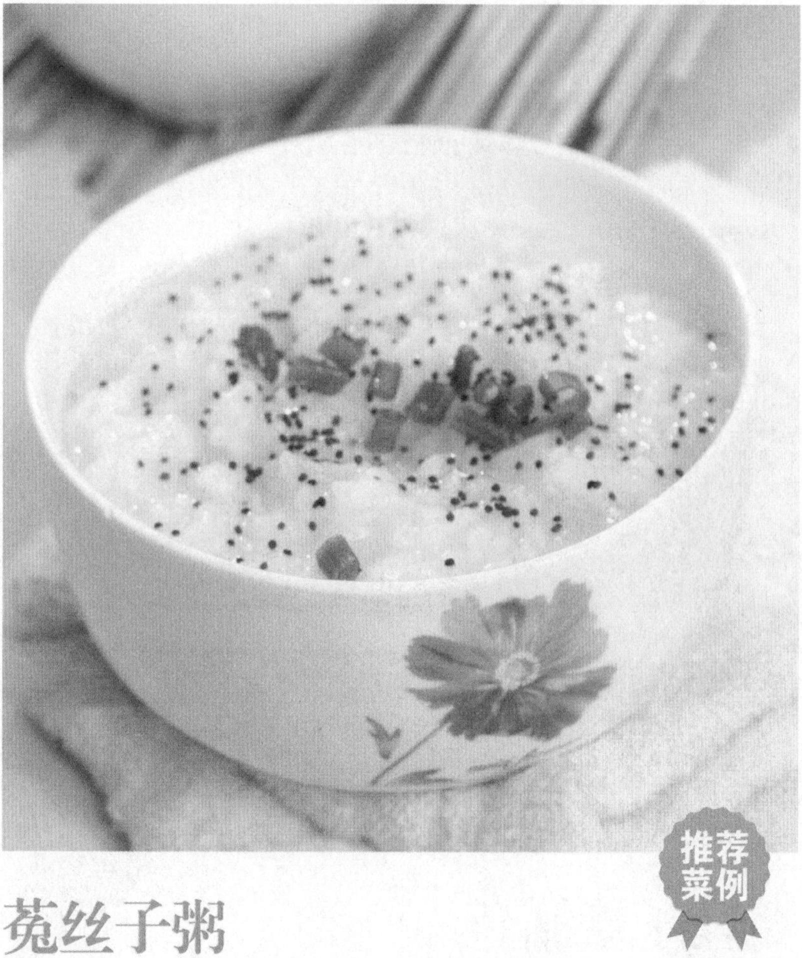

推荐菜例

菟丝子粥

原料：大米100克，菟丝子5克，白糖、葱各适量

做法：

❶ 将大米淘净，浸泡后沥干；葱洗净，切成葱花。

❷ 将锅置于火上，倒入清水，放入大米以大火煮至米粒开花；再加入菟丝子煮至浓稠状，撒上葱花，拌入白糖即可。

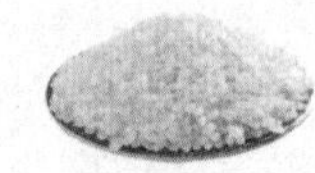
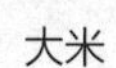
大米

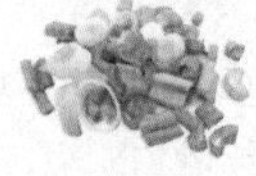
葱

专家点评

本品一般人皆可食用，尤其适合腰膝酸痛、遗精、消渴、尿有余沥的男性。

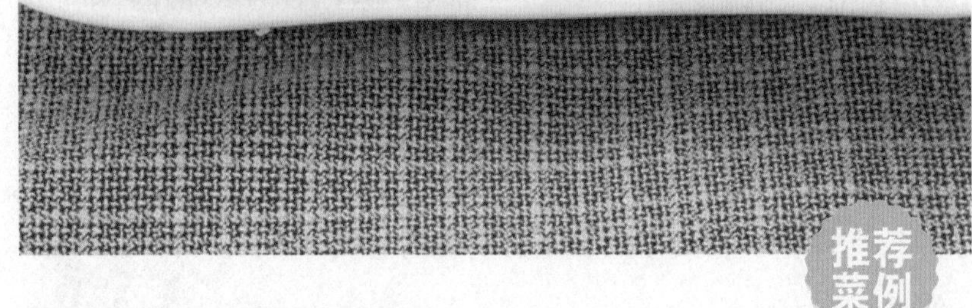

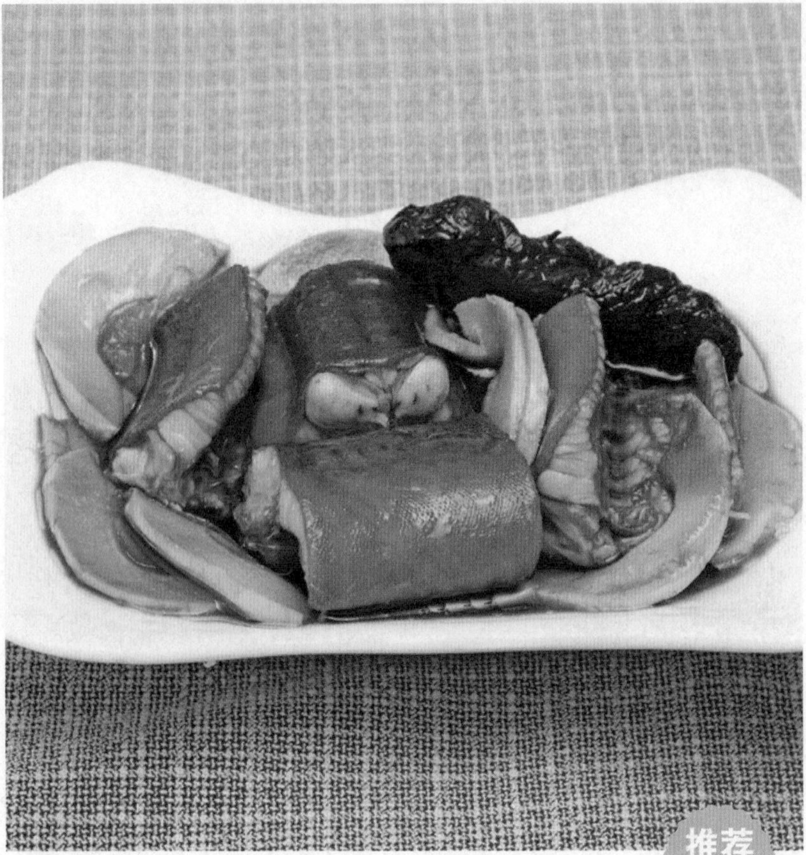

推荐菜例

菟丝子烩鳝鱼

原料：鳝鱼 250 克，竹笋 50 克，菟丝子、干地黄各 15 克，淀粉、鸡蛋清、酱油、盐、米酒、胡椒、姜末、油各适量

做法：

❶ 将菟丝子、干地黄洗净水煎 2 次，过滤取药汁合并；竹笋洗净，切片备用。

❷ 将鳝鱼切段，加水、淀粉、鸡蛋清、盐上浆，放入碗内。炒锅入油，烧至七成热，下入鳝鱼滑开，放入笋片，炒至将熟时，倒入药汁，再放入酱油、盐、米酒、胡椒、姜末调味。

专家点评

本品适合肝肾亏虚、营养不良、体虚乏力、贫血头晕、颜面神经麻痹等患者食用。

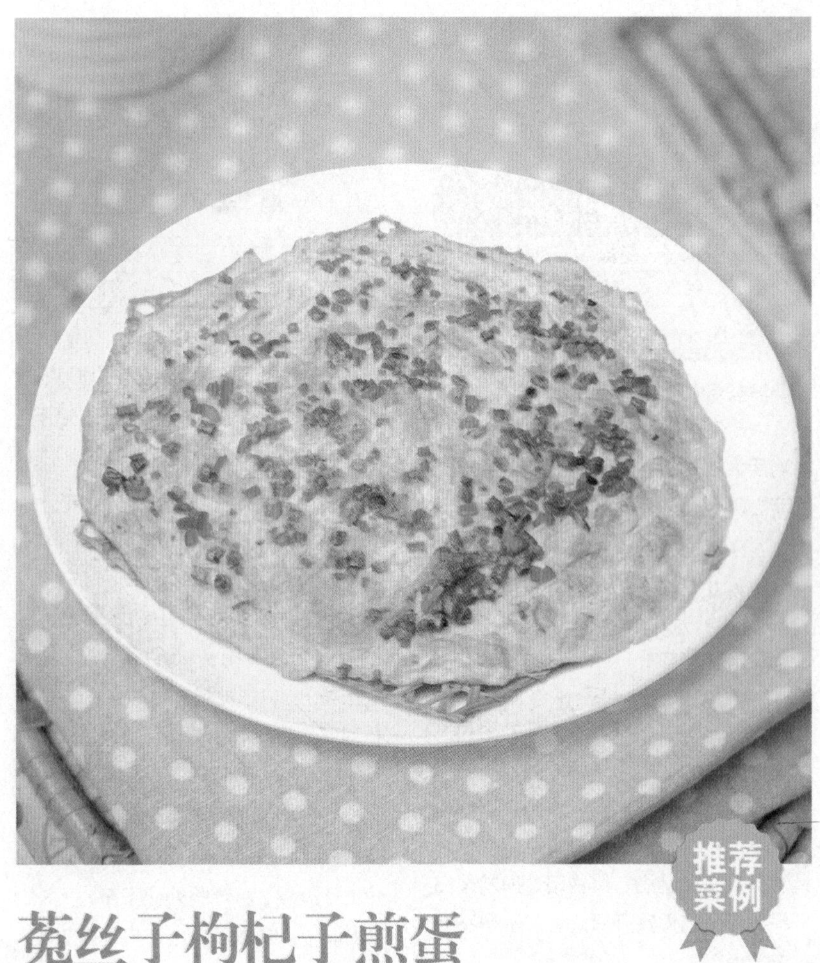

推荐菜例

菟丝子枸杞子煎蛋

原料：鸡蛋 2 个，青椒、红椒各 50 克，菟丝子 20 克，枸杞子 8 克，盐 2 克，油适量

做法：

❶将青椒、红椒、枸杞子均洗净，切粒；菟丝子洗净。

❷将鸡蛋磕入碗中，加入盐、青椒、红椒和枸杞子、菟丝子拌匀。

❸将油锅烧热，倒入拌好的鸡蛋液煎成饼状，装盘即可。

专家点评

本品适合肾阴亏、腰膝酸软、头晕目眩、多泪、虚劳咳嗽、消渴、遗精者食用。

覆盆子
Fu Pen Zi

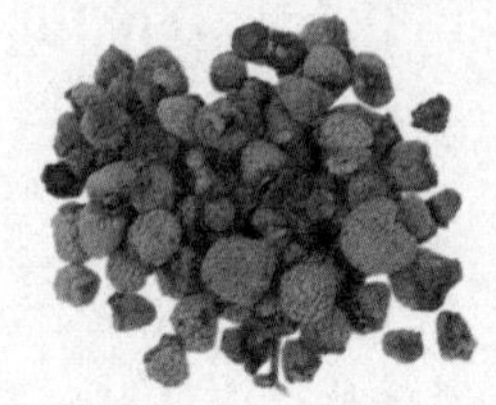

别名：悬钩子、覆盆莓　性味归经：性平，味甘、酸；归肝、肾经

适用量：每次 3 ~ 5 克　热量：992 千焦 /100 克

养生关键词

补肝益肾，助阳固精

《本草纲目》记载："覆盆子、蓬，功用大抵相近，虽是二物，其实一类而二种也。一早熟，一晚熟，兼用无妨。"覆盆子含有机酸、糖类及少量维生素 C 等成分，具有补肝肾、缩小便、助阳、明目等作用。

食疗功效

覆盆子可补肾壮阳、补肝明目。覆盆子油属于不饱和脂肪酸，可促进前列腺分泌激素。覆盆子用于治疗阳痿早泄、遗精滑精、宫冷不孕、带下清稀、尿频遗溺、目昏暗、须发早白等病症。它适宜肝亏虚者、不孕不育者等食用。

选购保存

覆盆子以个大、饱满、粒整、结实、色灰绿、无叶梗者为佳。可将覆盆子放在干燥处保存。

♥ 应用指南

1. 辅助治疗阳事不起：覆盆子 100 克，白酒适量。将覆盆子浸入白酒，焙干后研末，每日服用 15 克，以白酒送服。

2. 辅助治疗男性不育症：覆盆子 50 克，车前子 50 克，枸杞子 50 克，五味子 50 克，菟丝子 50 克，女贞子 30 克，补骨脂 30 克，黄芪 30 克，巴戟天 25 克，附子 15 克。将以上材料处理好，以水煎服。

3. 辅助治疗阳痿、遗精、早泄：鸡胗 500 克，菟丝子 10 克，枸杞子 10 克，五味子 5 克，覆盆子 5 克，车前子 5 克，葱、姜、蒜、香菜、料酒、酱油、盐、香油各适量。将鸡胗处理干净，下入沸水锅中，汆水后捞出。将锅内放入 1000 毫升清水，下入药材煎煮 10 分钟左右，再下入鸡胗烧沸，至熟烂时加入葱、姜、蒜、料酒、酱油、盐、香油调味，撒上香菜即可。

相宜搭配		
宜	**覆盆子 + 绿茶** 辅助治疗遗精、小便频数	**覆盆子 + 枸杞子** 辅助治疗肝肾亏损、精血不足

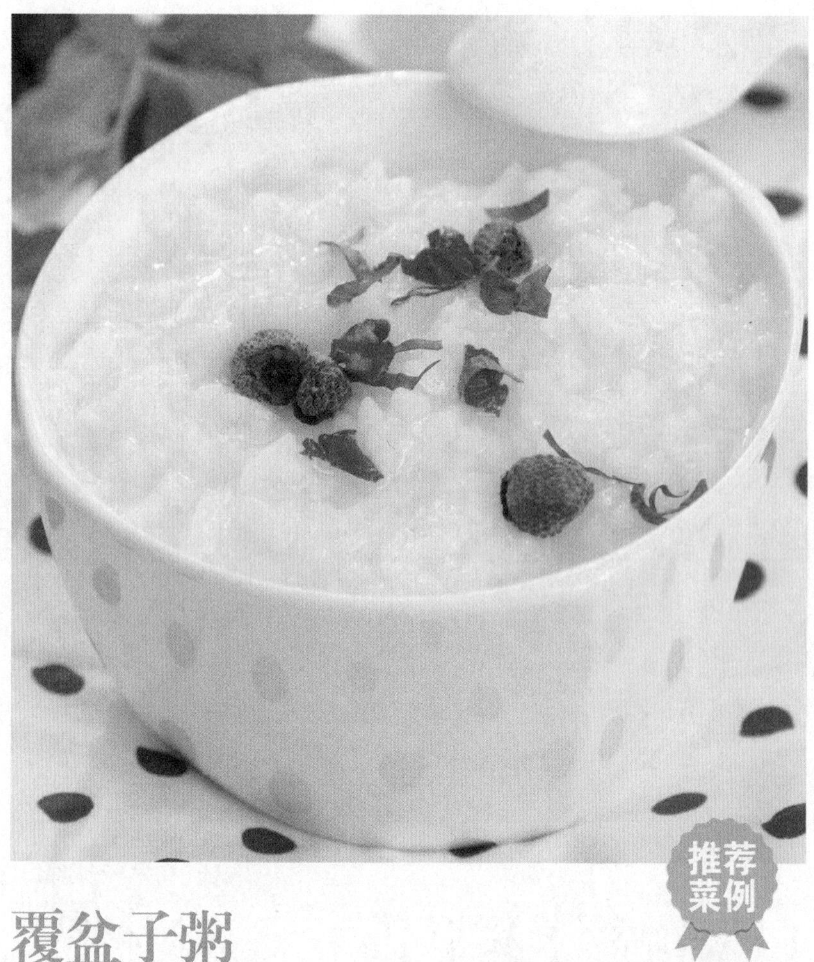

推荐菜例

覆盆子粥

原料： 大米100克，覆盆子3克，盐2克，红枣、葱花各适量

做法：

❶ 将大米洗净，泡发后沥干；覆盆子洗净，用纱布袋包好放入锅中，加适量清水煎煮后取汁；红枣洗净，切碎备用。

❷ 将锅中注入清水，大米入锅，大火煮至米粒开花。

❸ 再倒入红枣、覆盆子汁液同煮片刻，再以小火煮至浓稠状，调入盐拌匀，撒上葱花即可。

专家点评

本品一般人皆可食用，尤其适合阳痿、遗精、尿频、遗溺、虚劳的男性。

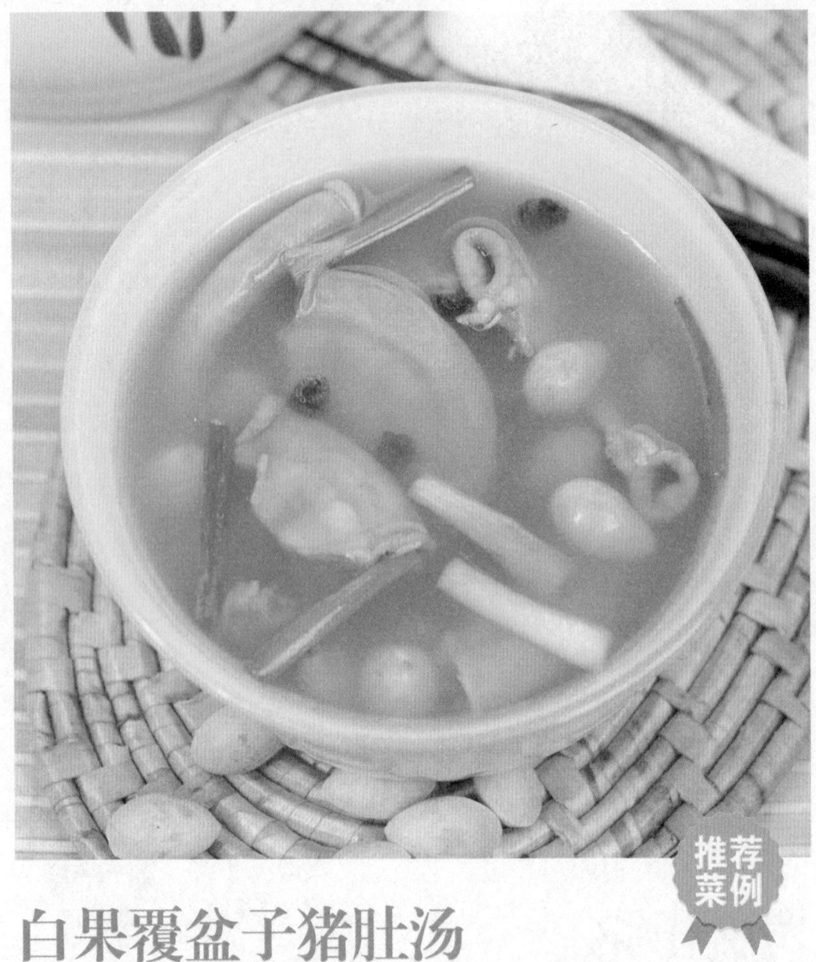

推荐菜例

白果覆盆子猪肚汤

原料：猪肚150克，白果10克，覆盆子5克，盐2克，姜片、葱各适量

做法：

❶ 将猪肚洗净，加盐涂抹后用清水冲洗干净，切段。

❷ 将白果、覆盆子洗净备用；葱洗净后切段。

❸ 将猪肚、白果、覆盆子、姜片放入瓦煲内，加清水烧沸，转小火炖1个小时，放入葱段，加盐调味即可。

专家点评

本菜品一般人皆可食用，尤其适合阳痿、遗精、尿频、遗溺、哮喘、咳痰、白浊、淋病、小便频数等患者。

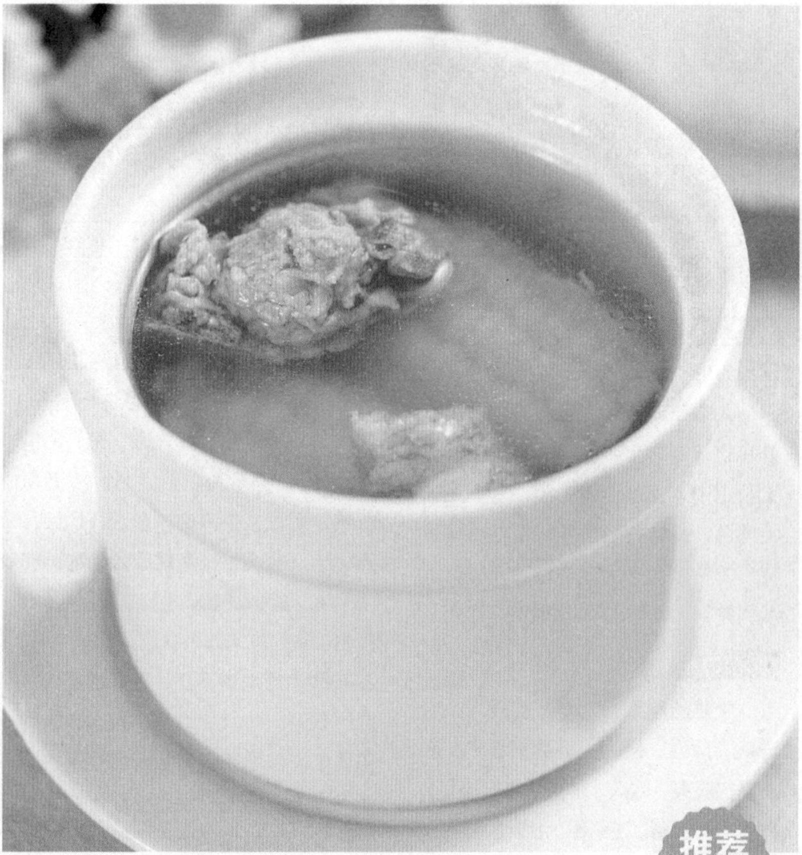

推荐菜例

覆盆子龙骨汤

原料： 龙骨 200 克，玉米 1 个，覆盆子 10 克，姜、盐各适量

做法：

❶ 将龙骨洗净，斩块后焯水；玉米洗净后切段；姜洗净后切片。

❷ 将姜片及覆盆子、龙骨、玉米放入盅内，置于蒸锅中用中火蒸 2 个小时。

❸ 最后放入盐调味即可。

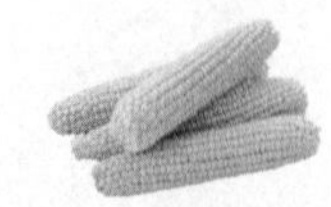
玉米

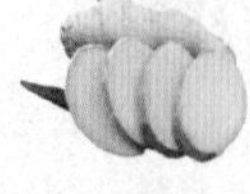
姜

专家点评

本菜品一般人皆可食用，尤其适合阳痿、遗精、尿频、遗溺、虚劳的男性。

牛膝
Niu Xi

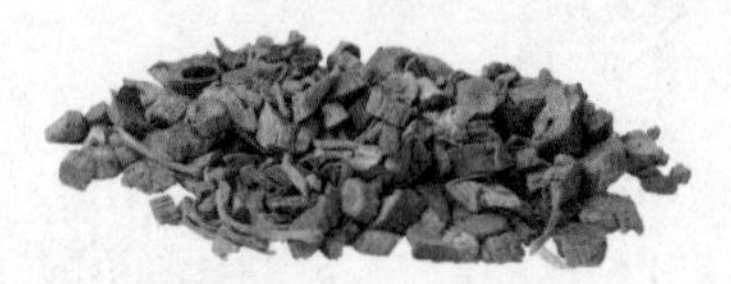

别名：百倍、牛茎、脚斯蹬　性味归经：性平，味甘、苦、酸；归肝、肾经

适用量：每次3～5克　热量：无

养生关键词

活血通经，补肝肾

《本草纲目》记载："牛膝，处处有之，谓之土牛膝，不堪服，惟北土及川中人家栽莳者为良。"牛膝根含皂苷，并含脱皮甾酮和牛膝甾酮等成分。牛膝具有活血散淤、补肝肾、消痈肿、引血下行、利尿通淋等作用。

食疗功效

牛膝疏利下行，能补能泄，主治淋病、尿血、经闭、症瘕、难产、产后淤血腹痛、喉痹、痈肿、跌打损伤；熟用可补肝肾、强筋骨，治腰膝骨痛、四肢拘挛、痿痹、下肢痿软、血滞经闭、痛经、腹痛、胞衣不下、热淋、血淋、咽喉肿痛等病症。

选购保存

牛膝以根粗长、皮细坚实、色淡黄者为佳。可将牛膝放在阴凉干燥处保存，防潮。

♥ 应用指南

1. 补肝肾，降血压，辅助治疗高血压：海蜇300克，牛膝20克，香油15毫升，醋10毫升，料酒10毫升，葱、白糖各10克，姜5克，盐适量。将海蜇煮熟，切段；牛膝洗净润透，切段；姜切丝，葱切丝；海蜇放入碗内，加入葱丝、姜丝、白糖、醋、料酒、牛膝、香油、盐，拌匀即可食用。

2. 辅助治疗消渴不止、下元虚损：生地汁5升，牛膝250克，蜂蜜、白酒各适量。将牛膝研为细末，放入生地汁中浸泡，日晒夜浸，以汁干为度，加蜂蜜制成梧桐子大小的蜜丸，每次空腹服用30丸，以温酒送下。

3. 辅助治疗折伤及闪挫伤：牛膝50克。将牛膝捣碎，敷盖在患处。对无名恶疮也有效果。

4. 辅助治疗小便带血：牛膝根30克。用牛膝根加水煎浓汁，每日饮5次。

相宜搭配		
宜	牛膝＋玉米 延缓衰老、增强记忆力	牛膝＋丝瓜 清热化痰、补肝肾

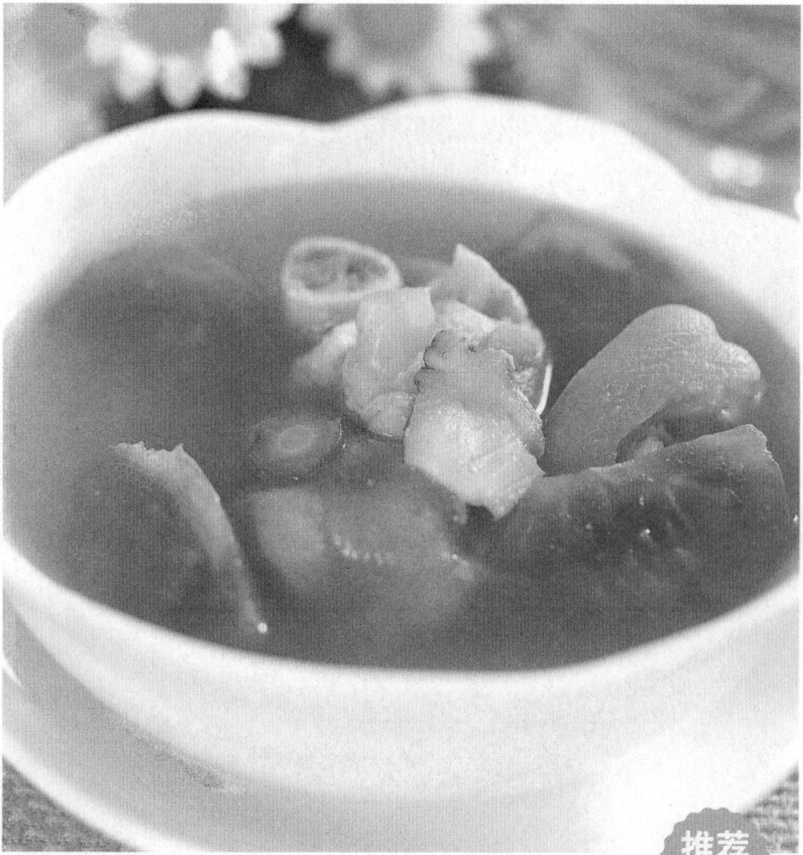

推荐菜例

番茄炖牛膝

原料：猪蹄200克，番茄50克，牛膝15克，盐适量

做法：

1. 将猪蹄放入沸水汆烫，捞起后冲净。
2. 将番茄去皮切块；牛膝洗净备用。
3. 将材料一起放入汤锅中，加入适量水，以大火煮开后转小火炖煮1个小时，加盐调味即可。

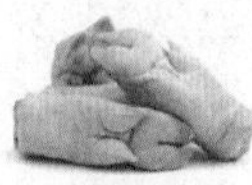
猪蹄

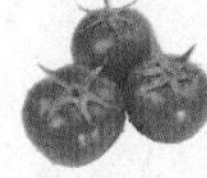
番茄

专家点评

本菜品一般人皆可食用，尤其适合腰脚软弱无力、腰膝骨痛、四肢拘挛、痿痹的男性。

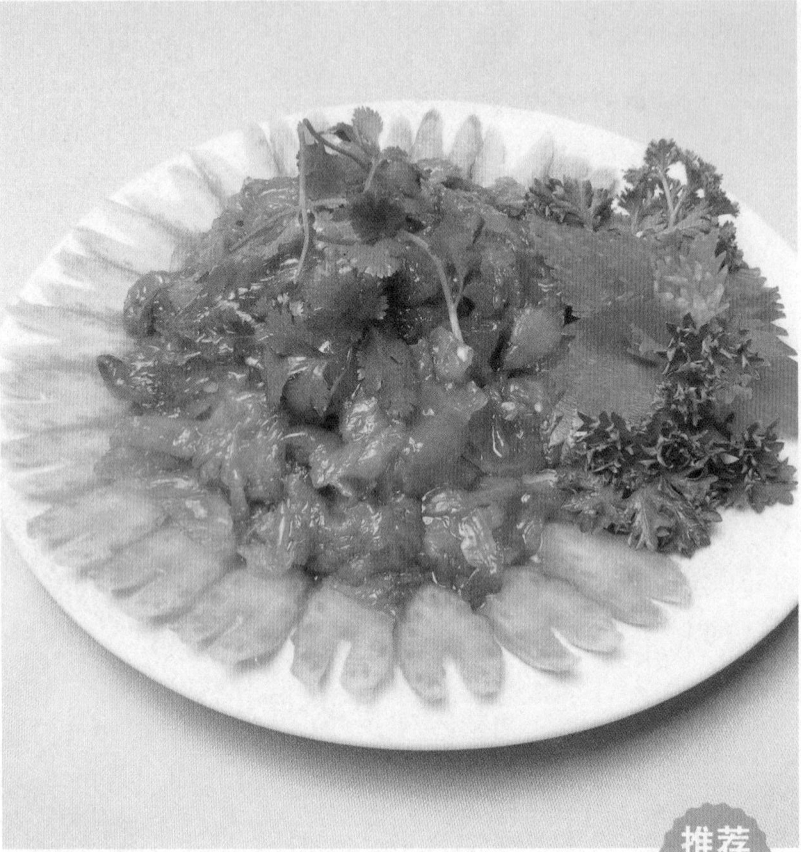

推荐菜例

牛膝拌海蜇丝瓜

原料：海蜇300克，丝瓜100克，牛膝5克，香油、盐、料酒各适量

做法：

❶将海蜇煮熟，切成4厘米长的段；牛膝洗净，切成3厘米长的段；丝瓜削皮，切片，焯烫后铺在盘子上。

❷将海蜇、牛膝放入碗内，加入香油、盐、料酒拌匀，倒入盘中即可。

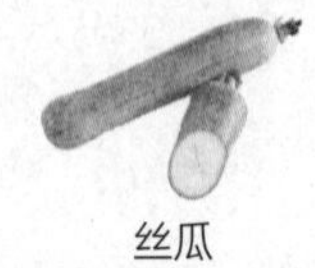

丝瓜

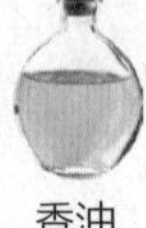

香油

专家点评

本菜品尤其适合多痰、哮喘、头风、风湿性关节炎、高血压、溃疡患者食用。

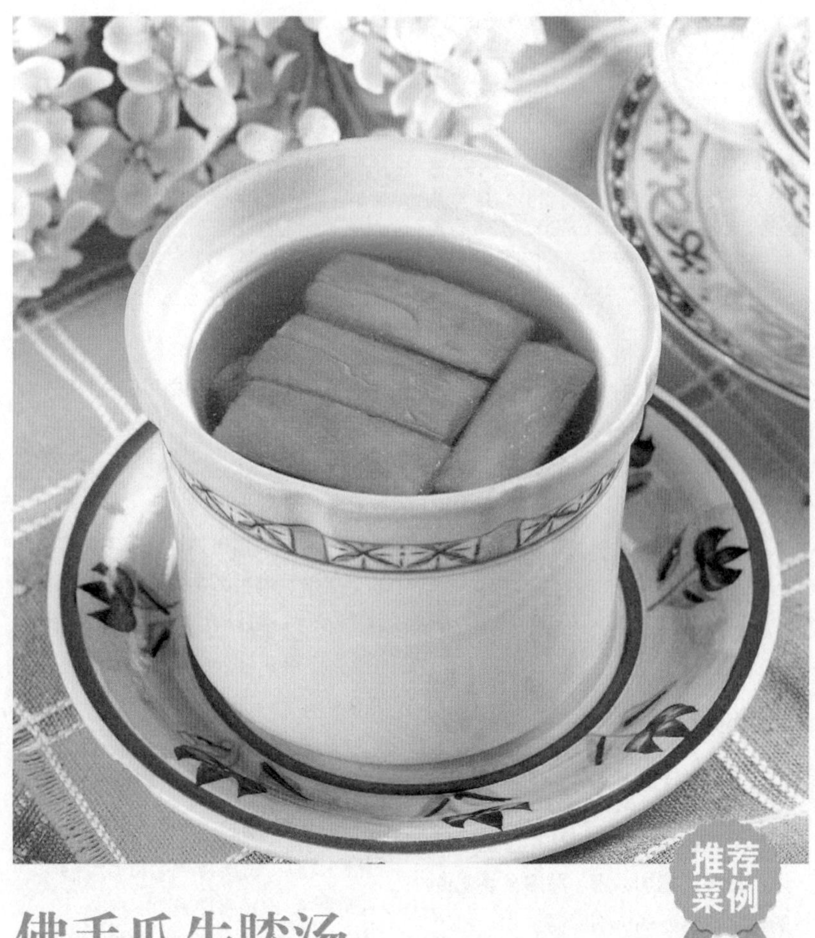

推荐菜例

佛手瓜牛膝汤

原料： 鸡汤500毫升，佛手瓜、老鸡各100克，牛膝10克，火腿8克，姜片5克，盐、胡椒、白糖各适量

做法：

❶ 将老鸡洗净，切块；佛手瓜洗净后切片备用。

❷ 将锅中水烧沸，放入老鸡肉汆烫，捞出沥水后放入炖盅。

❸ 加入其余食材小火炖2个小时至熟，加入盐、胡椒、白糖即可。

专家点评

本菜品适合热病身热烦渴、痰喘咳嗽、肠风痔漏、崩漏带下、痔疮痈肿者食用。

车前子
Che Qian Zi

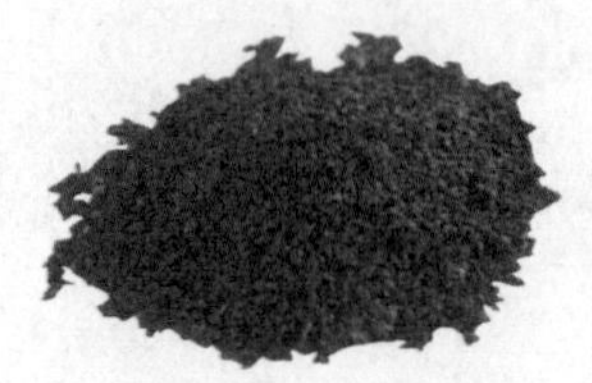

别名：车前实、车前仁　**性味归经：**性寒，味甘；归肾、膀胱、肝经

适用量：每次 3 ~ 5 克　**热量：**1077 千焦 /100 克

养生关键词

清热明目，利水祛痰

车前子含有多量黏液质、桃叶珊瑚苷，并含有车前子酸、胆碱、腺嘌呤、琥珀酸、树脂等成分，具有清热利尿、凉血、解毒等作用。

食疗功效

车前子具有利水、清热、明目、祛痰、降低血清胆固醇等功效。它可治疗小便不利、淋浊带下、血淋尿血、水肿膨胀、黄疸、暑湿泻痢、目赤障翳、痰热咳嗽、咽喉肿痛、痈肿疮毒等病症，还有一定利尿作用，使水分排出增多，增加尿素、尿酸及氯化钠的排出；它还能抗病原微生物，如对星状奴卡菌等有不同程度的抑制作用。车前子对胃液分泌有双向调节作用，可暂时性增加肠液分泌，对肠运动则无明显影响。

选购保存

车前子以粒大、表面黄棕色、气微、味淡者为佳。可将车前子放在通风干燥处保存，防潮。

♥ 应用指南

1. 辅助治疗小儿单纯性消化不良：车前子适量。将车前子炒焦，研碎后口服。4 ~ 12 个月小儿每次服食 0.5 克，1 ~ 2 岁小儿每次服食 1 克左右，每日 3 ~ 4 次。
2. 辅助治疗感冒：车前子 15 克，陈皮 15 克。将两味药材加水煎服。
3. 辅助治疗泄泻：车前子 20 克，铁马鞭 10 克。将两味药材处理干净，一起捣烂，以凉水冲服。
4. 辅助治疗痰嗽喘促、咯血：鲜车前子 100 克（炖），冰糖 50 克。将车前子洗净后入锅，加清水炖煮，再放入冰糖即可。

相宜搭配		
宜	**车前子 + 紫菜** 清热利尿、渗湿通淋	**车前子 + 田螺** 利水通淋、清热祛湿

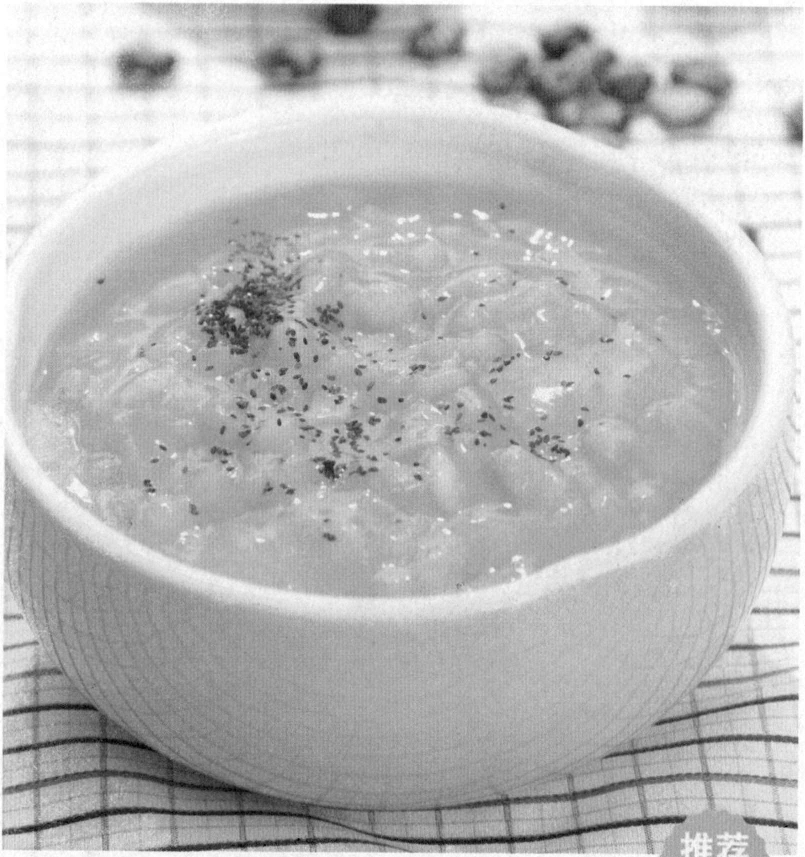

推荐菜例

玉米车前子粥

原料：大米 120 克，玉米粒 80 克，车前子 15 克，盐 2 克

做法：

❶ 将玉米粒、大米洗净后泡发；车前子洗净沥干。

❷ 将玉米粒和大米放入锅中，倒入适量清水烧沸；放入车前子同煮至粥呈糊状，调入盐拌匀即可。

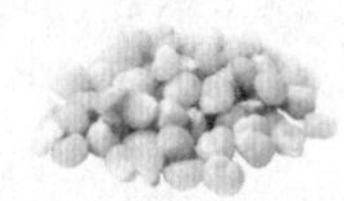
玉米粒

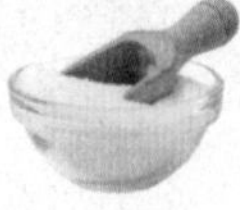
盐

专家点评

本品一般人皆可食用，尤其适合小便不通、淋浊、尿血、暑湿泻痢者。

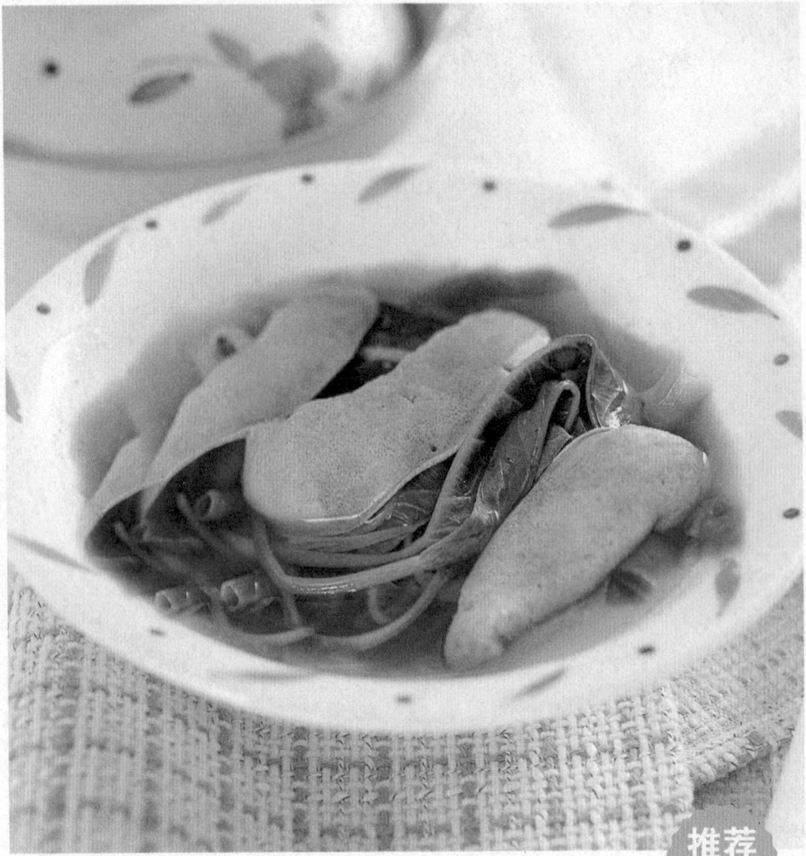

推荐菜例

车前空心菜猪腰汤

原料： 猪腰1副，车前子15克，空心菜100克，姜、盐各适量

做法：

❶ 将车前子洗净，加800毫升水，煎至剩400毫升水；姜洗净后切片。

❷ 将猪腰、空心菜分别洗净，猪腰切片，空心菜切段；再将猪腰、空心菜放入车前子水中，加入姜片煮熟，调入盐即可。

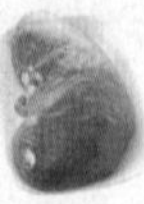
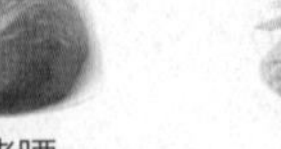
猪腰

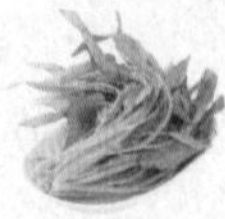
空心菜

专家点评

本菜品一般人皆可食用，尤其适合头痛、糖尿病、鼻衄、便秘、淋浊、痔疮、痈肿等患者。

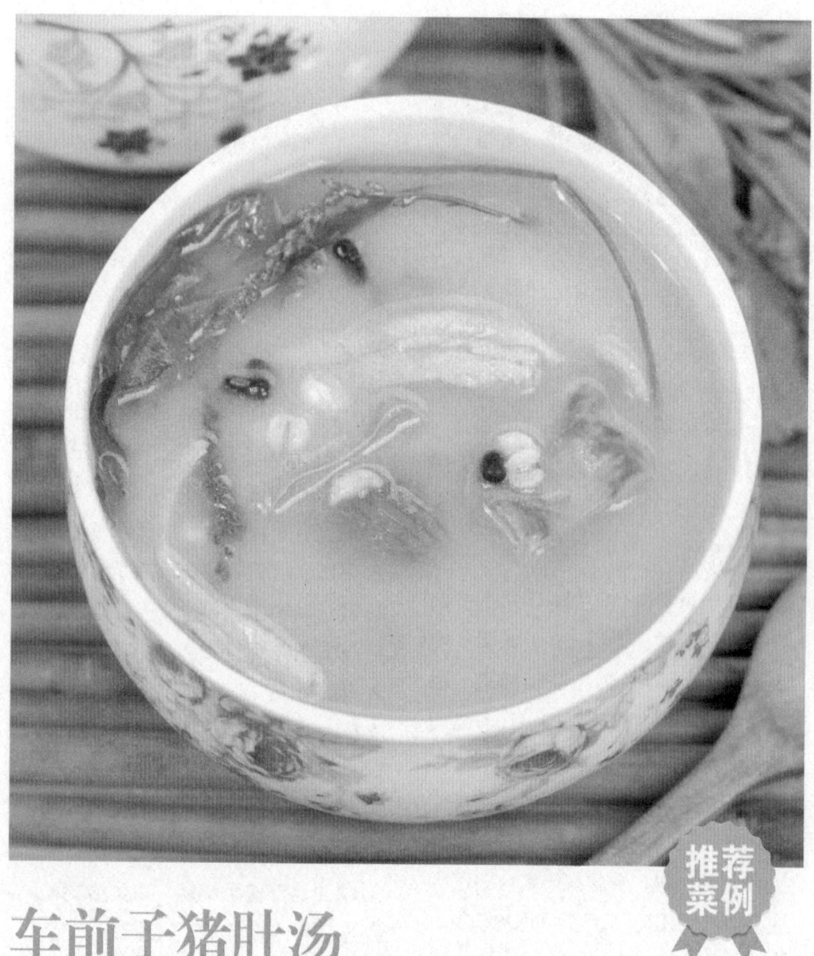

推荐菜例

车前子猪肚汤

原料： 猪肚150克，鲜车前草30克，薏苡仁、赤小豆各20克，车前子15克，蜜枣1枚，盐、淀粉各适量

做法：

❶ 将猪肚洗净，翻转，用盐、淀粉反复搓擦，用清水冲净。

❷ 将猪肚入沸水汆至收缩，捞出后切片备用。

❸ 砂煲内加入水，煮沸后加入所有食材，小火煲2个小时后加盐调味即可。

专家点评

本菜品一般人皆可食用，尤其适合脾虚腹泻、虚劳瘦弱、消渴遗尿者。

川贝
Chuan Bei

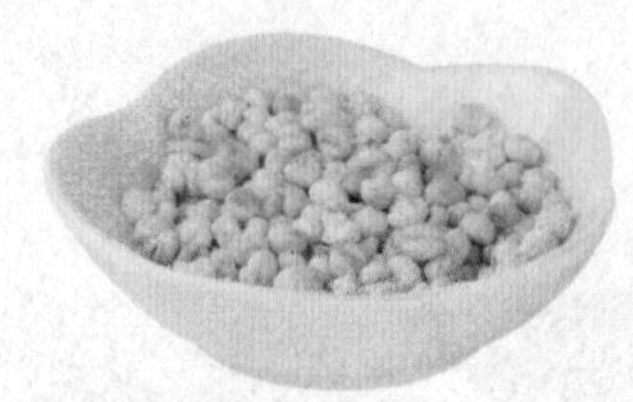

别名：苘、贝母　性味归经：性凉，味苦、甘；归肺、心经

适用量：每次 2 ~ 3 克　热量：1343 千焦 /100 克

养生关键词

润肺止咳，化痰平喘

川贝含有甾体生物碱（川贝碱）、西贝碱等成分，具有润肺止咳、化痰平喘、降低血压、清热等作用。

食疗功效

川贝具有镇痛、镇咳、抗菌、散结开郁等功效，可用于热症咳嗽，如风热咳嗽、燥热咳嗽、肺火咳嗽，也可以治疗痰热咳喘、干咳少痰、咯痰黄稠、阴虚燥咳、劳嗽等病症。

脾胃虚寒及寒痰、湿痰者不宜或慎服川贝。支气管扩张、肺脓肿、肺心病、肺结核、糖尿病患者应在医师指导下服用川贝。服用期间忌食辛辣、油腻食物。

选购保存

川贝以质坚实、粉性足、色白者为佳。将川贝放在通风干燥处保存。

♥ 应用指南

1. 辅助治疗肺燥咳嗽：雪梨 4 个，川贝末 24 克，蜜糖适量。将雪梨洗净，上部连蒂横切，为雪梨盖，下截去心，加入川贝末、蜜糖，盖上连蒂的雪梨盖，用牙签封好。把梨入炖盅，炖 1 个小时。

2. 化痰，止咳，润肺，辅助治疗肺虚咳嗽：鹌鹑 700 克，光鸡 300 克，猪瘦肉 200 克，火腿 30 克，桂圆肉 20 克，川贝 12 克，姜 2 片，盐适量。将鹌鹑脱毛，开膛去内脏；光鸡斩件；猪瘦肉、火腿切成粒，一同焯水去血污；再将所有食材装入炖盅，炖 2 个小时。将盐放入炖好的汤中，调匀即可。

3. 辅助治疗伤风咳嗽：川贝 30 克，款冬花 50 克，麻黄（去根节）50 克，杏仁（汤浸，去皮、尖、双仁，炒研）50 克，甘草（炙锉）1.5 克，姜片适量。将以上材料一起捣成碎末，每次取 15 克，加适量水和 3 片姜，煎至七分，去渣温服。

相宜搭配

宜	川贝 + 甲鱼 补肝益肾、养血润燥	川贝 + 雪梨 滋阴润肺、止咳化痰

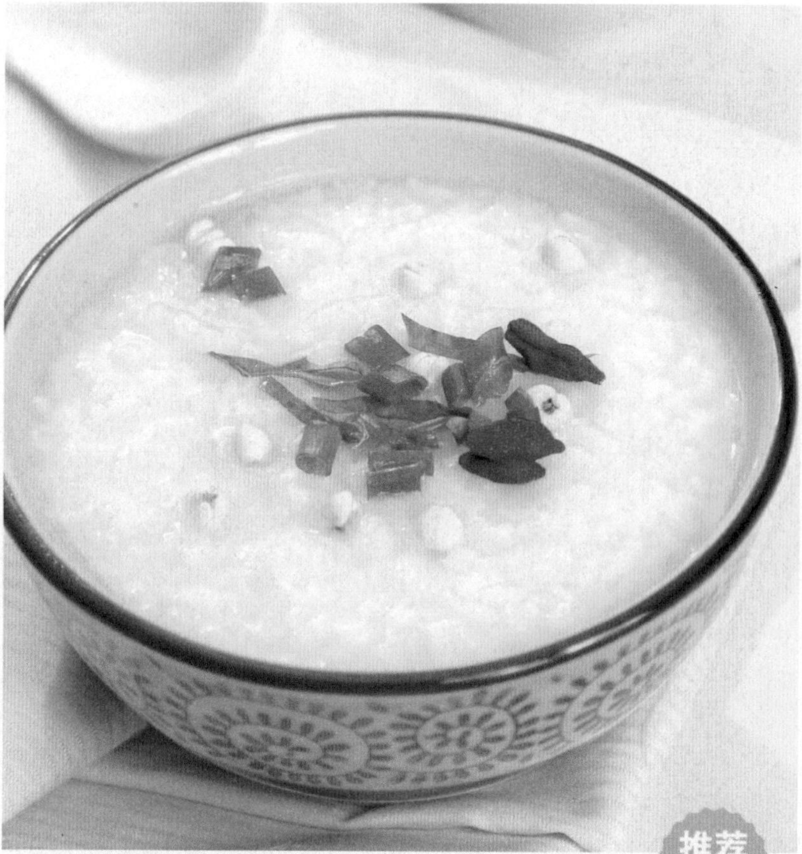

推荐菜例

川贝冰糖粥

原料： 大米 80 克，川贝 10 克，枸杞子 2 克，冰糖、葱各适量

做法：

❶ 将大米泡发后洗净；川贝、枸杞子洗净备用；葱洗净，切葱花。

❷ 锅中倒入清水，大米入锅，以大火煮开，加入川贝、冰糖、枸杞子煮至浓稠状，撒上葱花即可。

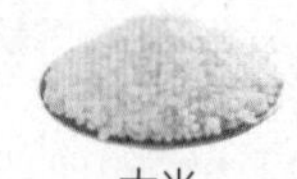
大米

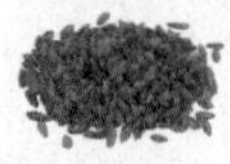
枸杞子

专家点评

本品一般人皆可食用，尤其适合虚劳咳嗽、吐痰咯血、心胸郁结、肺痿、肺痈、瘿瘤、瘰疬、喉痹、乳痈等患者。

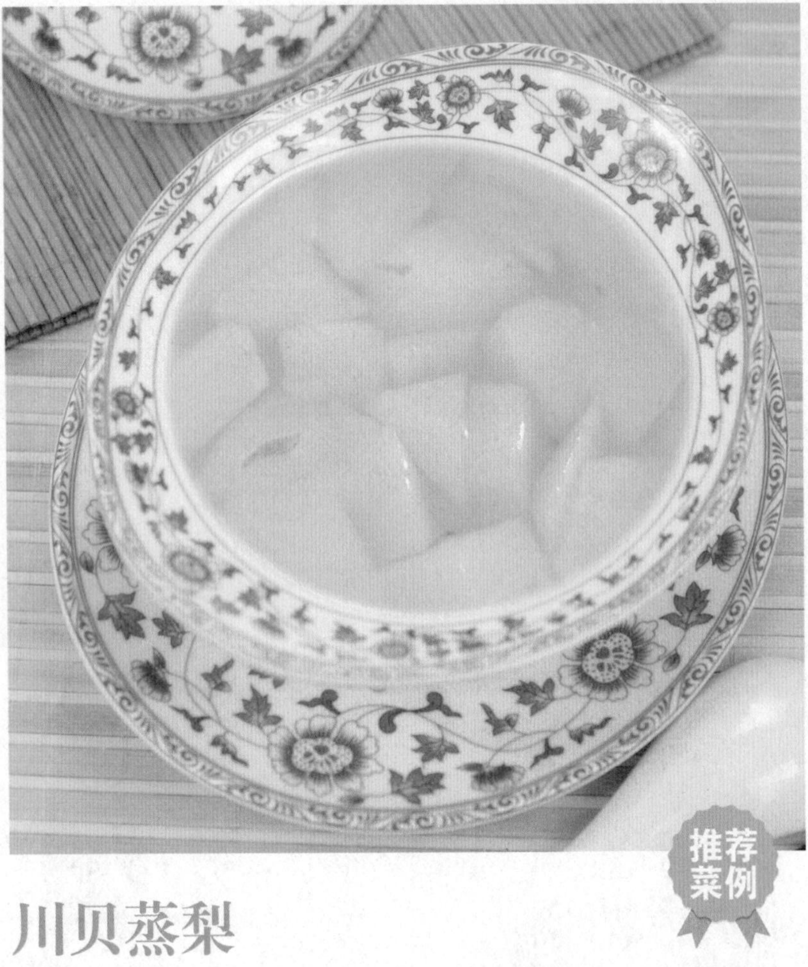

推荐菜例

川贝蒸梨

原料： 水梨1个，川贝2~3克，冰糖适量

做法：

❶将水梨削去皮，再去掉核与籽，切块备用。

❷将水梨与川贝、冰糖一起盛入碗盅内，加入清水至七分满，隔水炖30分钟即可食用。

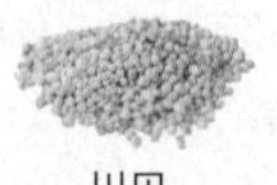
川贝

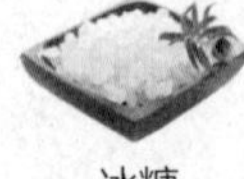
冰糖

专家点评

本品一般人皆可食用，尤其适合肺热咳嗽、痰稠或无痰、咽喉发痒干痛、音哑、急慢性支气管炎、肺结核、小儿百日咳等患者。

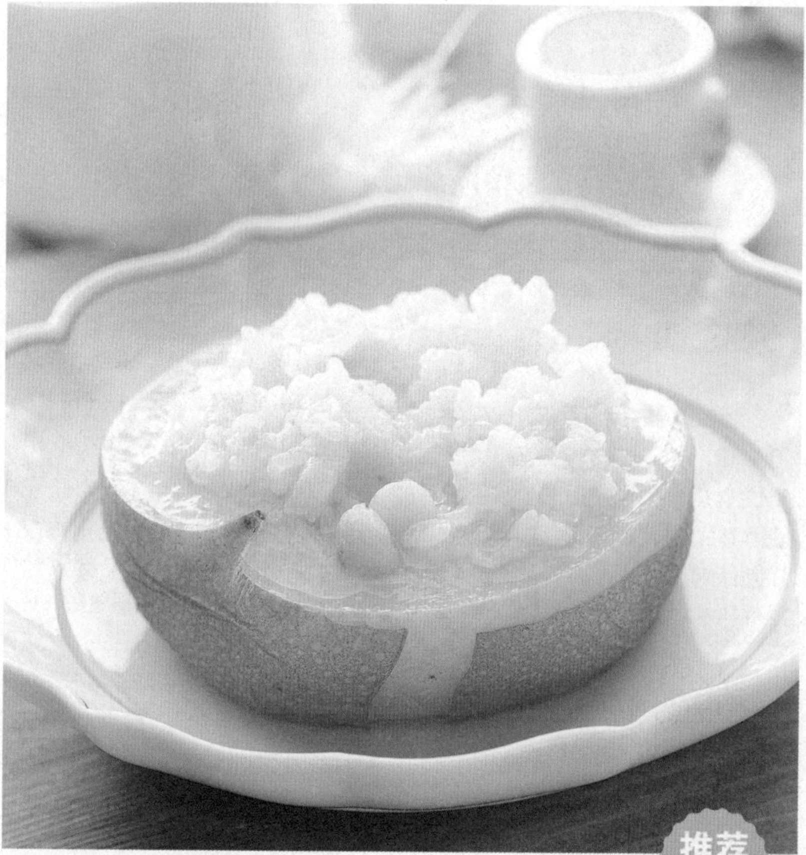

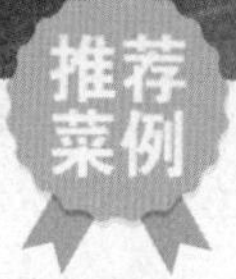

推荐菜例

川贝蒸梨饭

原料： 水梨1个，糯米30克，川贝10克，盐适量

做法：

❶ 将水梨洗净去皮，切开，挖掉梨心和部分果肉。

❷ 将川贝和糯米洗净，挖出的果肉切丁，混合倒入梨内，放入容器内，加水隔水蒸熟。

❸ 最后加盐调味即可食用。

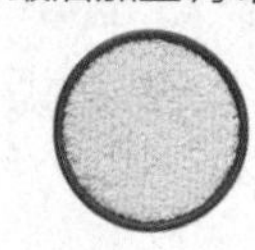
糯米

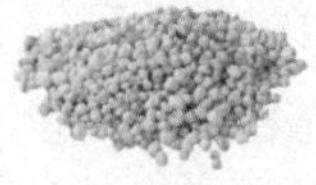
川贝

专家点评

本品适合肺热咳嗽、痰稠或无痰、咽喉发痒干痛、音哑的男性食用。

罗汉果

Luo Han Guo

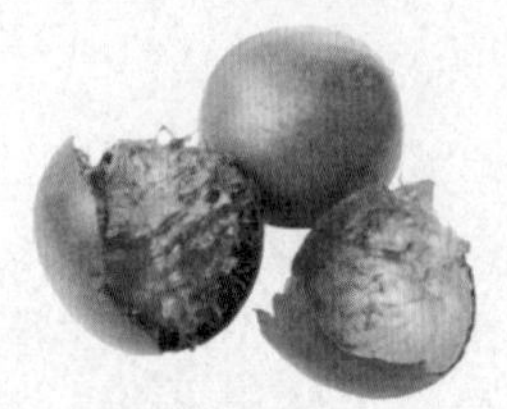

别名：拉汗果、假苦瓜　性味归经：性凉，味甘；归肺、大肠经

适用量：每次1个　热量：1029千焦/100克

养生关键词

清肺润肠，止咳化痰

罗汉果含有罗汉果苷，较蔗糖甜300倍，还含果糖、氨基酸、黄酮、维生素C、糖苷、葡萄糖、蛋白质、脂类等成分，具有清肺利咽、化痰止咳、润肠通便等作用。

食疗功效

罗汉果有润肺止咳、生津止渴等功效，适用于肺热或肺燥咳嗽，百日咳及暑热伤津口渴，此外，它还有润肠通便的功效。主治百日咳、痰多咳嗽、血燥便秘等病症。对于急性气管炎、急性扁桃体炎、咽喉炎，罗汉果也有很好的疗效。

选购保存

罗汉果以形圆、个大、坚实、摇之不响、色黄褐者为佳。可将罗汉果放在干燥处保存，防霉、防蛀。

♥ 应用指南

1. 清肺止咳，润肠通便，辅助治疗烟酒过度等引起的声音嘶哑、咽干口渴：罗汉果20克。将罗汉果于沸水中浸泡15分钟，代茶饮用。

2. 辅助治疗气管炎、肺结核：猪肺30克，罗汉果1个，盐适量。将猪肺处理干净，和罗汉果同入锅煲煮，熟后加盐调服。

3. 辅助治疗百日咳方、咳嗽咽干、咽喉不利：罗汉果1个，柿饼15克。将两者一起加水煎服。

4. 辅助治疗久咳肺虚有热、肺痨咳嗽：猪瘦肉100克，罗汉果30～60克，盐适量。将罗汉果打破，猪瘦肉切片，一起入锅，加水煮熟，加盐。

5. 降脂减肥：罗汉果250克，蜂蜜10克。将罗汉果压碎，加4大碗水（两天的量），放入锅内煎煮40分钟，去掉罗汉果渣，入保温瓶内保存。每次倒1杯，加蜂蜜饮用。早晚各1次。

相宜搭配		
宜	罗汉果＋雪梨 清热滋阴、润喉消炎	罗汉果＋百合 清心润肺

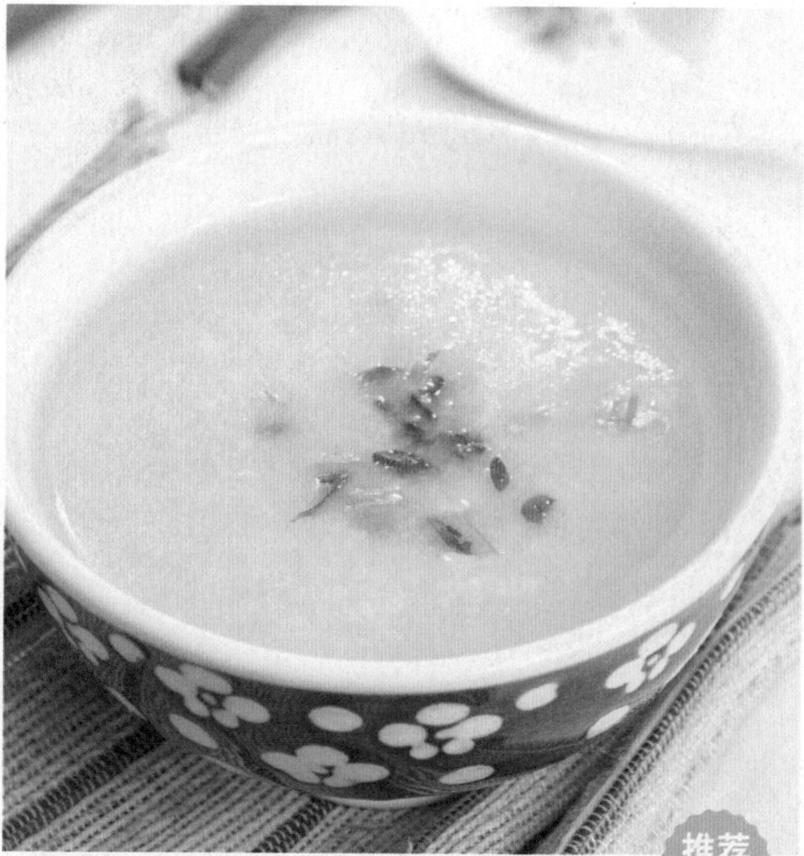

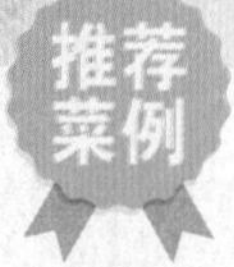

推荐菜例

罗汉果冰糖粥

原料：大米 100 克，罗汉果 20 克，枸杞子 5 克，冰糖、青菜末各适量

做法：

❶ 将大米淘净，泡发；罗汉果洗净，煮水备用。

❷ 将大米入锅，加入清水煮至七成熟。

❸ 放入罗汉果汁、枸杞子煮至粥将成，放入冰糖煮融调匀，撒上青菜末便可。

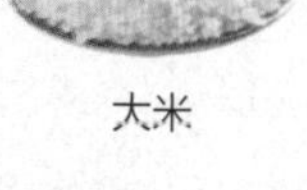

大米

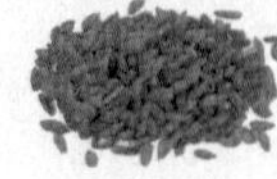

枸杞子

专家点评

本品一般人皆可食用，尤其适合肺燥咳嗽、干咳无痰、咯痰带血者。

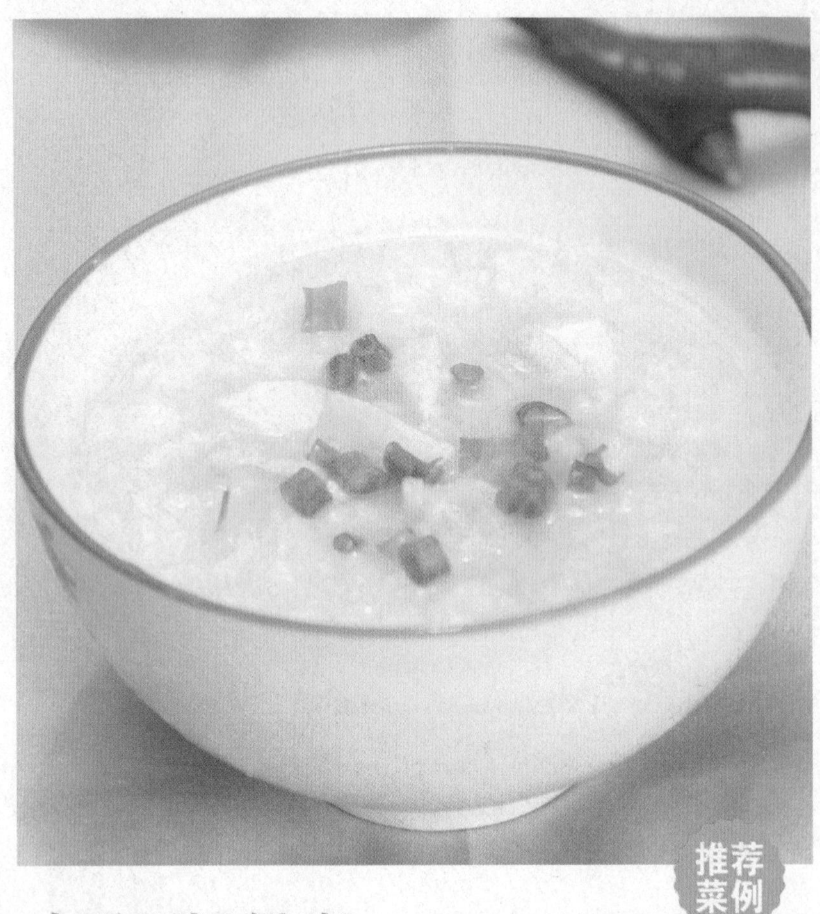

推荐菜例

鸡蛋罗汉果粥

原料： 大米80克，罗汉果50克，鸡蛋1个，盐1克，香油、葱花各适量

做法：

❶将大米淘净后泡发；罗汉果洗净，打碎，再用纱布袋包起来，下入沸水锅中煮至汁浓；鸡蛋煮熟后切小丁。

❷将大米入锅，加水煮至五成熟。

❸锅内倒入罗汉果汁，放入鸡蛋，加盐、香油调匀，最后撒上葱花即可装碗食用。

专家点评

本品尤其适合百日咳、痰火咳嗽、血燥便秘等患者食用。

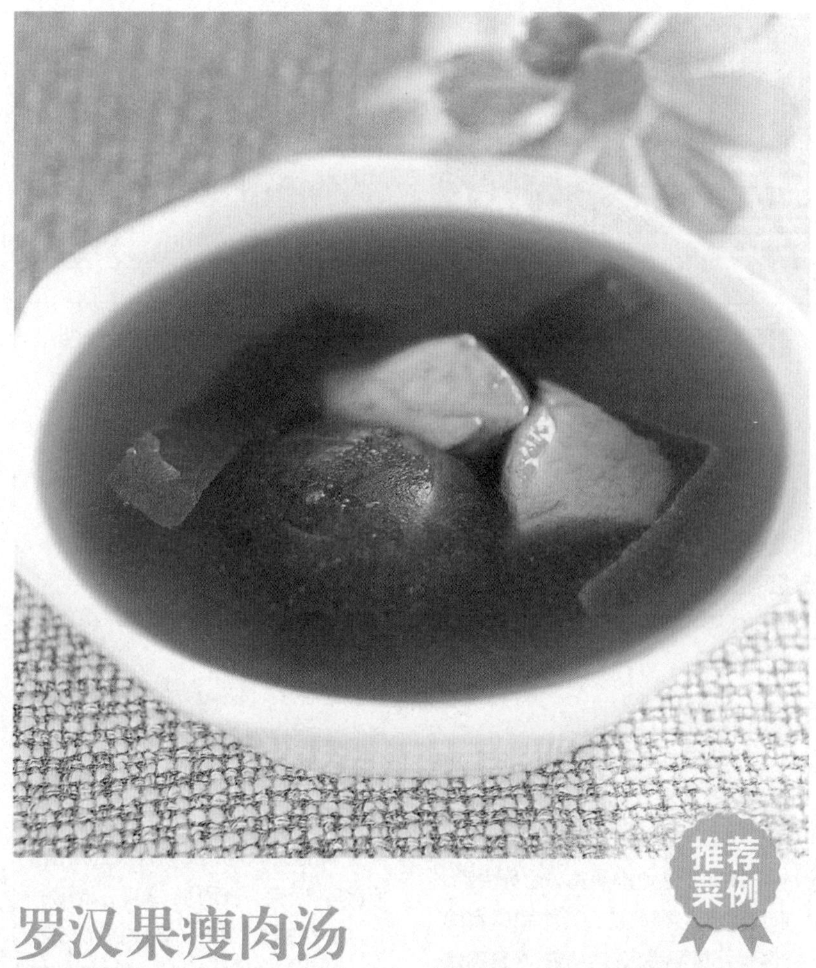

推荐菜例

罗汉果瘦肉汤

原料： 猪瘦肉200克，罗汉果20克，枇杷叶15克，盐2克

做法：

❶ 将罗汉果洗净，打成碎块；枇杷叶洗净，浸泡30分钟；猪瘦肉洗净，汆水后切块。

❷ 锅中加入适量清水，煮沸，放入罗汉果、枇杷叶、猪瘦肉。

❸ 大火煲开后，改用小火煲1个小时，加盐调味即可。

专家点评

本菜品一般人皆可食用，尤其适合痰火咳嗽、血燥便秘等患者。

何首乌

He Shou Wu

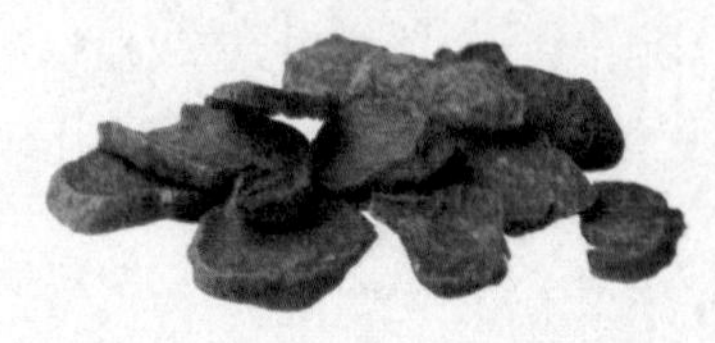

别名：地精、首乌、马肝　性味归经：性微温，味苦、甘、涩；归肝、肾经

适用量：每次 2 ~ 3 克　热量：无

养生关键词

补血益精，生发乌发

何首乌的根和根茎含蒽醌类，主要为大黄酚和大黄素，其次为大黄酸、少量的大黄素甲醚和大黄酚蒽酮等（炙过后无大黄酸），此外，还含淀粉、粗脂肪、卵磷脂等成分。何首乌具有养血滋阴、润肠通便、截疟、祛风解毒等作用。

食疗功效

中药何首乌分为生首乌与制首乌：生首乌可解毒、润肠通便、消痈；制首乌可补益精血、乌须发、强筋骨、补肝肾。主治血虚头昏、心悸失眠、肝肾阴虚之腰膝酸软、须发早白、耳鸣、遗精、肠燥便秘、久疟体虚、风疹瘙痒、疮痈、瘰疬、痔疮等病症。

选购保存

何首乌以个大、体重、质坚实、断面无裂隙、显粉性者为佳。可将何首乌放在干燥容器内或通风干燥处储存，防蛀。

♥ 应用指南

1. 辅助治疗气血俱虚、久疟不止：何首乌（15 ~ 50 克，视病情轻重选用），人参 15 克，当归 10 克，陈皮 10 克，煨姜 3 片（多寒者用 15 ~ 25 克）。将以上材料加水煎煮，在病发前 3 小时温服。
2. 辅助治疗自汗不止：何首乌末适量。将何首乌末加水调匀，封于脐中穴位。
3. 辅助治疗破伤血出：何首乌 15 克。将何首乌研成粉末，敷于伤处即可。
4. 补肝益肾，乌发：猪肝 250 克，何首乌 20 克，米酒 15 毫升，枸杞子 10 克，生抽 10 毫升，姜片 2 片，葱、盐、白糖、香油各适量。将何首乌用温开水浸泡 5 个小时，切片；猪肝洗净，切片后略腌备用；枸杞子洗净待用；所有材料、调料拌匀后略腌，入锅蒸约 10 分钟即可。

相宜搭配		
宜	**何首乌 + 乌鸡** 滋阴清热、调经活血	**何首乌 + 鸡蛋** 补肝肾、益精血

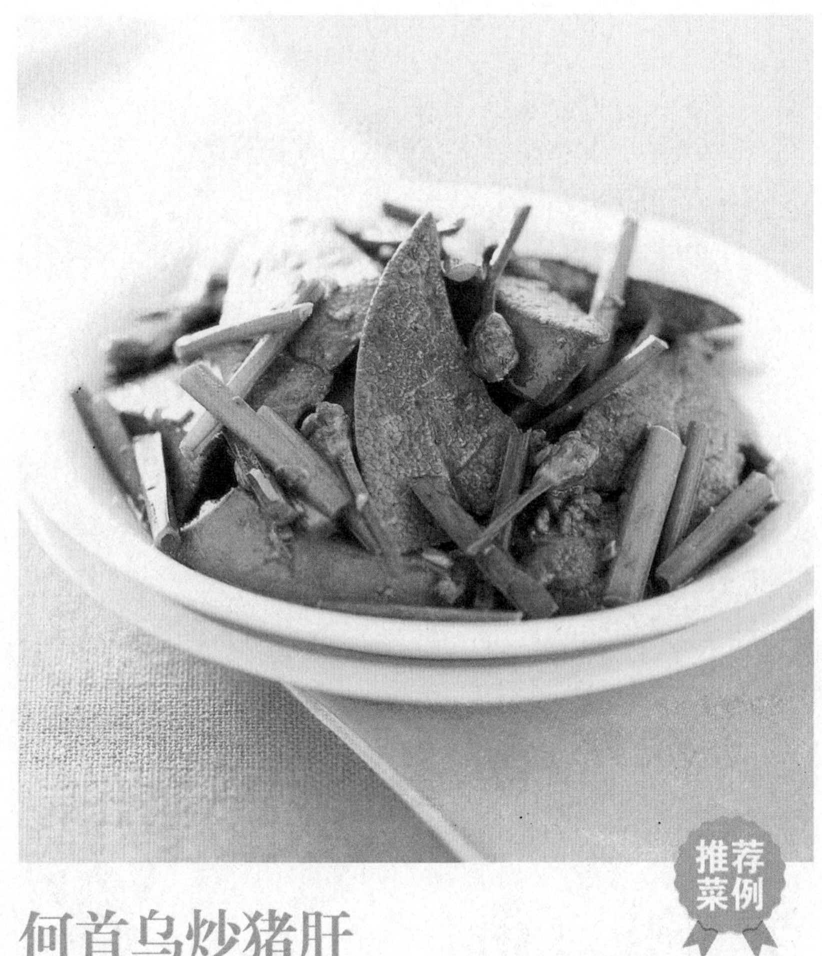

推荐菜例

何首乌炒猪肝

原料： 猪肝 300 克，韭菜花 250 克，何首乌 20 克，淀粉 15 克，盐、香油各适量

做法：

❶ 将猪肝洗净后切片，入开水中氽烫，捞出后沥干。

❷ 将何首乌入水煮沸，转小火续煮 10 分钟，滤取药汁与淀粉混合拌匀。

❸ 起锅，放入沥干的猪肝、韭菜花拌炒，加香油、盐调味，淋上药汁勾芡即可。

专家点评

本菜品尤其适合肝肾亏虚、血虚者食用。

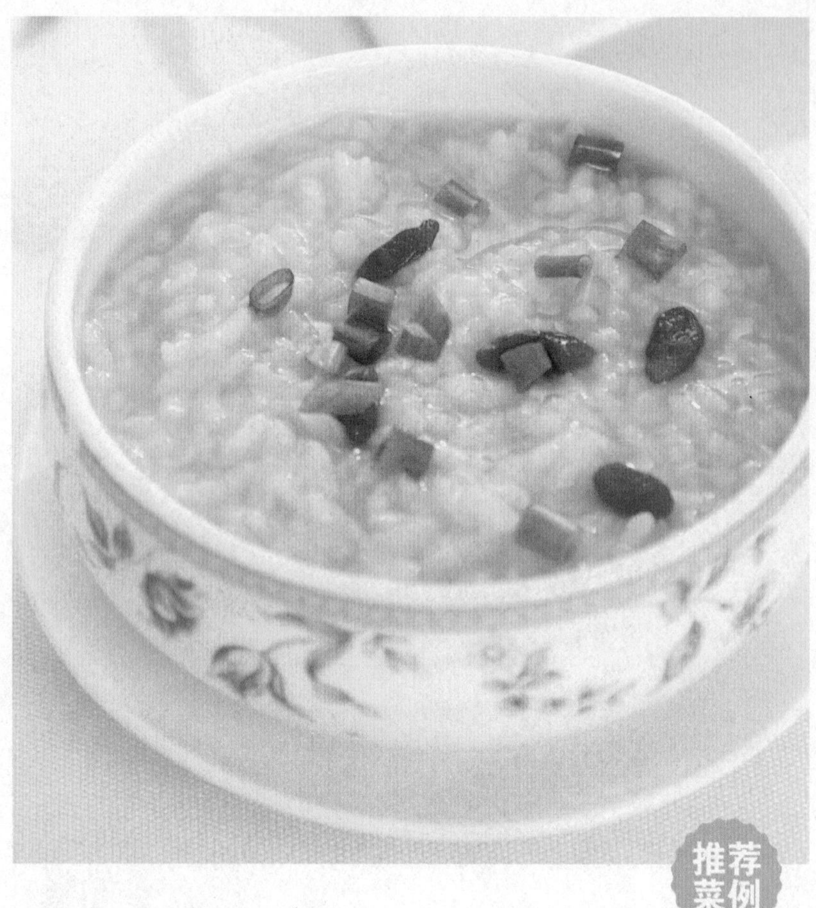

推荐菜例

首乌枸杞子粥

原料：大米100克，何首乌12克，枸杞子10克，盐2克，葱适量

做法：

❶将何首乌入锅，倒入1碗水熬至半碗，去渣待用；葱洗净，切葱花。

❷锅中注入水，大米洗净后入锅，用大火煮至米粒绽开。

❸倒入何首乌汁，放入枸杞子，改用小火熬至粥成，加盐调味，撒上葱花即可起锅装碗。

专家点评

本品一般人皆可食用，尤其适合肝肾阴亏、须发早白、血虚头晕、腰膝软弱、筋骨酸痛、遗精等患者。

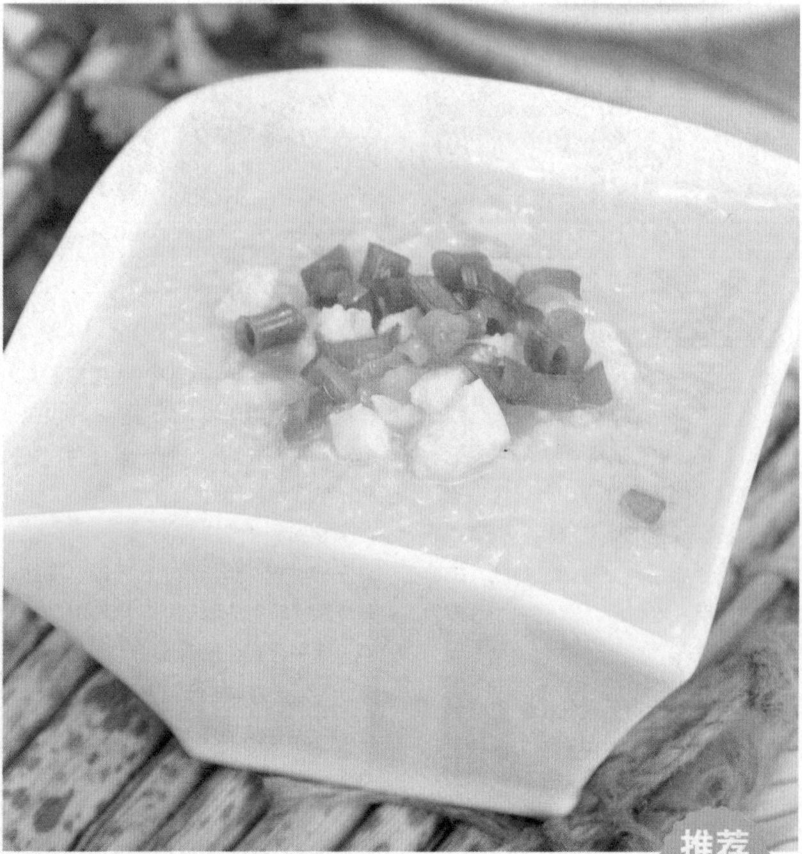

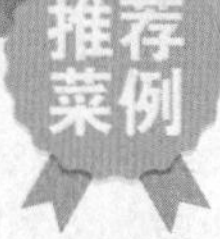

推荐菜例

首乌小米粥

原料：小米 80 克，鸡蛋 1 个，何首乌 20 克，白糖 5 克，葱花适量

做法：

① 将小米入清水浸泡；鸡蛋煮熟切碎。

② 锅中注入清水，入何首乌煎汁备用。

③ 锅中注入清水、何首乌汁，放入小米煮至米烂，放入鸡蛋，加白糖调味，撒上葱花即可。

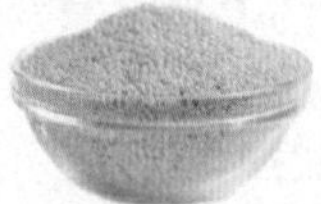
小米

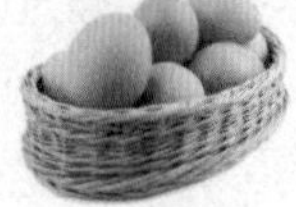
鸡蛋

专家点评

本品尤其适合气血亏虚所致的头发脱落、早白的男性食用。

灵芝
Ling Zhi

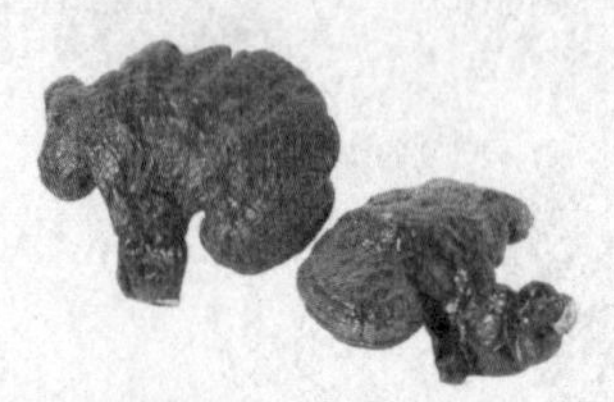

别名：灵芝草、菌灵芝　性味归经：性温，味淡、苦；归心、肺、肝、脾经

适用量：每次 3 ~ 5 克　热量：无

养生关键词

养心益智，抗老防衰

《本草纲目》记载："灵芝疗虚劳。"灵芝含有麦角固醇、真菌溶酶、酸性蛋白酶、多糖等成分，对中枢神经系统有较强的调节作用，具有镇静安神、止咳平喘、益智、补气、抗衰老等作用。

食疗功效

灵芝主治虚劳短气、肺虚咳喘、失眠心悸、消化不良、不思饮食、心神不宁等病症。在增强人体免疫力、调节血糖、控制血压、辅助肿瘤放化疗、保肝护肝、促进睡眠等方面均具有显著疗效。因为灵芝有补养气血的作用，故常用灵芝可治虚劳短气、不思饮食、手足逆冷、烦躁口干等症。灵芝入肺经，可治痰饮证，尤其对痰湿型或虚寒型疗效较好。

选购保存

灵芝以菌盖半圆形、赤褐如漆、环棱纹、边缘内卷、侧生柄的特点来选购。可将灵芝放在干燥处保存，防霉、防蛀。

♥ 应用指南

1. 安神健脾，清肺燥，止干咳，辅助治疗阴虚咳嗽或肺结核：猪瘦肉 200 克，莲子 35 克，百合 30 克，灵芝 6 克。将以上材料一起炖汤服用。
2. 辅助治疗病后体虚、脾胃虚弱、血气不足、头晕眼花：鸡 1 只，莲子 50 克，灵芝 6 克，陈皮 3 克。将鸡处理干净，和其余材料炖汤服用。或用乳鸽1只、枸杞子30克、南枣10枚、灵芝 6 克和姜 1 片一起炖汤服用。
3. 辅助治疗泻血脱肛：灵芝 250 克，白枯矾 50 克，密陀僧 25 克。将灵芝炒制后和白枯矾、密陀僧共研末，蒸饼丸如梧桐子大小，每次服食 20 丸。

相宜搭配		
宜	灵芝 + 老鸭 滋阴补虚、利尿消肿	灵芝 + 银耳 止咳、辅助治疗失眠多梦

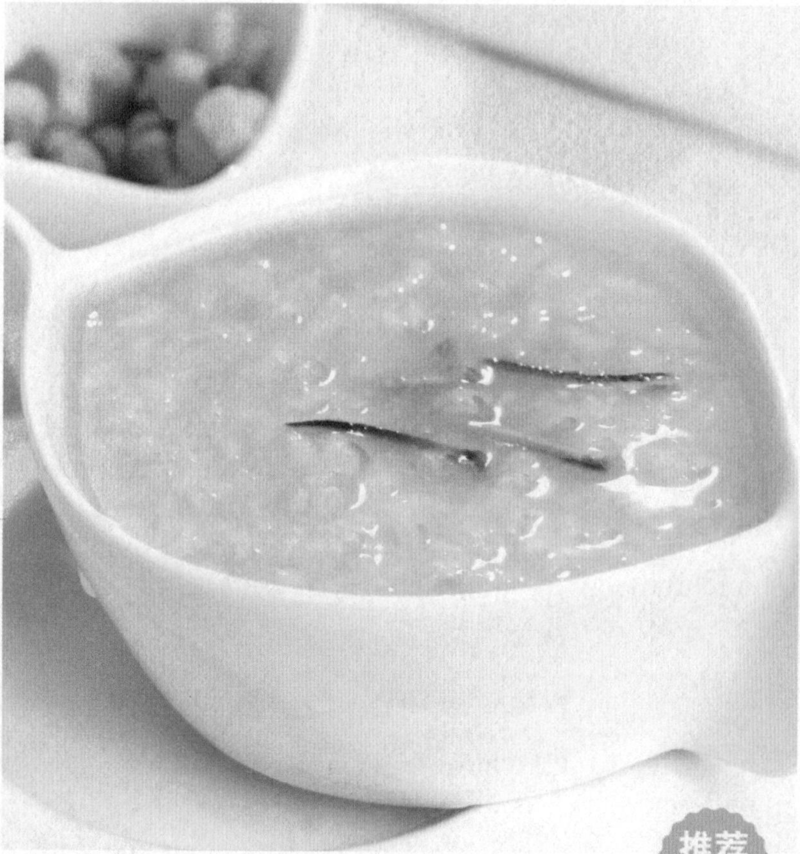

推荐菜例

灵芝糯米粥

原料： 糯米 100 克，灵芝 10 克，白糖 3 克

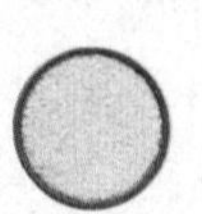
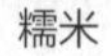
糯米

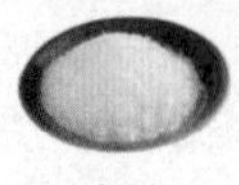
白糖

做法：

❶ 将糯米泡发洗净；灵芝洗净，加入清水，煮好后取汁待用。

❷ 将锅置于火上，倒入煮好的灵芝汁，放入糯米，以大火煮开。

❸ 待煮至浓稠状，调入白糖拌匀即可。

专家点评

本品尤其适合贫血、腹泻、脾胃虚弱、神经衰弱、眩晕不眠、心悸气短、虚劳咳喘等患者食用。

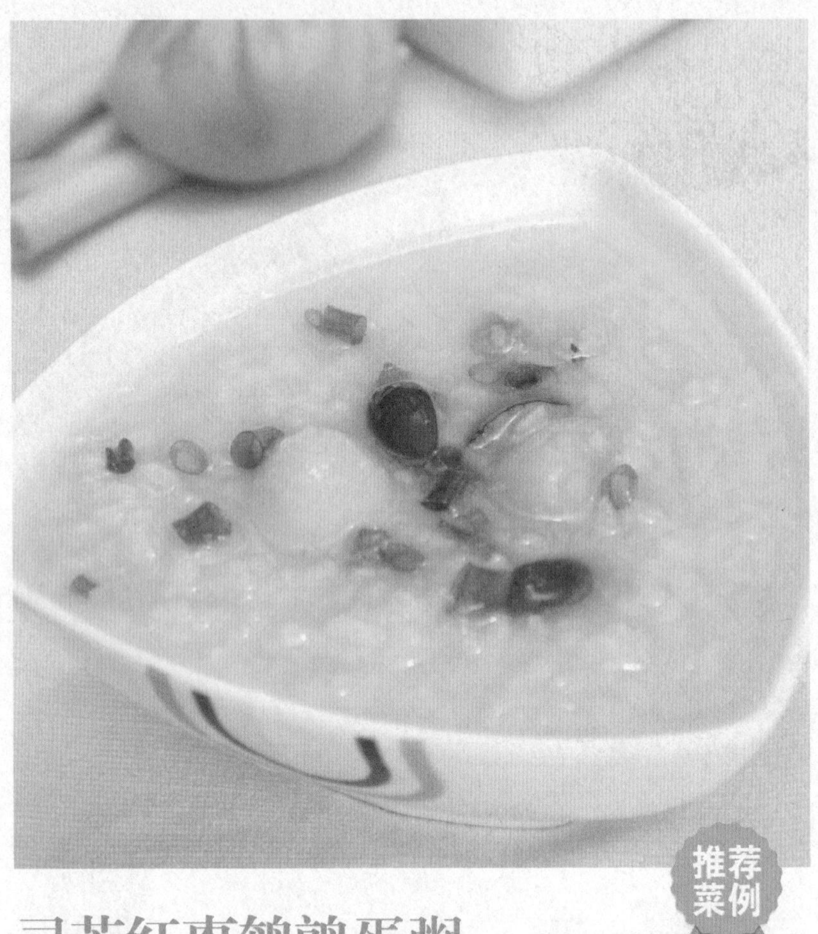

推荐菜例

灵芝红枣鹌鹑蛋粥

原料：大米 80 克，鹌鹑蛋 2 个，灵芝、红枣各 20 克，白糖 5 克，葱花、香油各适量

做法：

❶ 将大米洗净后浸泡；鹌鹑蛋煮熟，去壳；灵芝切片备用。

❷ 砂锅中放入清水，下入灵芝熬成汁。

❸ 放入大米，煮至五成熟；加入红枣，倒入灵芝汁煮成粥，放入鹌鹑蛋略煮，加白糖、香油调匀，撒上葱花即可。

专家点评

本品尤其适合眩晕不眠、心悸气短、虚劳咳喘、气血不足、营养不良者食用。

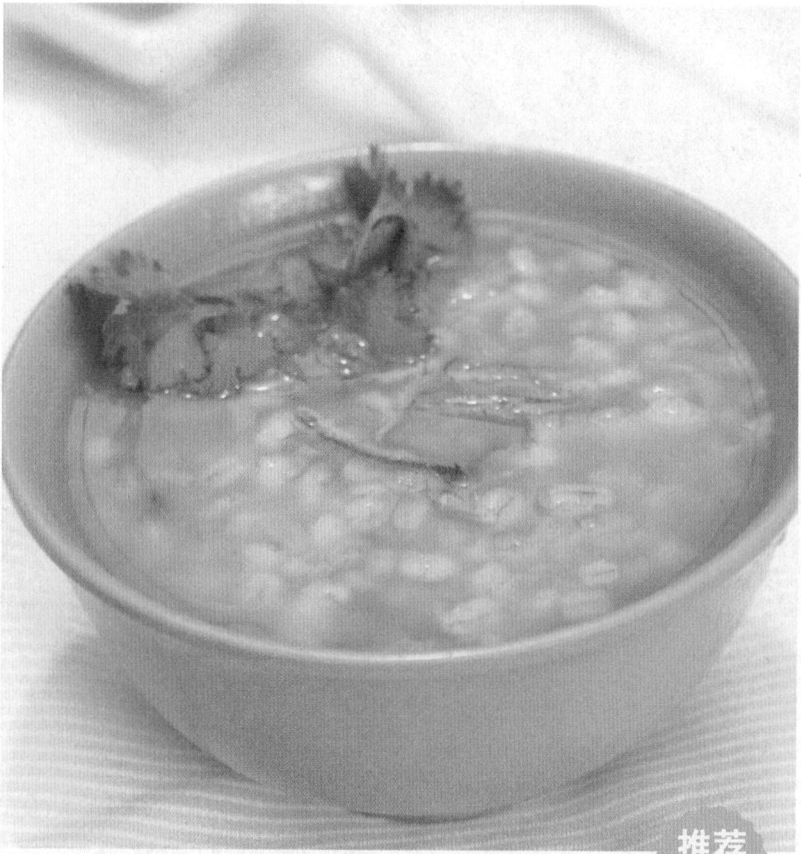

推荐菜例

灵芝麦仁粥

原料： 麦仁80克，灵芝5克，白糖3克，香菜叶适量

做法：

❶ 将麦仁泡发洗净；灵芝煮汁；香菜叶洗净后备用。

❷ 将锅置于火上，倒入清水，放入麦仁，以大火煮开；加入灵芝汁同煮至浓稠状，调入白糖，撒上香菜叶即可。

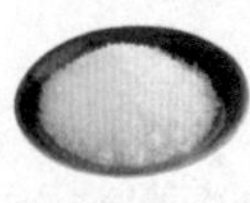
白糖

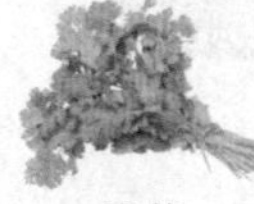
香菜

专家点评

本品一般人皆可食用，尤其适合阳痿早泄、骨质疏松的男性。

冬虫夏草

Dong Chong Xia Cao

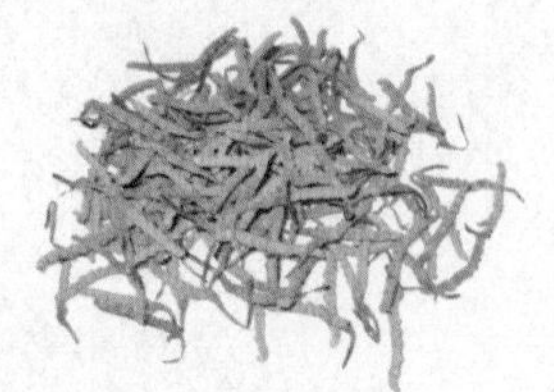

别名：虫草、冬虫草　性味归经：性温，味甘；归肾、肺经

适用量：每次 1 ~ 3 克　热量：1390 千焦 /100 克

养生关键词

补肺气，抗衰老

冬虫夏草含有虫草菌素，是一种有抗生作用或抑制细胞分裂作用、与核酸有关的物质。冬虫夏草还含虫草酸、虫草素、氨基酸、生物碱、维生素、多糖及矿物质等多种营养成分，具有补肺益肾、益精强身、延缓衰老等作用。

食疗功效

冬虫夏草具有补虚损、益精气、止咳化痰、补肺肾的功效，用于治疗肺肾两虚、精气不足、阳痿遗精、咳嗽、自汗盗汗、劳嗽痰血、慢性支气管炎、病后虚弱等病症。它对肾虚阳痿、腰膝酸疼也有良好的疗效，是老年体弱者的滋补佳品。

选购保存

冬虫夏草以完整、虫体丰满肥大、类白色、气微腥、味微苦者为好。各地所产中以西藏及青海的冬虫夏草为优，川虫草较次。可将其放在通风干燥处储存。

♥ 应用指南

1. 补虚助阳，用于辅助治疗久病体虚、贫血、四肢不温、阳痿遗精等症：雄鸭 1 只，冬虫夏草 1 ~ 3 克，葱、姜、盐各适量。将雄鸭去毛及内脏，洗净后放在砂锅内，再放入冬虫夏草和盐、姜、葱，加入水，以小火煨炖，熟烂即可佐餐食用。

2. 辅助治疗肺气肿晚期、痰多、咳嗽气短：熟地 24 克，炒山药 18 克，补骨脂 16 克，莱菔子 15 克，山萸肉 12 克，茯苓 12 克，枸杞子 12 克，党参 12 克，炒白术 12 克，陈皮 12 克，炙冬花 12 克，炙紫菀 12 克，冬虫夏草 3 克。将以上所有药材一起入锅，加清水适量，煎服。

相宜搭配

宜	冬虫夏草 + 人参 补元气	冬虫夏草 + 乌鸡 益气养血

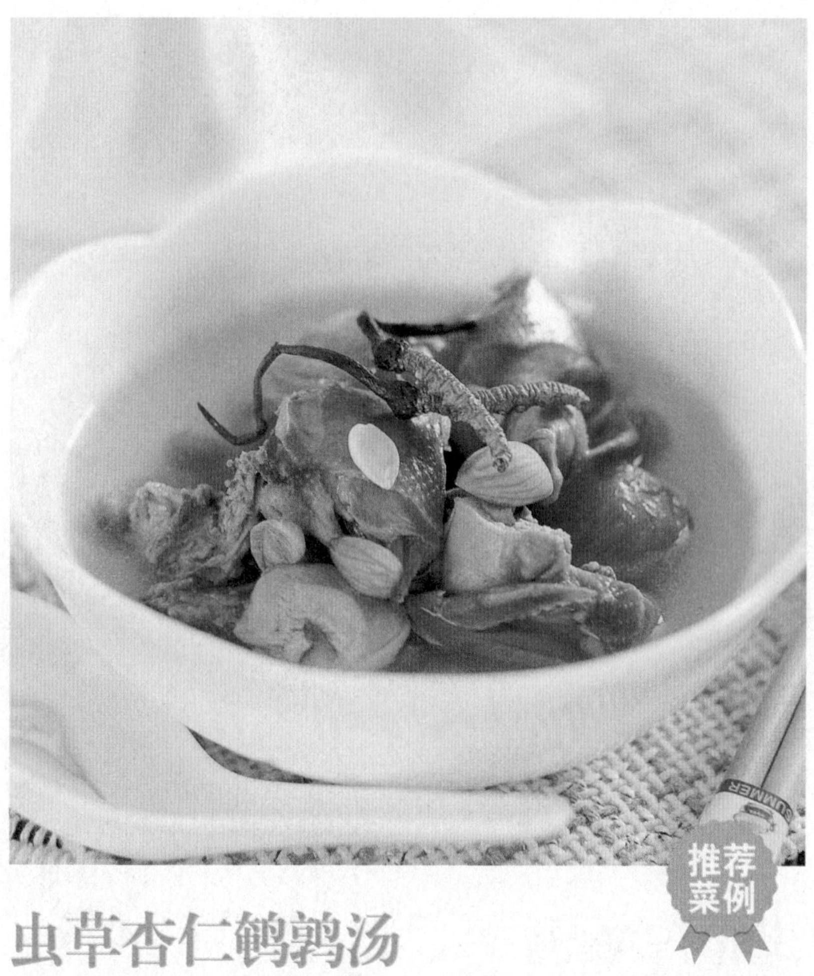

推荐菜例

虫草杏仁鹌鹑汤

原料： 鹌鹑1只，杏仁15克，冬虫夏草3克，蜜枣3枚，盐适量

做法：

① 将冬虫夏草洗净，浸泡；杏仁用温水浸泡，去红皮、杏尖，洗净后备用。

② 将鹌鹑去内脏，洗净，斩件后汆水；蜜枣洗净备用。

③ 将以上食材放入炖盅内，注入800毫升沸水，加盖隔水炖2个小时，加盐调味即可。

专家点评

本菜品适合肾气不足、阳痿遗精者食用。

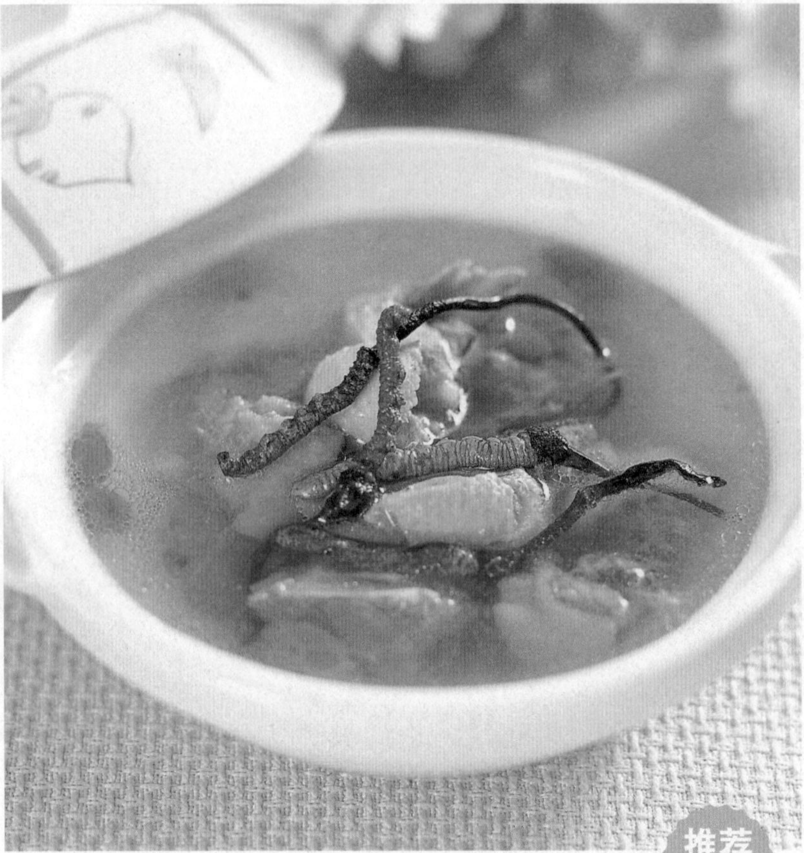

推荐菜例

虫草炖雄鸭

原料： 雄鸭肉 200 克，冬虫夏草 3 克，姜片、陈皮末、胡椒粉、盐各适量

做法：

① 将冬虫夏草用温水洗净；鸭肉洗净后斩块，放入沸水中去血水，捞出备用。

② 将鸭块与冬虫夏草先用大火煮开，再用小火炖至鸭肉熟软后加入姜片、陈皮末、胡椒粉、盐调味即可。

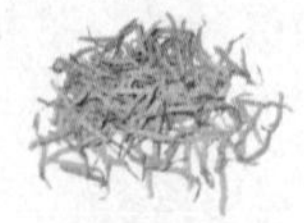
冬虫夏草

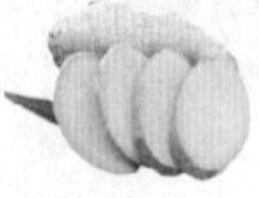
姜片

专家点评

本菜品尤其适合肾虚、体内有热、阳痿遗精、咳嗽气短的男性食用。

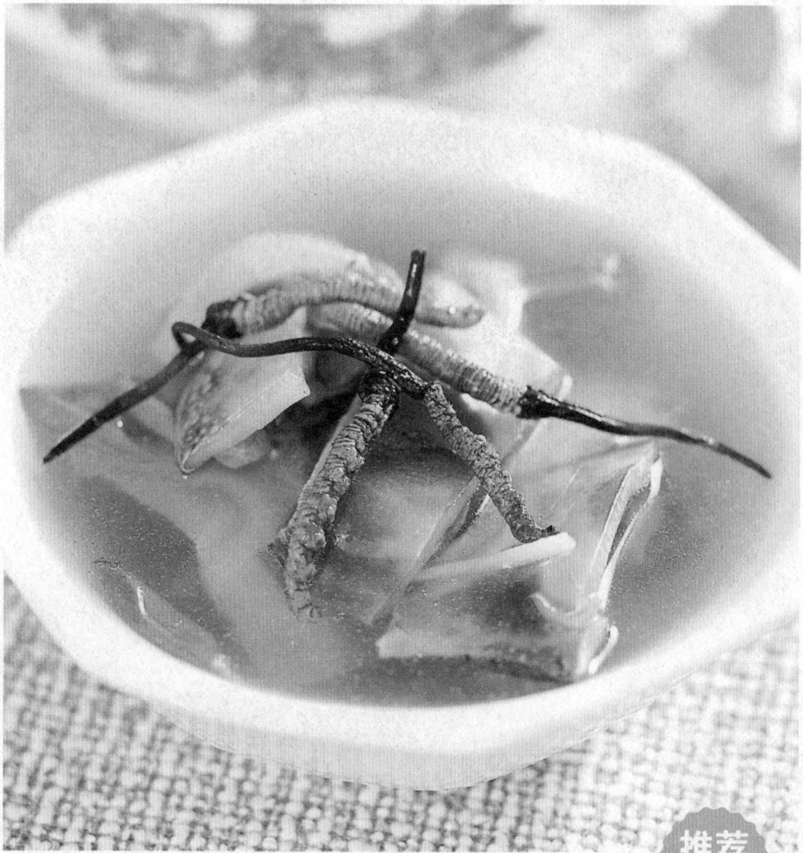

推荐菜例

虫草红枣炖甲鱼

原料：甲鱼1只（约1000克），冬虫夏草3克，红枣10克，料酒、盐、葱段、姜片、蒜瓣、鸡汤各适量

做法：

❶将处理好的甲鱼切成块；冬虫夏草洗净；红枣用开水浸泡备用。

❷将甲鱼放入砂锅中，上面放冬虫夏草、红枣，加入料酒、盐、葱段、姜片、蒜瓣、鸡汤，炖2个小时，拣去葱段、姜片即可食用。

专家点评

本菜品适合肾虚、阳痿以及气阴两虚型高脂血症患者食用。

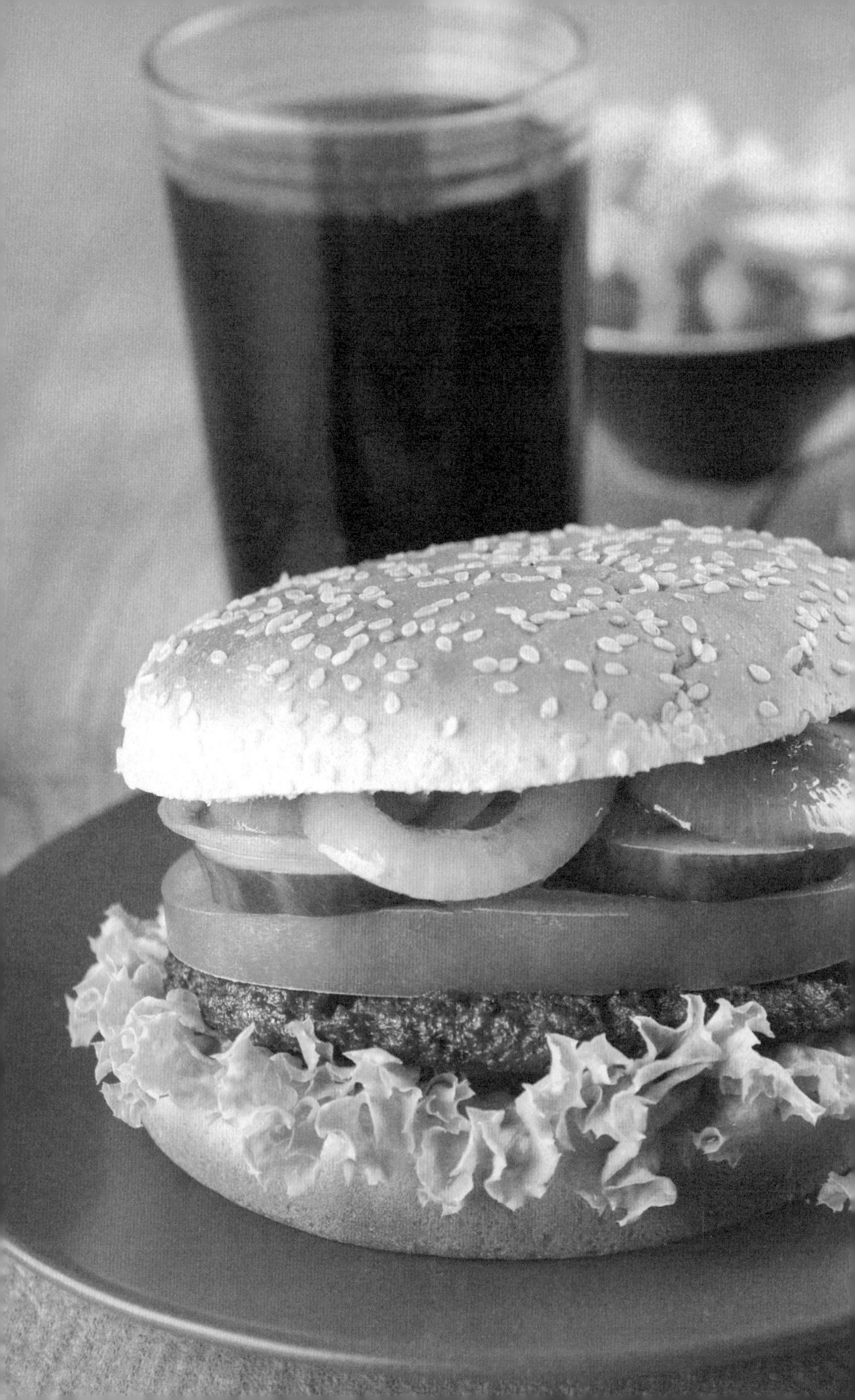

第三章

男性养生慎吃的64种食物

现代人为追求新鲜、刺激的口味，不加选择地胡吃海喝，殊不知，长期或大量食用某些食物，对身体健康十分不利。有些食物虽然滋补效果显著，但是无论在日常饮食还是在专门的药膳中，都要因人而异地选择适合自己的食物。本章列举了男性饮食中应当慎食的64种食物，并详细阐述其慎食原因，希望能够帮助广大男性朋友建立良好的饮食习惯。

牛肉干

慎吃关键词：
腹胀、
防腐剂

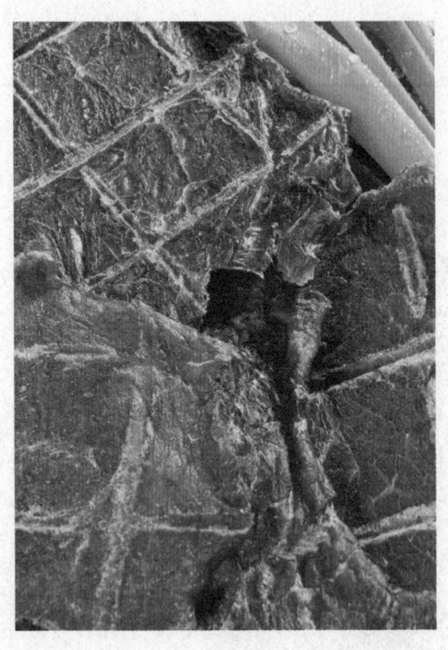

慎食牛肉干的原因

因为牛肉干比较硬，如果过多地食用，长时间的咀嚼会使得咬肌过度使用，可能造成牙齿松动，还会导致牙痛和腮帮痛。牛肉是不易消化的肉类，如果一次性食用过多，容易导致腹胀、不消化、胃痛等症状。牛肉干在制作过程中，为了保持牛肉的新鲜，防腐剂的添加是不可少的，如果过多地食用牛肉干，对身体的健康极为不利，因此不宜多吃。

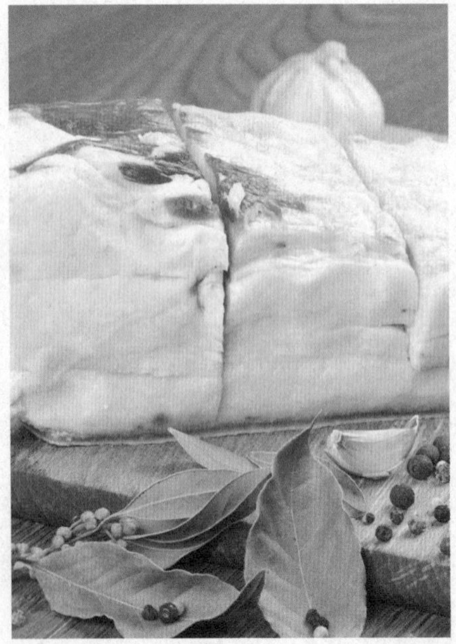

猪肥肉

慎吃关键词：
肥胖、
消化不良

慎食猪肥肉的原因

猪肥肉的脂肪与其他肉类相比，比例较高。长期大量进食猪肥肉，会摄入过多脂肪，导致肥胖，不利于身体健康。猪肥肉中含有大量的饱和脂肪酸，它可以与胆固醇结合沉淀于血管壁，诱发动脉粥样硬化等心脑血管疾病。猪肥肉的蛋白质、胆固醇含量也较高，食用过多还容易引起消化不良。

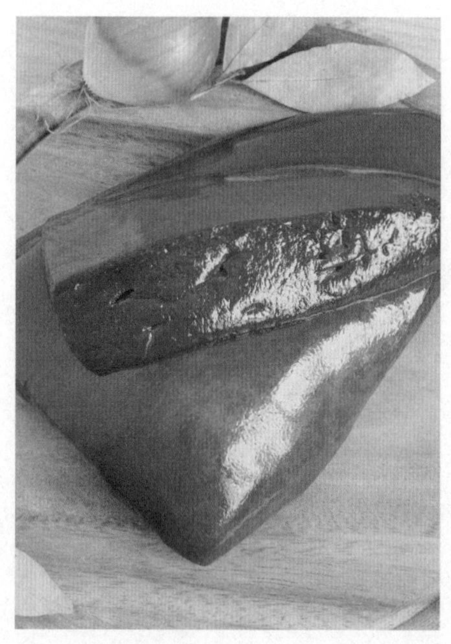

牛肝

慎吃关键词：
胆固醇、脂肪

慎食牛肝的原因

牛肝的胆固醇含量很高，多食牛肝会使血液中胆固醇和甘油三酯水平升高，胆固醇堆积在血管壁致使管腔狭窄，血压升高。而且牛肝的热量高，多食牛肝还易引发肥胖。另外，牛肝的脂肪含量极高，过多地食用牛肝容易发福肥胖。动脉粥样硬化、心脑血管疾病、痛风等患者均忌食牛肝。

牛髓

慎吃关键词：
脂肪、高脂血症

慎食牛髓的原因

牛髓中的脂肪含量极高，可达95.8%，多食牛髓会使进入体内的脂肪过多，从而沉积在体内，引起肥胖。脂肪含量过多除了引起肥胖，还可能会引发脑卒中、心血管疾病以及动脉粥样硬化等疾病，导致血压升高，还有可能诱发高脂血症。牛髓是滋腻之物，食用过多还易助湿生痰。

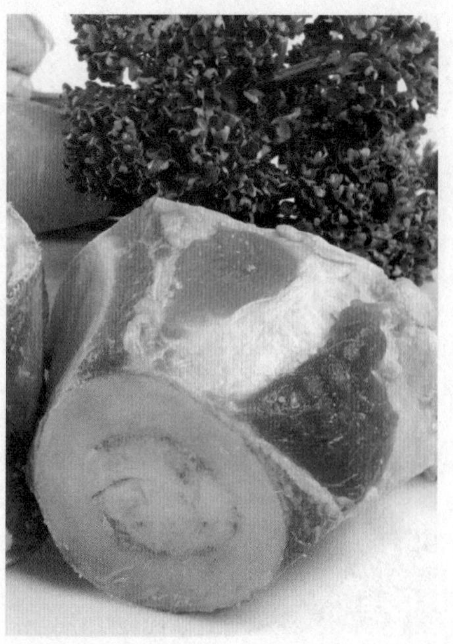

羊髓

慎吃关键词：
肥胖、胆固醇

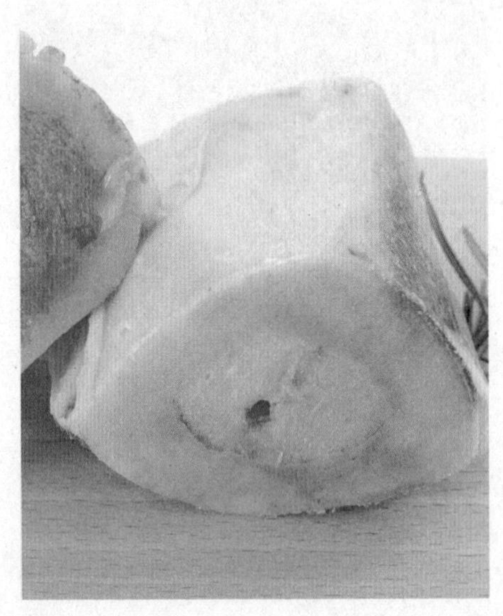

慎食羊髓的原因

羊髓的热量很高，每 100 克有热量 1483 千焦，摄入热量过多会引发脂肪堆积，从而导致肥胖，并且羊髓多吃会助火，不利于健康。羊髓的胆固醇含量极高，约为鸡蛋的 7 倍，患有心血管疾病的人应禁吃。中医认为羊髓性温，味甘，无毒，感冒发热者不宜食用。此外，热性体质的男性不宜多食羊髓。

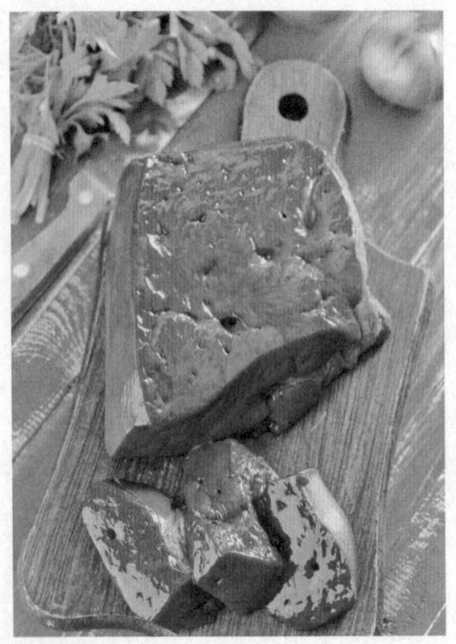

羊肝

慎吃关键词：
高胆固醇

慎食羊肝的原因

羊肝属于高胆固醇食物，多食羊肝可使血液中的胆固醇水平升高。羊肝中的维生素 A 含量极其丰富，长期大量食用羊肝容易导致维生素 A 过多症，出现头痛、恶心、呕吐、嗜睡、视物模糊等相关症状。中医认为羊肝是甘凉无毒的食物，但不宜与生椒同食，否则容易损伤五脏。此外，动物内脏容易有残留毒素，过多地食用对健康不利。

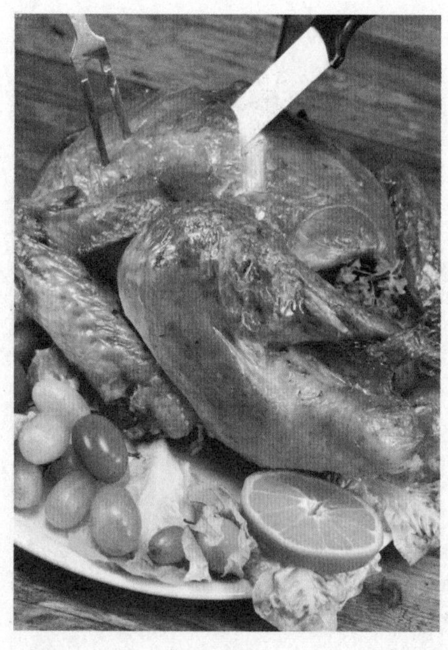

鹅肉

慎吃关键词：
肥胖、胆固醇

慎食鹅肉的原因

鹅肉的热量较高，过多的热量摄入可在体内转为脂肪堆积，增加体重，导致肥胖。鹅肉本身含较多的脂肪，会使血液中甘油三酯和胆固醇水平升高，引起心脑血管并发症，如高血压、高脂血症、脑卒中等。鹅肉的蛋白质含量较为丰富，过多地食用鹅肉不利于消化。此外，鹅肉不宜与鸭梨同食，否则容易引起胃部不适。

鹿肉

慎吃关键词：
饱和脂肪酸

慎食鹿肉的原因

鹿肉中的蛋白质含量较高，且为动物性蛋白，多食可引起血压波动。鹿肉属于“红肉”，含有较多的饱和脂肪酸，过量摄入可使血中胆固醇升高，引起血压升高，甚至引发动脉硬化。鹿肉属于纯阳之物，其补肾的功效为所有肉类之首，是大热性质的肉类，过多地食用鹿肉容易导致流鼻血。

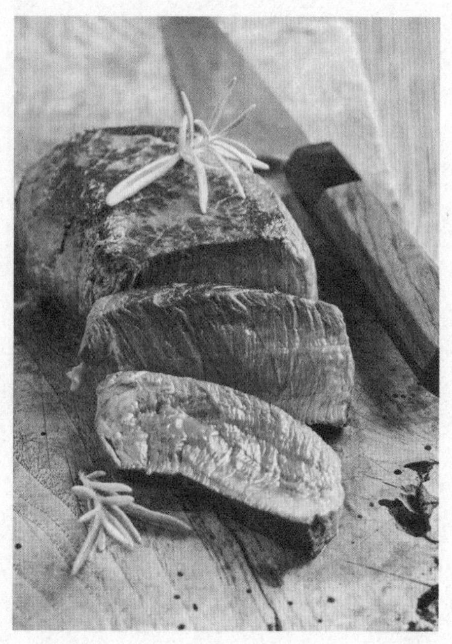

鸡胗

慎吃关键词：
胆固醇、激素

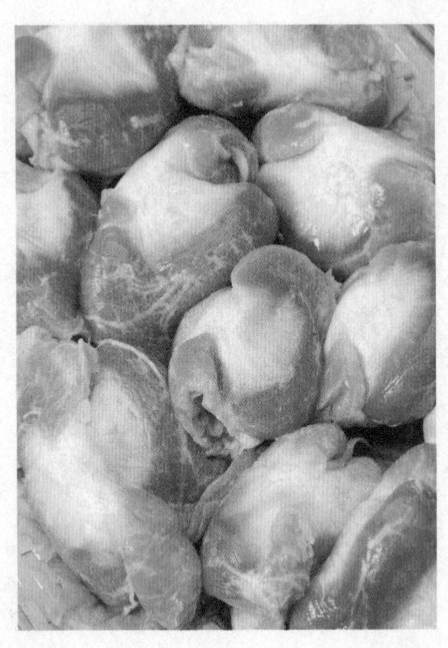

慎食鸡胗的原因

鸡胗有消食导滞的作用，属于动物内脏，其胆固醇和热量都比较高，长期食用鸡胗容易导致体重增加，使体内的胆固醇水平升高，增加“三高”的发病率。鸡胗的蛋白质含量较高，过多食用鸡胗不容易被消化，容易引起腹胀、腹痛，因此不宜多食。另外，现在有些不法商贩用激素饲养禽类，食用含有激素的鸡胗对身体不利。

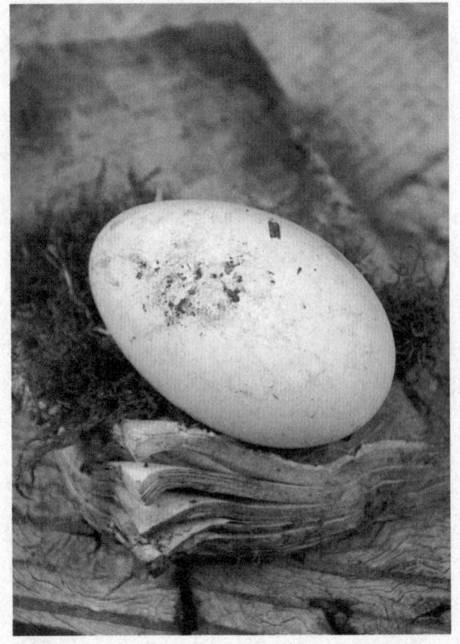

鹅蛋

慎吃关键词：
碱性物质、胆固醇

慎食鹅蛋的原因

鹅蛋中含有一种碱性物质，多吃对人体内脏不利，因此不宜多食。鹅蛋中胆固醇的含量要比其他蛋类高，食用过多，而体内代谢又不能排泄尽，在体内堆积容易导致动脉粥样硬化等症的发生。另外，鹅蛋属于温性食材，长青春痘的男性要少吃甚至不吃鹅蛋。

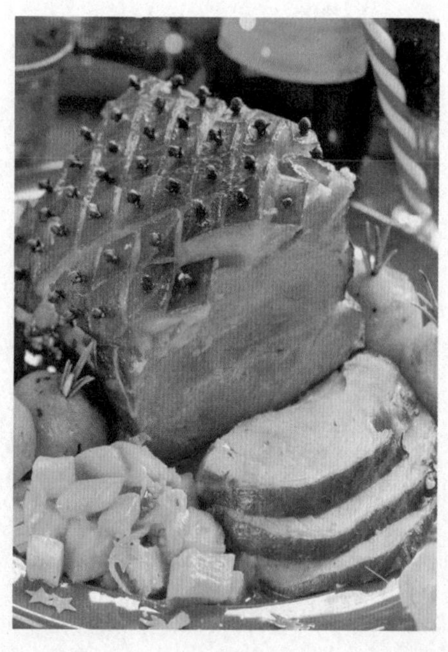

午餐肉

慎吃关键词：
脂肪、
亚硝酸盐

慎食午餐肉的原因

午餐肉是一种罐装压缩肉糜，属于加工的肉类制品，食品中都加入了防腐剂，有的还添加了人工合成色素、香精、甜味剂等，不利于健康，不宜多食或长期食用。午餐肉的热量和脂肪含量都较高，多食午餐肉容易引起血压升高，诱发高血压、高脂血症。午餐肉属于腌制食品，盐分含量高，而且还含有一定的亚硝酸盐，不宜多吃。

腊肉

慎吃关键词：
热量、脂肪

慎食腊肉的原因

腊肉多用五花肉制作而成，其热量和脂肪含量都非常高，长期食用容易引起血脂升高、肥胖，导致动脉粥样硬化、冠心病等疾病的发生。腊肉的含盐量较高，每100克腊肉含有近800毫克钠，超过一般猪肉平均量的十几倍。长期大量进食腊肉无形中会造成盐分摄入过多，从而加重或导致血压增高或波动。

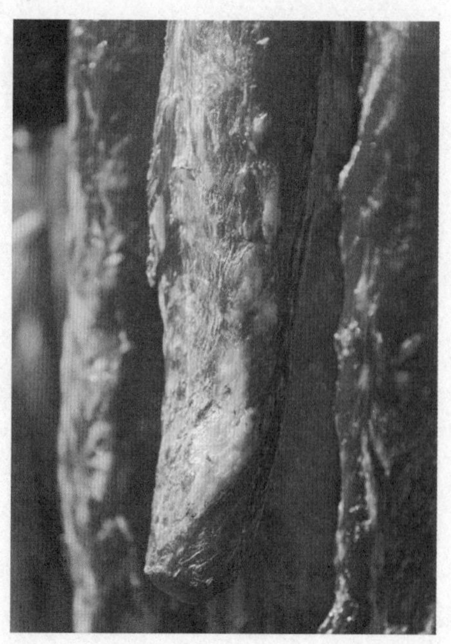

熏肉

慎吃关键词：
脂肪、亚硝酸盐

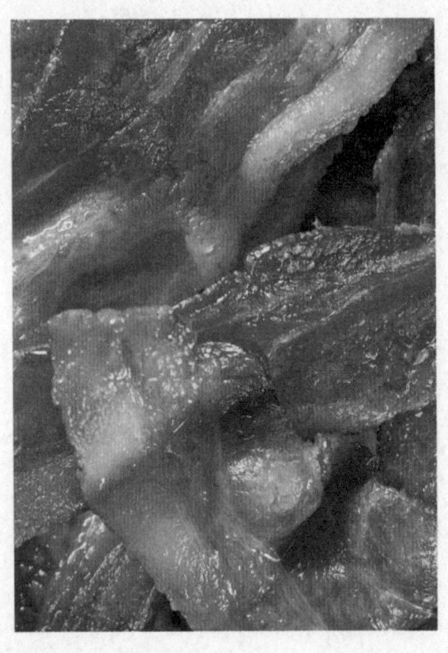

慎食熏肉的原因

熏肉在制作过程中加入了很多盐，大量摄入会引起血压升高，且熏肉在制作过程中可能产生致癌的亚硝酸盐，对人体健康不利。熏肉的脂肪含量很高，大量的脂肪摄入可能引发脑卒中、心血管疾病、动脉粥样硬化等病症，肥胖的高血压患者尤其要注意。

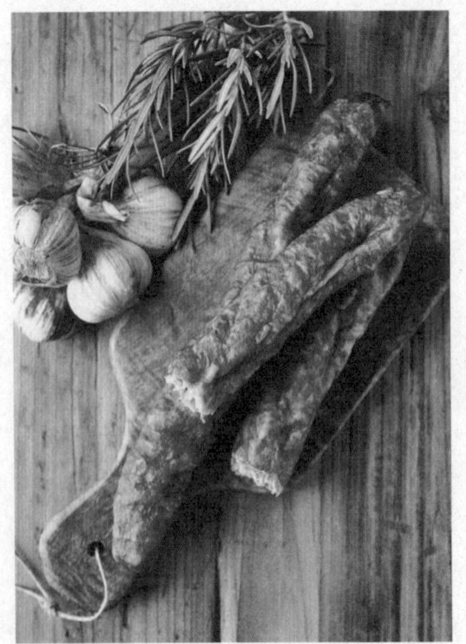

腊肠

慎吃关键词：
热量、病菌

慎食腊肠的原因

腊肠中肥肉比例高达 50% 以上，热量极高，蛋白质、脂肪含量也很高，食用后不利于体重的控制。腊肠中的钠含量很高，长期食用腊肠，可发生水钠潴留，从而使血容量增加，血压升高，对身体健康不利。腊肠在制作过程中极易被病菌感染，如果食用了带病菌的腊肠很容易引起中毒，因此不宜多食。

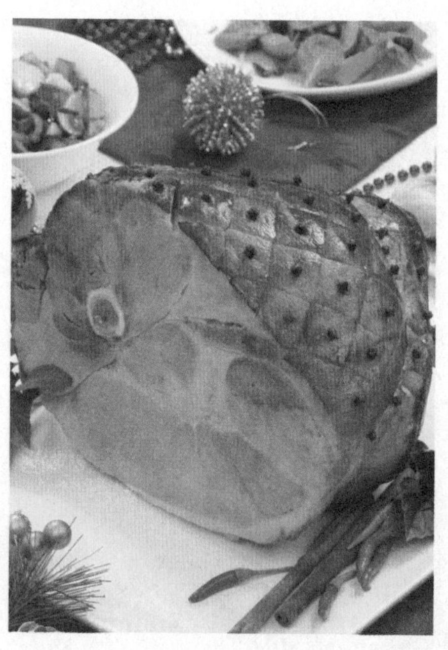

火腿

慎吃关键词：
亚硝酸盐、癌症

慎食火腿的原因

火腿是腌制或熏制的猪腿，在制作过程中大量使用氯化钠（盐）和亚硝酸盐（工业用盐），长期摄入过多盐分会导致高血压和水肿，亚硝酸盐食用过量还会造成食物中毒甚至能导致癌症。火腿的热量以及脂肪含量很高，多食火腿不利于体重的控制，可引起肥胖，甚至引发高脂血症、动脉粥样硬化、脑卒中等心脑血管并发症。

扒鸡

慎吃关键词：
胆固醇、心脏病

慎食扒鸡的原因

扒鸡的胆固醇含量很高，食用后会使血清的胆固醇水平升高，高脂血症患者应忌吃扒鸡。扒鸡的钠含量极高，多食会使体内渗透压改变发生水钠潴留，从而使血容量增加、回心血量增加。扒鸡的热量和蛋白质含量也很高，多食会使血压升高，易引发心脏病。扒鸡是经过高温烹炸的食品，属于油炸食品的一种，不宜多吃。

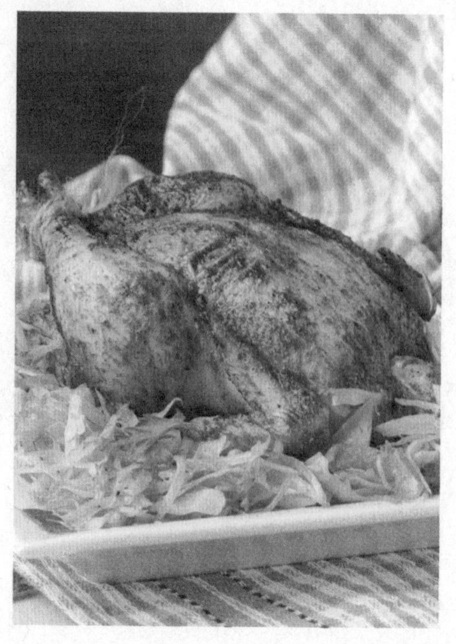

烤鸭

慎吃关键词：
肥胖、亚硝酸盐

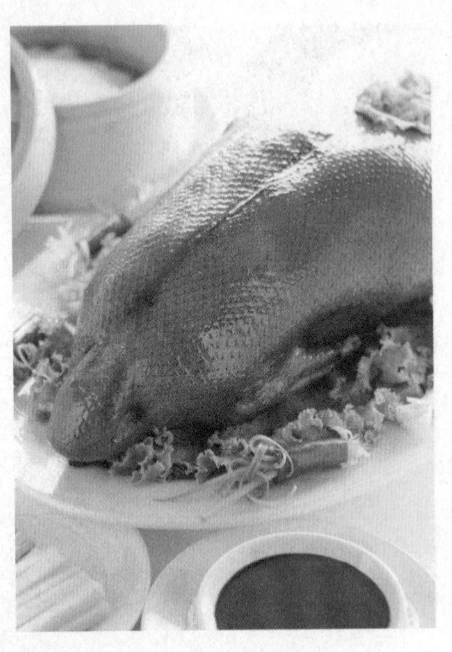

慎食烤鸭的原因

烤鸭中的热量和脂肪含量都很高，过量食用容易引起肥胖，不利于体重控制，同时也容易引发动脉硬化、冠心病等心血管并发症。烤鸭的蛋白质含量较高，过多地食用烤鸭不利于消化。此外，有部分烤鸭由于制作过程不规范，可能产生可致癌的亚硝酸盐物质，长期食用这样的烤鸭对身体健康有害。

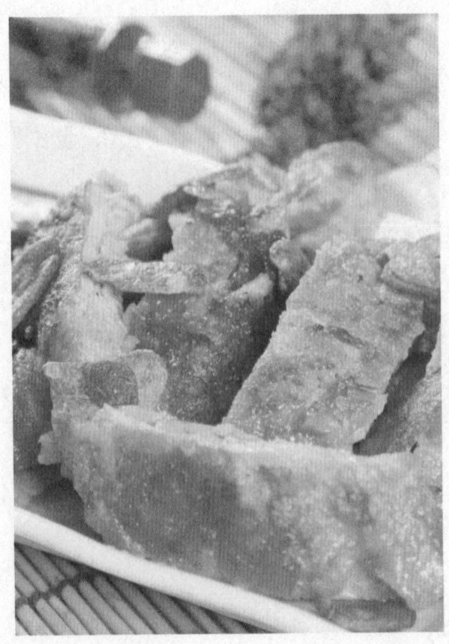

炸鸡

慎吃关键词：
热量、脂肪

慎食炸鸡的原因

炸鸡属于油炸食品，其热量和脂肪都很高，过多食用炸鸡容易导致心脑血管疾病的发生。炸鸡在高温煎炸的过程中，维生素流失严重，而且还有可能产生有害物质。炸鸡中的钾、磷的含量都极高，过多食用会增加肾脏的负担，糖尿病和肾病患者应慎食炸鸡。

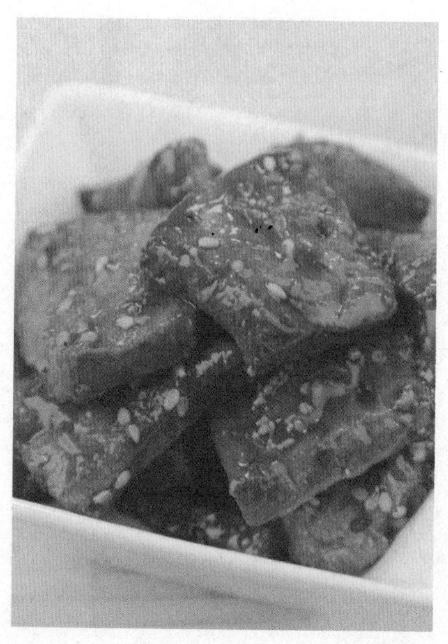

酱猪肝

慎吃关键词：胆固醇、卤制品

慎食酱猪肝的原因

猪肝中胆固醇含量较高，每100克猪肝中含胆固醇400毫克以上，而一个人每日从食物中摄取的胆固醇不宜超过300毫克，如超过正常食用胆固醇的数量，会导致动脉硬化和加重心血管疾病。因此，食用猪肝应适量。肝脏是动物体内的主要解毒器官，或多或少有有毒物质残留，不宜多食。另外，酱猪肝为卤制品，多食对健康不利。

猪蹄

慎吃关键词：脂肪、食品添加剂

慎食猪蹄的原因

猪蹄的脂肪含量很高，如果过多地食用容易导致肥胖，甚至会引发心脑血管疾病的发生。另外，有不法商贩在加工猪蹄中添加过氧化氢、亚硝酸盐、日落黄等食品添加剂，而这些食品添加剂长期超量食用对人体健康有着很大的危险。因此，不宜过多地食用猪蹄。

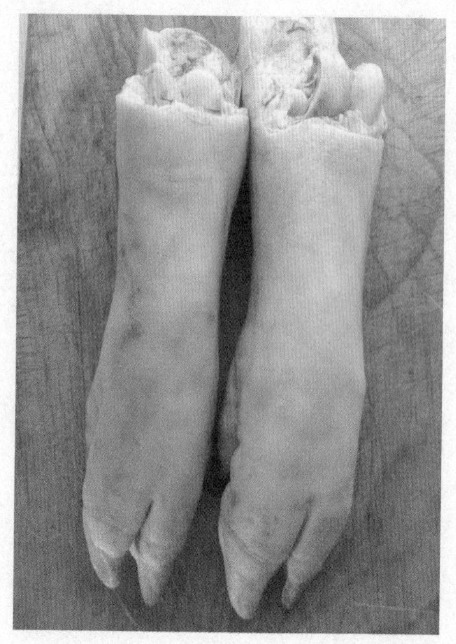

香肠

慎吃关键词：
亚硝酸盐

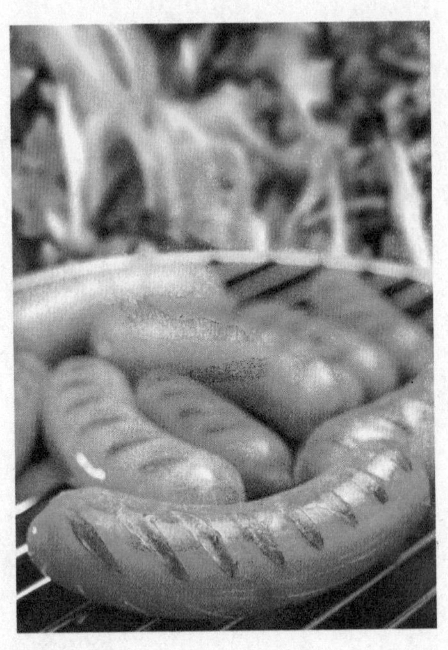

慎食香肠的原因

香肠在加工过程中，如果保存不善很容易发霉，而发霉的香肠是被一种毒力较强的肉毒杆菌所污染。人们食用被污染的香肠后，会引起食物中毒。看起来较新鲜、色泽好看的香肠，多数添加了防腐剂，即亚硝酸盐，而一次大量食入亚硝酸盐，会使血液失去携带氧气的功能，导致人体缺氧，出现中毒症状，如口唇、指甲及全身皮肤青紫、呼吸急促、头昏、心悸、嗜睡等。

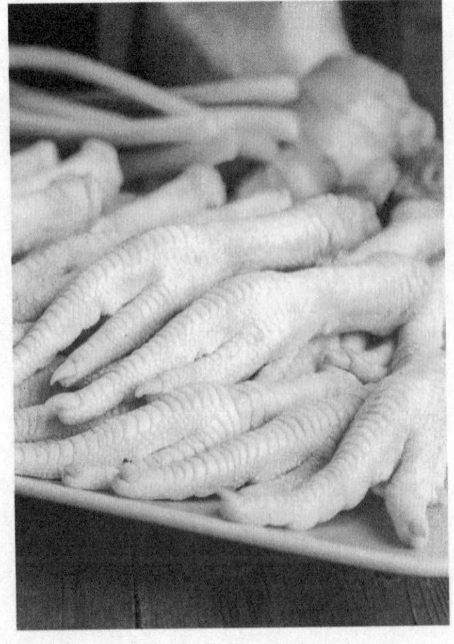

凤爪

慎吃关键词：
添加剂

慎食凤爪的原因

为了使销售的凤爪白净、色泽好看，有的商家会向凤爪中加入双氧水等添加剂，而长期食用带有这些添加剂的凤爪对身体极为不利。在制作凤爪的过程中，为了使其味道更鲜美，有些商家会加入较多种类的调料。如果过多地食用，会对胃肠不利，甚至会引发便秘，因此不宜过多地食用凤爪。

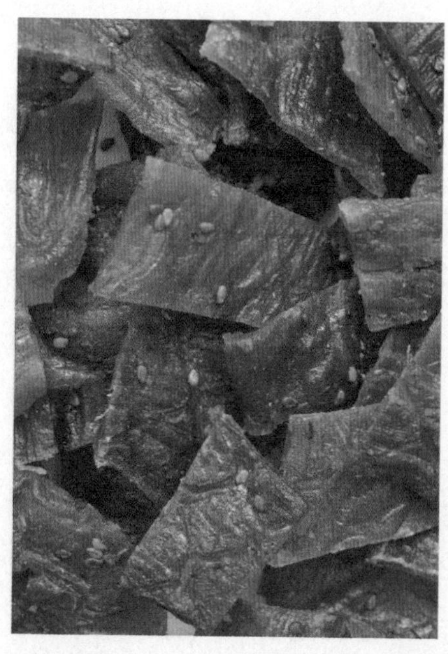

猪肉脯

慎吃关键词：胆固醇 脂肪

慎食猪肉脯的原因

猪肉脯是由猪肉腌制、烘烤而成的，其脂肪含量很高，还含有大量的胆固醇。如果过多地食用猪肉脯会引起脂肪堆积、胆固醇升高，从而诱发心血管疾病，因此不宜多吃。由于猪肉脯的热量高、脂肪多，能促进胆汁的分泌，如果过多地食用，会加重肝脏和胆囊的负担，从而容易引发胆道、胰腺、胃肠的急性病症。

肉松

慎吃关键词：防腐剂、肥胖

慎食肉松的原因

肉松在制作过程中添加了防腐剂，人工添加成分较多，长期食用对身体健康是极为不利的。肉松除了含有猪瘦肉或鱼肉的成分外，还含有糖类及碳水化合物等成分，其能量之高显而易见，属于高能量食品。如果过多地食用，会增加体重，引起肥胖。肉松也属于腌制品的一种，其中钠的含量自然也很高，不宜多吃。

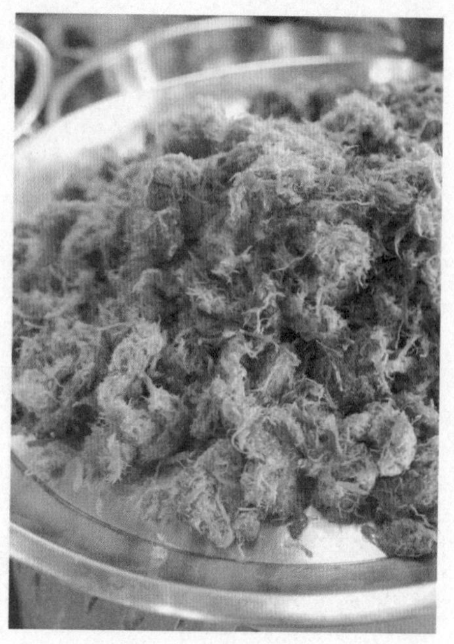

椰子

慎吃关键词：
甘油三酯、水肿

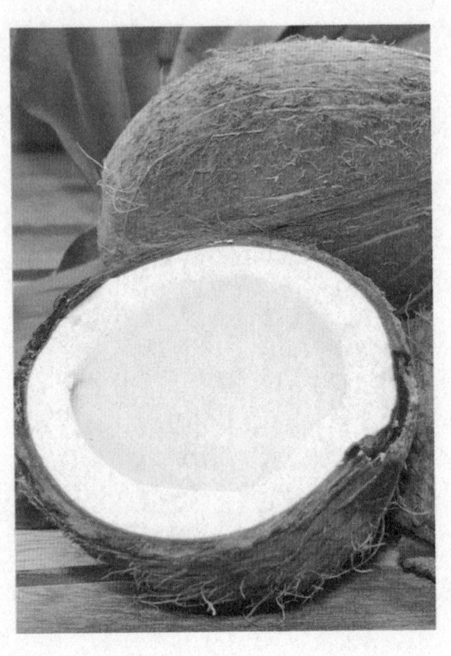

慎食椰子的原因

椰子是热量最高的几种水果之一，其含糖量也很高，糖分极易被吸收从而使血糖快速升高，如果摄入的糖分过量会在体内转化为内源性甘油三酯，使甘油三酯水平升高，不利于血脂的控制。椰子的钾含量极高，合并有肾病的糖尿病患者应禁食。此外，椰子的钠含量也很高，过多地食用椰子会导致水肿甚至引发高血压病。

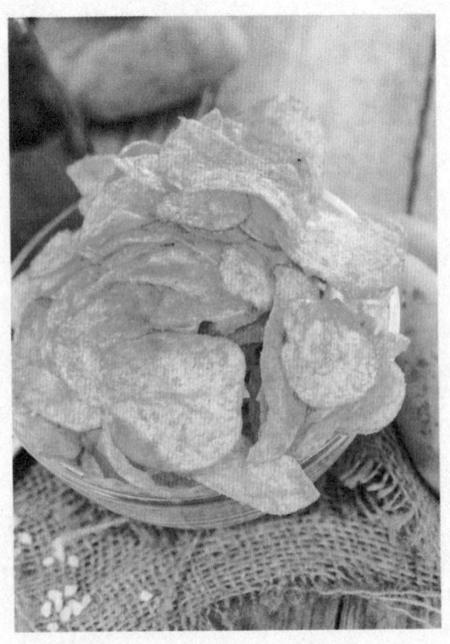

薯片

慎吃关键词：
脂肪、高脂血症

慎食薯片的原因

薯片经油炸后脂肪含量很高，高血压患者过多地食用薯片会使血中胆固醇含量升高，从而引发高脂血症。薯片中含有致癌物丙烯酰胺，过量食用会使丙烯酰胺大量堆积，对人体健康有损。薯片的口味靠盐、香料等调制，食用后会使血压升高，还有可能引发其他心血管疾病，因此不宜多吃薯片。

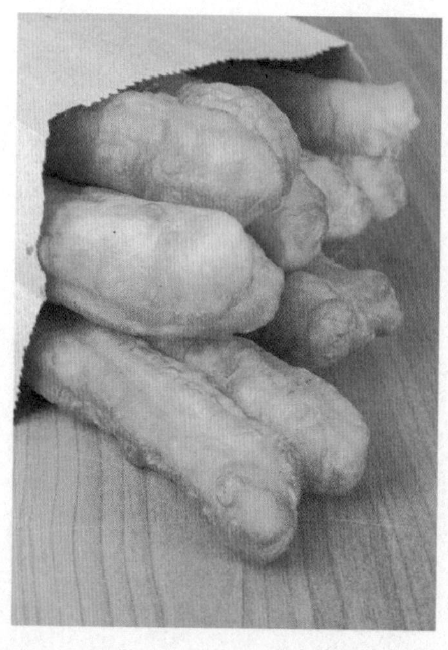

油条

慎吃关键词：
明矾、铝

慎食油条的原因

在制作油条时，需要加入一定量的明矾，明矾是一种含铝的无机物。被摄入的铝虽然能经过肾脏排出一部分，但如果天天摄入会很难被排净。超量的铝会毒害人的大脑及神经细胞，对人体的健康极为不利。另外，经过高温的油脂所含的必需脂肪酸和脂溶性维生素A、维生素D会遭到氧化破坏，使油脂的营养价值降低，油条难以起到补充多种营养素的作用。

方便面

慎吃关键词：
高热量、
添加剂

慎食方便面的原因

方便面是一种高热量、高脂肪、高碳水化合物的食品，不宜长期食用。在制作方便面的过程中，棕榈油被大量使用，其含有的饱和脂肪酸可加速动脉硬化的形成。方便面的含钠量极高，食用过多会使血压升高。方便面中含有添加剂和防腐剂。此外，方便面为干枯的食物，长期食用不利于胃肠，容易引发胃炎及胃溃疡等。

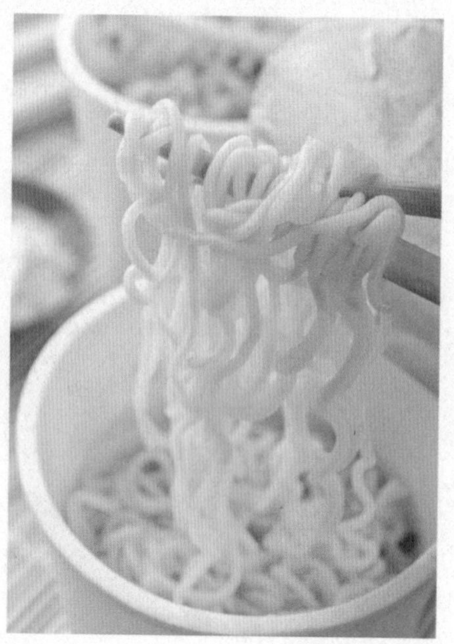

炸麻花

慎吃关键词：丙烯酰胺、青春痘

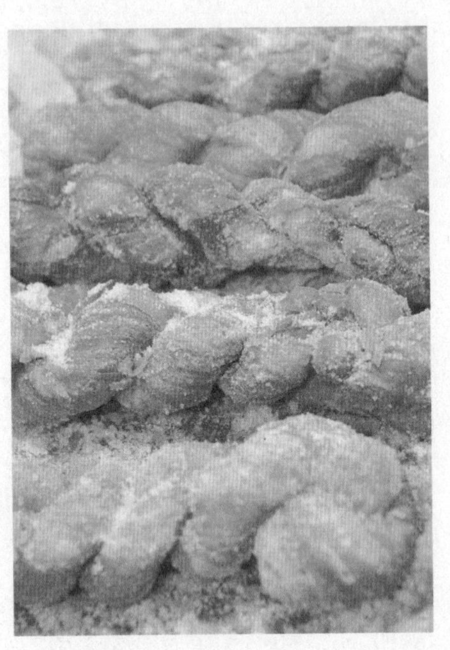

慎食炸麻花的原因

炸麻花属于油炸食品，其热量很高，对人体健康有害。油炸食品都经过高温烹炸，其中丙烯酰胺的含量较高，而丙烯酰胺是有毒的，能致癌，所以不宜多吃。炸麻花含有较多的油脂，对于青春期旺盛的男性而言，食用后很容易助长青春痘，过多地食用麻花也不利于青春痘的消除。

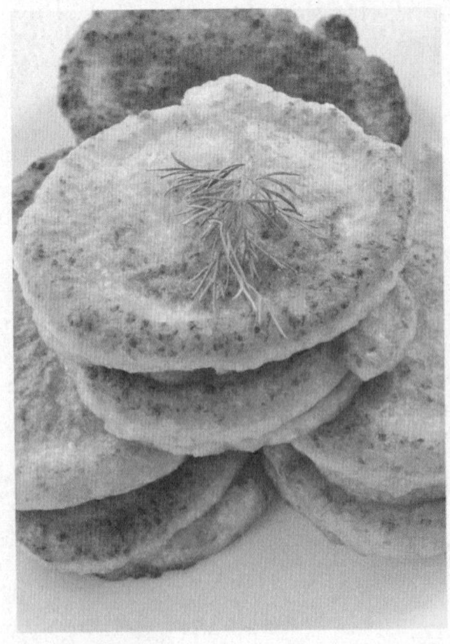

油饼

慎吃关键词：致癌物质

慎食油饼的原因

油饼经过高温后，油脂中的维生素 A、B 族维生素、维生素 C、维生素 E 遭到破坏，降低了食品的营养价值，过多地食用对健康不利。经过油炸后会使食品表面变硬，有的还被烧焦，蛋白质的氨基酸烧焦后，会产生一种较强的致癌物质，而常吃这类有毒物质，有可能增加胃肠道癌症的发病机会。同时，油炸类食品的含脂肪量较多，食用后不易被消化吸收。

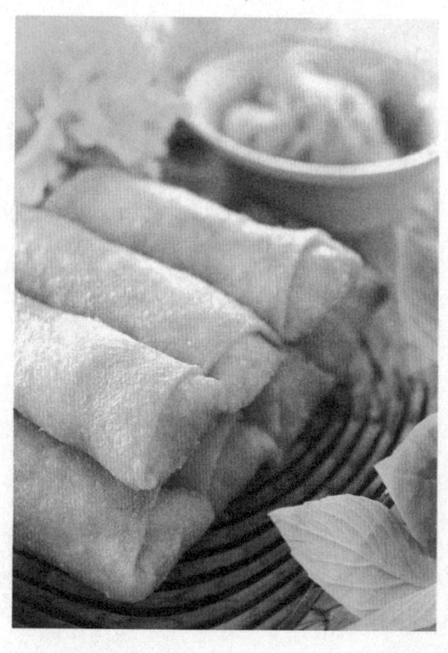

炸春卷

慎吃关键词：
脂肪、
丙烯酰胺

慎食炸春卷的原因

炸春卷的油脂成分较多，若过多地食用，会使体内油脂增多，如果这些油脂排泄不畅或不尽，就会在体内堆积，脂肪增多，导致心脑血管疾病的发生。炸春卷是油炸食品，经过高温处理，含有一定量的丙烯酰胺，对人体健康不利，所以不宜多食。此外，过多食用油炸食品对神经系统及生殖系统等有一定的损害。

烤肉

慎吃关键词：
苯并芘、致癌

慎食烤肉的原因

食物烧烤过程中，维生素遭到破坏，蛋白质发生变性，严重影响上述物质的利用度，过多食用对健康不利。由于肉直接在高温下进行烧烤，被分解的脂肪滴在炭火上，焦化产生的热聚合反应与肉里蛋白质结合，就会产生一种叫苯并芘的高度致癌物质，附着于食物表面，人在食用后会提高癌症的发病率。

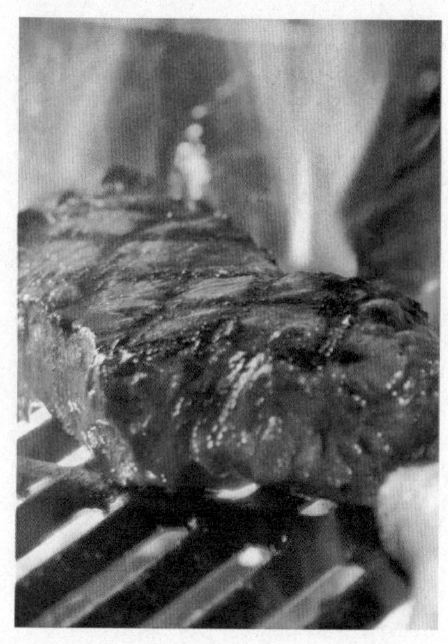

咸鱼

慎吃关键词：
亚硝酸盐、亚硝胺

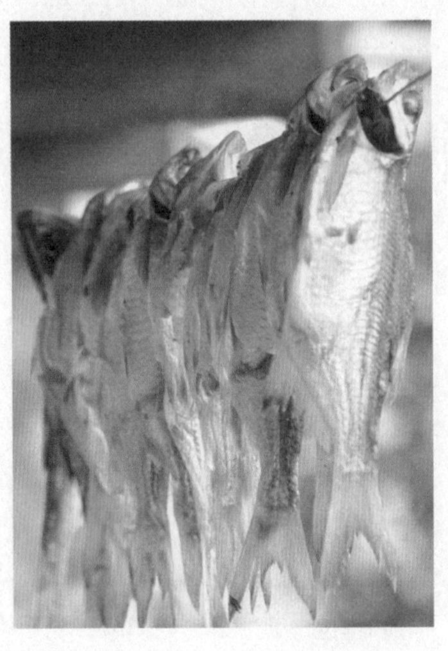

慎食咸鱼的原因

咸鱼是一种腌制品，所用的盐一般都是粗盐，这种盐中含有较多硝酸盐，硝酸盐在细菌的作用下，可形成亚硝酸盐。而鱼中含有大量的胺类物质，当亚硝酸与胺作用时，就会形成亚硝胺。亚硝胺是一种强烈的致癌物质，尤其容易引起消化道癌、肝癌等。因此不宜多吃。咸鱼在烹调食用时不可用油炸。经油炸后的咸鱼亚硝胺的含量比炖鱼高25倍以上，更容易致癌。

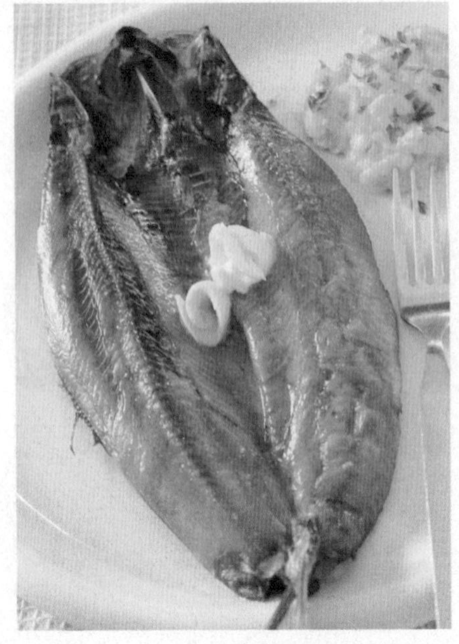

熏鱼

慎吃关键词：
上火、亚硝酸盐

慎食熏鱼的原因

熏鱼在制作过程中，放了很多香料，如花椒，胡椒粉等，如果过多地食用，容易上火积热。而男性多数是热性体质，经常食用会积热成疾。熏鱼属于腌制产品，而且腌制的时间不是很长，所以含有大量的亚硝酸盐，而亚硝酸盐是一种致癌物质。此外，熏鱼的盐分含量较高，不宜多食。

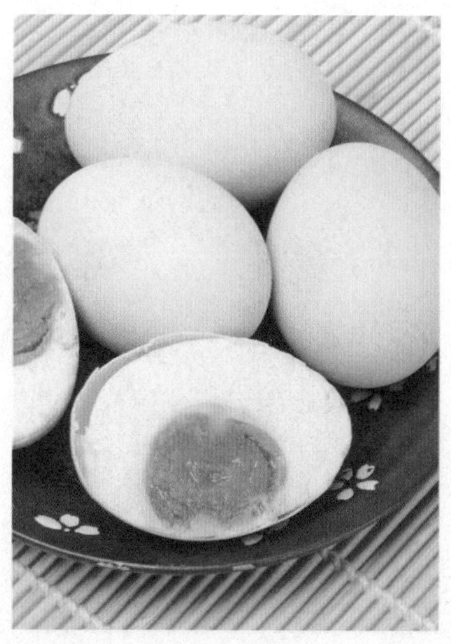

咸鸭蛋

慎吃关键词：胆固醇、冠心病

慎食咸鸭蛋的原因

咸鸭蛋中的胆固醇含量极高，过多的胆固醇沉积于血管内壁，可形成脂斑，进而使动脉管腔狭窄，血压升高，甚至引发冠心病。咸鸭蛋中的钠含量较高，即盐分含量较高，过量摄入钠会发生水钠潴留，增加血容量，使血压升高，增加心脏负荷，甚至会引发心脏病，因此，不宜多吃盐鸭蛋。

松花蛋

慎吃关键词：高血压、铅中毒

慎食松花蛋的原因

松花蛋可用鸡蛋或鸭蛋制作而成，其在加工制作的过程中加入了大量的盐腌渍，长期食用松花蛋容易使血压升高，从而诱发高血压。松花蛋属于高胆固醇食物，会使血清的胆固醇水平升高，从而诱发高脂血症及心脑血管并发症。此外，松花蛋中含铅量较高，过量食用松花蛋还容易引起铅中毒。

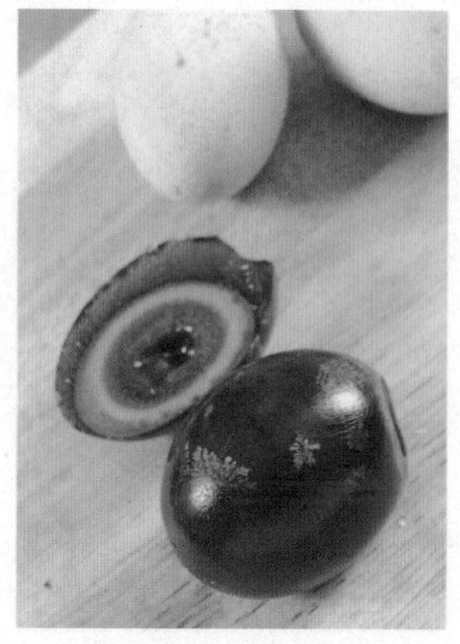

茶叶蛋

慎吃关键词：胆固醇、血脂

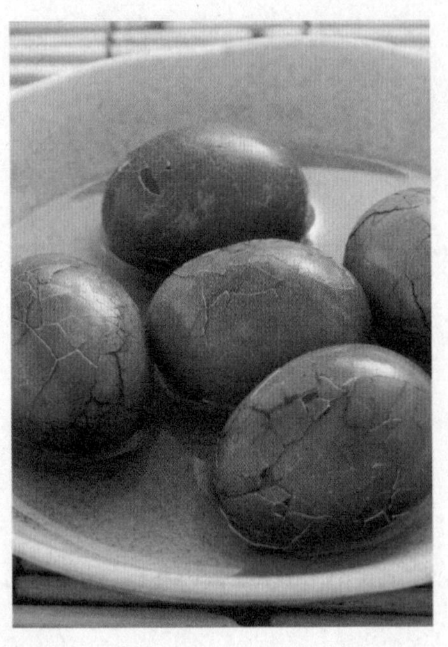

慎食茶叶蛋的原因

茶叶蛋的蛋黄中含有较多的胆固醇，常吃会引起血脂增高，促使动脉粥样硬化的发生，特别是有心脑血管疾病的人群更不宜多吃，甚至不宜吃。其实茶叶蛋本身就是一种错误的制作方法，茶叶中含有生物酸碱成分和酸性物质，在烧煮时会渗透到鸡蛋里，与鸡蛋中的铁元素结合，而这种结合体，对胃有很强的刺激性，久而久之，会影响营养物质的消化吸收。

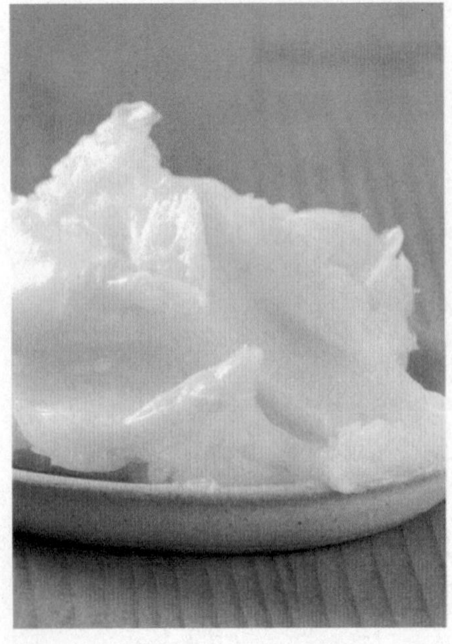

猪油

慎吃关键词：饱和脂肪酸、肥胖

慎食猪油的原因

猪油的热量极高，容易使人发胖，从而引发其他并发症。猪油为动物油，其中的饱和脂肪酸和胆固醇的含量都很高。长期食用后，会导致血管硬化，引发高血压、心脏病与脑溢血，还会增加患动脉硬化等心脑血管并发症的风险。猪油具有独特的香味，用猪油烹调菜肴可大大提高人的食欲，但是过量食用，容易引起肥胖症和心血管疾病。

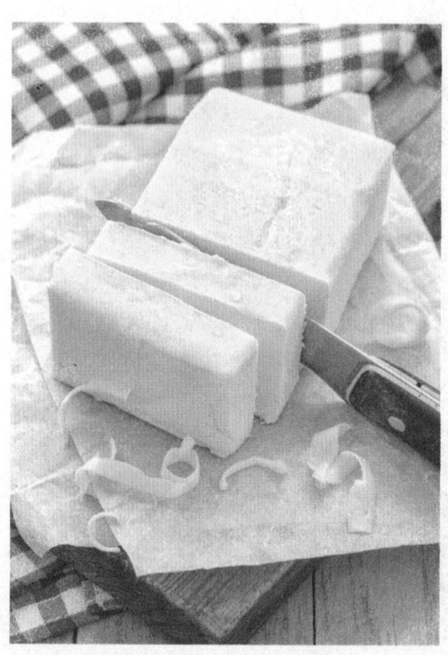

黄油

慎吃关键词：
脂肪、血栓

慎食黄油的原因

黄油的主要成分是脂肪，其热量极高，肥胖者不宜食用。黄油含脂肪达 80% 以上，油脂中的饱和脂肪酸含量达 60% 以上，还有 30% 左右的单不饱和脂肪酸。由于其饱和脂肪酸含量较高，因此患有高血压、高脂血症的男性不宜食用黄油。黄油中含有反式脂肪酸，容易使血液变得黏稠，增加凝聚力，从而促进血栓的形成。

牛油

慎吃关键词：
胆固醇、并发症

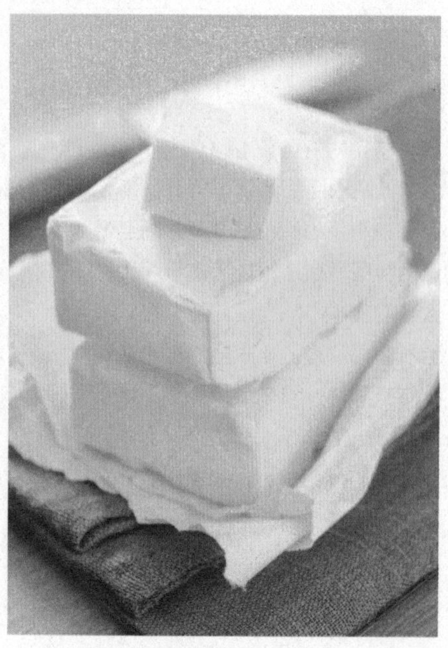

慎食牛油的原因

牛油中含有大量的胆固醇，沉积在血管内壁可形成脂斑，引发冠心病、高血压、高脂血症等病症。而且多食牛油还容易增加冠心病、动脉硬化等心脑血管并发症的风险。牛油的热量非常高，过多摄入很容易引起肥胖，因此不宜多吃牛油。

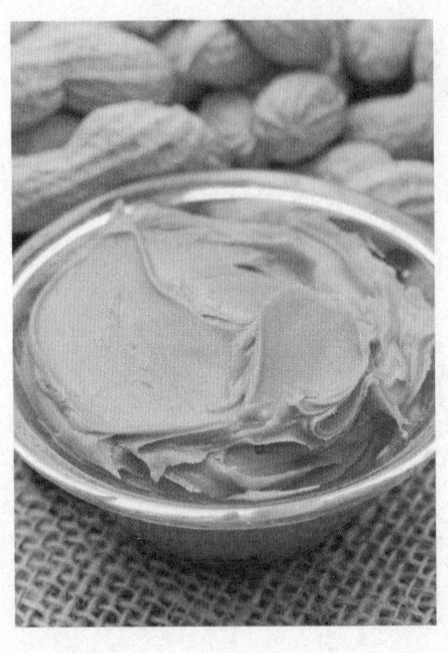

花生酱

慎吃关键词：
肥胖、肝癌

慎食花生酱的原因

由于花生含油脂较多，会增进血凝、促进血栓形成，并且花生酱的营养较丰富，过多地食用容易引起营养过剩，导致肥胖，所以不宜多吃。另外，在花生酱的制作过程中，不法商贩可能使用了一些发霉的花生，而发霉的花生含有一定的黄曲霉毒素，是大家熟知的导致肝癌的病因，食用这样的花生酱显然是不利身体健康的。

鱼子

慎吃关键词：
胆固醇、冠心病

慎食鱼子的原因

鱼子的胆固醇含量很高，不但会使血清胆固醇水平升高，而且低密度胆固醇在血管内壁的堆积会导致管腔变窄，从而使血压升高，甚至引起冠心病。鱼子虽然很小，但很难被消化，也很难烧熟透，吃了后容易消化不良，造成腹泻、腹胀、腹痛等。有些鱼子，如河豚子，鲇鱼鱼子，误食会导致呕吐、腹痛、腹泻、呼吸困难，情况严重的会造成瘫痪。

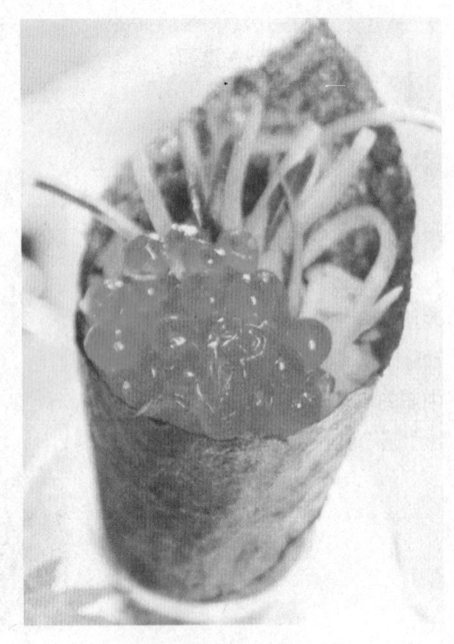

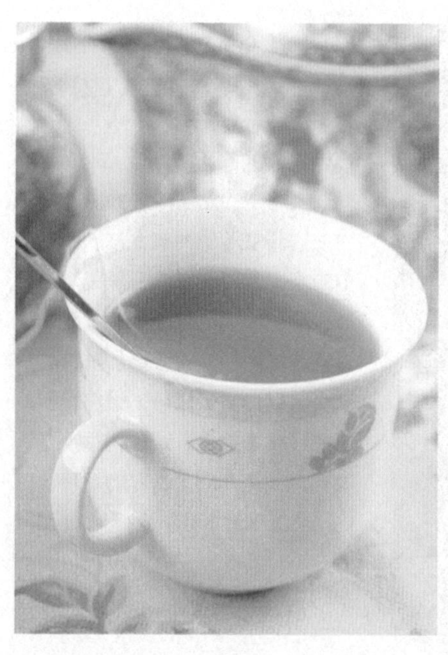

浓茶

慎饮关键词：
便秘、缺铁性贫血

慎饮浓茶的原因

浓茶中含有浓度较高的咖啡因，会使人心跳加快，从而升高血压，增加心脏和肾脏的负担。浓茶中大量的鞣酸和食物中的蛋白质结合生成不容易被消化吸收的鞣酸蛋白，从而导致便秘的发生。另外，大量饮用浓茶后，鞣酸与铁质的结合就会更加活跃，给人体对铁的吸收带来障碍和影响，表现为缺铁性贫血，所以不宜多喝浓茶。

可乐

慎饮关键词：
糖尿病、骨质疏松

慎饮可乐的原因

可乐及其碳酸饮料营养低热量高，多喝可乐容易引起体重增加。可乐中主要含精制糖，这种糖在人体中可不经任何转化而直接被人体吸收，从而使血糖快速升高，提高患糖尿病的风险。长期喝可乐，能影响钙质的吸收，会影响骨骼的正常发育，易增加骨质疏松的发病率。此外，可乐为碳酸饮料，容易刺激胃肠，所以，不宜多喝可乐。

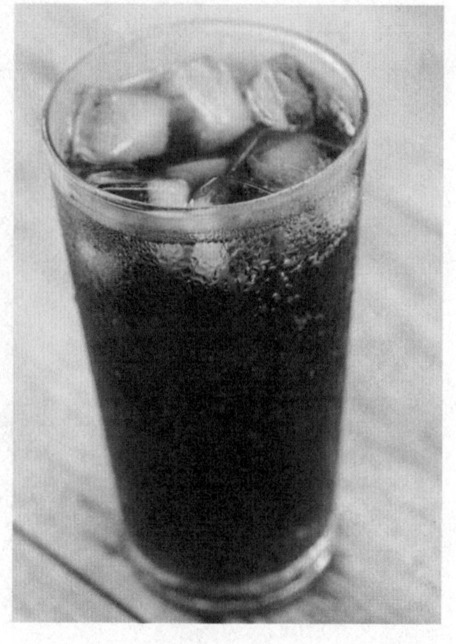

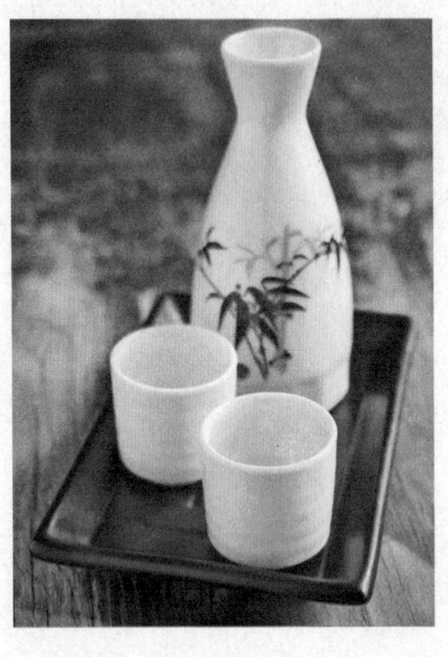

白酒

慎饮关键词：
酒精肝、肝癌

慎饮白酒的原因

白酒中的酒精成分会影响肝脏内的内源性胆固醇的合成，使血浆中的胆固醇以及甘油三酯的浓度升高，可能造成动脉硬化。长期饮用白酒，其中的酒精会增加肝脏的负担，容易形成酒精肝，最终导致肝癌的发生。另外，对于男性而言，过多地饮用酒精类饮品容易导致阳痿，所以不宜多喝白酒。

雄黄酒

慎饮关键词：
硫化砷、致癌物质

慎饮雄黄酒的原因

雄黄的主要成分是硫化砷，砷是提炼砒霜的主要原料，喝雄黄酒等于吃砒霜，大量地饮用雄黄酒，就会导致硫化砷在体内蓄积，到一定量后，会对人体造成极大的危害。雄黄含有较强的致癌物质，即使小剂量服用，也会对肝脏造成伤害，而且雄黄还具有腐蚀作用，如果过多地饮用雄黄酒，会对人体健康造成严重损害，故不宜过多饮用。

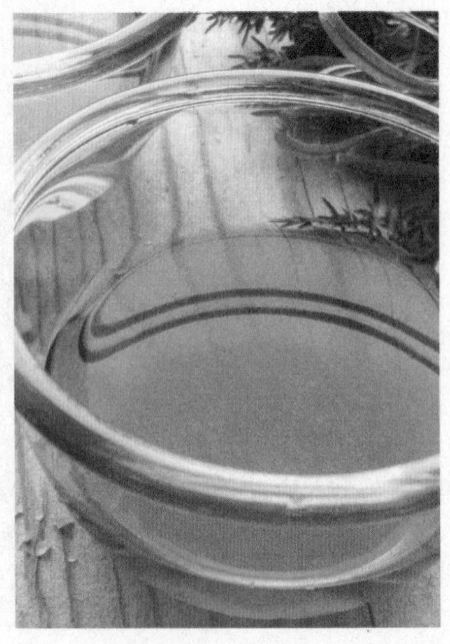

雪里蕻

慎吃关键词：
水肿、
高血压

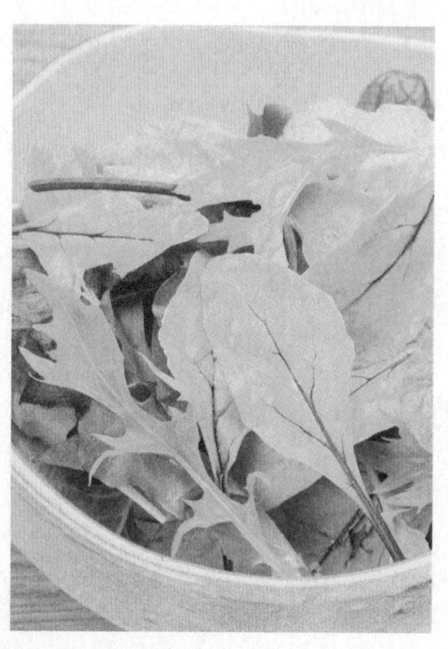

慎食雪里蕻的原因

雪里蕻特别是腌制的雪里蕻中钠含量可达 3.3% 以上，吃过多雪里蕻容易引起水肿、血压升高。高血压的人多属肝阳上亢体质，而雪里蕻性温，经常食用会积温成热，加重高血压病情，所以要慎食。另外，雪里蕻在中医上是温辛类食材，过多地食用容易积热生燥，热性体质的人应慎食。

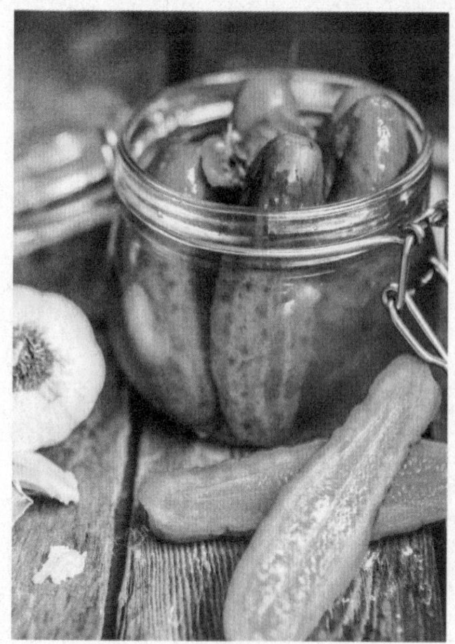

咸菜

慎吃关键词：
致癌、亚硝酸盐

慎食咸菜的原因

咸菜的原料可为芥菜、白菜或萝卜等，用盐等调味料腌渍而成，其中腌芥菜的钠含量高达 7.2% 以上，老年人食用咸菜后，容易引起血压升高，不利于身体健康。另外，摄入的盐过多，还会导致上呼吸道感染。因为高盐饮食会使口腔唾液分泌减少，上呼吸道黏膜抵抗疾病侵袭的作用减弱。此外，咸菜在腌渍过程中可能产生可致癌的亚硝酸盐，对人体健康不利。

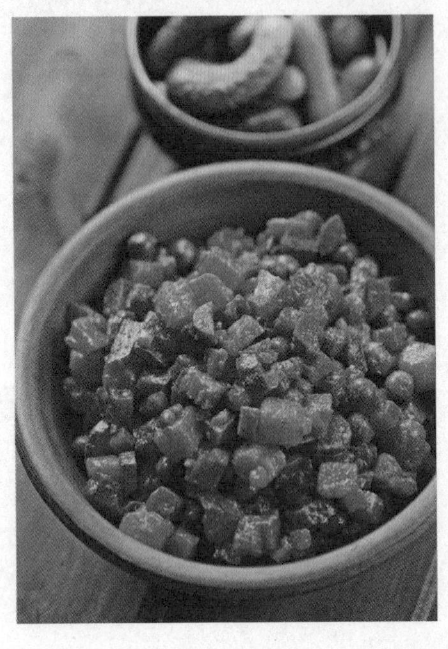

冬菜

慎吃关键词：
钠含量

慎食冬菜的原因

冬菜是一种半干态非发酵性的咸菜，含有多种维生素，有开胃健脑的作用，但是由于其在制作过程中使用了盐等调味料腌渍，所以在成品冬菜中钠含量极高，有部分甚至高达 7.2% 以上，长期食用冬菜会导致水、钠潴留，引起血容量增加、血压升高，不利身体健康，故不宜多吃。此外，心脑血管疾病的患者应禁食冬菜。

酸菜

慎吃关键词：
亚硝酸盐、病菌

慎食酸菜的原因

酸菜在腌制的过程中，其维生素 C 被大量破坏，长期食用会造成营养失衡，不利于身体健康。酸菜含有较多的亚硝酸盐，食用过多会引起头痛、恶心、呕吐等中毒症状，还能致癌，严重者还可致死。若酸菜的制作不规范会沾染到致病的有害物质和各种霉菌、细菌、病毒，食用后对健康不利。

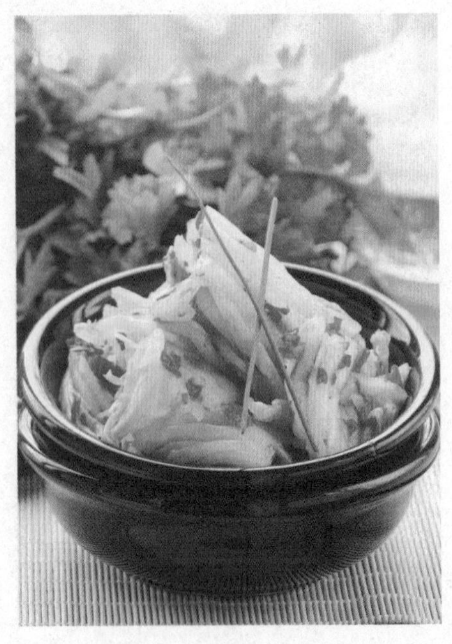

萝卜干

慎吃关键词：
高血压

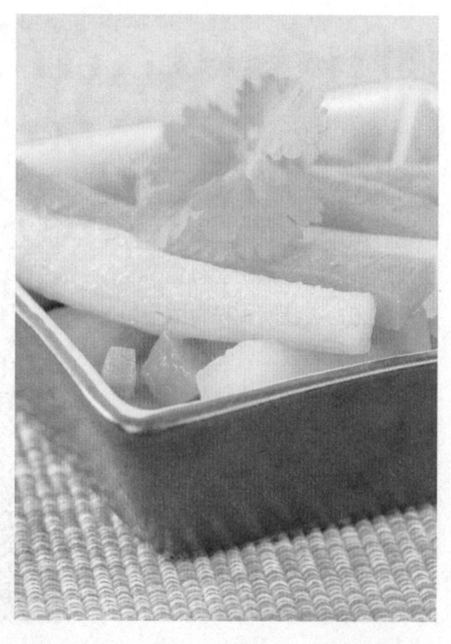

慎食萝卜干的原因

萝卜干是常见的咸菜的一种，属于腌制品，在腌制的过程中加入了大量盐分，所以萝卜干的钠含量高，钠的摄取量与高血压的罹患率呈正比关系，过多钠盐在体内堆积，会使血管紧张素Ⅰ向血管紧张素Ⅱ转化，使血管收缩，从而使血压升高，所以不宜多吃。此外，萝卜干含有一定数量的糖分，糖尿病患者应慎食萝卜干。

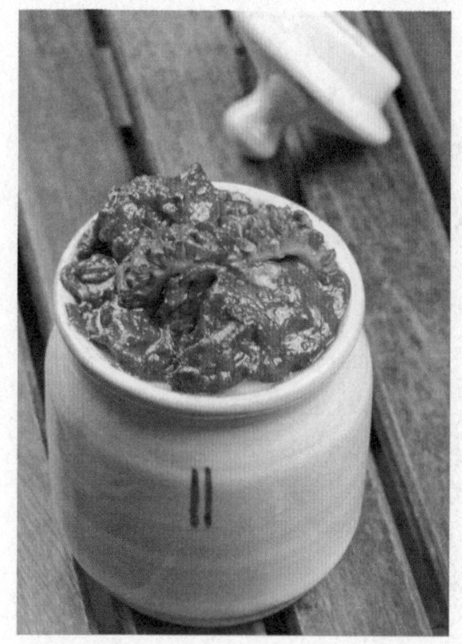

八宝菜

慎吃关键词：
水肿、心衰

慎食八宝菜的原因

八宝菜为甜酱渍菜，具有增进食欲的作用，容易引起体重增加。八宝菜的含钠量很高，每100克中的含钠量为2843.2毫克，长期食用八宝菜会引起水肿、血压升高甚至心衰。合并患有肾病的患者应少食或禁吃八宝菜。中老年人血管脆性高、血压高，应尽量不吃八宝菜。

鲱鱼

慎吃关键词：
血脂、高血压

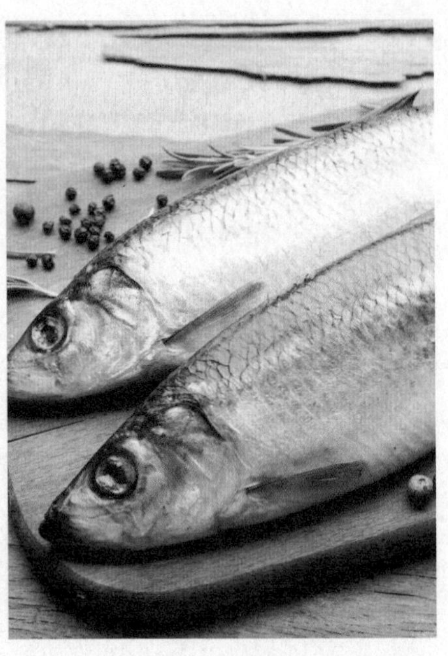

慎食鲱鱼的原因

鲱鱼富含油脂，多食后容易使血脂升高，体重增加，不利于人体健康。且市场上销售的鲱鱼多经过腌制加工，在腌制过程中由于加入了盐、酱料等成分，使成品的钠含量很高，食用后容易使血压升高，合并有高血压病的高脂血症患者要慎食。

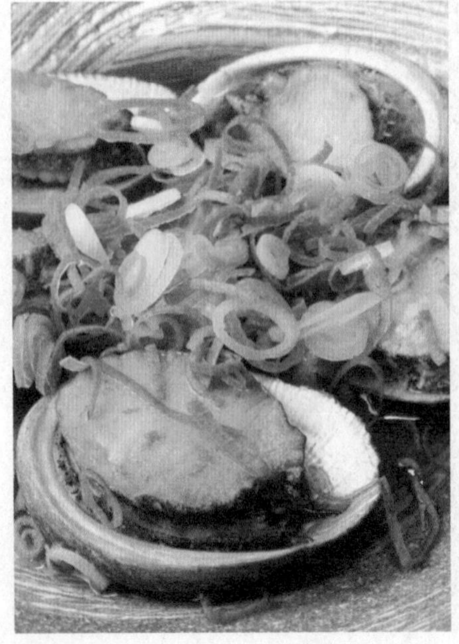

鲍鱼

慎吃关键词：
胆固醇、高血压

慎食鲍鱼的原因

鲍鱼中胆固醇的含量较高，食用后容易使血清中的胆固醇浓度升高。鲍鱼的钠含量较高，多食会使人钠、水潴留，从而使血容量增加、回心血量增加，血压升高，从而引发心脑血管并发症。此外，鲍鱼的营养极为丰富，含有丰富的蛋白质，这使得鲍鱼肉很难被消化，过量食用对胃肠不利，故不宜多吃鲍鱼。

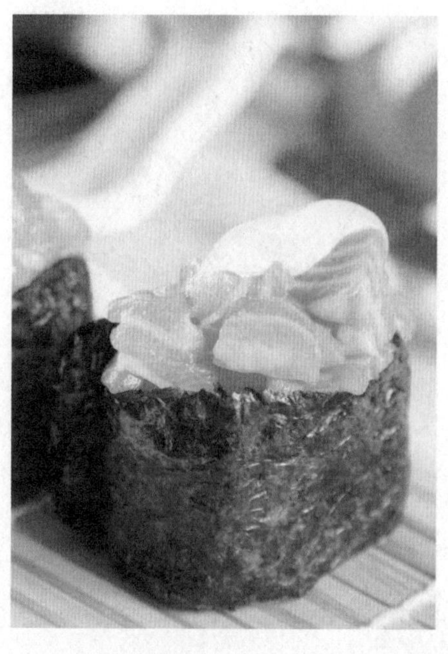

寿司

慎吃关键词：
寄生虫

慎食寿司的原因

寿司的最大问题是寄生虫、扁形虫和蛔虫，例如生鱼中的寄生虫。吃生鱼不能保证安全，虽然在吃寿司时蘸酱汁或者青芥可能会起到杀菌作用，但是作用比较轻微。鱼至少要在145℃的高温下烹调1分钟，才可杀死鱼肉中的寄生虫。但是，那就不是寿司了。唯一可生吃鱼又能保证不携带寄生虫的方法是吃用冷冻鱼做成的寿司。

比萨

慎吃关键词：
肥胖、高血压

慎食比萨的原因

比萨的脂肪含量较高，长期食用，容易引起肥胖。比萨在制作过程中常常需要加入较多的盐和其他调味料，所以成品比萨中往往含有较多的钠，长期食用会引起血压升高、水肿，故不宜多吃比萨。另外，比萨是用番茄酱、奶酪、黄油和其他配料烤制而成，脂肪、胆固醇含量高，高血压等患者不宜多食比萨。

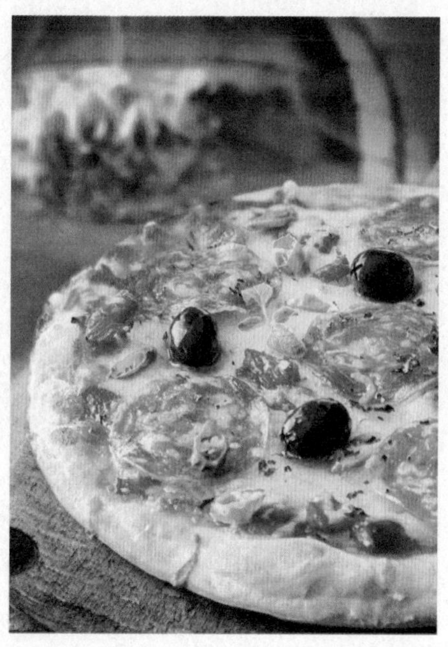

糖炒板栗

慎吃关键词：
气滞、便秘

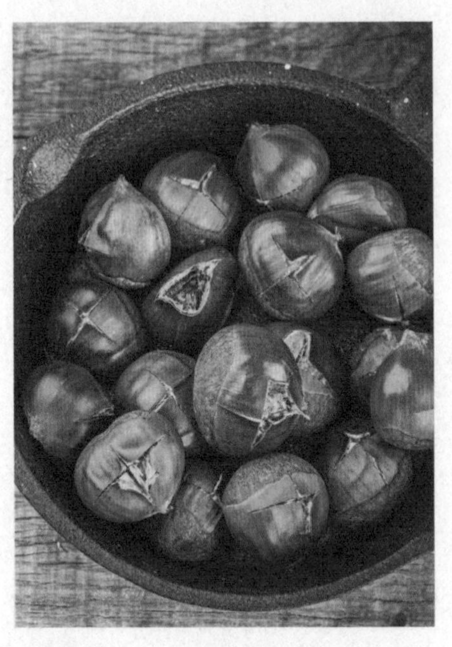

慎食糖炒板栗的原因

板栗是补肾的佳品，但在食用板栗时不能一次吃太多，吃多了容易胀肚，生吃太多不易消化，熟吃太多容易气滞，故不宜多吃。糖炒板栗是将板栗和白糖一同炒制所得，事实上糖分很难进入板栗肉里去，一般留在壳上。糖经过反复的高温熬制后，对身体损害极大。板栗是温性的干果，过多食用容易上火，导致便秘，男性多是阳刚体质，内热偏盛，多食板栗对健康有害。

水果罐头

慎吃关键词：
糖尿病、防腐剂

慎食水果罐头的原因

水果罐头取材于各种各样的水果，而水果中含有易于被消化吸收的单糖——果糖，它容易使血糖升高，长期食用水果罐头会增加糖尿病的发病率，故不宜多吃水果罐头。另外，罐头食品中都加入了防腐剂，有的还添加了人工合成色素、香精、甜味剂等，这些物质对人体健康不利，所以不宜长期食用。

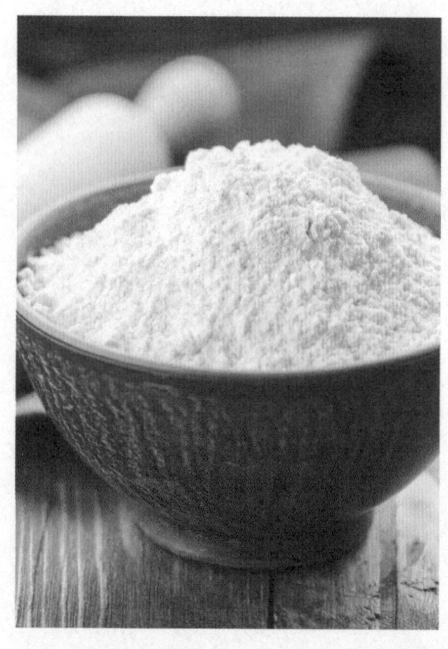

精制面粉

慎吃关键词：
前列腺增生、生育

慎食精制面粉的原因

在全麦加工成精面的过程中，锌元素会损失3/4，而对于性欲的培养和生殖健康，锌恰恰非常重要。人体中锌的储量最多的地方也是在前列腺，一份高锌含量的饮食有助于防止前列腺增生，锌含量的高低也会影响精子的活跃性，如果过多地食用精制面粉，对男性的生育和健康极为不利。此外，面粉行业中普遍使用过氧化苯甲酰（增白剂的主要成分），其对人体健康不利。

苏打饼干

慎吃关键词：
肥胖、致癌物质

慎食苏打饼干的原因

苏打饼干含有较高的钠，过多食用苏打饼干可能导致血压升高、肥胖加重，甚至引发高脂血症等。苏打饼干中可能含有潜在致癌物质——丙烯酰胺，不利于身体健康。另外，苏打饼干属于膨化食品，长期食用该类食品，容易造成铅在人体的积累，而铅是对人体有害的重金属，不利于身体健康，故不宜多吃苏打饼干。

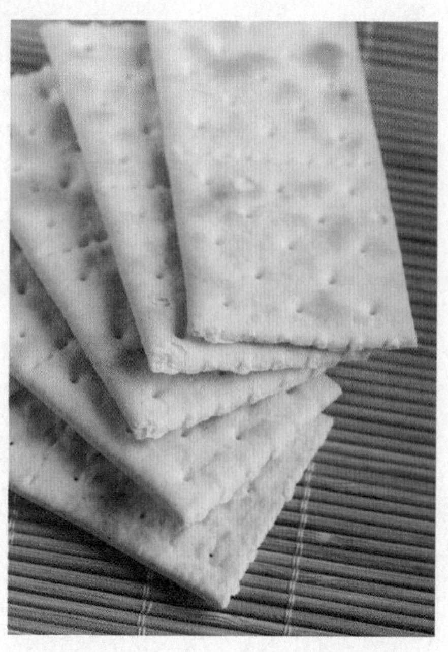

巧克力

慎吃关键词：高热量、脂肪

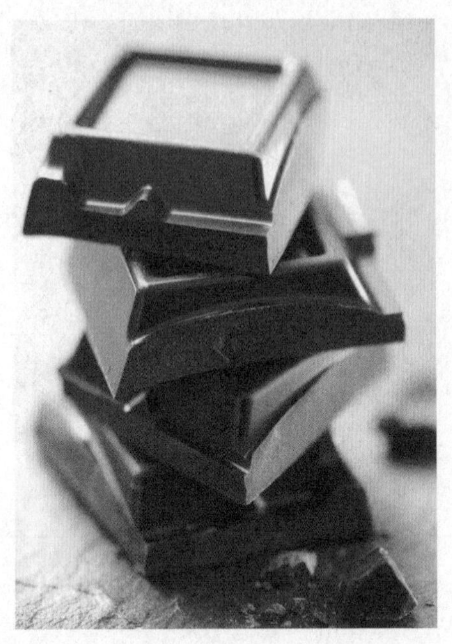

慎食巧克力的原因

巧克力高糖、高油、高热量，是典型的增肥食物，不宜长期食用。巧克力含有丰富的磷脂，长痘的男性不宜多吃甚至应禁吃巧克力。巧克力因其脂肪含量较高，过多地食用，不利于消化吸收，容易造成胃痛、腹痛、腹胀腹泻等。此外，长期食用巧克力还容易引发心血管相关方面的疾病，故不宜多吃。

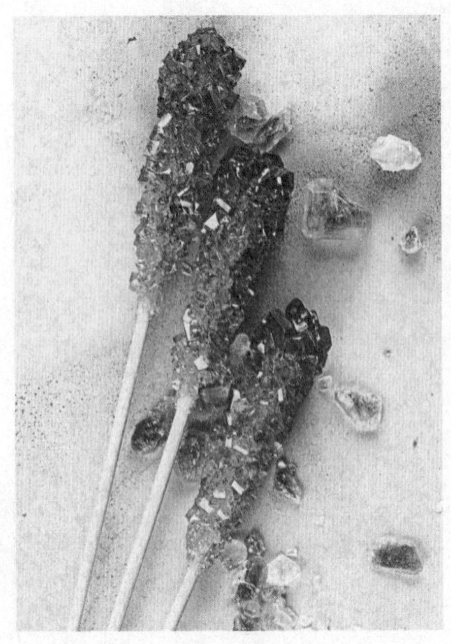

麦芽糖

慎吃关键词：热量、血糖

慎食麦芽糖的原因

麦芽糖虽然甜味不大，但是其中的碳水化合物含量极高，热量也很高，糖尿病患者和肥胖人群不宜食用。麦芽糖的血糖生成指数较高，食用后会使血糖快速升高，不利于血糖的控制，故不宜长期食用。过多食用麦芽糖容易产生饱腹感，影响对其他富含蛋白质、维生素、矿物质和膳食纤维等食物的摄入。长此以往，会导致营养缺乏等疾病。

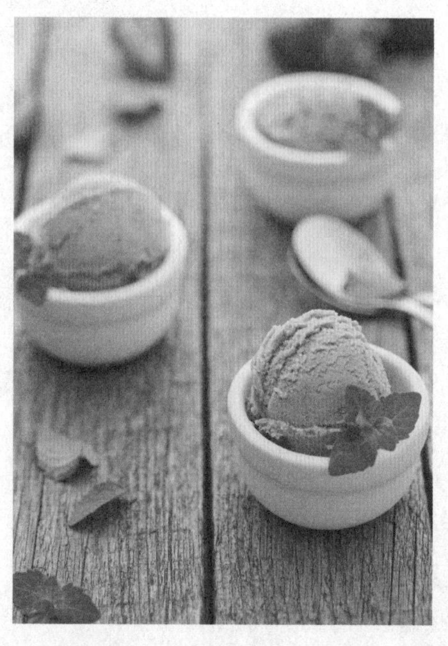

冰激凌

慎吃关键词：动脉硬化、高血压

慎食冰激凌的原因

冰激凌的热量、碳水化合物含量和脂肪含量均较高，不利于体重的控制。冰激凌进入胃肠后会突然刺激胃，使血管收缩，血压升高，对人体健康不利。冰激凌多数是由人工奶油加工制作，能增加血液的黏稠度，促进动脉硬化。其中含有的反式脂肪酸会降低高密度脂蛋白胆固醇，同时升高低密度脂蛋白胆固醇，增加患冠心病、高血压、糖尿病的风险，还会降低记忆力。

高脂牛奶

慎吃关键词：前列腺癌、肥胖

慎食高脂牛奶的原因

牛奶和乳制品堪称最佳蛋白质（蛋白质食物）来源，但它们中间也有区别。高脂牛奶对男性的损害是很大的，会导致前列腺癌的发生。高脂牛奶及乳制品的危害不次于肥肉，脂肪的含量极高，热量也高，如果过多地饮用，会引起体重的增加，导致肥胖，会诱发心血管疾病，故不宜多喝高脂牛奶。

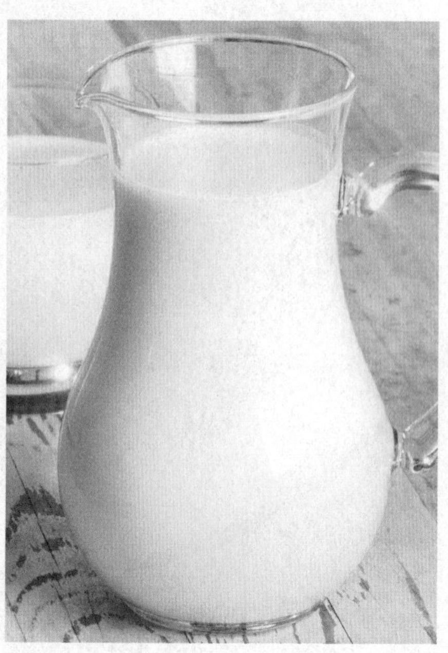

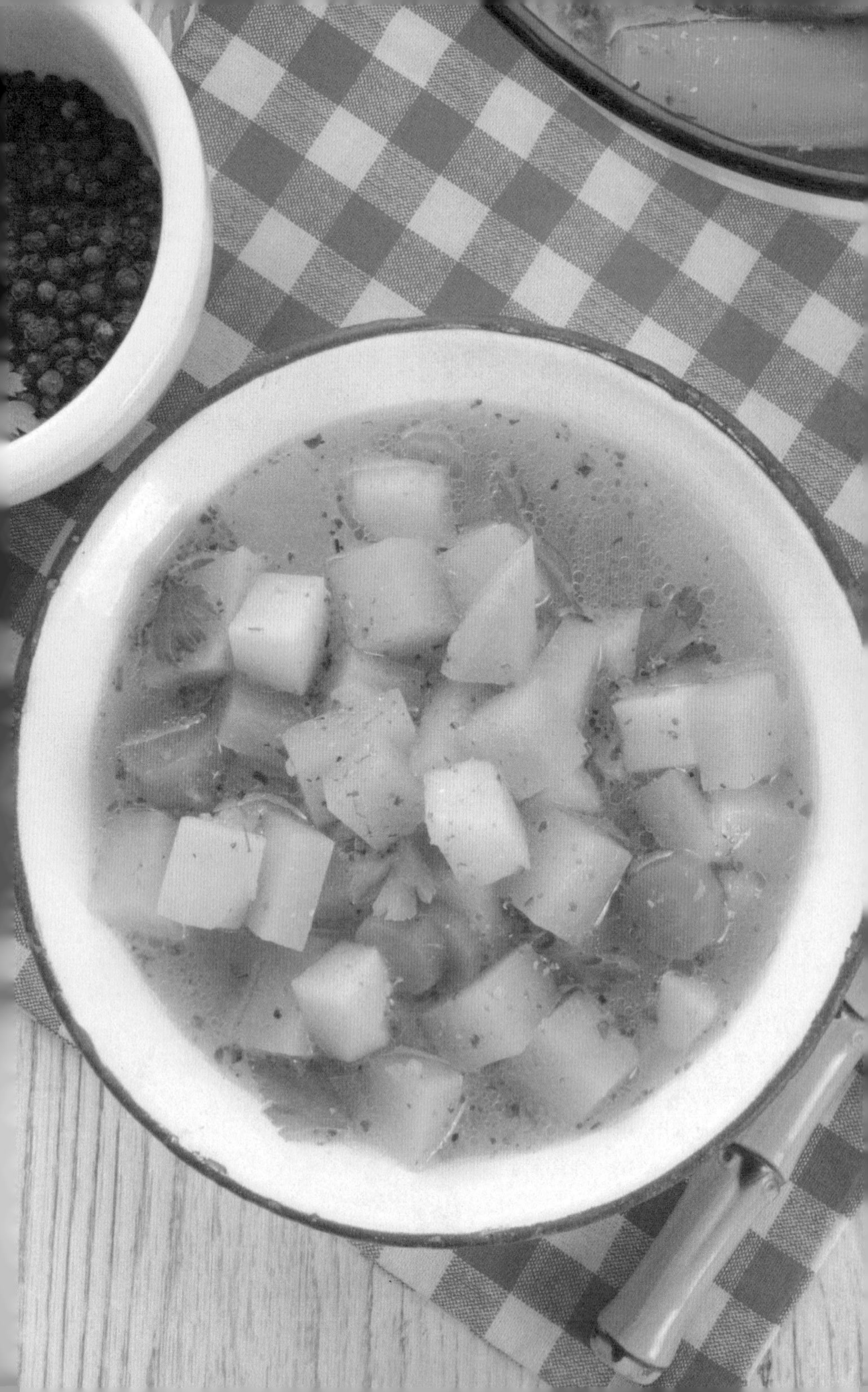

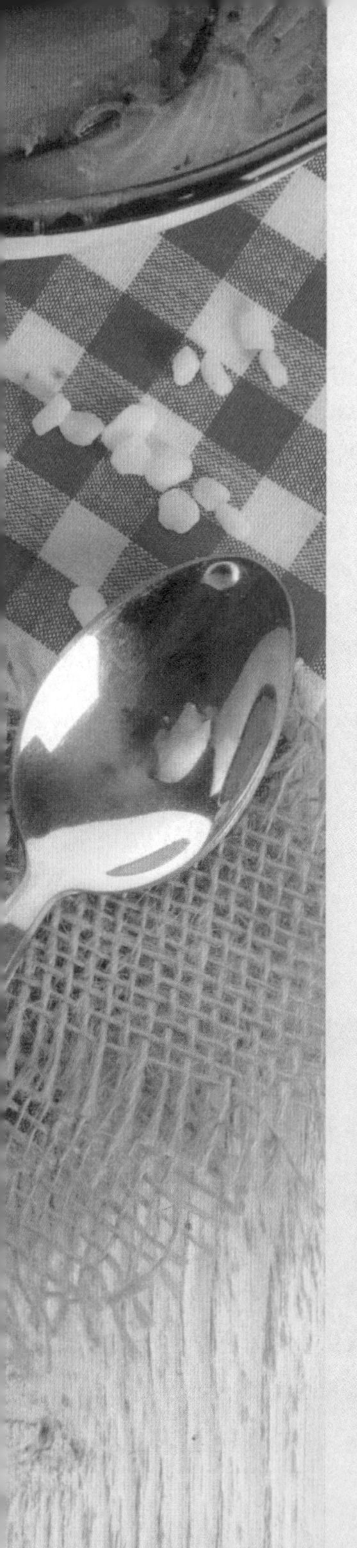

第四章

36 种男性常见病饮食宜忌

在现代社会，许多男性都处于亚健康状态。工作繁忙、应酬交际多、烟酒过度、饮食不节制、作息不规律、缺乏运动等都成为男性健康的绊脚石。一旦引发疾病，即使花费大量的时间与金钱，也未必能够康复如初。食疗配合调理身体，既能达到事半功倍之效，又对身体有益无害。本章收集整理《黄帝内经》《本草纲目》中的男性养生知识，列举了男性常见的 36 种疾病，对每种疾病概括介绍其病理、病因、主要症状和宜吃的食物、对症食疗餐。阅读本章，有益于学习如何通过饮食对男性疾病进行预防与调养。

多汗

病症说明

多汗症是由于交感神经过度兴奋引起汗腺过多分泌的一种病症。多汗表现为全身（泛发性多汗症）或局部（局限性多汗症）异常出汗过多。中医将多汗大致分为自汗与盗汗两种，自汗是指不因活动、天气、食物、药物等因素而自然汗出者，多表现为气虚。盗汗是指睡中出汗，醒后即止者，多因阴阳平衡失调、阴虚火旺、肌表不固致使汗液外泄所致。

对症食疗餐

1. 带鱼黄芪汤：带鱼 500 克，黄芪 30 克，炒枳壳 10 克，料酒、盐、葱段、姜片、花生油各适量。将黄芪、炒枳壳洗净，装入纱布袋中，扎紧口，制成药包；带鱼去头，斩成段，洗净沥干；锅上火，放入花生油，将鱼段下入锅内稍煎，锅中再放入清水适量，放入药包、料酒、盐、葱段、姜片，煮至鱼肉熟，捡去药包、葱、姜即成。此汤能行气散结、益气补虚、防癌抗癌，对多汗症者有一定的食疗效果。

2. 砂仁黄芪猪肚汤：银耳 100 克，猪肚 250 克，黄芪 25 克，砂仁 10 克，盐适量。将银耳以冷水泡发，去蒂，撕小块；黄芪、砂仁洗净，装入纱布袋中，扎紧口，制成药包；猪肚刷洗干净，汆水，切片；猪肚、银耳、药包放入瓦煲内，大火烧沸后再以小火煲 2 个小时，再加盐调味即可。本品能益气补虚，对气虚出汗、神疲乏力、困倦等症均有一定的改善作用。

宜吃食物

○宜 太子参、黄芪、白术、防风、煅牡蛎、山药、五味子、五倍子、芡实、糯稻根、猪肚、牛肉、燕麦、浮小麦等

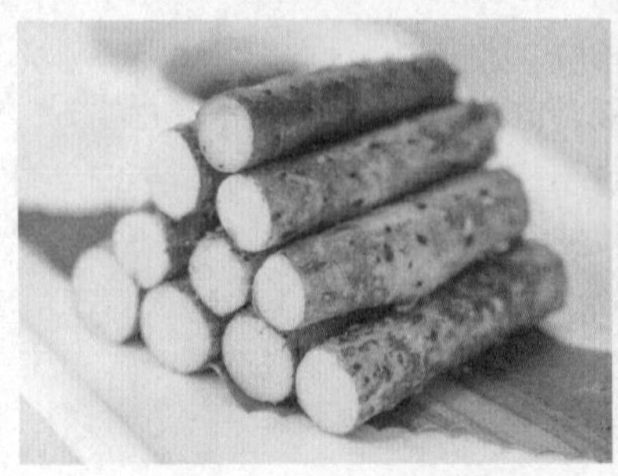

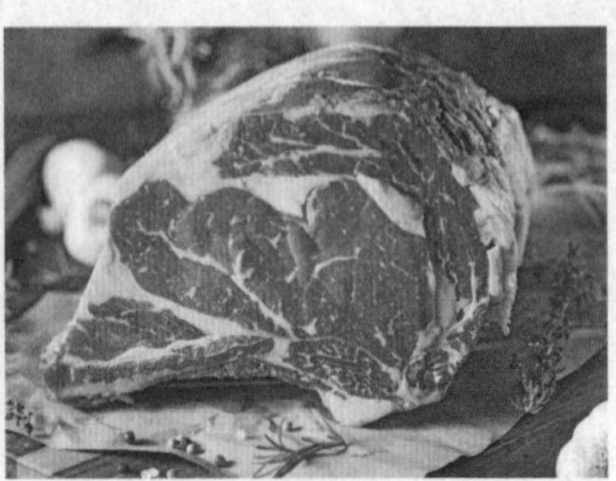

肥胖症

病症说明

肥胖症是一组常见的、古老的代谢症候群。如无明显病因可寻，则称之为单纯性肥胖症。单纯性肥胖又分为体质性肥胖和过食性肥胖两种。体质性肥胖是由于遗传和机体脂肪细胞数目增多而造成的。过食性肥胖，也称为获得性肥胖，是由于人成年后有意识或无意识地过度饮食，脂肪大量堆积而导致肥胖。胖人因体重增加，身体各器官的负重都增加，会引起腰痛、关节痛、消化不良、气喘；身体肥胖的人往往怕热、多汗、皮肤皱折处易发生皮炎、擦伤。

对症食疗餐

1. 鲜笋魔芋面：魔芋面条200克，茭白笋100克，玉米笋100克，菜花30克，大黄5克，甘草5克，盐2克，白芝麻3克，鲣鱼风味酱油适量。将全部药材与800毫升清水置入锅中，以小火煮沸，3分钟后关火，取药汁备用；茭白笋洗净后切片；玉米笋洗净对切；菜花洗净；将备好的食材全部放入滚水汆熟捞起；魔芋面条放入沸水中汆烫，捞起放入面碗内，加入茭白笋、玉米笋、菜花及调味料；药汁再度倒入锅中，加热煮沸，盛入面碗中即可。本品能解毒消肿、宽肠通便、减肥、开胃，适宜肥胖者食用。

2. 山楂荷叶泽泻茶：山楂10克，泽泻10克，荷叶5克，冰糖适量。将山楂、泽泻冲洗干净；荷叶剪成小片，冲净；所有材料入锅，加500毫升水以大火煮开，转小火续煮20分钟，加入冰糖。本品可以降脂、健脾、降血压，可以预防肥胖症、高血压等疾病。

宜吃食物

○宜 金银花、决明子、茯苓、泽泻、车前子、魔芋、大麦、韭菜、芹菜、土豆、白萝卜、莲子心、山楂、茶叶、香蕉、苹果、荠菜等

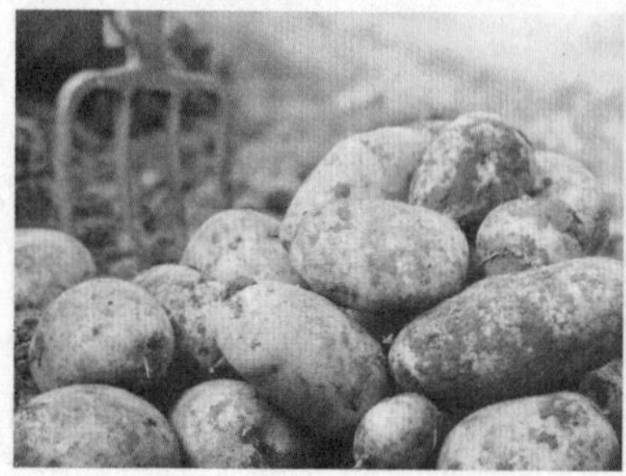

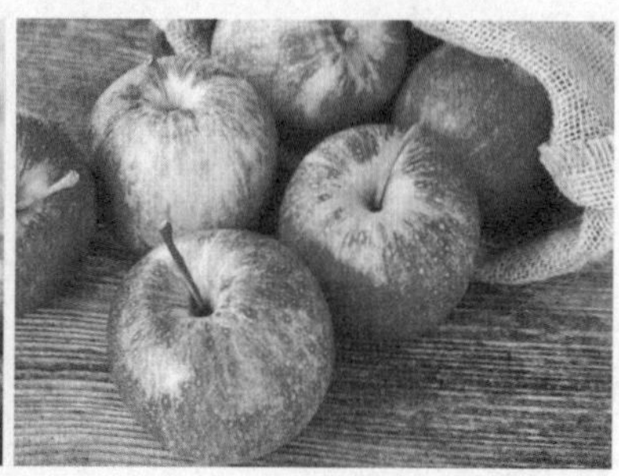

便秘

病症说明

便秘，从现代医学角度来看，它不是一种具体的疾病，而是多种疾病的一个症状。便秘在程度上有轻有重，在时间上可以是暂时的，也可以是长久的。中医认为，便秘主要由燥热内结、气机郁滞、津液不足和脾肾虚寒所引起。便秘是指排便不顺利的状态，包括粪便干燥、排出不畅和粪便不干亦难排出两种情况。一般每周排便少于 2 ~ 3 次（所进食物的残渣在 48 小时内未能排出）即可被称为便秘。

对症食疗餐

1. 薏苡仁煮土豆：土豆 200 克，薏苡仁 50 克，荷叶 20 克，香油 15 毫升，料酒 10 毫升，葱 10 克，姜 5 克，盐 3 克，味精 2 克。将薏苡仁洗净，去杂质；土豆去皮，洗净，切成 3 厘米见方的块；姜洗净拍松；葱洗净切段；荷叶洗净煮汁；薏苡仁、土豆、姜、葱、料酒一起放入炖锅内，加水和荷叶汁，置大火上烧沸；转小火炖煮 35 分钟，加入盐、味精、香油即成。本品能清热去湿，促进肠胃蠕动，具有润肠通便的功效，适合便秘患者食用。

2. 火麻仁粥：大米 100 克，火麻仁 8 克，盐 2 克。将大米洗净泡发；火麻仁拣去杂质，洗净，捞起沥干水分备用；锅置于火上，倒入清水，放入大米，以大火煮开，撇去浮在表面的泡沫；加入火麻仁，转中小火煮至粥呈浓稠状且冒气泡时，调入盐拌匀即可。本品能润肠补虚、濡养脾胃、通便，对便秘患者有一定的疗效。

宜吃食物

○ 宜 肉苁蓉、海参、芝麻、南瓜、芋头、香蕉、桑葚、杨梅、甘蔗、松子仁、蜂蜜、韭菜、甜菜、海带、猪肥肉、无花果、苹果等

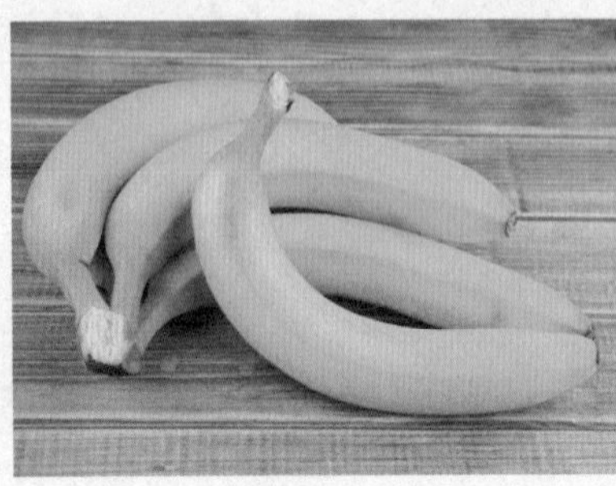

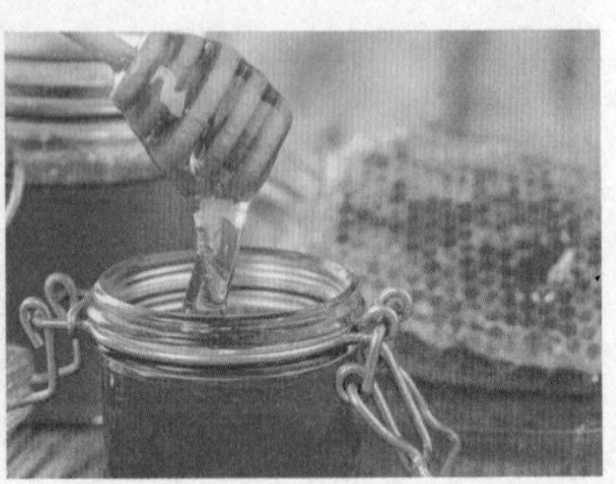

鼾症

病症说明

鼾症（又称打鼾、打呼噜、睡眠呼吸暂停综合征）是入睡后上颚松弛，舌头后缩，使呼吸道狭窄，气流冲击松软组织产生振动，通过鼻腔口腔共鸣发出的声音。有些人认为这是司空见惯的而不重视。其实鼾症是健康的大敌，由于鼾症使睡眠呼吸反复暂停，造成大脑、血液严重缺氧，形成低氧血症，从而诱发高血压、心律失常、心肌梗死、心绞痛。夜间呼吸暂停时间超过120秒容易在凌晨发生猝死。

对症食疗餐

1. 白果百合拌鲜笋：白果200克，芦笋150克，鲜百合100克，盐2克，味精、香油各适量。将白果去壳、皮和心尖；鲜百合洗净后削边；芦笋洗净，切段；锅中加清水，烧沸，下入白果、百合、芦笋烫至熟，装盘；盐、味精、香油制成汁后，淋入盘中拌匀即可。本品可润肺化痰、疏通呼吸道，适合呼吸道有阻塞感、呼吸时喉间痰鸣音较重的打鼾患者食用。

2. 龙胆草当归牛腩：猪骨汤1升，牛腩750克，冬笋150克，当归25克，龙胆草10克，油、蒜末、姜末、料酒、盐、白糖、酱油、香油各适量。将当归、龙胆草煎水取汁备用；将牛腩洗净，下入沸水中煮20分钟捞出，切成块；冬笋洗净切块；锅置火上，入油烧热，下入蒜末、姜末、牛腩、冬笋，入料酒、白糖、酱油翻炒10分钟；猪骨汤倒入，加当归、龙胆草汁，用小火焖2个小时至肉烂汁黏，加盐，淋香油。本品可清泻肝火、活血化淤，对肝火旺盛引起的打鼾、呼吸气粗声高有效果。

宜吃食物

○宜 白术、薄荷、蜂蜜、花椒、米汤、甘蔗、果汁、绿豆等

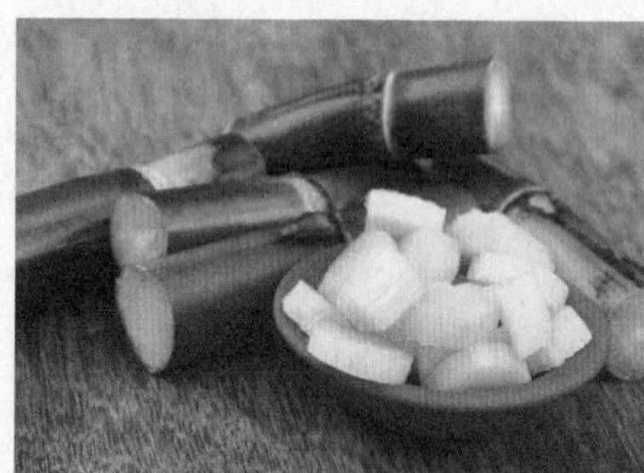

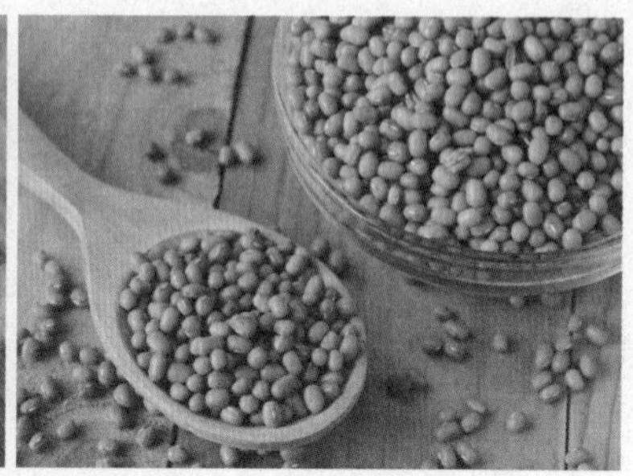

倦怠疲劳

病症说明

倦怠疲劳是男性常见的亚健康状态之一，是一种主观上的疲乏无力感。主要表现为不明原因地出现严重的全身倦怠感，伴有头痛、肌肉痛、抑郁、注意力不集中等症状。疲劳是一种自然现象，大多由于工作任务繁重、生活节奏紧张、压力过大所致。疲劳包括生理和心理两方面。生理疲劳主要表现为肌肉酸痛、全身疲乏等；而心理疲劳主要表现为心情烦躁、注意力不集中、思维迟钝等。

对症食疗餐

1. **太子参莲子羹**：莲子 300 克，菠萝 150 克，太子参 10 克，冰糖、水淀粉各适量。将太子参泡软，洗净，切片；菠萝去皮，切小块；莲子洗净放入碗中，加清水，上蒸笼蒸至熟烂，加入太子参，再蒸 20 分钟后取出；锅内加清水，放入冰糖熬化，下入菠萝，连同汤汁倒入蒸好的莲子、太子参，烧沸后用水淀粉勾芡，盛入碗内即可食用。本品能滋阴益气、清热宁心、敛汗固表、缓解疲劳症状。

2. **节瓜山药莲子煲老鸭**：老鸭 400 克，节瓜 150 克，山药 40 克，莲子 20 克，盐 2 克，鸡精适量。将老鸭处理干净，切件，汆水；山药洗净，去皮，切块；节瓜洗净，去皮切片；莲子洗净，去心；汤锅中放入老鸭、山药、节瓜、莲子，加入适量清水；大火烧沸后以小火慢炖 2 个小时，调入盐和鸡精即可。本品药性平和，补而不燥，适合各种气虚证，对神疲乏力、少气懒言、倦怠嗜睡、食欲不振等症均有很好的改善效果。

宜吃食物

○宜 太子参、党参、山药、黄芪、灵芝、海参、冬虫夏草、香附、郁金、合欢皮、瘦肉类、蛋类、鱼类、猕猴桃、橙子等

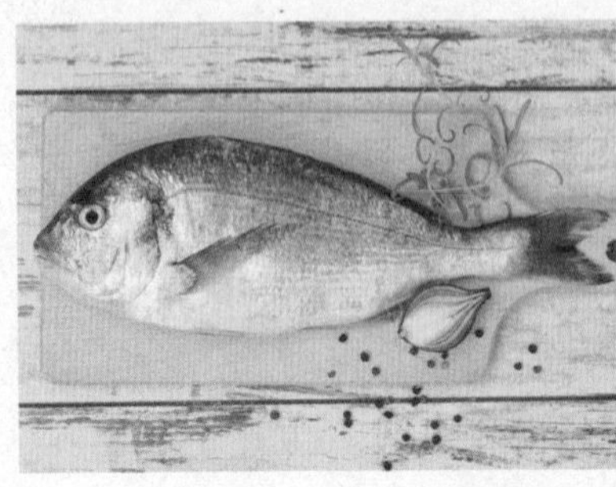

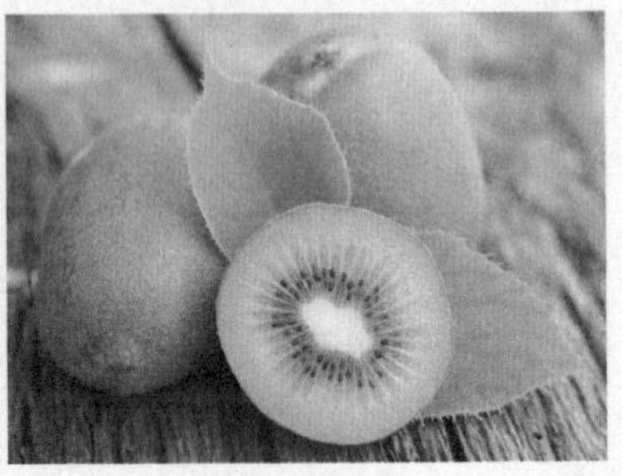

失眠多梦

病症说明

失眠多梦是指睡眠质量差，从睡眠中醒来后自觉乱梦纷纭，并常伴有头昏神疲的一种脑科常见病症。中医认为，失眠多梦的根源是机体内在变化，常见的如气血不足、情志损伤、阴血亏虚、劳欲过度等。其临床表现为：无法入睡，无法保持睡眠状态，早醒或醒后很难再入睡，频频从梦中惊醒，常伴有焦虑不安、全身不适、无精打采、反应迟缓、头痛、记忆力不集中等症状。

对症食疗餐

1. 双仁菠菜猪肝汤：猪肝200克，菠菜100克，酸枣仁10克，柏子仁10克，盐适量，棉布袋1只。将酸枣仁、柏子仁装在棉布袋里，扎紧；猪肝洗净切片；菠菜去头，洗净切段；棉布袋入锅加4碗水熬汤，熬至约剩3碗水；猪肝汆烫捞起，和菠菜一起加入药汤中，待水一滚沸即熄火，捞出棉布袋，加盐调味即成。菠菜含铁，是一种缓和的补血滋阴之品；猪肝富含铁和维生素K，也是最理想的补血佳品之一；酸枣仁、柏子仁均是养心安神的佳品。因此，本品适合失眠多梦患者食用，尤其适合心血亏虚引起的心悸、失眠者食用。

2. 灵芝红枣瘦肉汤：猪瘦肉300克，红枣15克，灵芝4克，盐2克。将猪瘦肉洗净、切片；灵芝、红枣洗净备用；锅上火，倒入水，下入猪瘦肉烧沸，打去浮沫，下入灵芝、红枣煲至熟，调入盐即可。本品可调理心脾功能，改善贫血症状。

宜吃食物

○宜 何首乌、远志、莲子、酸枣仁、核桃仁、柏子仁、夜交藤、益智仁、合欢皮、灵芝、牛奶、猪肝、桂圆、猪脑、猪心、鱼头等

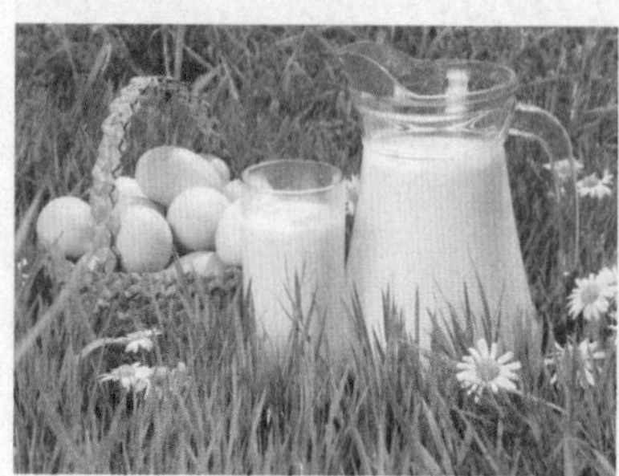

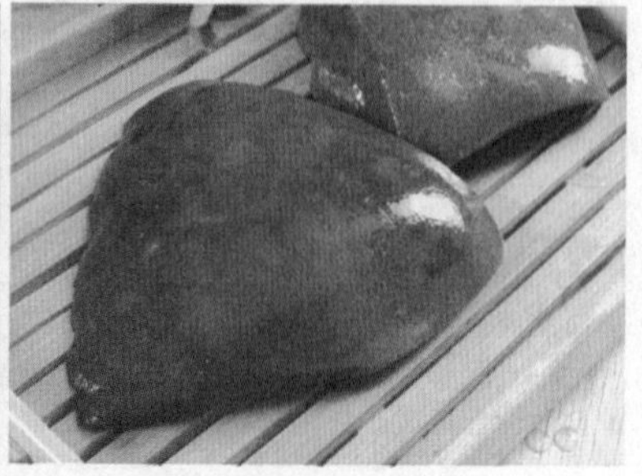

畏寒肢冷

病症说明

畏寒怕冷、四肢不温是阳虚最主要的症状。阳气犹如自然界的太阳，若阳气不足，则内环境就会处于一种“寒冷”状态，因此，治疗宜温补阳气。阳虚之体，适应寒暑变化的能力较差，在严冬，应避寒就温，采取相应的一些保健措施，还可遵照“春夏养阳”的原则，在春夏季节，可借自然界阳气之助培补阳气，也可坚持做空气浴或日光浴等。晚上睡觉前，多用热水泡泡脚，可改善四肢冰冷症状。

对症食疗餐

1. 肉桂炖猪肚：猪肚 150 克，猪瘦肉 50 克，薏苡仁 25 克，姜 15 克，肉桂 5 克，盐 2 克。将猪肚里外反复洗净，汆烫后切成长条；将猪瘦肉洗净后切成块；将姜去皮，洗净，用刀将姜拍烂；肉桂浸透洗净，刮去粗皮；薏苡仁淘洗干净；将以上用料放入炖盅，加清水适量，隔水炖 2 个小时，调入调味料即可。本品可以促进血液循环、强化胃功能，还能散寒湿，有效预防冻疮、肩周炎等冬季常发病。

2. 吴茱萸板栗羊肉汤：羊肉 150 克，板栗 30 克，枸杞子 20 克，吴茱萸 10 克，桂枝 8 克，盐适量。将羊肉清洗干净，切块；板栗去壳，洗净切块；枸杞子洗净备用；吴茱萸、桂枝洗净，煎取药汁备用；锅内加适量水，放入羊肉块、板栗块、枸杞子，大火烧沸，改用小火煮 20 分钟，再倒入药汁，续煮 10 分钟，调入盐即成。以上食材配伍同用，对肝肾不足、小腹冰凉、畏寒怕冷患者有很好的食疗效果。

宜吃食物

○ 宜 八角、桂皮、花椒、胡椒、姜、茴香、羊肉、狗肉、猪肚、鸡肉、带鱼、洋葱、韭菜、辣椒、榴莲、荔枝等

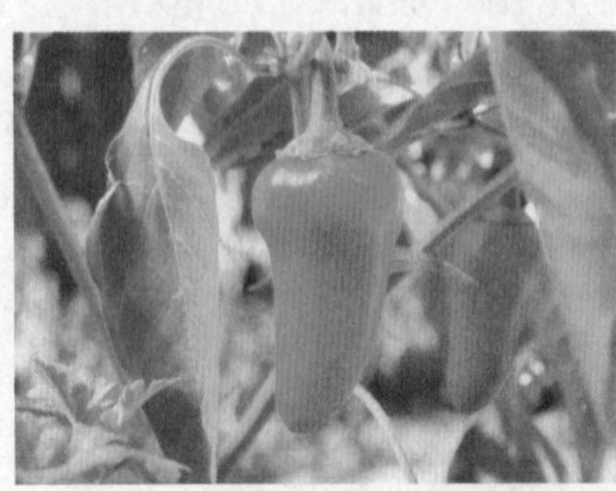

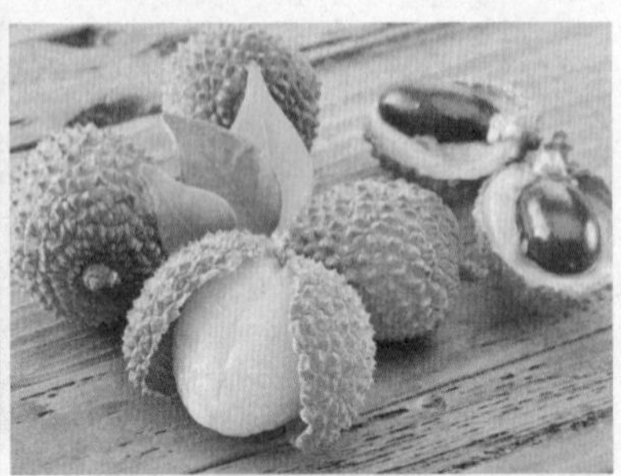

视力减退

病症说明

视力减退是一种常见的亚健康症状，生活工作中如果用眼不当、用眼过度，就很容易导致视力减退，其中就包括眼睛老化，表现为近视、远视、散光、视物模糊等，通常还会出现眼睛肿痛、眼睛干涩等症状。长时间看书或看电脑、电视都要适当让眼睛得到休息，并注意光线适宜，光线太强会刺激视觉，造成瞳孔持续收缩，容易疲劳；光线太弱，瞳孔则会持续放大，也易疲劳。所以防止视力减退就要防止眼睛疲劳。

对症食疗餐

1. 枸杞子牛蛙汤：牛蛙2只，枸杞子10克，姜、盐各适量。将牛蛙洗净剁块，汆烫后捞出备用；姜洗净，切丝；枸杞子以清水泡软；锅中加1500毫升水煮沸，放入牛蛙、枸杞子、姜丝，煮滚后转中火续煮2～3分钟，待牛蛙肉熟嫩，加入盐调味即可食用。本品具有滋阴补虚、健脾益血、清肝明目的功效，比较适合视力减退的患者食用。

2. 顺气猪肝汤：猪肝50克，丝瓜络30克，佛手10克，山楂10克，陈皮10克，盐、香油、料酒各适量。将猪肝洗净，切片备用；佛手、山楂、丝瓜络、陈皮洗净，加沸水浸泡1个小时后去渣取汁；碗中放入猪肝片，加药汁和盐、料酒，隔水蒸熟；猪肝取出，放香油后即可饮汤。本品具有清肝解郁、通经散淤、解毒消肿的功效，对视力减退患者有较好的食疗作用。

宜吃食物

○宜 枸杞子、枸杞子叶、何首乌、决明子、秋葵、菊花、动物肝脏、菠菜、海带、红枣、桂圆等

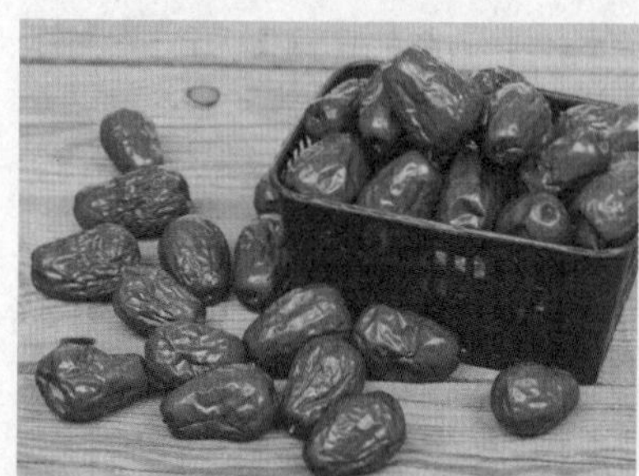

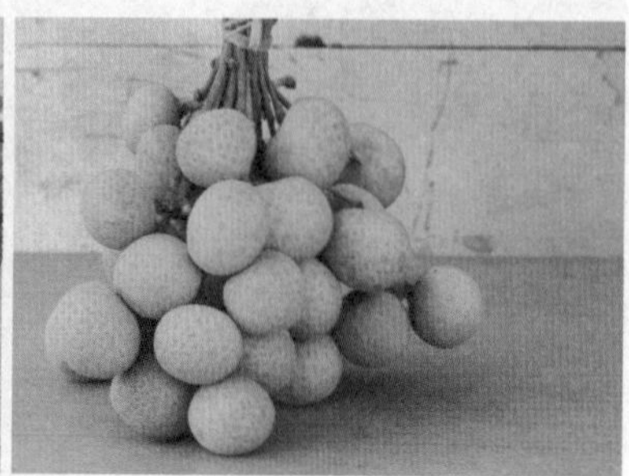

腰部劳损

病症说明

腰部劳损是指腰部肌肉、筋膜与韧带等软组织的慢性损伤，是腰腿痛中最常见的疾病，又称为功能性腰痛、慢性下腰劳损等。主要症状有：腰部酸痛、胀痛、刺痛或灼痛，腰部酸胀无力，或伴有沉重感。腰部劳损为临床常见病、多发病。其日积月累，可使肌纤维变性，甚至会少量撕裂，形成瘢痕、纤维索条或粘连，遗留长期慢性腰背痛。气温下降时，腰部受凉，或劳作后疼痛加剧，症状有腰背酸痛或胀痛，劳累加重，休息则轻，如果适当活动或经常改变体位也会使症状减轻。

对症食疗餐

1. 杜仲板栗鸽汤：乳鸽 400 克，板栗 150 克，杜仲 50 克，盐 2 克。将乳鸽切块；将板栗入开水中煮 5 分钟，捞起后剥去外膜；下入乳鸽块，入沸水中氽烫，捞起冲净后沥干；鸽肉、板栗和杜仲放入锅中，加 6 碗水后用大火煮开，再转小火慢煮 30 分钟，加盐调味即成。本品适合于肾气虚弱所致腰酸背痛、腰部劳损患者。

2. 猪蹄炖牛膝：猪蹄 1 只，番茄 1 个，牛膝 15 克，盐适量。将猪蹄剁成块，放入沸水氽烫，捞起冲净；番茄洗净，在表皮轻划数刀，放入沸水烫到皮翻开，捞起去皮，切块；将备好的材料和牛膝一起盛入锅中，加 6 碗水以大火煮开，转小火续煮 30 分钟，加盐调味即可。以上三者搭配同用，能活血通淤，缓解腰部疼痛，也适合于肾气虚弱所致腰部劳损。

宜吃食物

○ 宜　乌药、独活、续断、香附、荆芥、花椒、茴香、杜仲、补骨脂、牛膝、牛大力、猪腰、猪骨、牛奶、板栗、羊肉、狗肉等

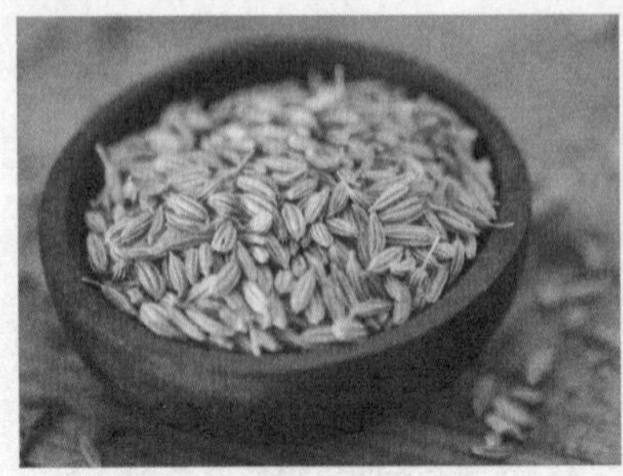

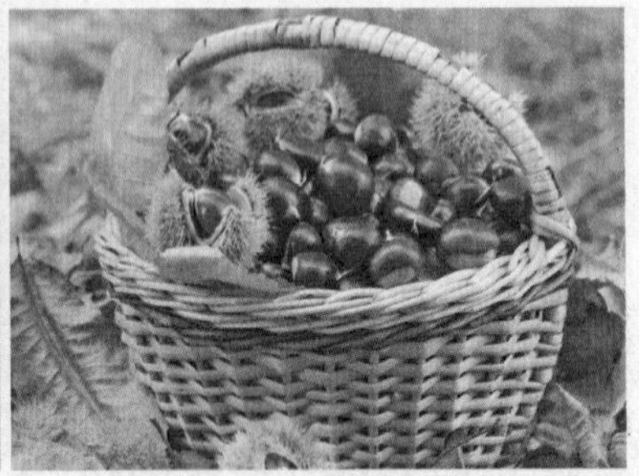

性欲减退

病症说明

性欲减退，是指男性在较长一段时间内，出现以性生活接应能力和初始性行为水平皆降低为特征的一种状态，表现为对性生活要求减少或缺乏，久治不愈可导致性功能障碍、不育症等。不良的情绪非常容易引起性欲减退，尤其是在工作屡屡受挫、人际关系紧张、悲伤绝望等恶劣状态下的男性。因此，这类男性需要有规律地生活，劳逸结合，弛张有度，保证睡眠；不酗酒，不吸烟，这对提高性功能，改善性欲减退有积极的作用。

对症食疗餐

1. 山药鹿茸山楂粥：大米100克，山药30克，山楂片10克，鹿茸6克，盐2克。将山药去皮洗净，切块；大米洗净；山楂片洗净，切丝；将鹿茸入锅，倒入一碗水熬至半碗，去渣装碗待用；原锅注水，放入大米，用大火煮至米粒绽开，放入山药、山楂同煮；倒入熬好的鹿茸汁，改用小火煮至粥成闻见香味时，放入盐调味即成。此粥具有补精髓、助肾阳、强筋健骨的功效，可治疗肾虚阳痿、滑精早泄，适合性欲减退者食用。

2. 鲜人参煲乳鸽：乳鸽1只，鲜人参30克，红枣10枚，姜5克，盐2克。将乳鸽处理干净；人参洗净；红枣洗净去核；姜洗净切片；乳鸽入沸水中汆烫，捞出洗净；乳鸽、人参、红枣、姜片一起装入煲中，加适量水，以大火炖煮1个小时，加盐调味即可。本品能补气固体、益肾助阳，对阳痿、遗精、性欲减退有一定的疗效。

宜吃食物

○宜 淫羊藿、巴戟天、鹿茸、锁阳、海马、海参、牛鞭、郁金、酸枣仁、莲子、芡实、鹌鹑、鸽肉、佛手瓜、小米、猕猴桃等

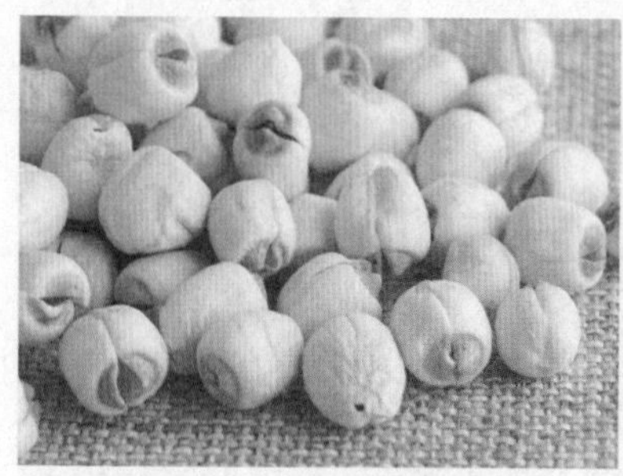

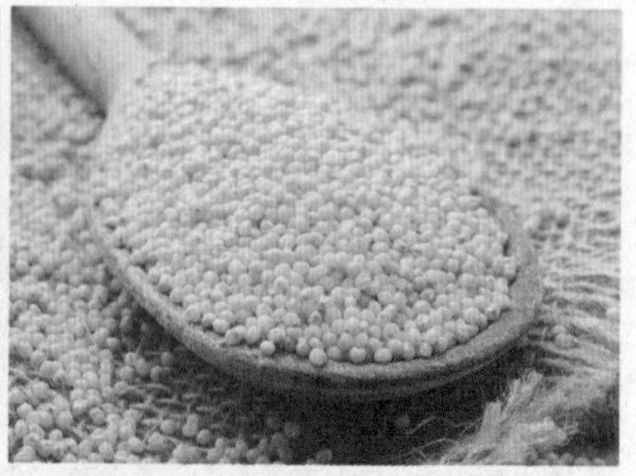

前列腺炎

病症说明

前列腺炎是指前列腺特异性和非特异性感染所致的急慢性炎症，从而引起全身或局部的某些症状。其症状多样，轻重也千差万别。引起前列腺炎的原因包括：前列腺结石或前列腺增生、淋菌性尿道炎等疾病，邻近器官炎性病变，支原体、衣原体、滴虫等非细菌性感染。经常大量饮酒、吃刺激性食物者，长时间固定坐姿者很容易导致前列腺炎。

对症食疗餐

1. 番茄烩鲜贝：鲜贝 200 克，番茄 150 克，高汤 10 毫升，葱段、鸡精各 5 克，盐 2 克，油、淀粉各适量。将鲜贝、番茄洗净，番茄切成两半；炒锅入油，以中火烧至三成热时加入鲜贝及番茄滑炒至熟，捞出沥干油；锅中留少许底油，爆香葱段，放入鲜贝、番茄炒匀，放入盐、鸡精、高汤调味，以淀粉勾芡。本品对男性前列腺炎有很好的食疗效果。

2. 白菜薏苡仁粥：薏苡仁、大米各 50 克，白菜 30 克，芹菜 10 克，盐适量。将大米、薏苡仁均泡发洗净；芹菜、白菜均洗净，切碎；锅置于火上，倒入清水，放入大米、薏苡仁煮至米粒开花；加入芹菜、白菜煮至粥稠后调入盐。本品可清热利水、解毒排脓，患有前列腺炎的男性可经常食用。

3. 车前绿豆粥：高粱米 100 克，车前子 60 克，绿豆 50 克，橘皮 15 克，通草 10 克。将车前子、橘皮、通草用纱布包起来，煮汁去渣，再入绿豆和高粱米煮粥。空腹连服数日。本品适用于老年人前列腺炎。

宜吃食物

宜 枸杞子、熟地、车前草、杜仲、腰果、金针菇、苹果、莴笋、番茄、花生仁、荸荠、柚子、鸡蛋、蜂蜜、绿豆、赤小豆等

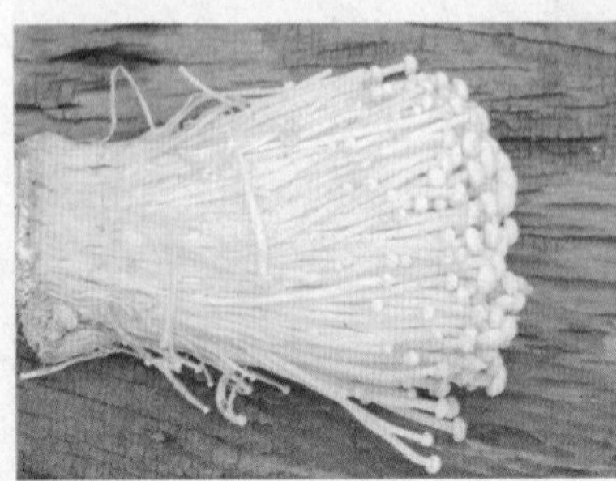

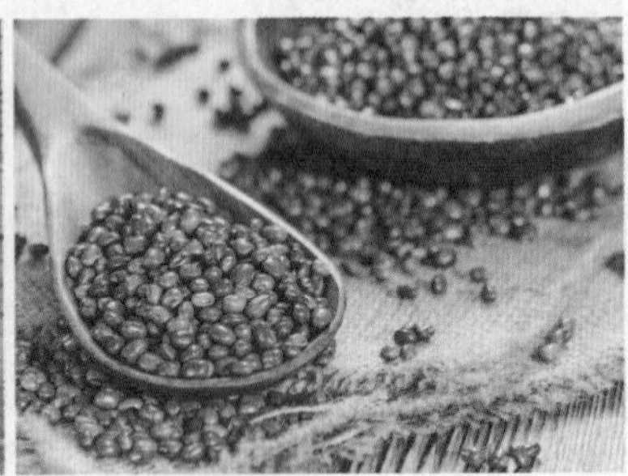

尿频

病症说明

尿频症多见于中老年男性，正常成人白天排尿4～6次，夜间约2次，次数明显增多称之为尿频。尿频是一种症状，并非疾病。由于多种原因可引起小便次数增多，但无疼痛，又称小便频数。尿频的原因较多，包括神经精神因素，病后体虚。中医认为夜尿频多主要由于体质虚弱，肾气不固，膀胱约束无能，其化不宣所致。此外，过于疲劳，脾肺两脏俱虚，上虚不能制下，脾虚不能制水肾，膀胱气化无力，而发生小便频数。

对症食疗餐

1. 金樱糯米粥：金樱子适量，糯米80克，白糖3克。将糯米洗净泡发；金樱子洗净，下入锅中，加适量清水煎取浓汁备用；锅置火上，倒入清水，放入糯米，以大火煮至米粒开花；加入金樱子浓汁，转小火煮至粥呈浓稠状，调入白糖拌匀即可食用。本品对脾肾虚弱型夜尿频多者有很好的调理效果。

2. 海螵蛸鱿鱼汤：鱿鱼100克，海螵蛸50克，补骨脂30克，桑螵蛸、红枣各10克，盐、葱花、姜片各适量。将鱿鱼泡发，洗净，切丝；海螵蛸、桑螵蛸、补骨脂、红枣洗净；鱿鱼骨与海螵蛸、桑螵蛸、补骨脂水煎取汁，去渣；放入鱿鱼、红枣，同煮至鱿鱼熟后，加盐、葱花、姜片等调服即可。本品具有温肾益气、固涩止遗的功效，适合肾虚精液不固、遗精滑泄、夜尿频多的患者食用。

宜吃食物

○宜 金樱子、覆盆子、桑螵蛸、海螵蛸、菟丝子、益智仁、黄芪、白术、升麻、乌药、党参、芡实、陈皮、猪肚、羊肉、牛肉等

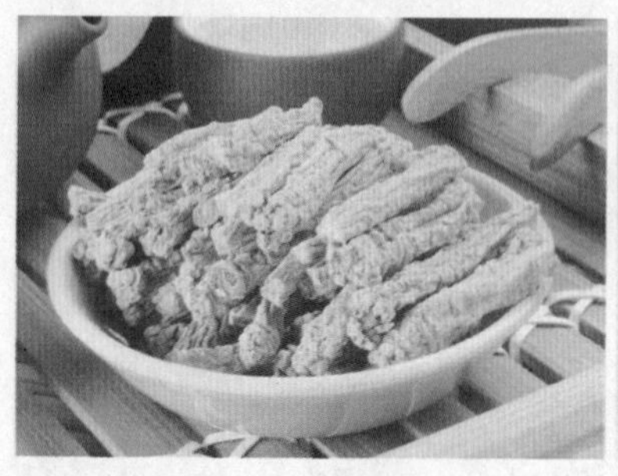

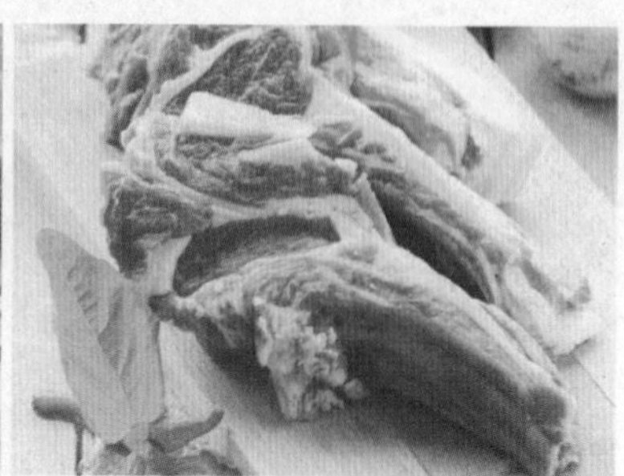

阳痿

病症说明

阳痿又被称为勃起功能障碍，指男性在有性欲的情况下，阴茎不能勃起或能勃起但不坚硬，不能进行性交活动。阳痿的发病率占成年男性的50% 左右。阳痿的发病原因包括：精神方面的因素，因某些原因产生紧张心情；手淫成习或性交次数过多，使勃起中枢经常处于紧张状态；阴茎勃起中枢发生异常；一些重要器官患严重疾病时以及患脑垂体疾病、睾丸因损伤或疾病被切除以后；患肾上腺功能不全或糖尿病等。

对症食疗餐

1. 三参炖三鞭：老母鸡 1 只，牛鞭 200 克，鹿鞭 200 克，羊鞭 200 克，花旗参 5 克，人参 5 克，沙参 5 克，盐、味精各适量。将各种鞭削去尿管，切成片；各种参洗干净；老母鸡洗净；用小火将老母鸡、三参、三鞭一起煲 2 个小时，加入盐、味精调味即可。本品能补肾壮阳、益气补虚、滋阴润燥，可改善阳痿症状。

2. 鹿茸黄芪鸡汤：鸡 500 克，猪瘦肉 300 克，鹿茸 20 克，黄芪 20 克，姜 10 克，盐适量。将鹿茸片放置清水中洗净；黄芪洗净；姜去皮，切片；猪瘦肉切成厚块；鸡洗净，斩成块，放入沸水中焯去血水后，捞出；锅内注入适量水，下入所有原材料大火煲沸后，再改小火煲 2 个小时，调入调味料即可。本品对治疗肾阳不足、脾胃虚弱、精血亏虚所致的阳痿早泄、尿频遗尿、腰膝酸软、筋骨无力等症均有较好的效果。

宜吃食物

○ 宜 淫羊藿、牛鞭、羊鞭、人参、鹿茸、冬虫夏草、杜仲、枸杞子、菟丝子、韭菜、泥鳅、鸡蛋、海藻、洋葱、羊腰、猪腰等

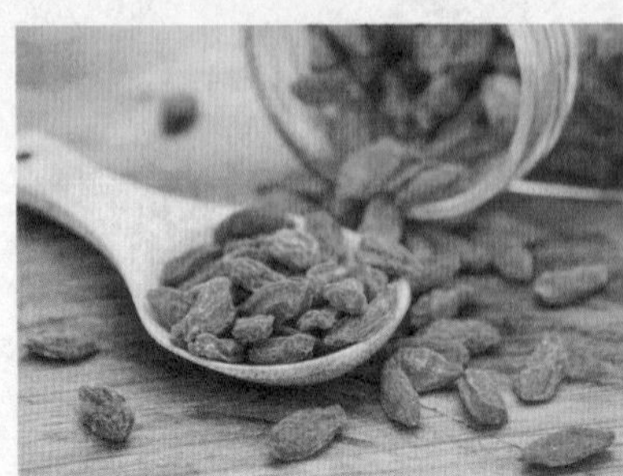

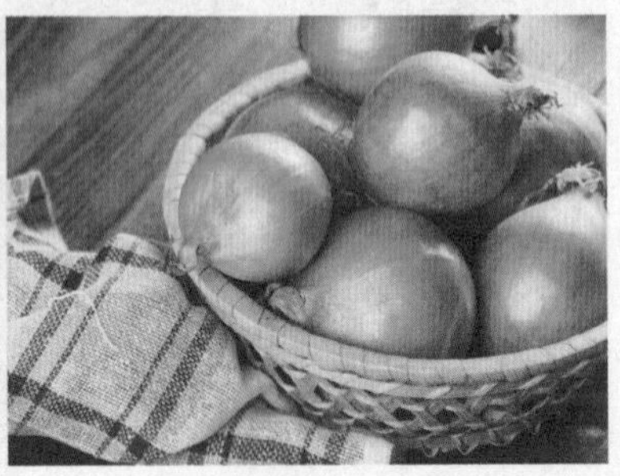

异常勃起症

病症说明

阴茎异常勃起症是指在无性刺激下阴茎持续性的勃起伴有疼痛的状态。本病60%原因不明，40%可能与下述病因有关：阴茎或会阴部损伤；盆腔肿瘤或感染；白血病；镰状细胞性贫血；脊髓损伤；阴茎背静脉栓塞；应用大麻、罂粟碱等药物等。近年来为治疗阳痿而经海绵体内注射血管活性药物，使阴茎异常勃起的发病率增多。该病发病突然，以夜间发病多见，阴茎勃起后较长时间不松软。

对症食疗餐

1. 竹叶地黄粥：大米100克，枸杞子10克，竹叶5克，生地5克，香菜叶、盐各适量。将大米洗净泡发；竹叶、生地均洗净，加适量清水熬煮，滤渣，取汁待用；枸杞子洗净；锅置火上，加入适量清水，放入大米，以大火煮开，再倒入已经熬煮好的汁液、枸杞子；以小火煮至粥呈浓稠状，调入盐拌匀，放入香菜叶即可。本品有滋阴清肝、凉血补血的功效，对肝火旺盛引起的阴茎异常勃起症有很好的疗效。

2. 猪骨大豆丹参汤：猪骨400克，大豆250克，丹参20克，桂皮10克，料酒5毫升，盐适量。将猪骨洗净、敲碎；大豆去杂，洗净；丹参、桂皮用干净纱布包好，扎紧备用；砂锅加入水，加入猪骨、大豆、纱布袋，大火烧沸，改用小火炖煮约1个小时，拣出纱布袋，调入盐、料酒即可。本品有活血调经、祛淤止痛、凉血散结、除烦安神的功效，对血热淤滞所引起的阴茎异常勃起有一定的改善作用。

宜吃食物

○宜 生地、当归、龙胆草、栀子、车前子、女贞子、枸杞子、黄柏、白芍、鳖甲、龟板、芦荟、丹参、红花、赤芍、川芎、麝香等

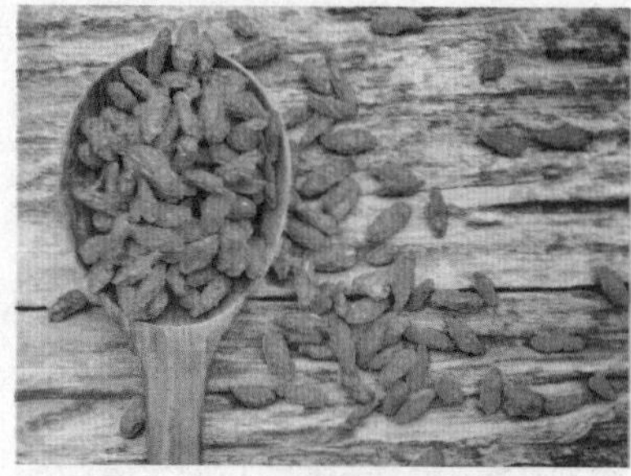

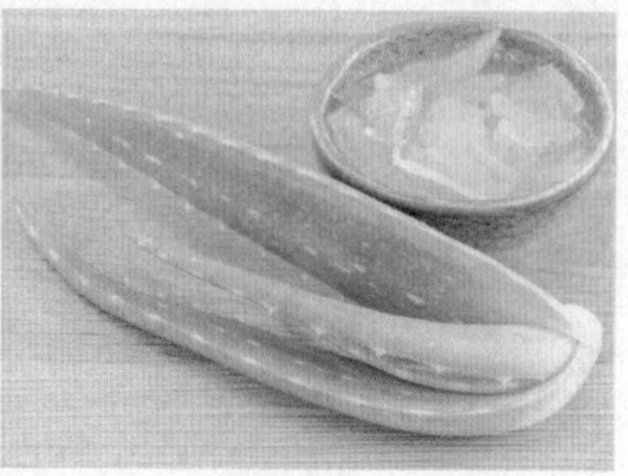

早泄

病症说明

早泄是指男子在阴茎勃起之后，未进入阴道之前或正当纳入以及刚刚进入而尚未抽动时便已射精，阴茎也随之疲软并进入不应期。中医认为，早泄是由于肾脏的封藏功能失调，肾中阳气不足以固摄精液，精关不固所致。现代医学认为，引发早泄的病因可分为器质性和心理性两种。器质性原因是指各种相关系统的疾病以及身体素质的差异影响，心理性原因多数是因为焦虑和恐惧情绪的存在。

对症食疗餐

1. 莲子百合芡实排骨汤：排骨 200 克，莲子、芡实、百合各 15 克，盐 2 克。将排骨洗净，斩件，汆去血渍；莲子去皮，去莲心，洗净；芡实洗净；百合洗净后泡发；排骨、莲子、芡实、百合放入砂煲，注入清水，大火烧沸；改为小火煲 2 个小时，加盐调味。本品能止泻固精、收涩，适宜由肾虚引起的早泄、阳痿患者食用。

2. 海马龙骨汤：龙骨 220 克，胡萝卜 50克，海马2只，盐适量。将龙骨斩件，洗净后汆水；胡萝卜洗净去皮，切块；海马洗净；龙骨、海马、胡萝卜放入炖盅内，加入适量清水炖 2 个小时；最后放入盐调味即可。本品具有强身健体、补肾壮阳、敛汗固精等功效，对早泄患者有很好的食疗功效。

3. 虾仁豆腐汤：虾仁 100 克，豆腐 60 克，葱段、姜片、盐各适量。将虾仁洗净，豆腐洗净切小块。将两者和葱段、姜片、盐、适量清水共入锅，炖熟即可食用。

宜吃食物

○宜 枸杞子、巴戟天、菟丝子、海龙、鹿鞭、覆盆子、芡实、狗肉、羊肉、羊肾、狗肾、牡蛎、鹿肉、蜂蜜、黑芝麻、核桃仁等

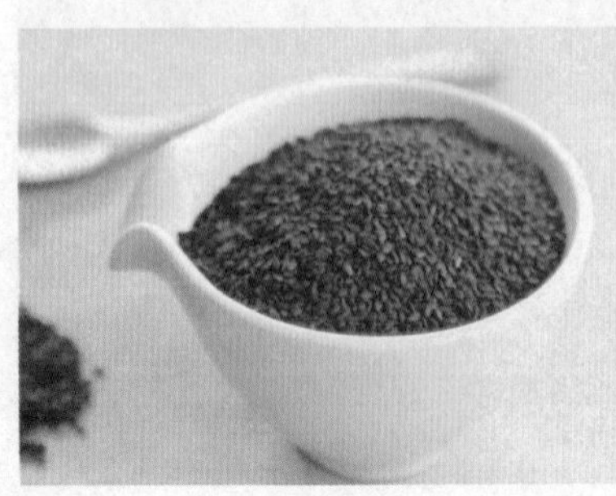

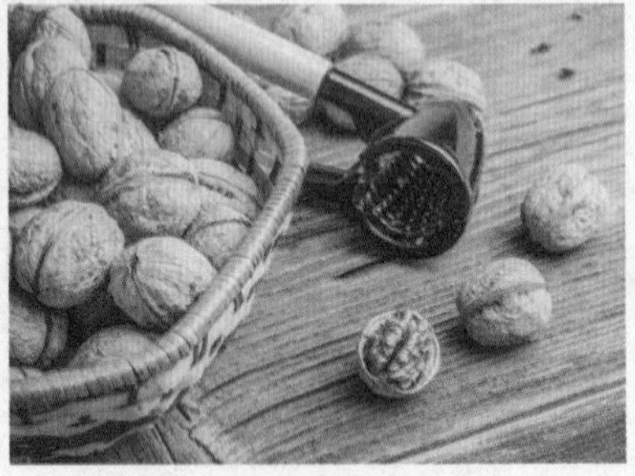

遗精

病症说明

遗精是指男性在没有性交的情况下精液自行泻出的现象，又名遗泄、失精。其分为梦遗和滑精两种，在梦境中之遗精，称梦遗；无梦而自遗者，称为滑精。引发遗精的相关因素有：患者性知识缺乏，常看黄色书刊或者色情电影，过度疲劳，外生殖器以及附属性腺的炎症刺激等。此外，体内贮存精子达到一定量时，没有以上的引发因素，也有可能发生遗精情况，此为正常生理现象。中医认为遗精多由肾虚精关不固，或心肾不交，或湿热下注所致。

对症食疗餐

1. 莲子芡实猪尾汤：猪尾 100 克，莲子 20 克，芡实 10 克，盐 2 克。将猪尾洗净，剁成块；芡实洗净；莲子去皮，去莲心，洗净；热锅注水烧沸，入猪尾滚尽血水，捞起洗净；猪尾、芡实、莲子放入炖盅，注入清水，大火烧沸，改小火煲煮 2 个小时，加盐调味即可。本品具有收敛益精、补肾助阳的功效，适宜由肾虚引起的遗精、早泄、阳痿等患者食用。

2. 莲子鸡蛋汤：鸡蛋 1 个，莲子（去心）15 克，芡实、山药各 9 克，冰糖适量。将芡实、山药、莲子分别用清水洗净，山药去皮切块备用；莲子、芡实、山药放入锅中，加入适量清水熬成药汤；加入鸡蛋煮熟，汤内再加入冰糖即可。本品具有止泻益精、益肾健脾、补肾涩精的功效，可治疗遗精、早泄、心悸失眠、烦躁、盗汗等症。

宜吃食物

宜 芡实、龙骨、莲子、柏子仁、山药、枸杞子、酸枣仁、朱砂、远志、合欢皮、紫菜、羊肉、鸡蛋、百合、猪肉等

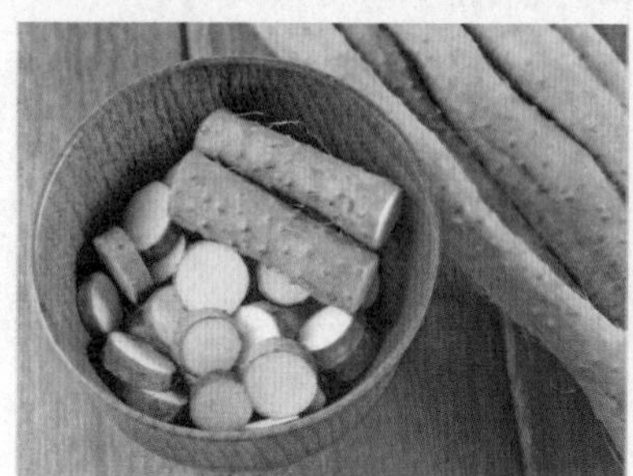

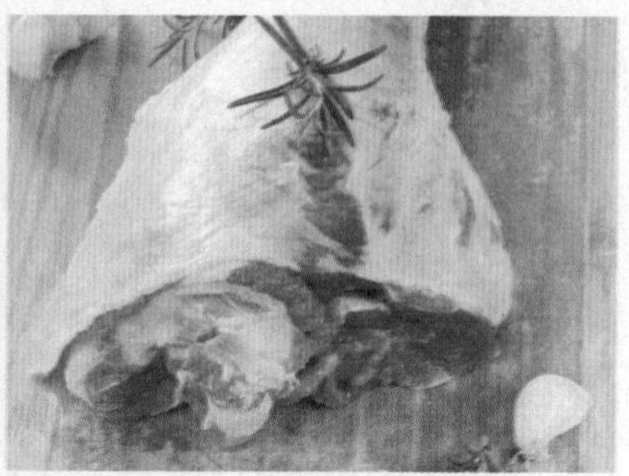

少精无精症

病症说明

少精，是指精液中精子的数量低于正常健康有生育能力的男子。无精指的是连续 3 次以上精液离心沉淀检查，均发现没有精子，一般可分为原发性无精症和梗阻性无精症两种。男性精索静脉曲张、患有隐睾症、生殖道感染、内分泌异常，以及长期酗酒、吸烟等，都会造成少精、无精，中医称为“精冷”“精少”“精稀”等，多因先天不足、禀赋虚弱、肾精亏损或恣意纵欲、房事不节、肾阴亏虚、虚火内生、灼伤肾精所致。

对症食疗餐

1. 菟丝子煲鹌鹑蛋：鹌鹑蛋（熟）400 克，红枣、枸杞子各 12 克，菟丝子 9 克，黄酒 2 毫升，盐适量。将菟丝子洗净，装入小布袋中，绑紧口；红枣及枸杞子均洗净；红枣、枸杞子及装有菟丝子的小布袋放入锅内，加入 3 杯水，再加入鹌鹑蛋，最后加入黄酒煮开，改小火继续煮约1个小时，加入盐调味即可。本品可用于肾虚少精无精、腰膝酸软、目昏耳鸣等症。

2. 鹌鹑笋菇汤：鹌鹑 1 只，鲜汤 100 毫升，冬笋 20 克，水发香菇、火腿各 10 克，黄酒 5 毫升，葱末、鸡精、胡椒粉、油、盐各适量。将鹌鹑洗净去内脏；冬笋、香菇洗净切碎；火腿切末；砂锅上火，下入油烧热，倒入鲜汤，下入以上除火腿外的原料，用大火煮沸，改用小火煮 1 个小时，加火腿末稍煮，再加入黄酒、盐、葱末、鸡精、胡椒粉即可。本品对身体虚弱、肾精亏虚引起的少精、无精者有较好的食疗效果。

宜吃食物

○宜 山药、白果、海参、菟丝子、牡蛎、覆盆子、山茱萸、莲子、枸杞子、大豆、鸡肉、猪腰、鸽肉、鳝鱼、泥鳅等

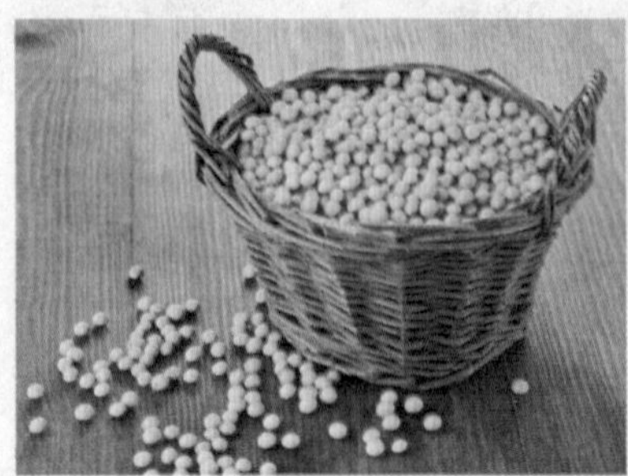

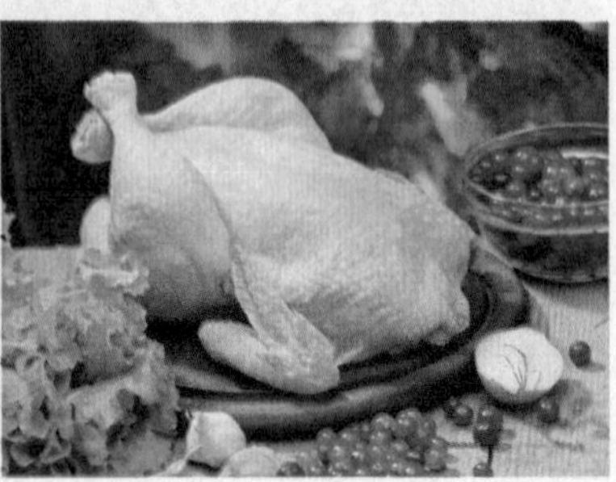

不射精症

病症说明

不射精症又称射精不能，是指具有正常的性欲，阴茎勃起正常，能在阴道内维持勃起及性交一段时间，甚至很长时间，但无性高潮出现，且不能射精。原发性不射精，其特点是无论在清醒状态还是在睡梦之中，从未有射精，多为先天器质性疾病所引起；这种情况较为少见。继发性不射精较为多见，通常有两种情况：其一是曾有在阴道内射精经历，由于某些原因而目前在阴道内不能射精；其二是在阴道内不能射精，而以手淫或其他方式可以射精。

对症食疗餐

1. 核桃仁姜粥：糯米 80 克，核桃仁 15 克，红枣 10 克，姜 5 克，盐 2 克，姜汁适量。将糯米置于清水中洗净泡发；姜去皮，洗净，切丝；红枣洗净，去核，切片；核桃仁洗净；锅置于火上，倒入清水，放入糯米，大火煮开，再淋入姜汁；加入核桃仁、姜、红枣同煮至浓稠，调入盐拌匀。本品具有补肾温肺、润肠通便的功效，可治疗肾阳虚衰、小便频数、不射精等症。

2. 鸽子瘦肉粥：鸽子 1 只，猪瘦肉 100 克，大米 80 克，料酒 5 毫升，生抽 3 毫升，姜末 2 克，盐、味精、胡椒粉、葱花、香油各适量。将猪瘦肉洗净剁末；大米淘净；鸽子处理后切块，用料酒、生抽腌制，炖好；锅中注水，入大米以大火煮沸，下猪瘦肉、姜末，中火煮至米粒软散；下鸽肉，将粥熬出香味，加盐、味精、胡椒粉，淋上香油，撒上葱花。本品对肾虚引起的不射精症有很好的食疗功效。

宜吃食物

○宜 百合、肉桂、生地、知母、黄柏、五味子、地骨皮、巴戟天、熟地、桑葚、银耳、猪腰、韭菜、核桃仁、乳鸽、鹌鹑、羊肉等

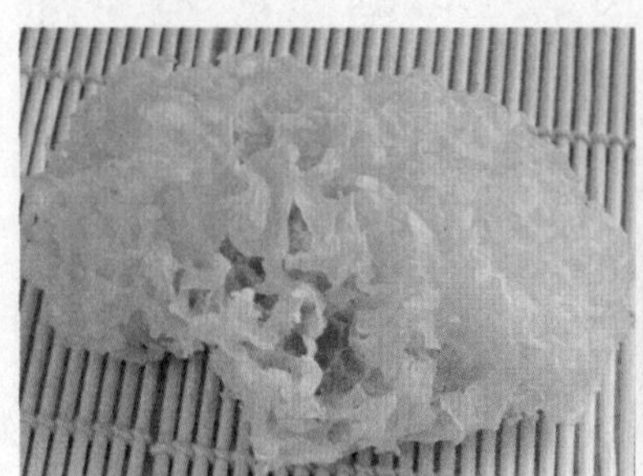

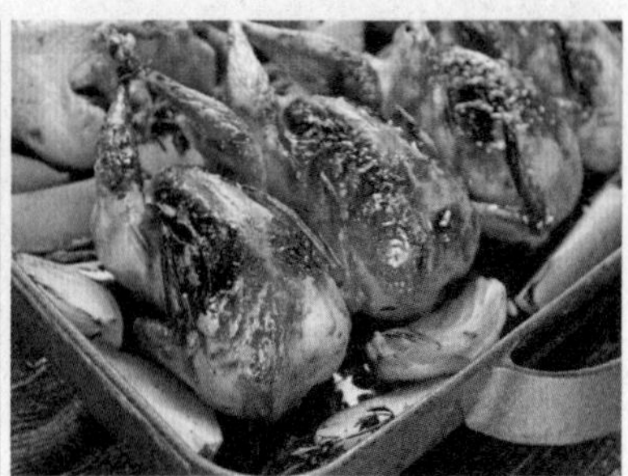

男性不育症

病症说明

男性不育症是指夫妇婚后同居2年以上，未采取避孕措施而未受孕，其原因属于男方者，也称男性生育力低下。引起男性不育的常见原因包括先天发育异常、遗传、精液异常、精子不能入阴道、生殖系统炎症、输精管阻塞、精子生成障碍、纤毛不动综合征、精神心理性因素和免疫、营养及代谢性因素等。内分泌疾病是导致男性不育的一个重要原因，部分不育症患者是由于促性腺激素的缺失，造成性腺发育不正常，导致精子或性功能出现问题，引起不育症。

对症食疗餐

1. 虫草海马四宝汤：光鸡500克，猪瘦肉200克，鲍鱼1只，火腿30克，海马4只，浓缩鸡汁5毫升，冬虫夏草2克，盐适量。将鲍鱼去肠，洗净；海马用瓦煲煸好；光鸡斩件；猪瘦肉切成大粒；火腿切成随意大小的粒；将切好的材料沸水去杂质；把所有的原材料装入炖盅炖2个小时，放入盐调味。本汤品对肾虚所致的少精、精冷不育有很好的食疗效果。

2. 杜仲鹌鹑瓦罐粥：鹌鹑2只，大米80克，杜仲50克，枸杞子30克，料酒5毫升，姜丝3克，盐2克，葱花适量。将枸杞子洗净备用；杜仲洗净，熬煮取汁；大米淘净泡好；鹌鹑处理干净切块，用料酒腌渍；将锅中注水，放入大米，下入鹌鹑、姜丝、枸杞子，熬煮至米粒开花；再转至瓦罐中，倒入杜仲汁，以小火熬煮成粥，加入盐，撒上葱花即可。本品对男性不育症有很好的食疗功效。

宜吃食物

○ 宜 淫羊藿、莲子、白果、红枣、山药、海参、人参、韭菜、鳝鱼、花生仁、蜂蜜、胡萝卜、菠菜、豆类、苹果、柑橘、红薯等

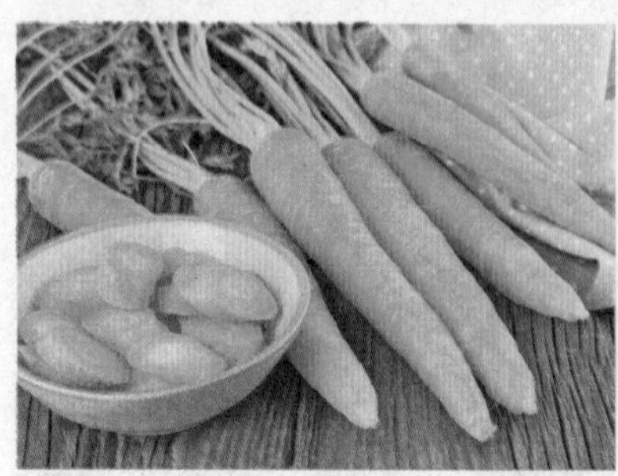

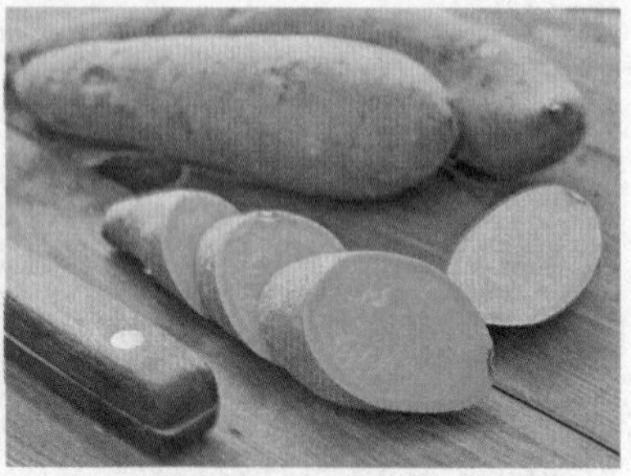

食欲不振

病症说明

食欲不振是指饮食的欲望减退，主要由以下原因引起：①过度的体力劳动或脑力劳动；②饥饱不均；③情绪紧张过度疲劳也会导致胃肠功能失调，引起食欲不振；④暴饮暴食使胃过度扩张；⑤经常吃生冷食物，尤其是睡前吃生冷食物易导致胃寒，出现恶心、呕吐、食欲不振。尽管现代男性的生活、学习、工作和休息的时间难以始终如一，但不管怎样，在进食上必须做到定时、定量、定质，不能因为繁忙而在饮食上马虎从事，饥一顿、饱一顿对人体健康是无益的。

对症食疗餐

1. 内金核桃燕麦粥：燕麦 50 克，鸡内金 20 克，核桃仁、玉米粒、鲜奶各适量，白糖 3 克。将燕麦泡发洗净；核桃仁去杂质；鸡内金洗净；锅置于火上，加入少量水，倒入鲜奶，放入燕麦煮开；加入核桃仁、鸡内金、玉米粒同煮至浓稠状，调入白糖拌匀即可。本品能消积滞、健脾胃，治食积胀满、呕吐反胃、疳积、消渴，适合食欲不振者食用。

2. 莲子山药甜汤：银耳 100 克，莲子 50 克，百合 30 克，山药 15 克，红枣 10 克，冰糖适量。将银耳洗净泡开后撕小朵备用；山药洗净，去皮后切块；红枣划几个刀口；银耳、莲子、百合、红枣同时入锅煮约 20 分钟，待莲子、银耳软了，将山药放入一起煮；最后放入冰糖（未脱色的冰糖最好）调味即可。适合食欲不振者食用。

宜吃食物

○宜 党参、白术、神曲、鸡内金、山楂、山药、麦芽、猪肚、牛肚、乌鸡、土鸡、苹果、南瓜、鸡蛋、瘦肉、动物肝脏、鱼类等

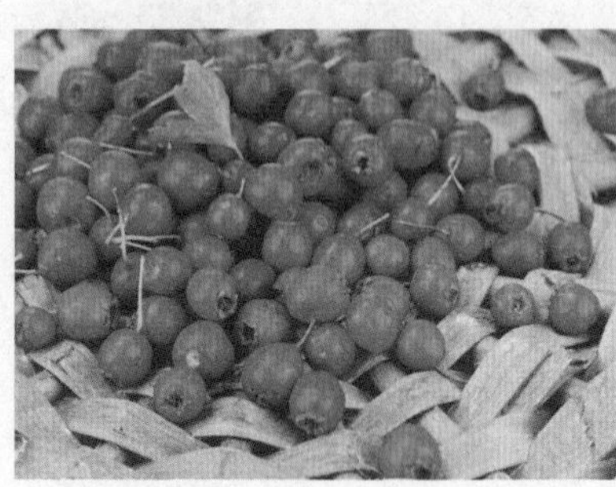

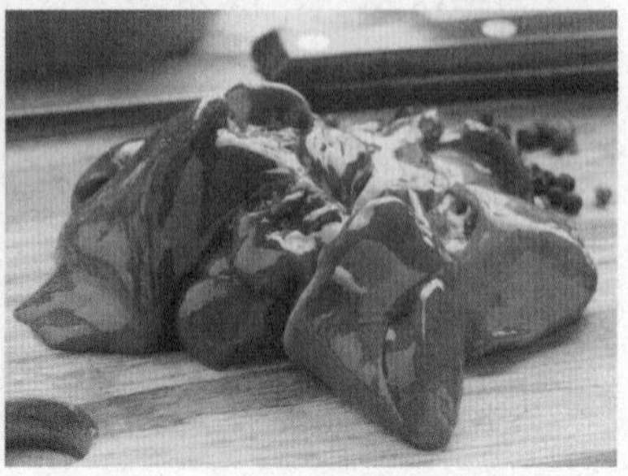

偏头痛

病症说明

偏头疼是反复发作的一种搏动性头疼，属于众多头痛类型中的“大户”。在头痛发生前或发作时可伴有神经、精神功能障碍。据研究显示，偏头痛患者比一般人更容易发生大脑局部损伤，进而引发脑卒中。其偏头痛的次数越多，大脑受损伤的区域会越大。此病的发病因素有精神心理压力大、情绪抑郁或情绪变化剧烈，睡眠不足、睡眠过多、睡眠不规律等，风、寒、湿、热等气候及剧烈的天气变化也易诱发偏头疼。

对症食疗餐

1. 天麻川芎鱼头汤：鲢鱼头半个，干天麻 5 克，川芎 5 克，盐适量。将鲢鱼头处理干净，斩块；干天麻、川芎分别用清水洗净，浸泡备用；锅洗净，置于火上，注入适量清水，下入鲢鱼头、天麻、川芎煲至熟；最后放盐调味即可。本品具有息风止痉、祛风通络、行气活血的作用，比较适合帕金森病、动脉硬化、脑卒中伴半身不遂以及肝阳上亢引起的头痛眩晕等患者食用。

2. 蒜蓉丝瓜：丝瓜 300 克，蒜 20 克，盐 5 克，味精、生抽、油各适量。将丝瓜去皮后洗净，切成块状，排入盘中；蒜去皮，剁成蓉，下入油锅中爆香，再加盐、味精、生抽拌匀，舀出淋于丝瓜上；丝瓜入锅蒸 5 分钟即可。本品能祛风化痰、通经络、行血脉、调节血脂、血压、血糖，对血淤头痛有一定的食疗作用。

宜吃食物

○宜 枸杞子、海参、地龙、全蝎、延胡索、黄精、决明子、天麻、灵芝、何首乌、香附、佛手、黑芝麻、大豆、南瓜、兔肉、芦笋等

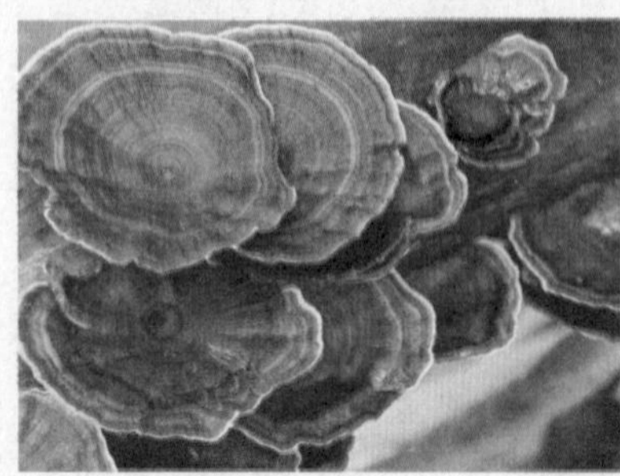

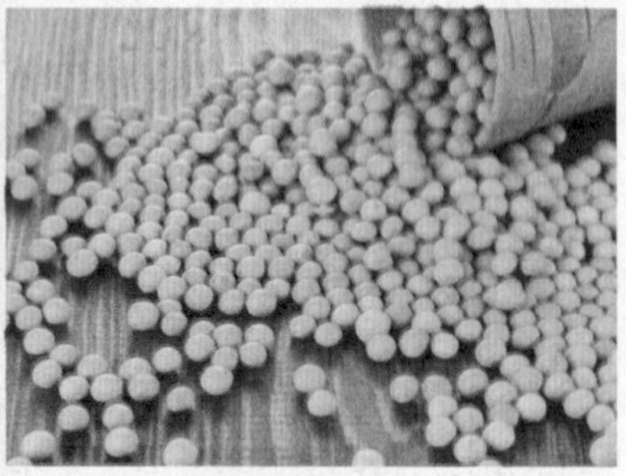

高血压

病症说明

高血压是指在静息状态下动脉收缩压和(或)舒张压增高，常伴有心、脑、肾、视网膜等器官功能性或者器质性病变以及脂肪和糖代谢紊乱等现象。按血压值的高低分为正常血压、临界高血压和诊断高血压。正常血压：收缩压在约120毫米汞柱或以下，舒张压在约80毫米汞柱或以下，而又非低血压者，应视为正常血压；临界高血压：收缩压在120～139毫米汞柱，舒张压在80～89毫米汞柱；确诊高血压：收缩压达到或超过约140毫米汞柱，舒张压达到或超过约90毫米汞柱。

对症食疗餐

1. 山楂绿茶饮：山楂片25克，绿茶2克，蜂蜜适量。将山楂片洗净；绿茶、山楂片入锅；加水煮沸，再加入蜂蜜即可。本品中山楂和绿茶均有降低人体胆固醇水平的作用，山楂还有明显扩张血管和降低血压的作用，常饮本品能有效地预防高血压以及动脉粥样硬化。

2. 芹菜百合：芹菜250克，百合100克，红椒30克，香油20毫升，盐适量。将芹菜洗干净，斜切成块；百合洗净；红椒洗净，切块；锅中水烧沸，放入切好的芹菜、百合、红椒汆水至熟，捞出沥干水分，装盘待用；加入香油和盐搅拌均匀即可食用。本品具有滋阴、降压、养心安神的功效，可改善高血压患者的睡眠状况。

宜吃食物

○ 宜 何首乌、女贞子、丹参、五加皮、山楂、黑芝麻、芦笋、洋葱、芹菜、蘑菇、玉米、绿豆、大豆、南瓜、莴笋、苹果等

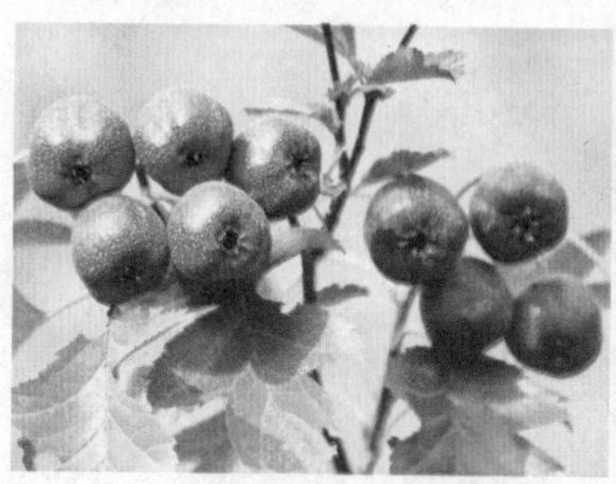

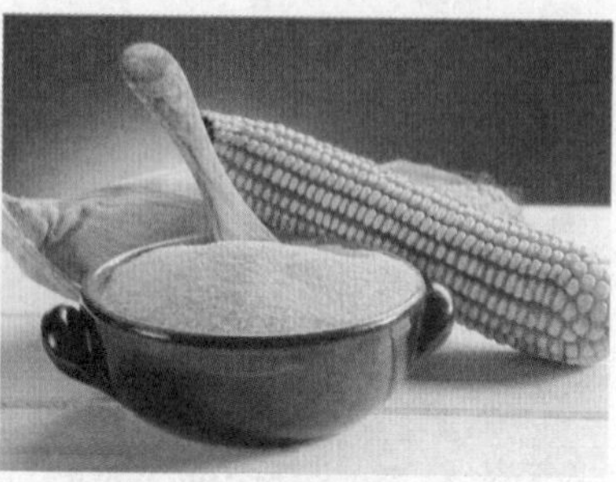

糖尿病

病症说明

糖尿病是由各种致病因子作用于机体导致胰岛功能减退、胰岛素抵抗等而引发的糖、蛋白质、脂肪、水和电解质等一系列代谢紊乱综合征，临床上以高血糖为主要特点。典型的糖尿病患者会出现“三多一少”：多食、多尿、多饮、身体消瘦。此外，还有眼睛疲劳、视力下降，手脚麻痹、发抖，夜间小腿抽筋，神疲乏力、腰酸等全身不适症状。导致糖尿病的原因大多数都是由不良的生活和饮食习惯造成的，如饮食习惯的变化、肥胖、体力活动过少和紧张焦虑，部分患者是因长期使用糖皮质激素药物引起。

对症食疗餐

1. 玉竹银耳枸杞子汤：银耳 30 克，枸杞子 20 克，玉竹 10 克。将玉竹、枸杞子分别洗净备用，银耳洗净泡发撕片；玉竹、银耳、枸杞子一起入沸水锅中；煮 10 分钟即可。本品滋阴润燥、生津止渴，适合胃热炽盛型的糖尿病患者食用。

2. 西芹炖南瓜：南瓜 200 克，西芹 150 克，姜片、葱段、盐、味精各适量。将西芹取茎洗净，切成菱形片；南瓜洗净，去皮、去瓤，切菱形片；西芹片、南瓜片一起下开水锅中汆水，然后捞出，沥干水分；最后将南瓜、西芹装入砂锅中，加适量水，中火炖 5 分钟，下入适量姜片、葱段、盐、味精即可。本品有降血糖、降压降脂、清热利尿的功效，糖尿病、高血压、高脂血症等患者可经常食用，还能有效预防心脑血管性疾病的发生。

宜吃食物

○宜　白术、何首乌、生地、女贞子、苦瓜、银耳、黑木耳、芹菜、柚子、黄瓜、洋葱、南瓜、番石榴、芝麻、菜心、玉米、花生仁等

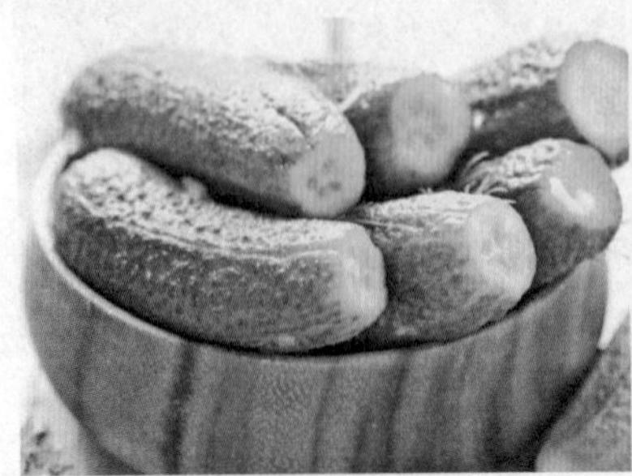

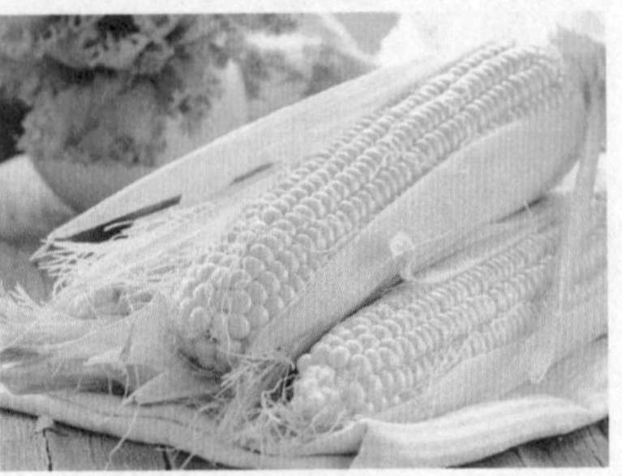

高脂血症

病症说明

高脂血症是血脂异常的通称，如果符合以下一项或几项，就患有高脂血症：总胆固醇、甘油三酯过高；低密度脂蛋白胆固醇过高；高密度脂蛋白胆固醇过低。高脂血症是一种常见病症，在中老年人当中发病率较高。高脂血症的发生与遗传因素、高胆固醇、高脂肪饮食有关，也可由于糖尿病、肝病、甲状腺疾病、肾病、肥胖、痛风等疾病引起。初期一般病情较隐匿，无明显症状，摄入过多脂肪后，严重者可出现腹痛、脾肿大等症状。此病的高发人群为：35岁以上经常高脂、高糖饮食者；长期吸烟者、酗酒者、不经常运动者；患有糖尿病、高血压、脂肪肝的患者。

对症食疗餐

1. 山药薏苡仁粥：糯米120克，山药80克，薏苡仁50克，盐3克，味精2克，葱花适量。山药洗净，去皮，切块；薏苡仁、糯米淘净，泡好；锅中注入水，下入薏苡仁、糯米、山药煮沸，再用中火煮30分钟；调入盐、味精调味，撒上葱花。本品适合肾虚、痰湿型高脂血症患者食用。

2. 冬瓜竹笋汤：冬瓜200克，竹笋100克，猪瘦肉30克，盐3克，香油适量。将猪瘦肉块浸泡至软化，挤干水分；冬瓜洗净，切片；竹笋洗净，切丝；置锅于火上，入清水，以大火煮沸，入所有材料小火煮沸，入香油、盐煮熟。本品具有减肥、降脂的功效。

宜吃食物

○宜 红枣、黑木耳、决明子、金银花、蒲黄、大黄、栀子、紫花地丁、魔芋、黄瓜、小米、小麦、薏苡仁、玉米、大豆、绿茶等

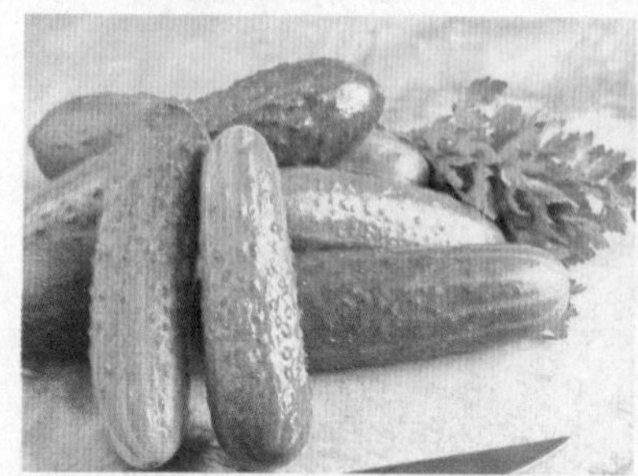

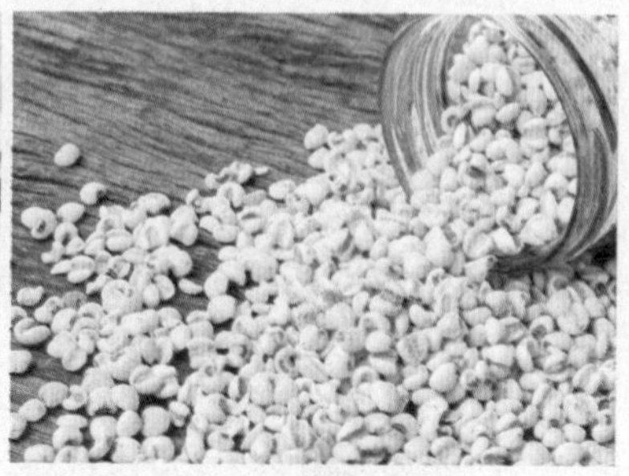

冠心病

病症说明

冠状动脉粥样硬化性心脏病，简称冠心病，是由于冠状动脉粥样硬化病变致使心肌缺血、缺氧的心脏病，冠心病分为心绞痛和心肌梗死。冠心病的主要病因是冠状动脉粥样硬化，但动脉粥样硬化的原因尚不完全清楚，可能是多种因素综合作用的结果。认为本病发生的危险因素有：年龄和性别，家族史，血脂异常。此外，高血压、糖尿病、吸烟、超重、肥胖、痛风、不运动等也是此病的高发因素。

对症食疗餐

1. 当归三七乌鸡汤：乌鸡肉 250 克，当归 20 克，三七 8 克，蚝油 5 毫升，生抽 2 毫升，盐适量。将当归、三七用水洗干净；用刀把三七砸碎；乌鸡洗干净，用刀斩成块，放入开水中煮 5 分钟，取出来过冷水；所有的原料放入炖盅中，加水，小火炖 3 个小时，放入盐、生抽、蚝油调味即可。本品有活血补血、行气止痛、去淤血、生新血的功效，适合心血淤阻型冠心病者食用。

2. 丹参山楂粥：大米 100 克，干山楂 30 克，丹参 20 克，冰糖 5 克，葱花适量。将大米洗净，放入水中浸泡；干山楂用温水泡后洗净；丹参洗净，用纱布袋装好扎紧封口，放入锅中加清水熬汁；锅置于火上，放入大米煮至七成熟，放入山楂、倒入丹参汁煮至粥将成，放冰糖调匀，撒上葱花便可。本品能活血化淤、降压降脂、消食化积，适合淤血阻滞型的冠心病患者食用。

宜吃食物

○宜 红枣、丹参、三七、当归、延胡索、益母草、香附、郁金、枸杞子、黑木耳、洋葱、猪心、脱脂牛奶、豆及豆制品、黑芝麻等

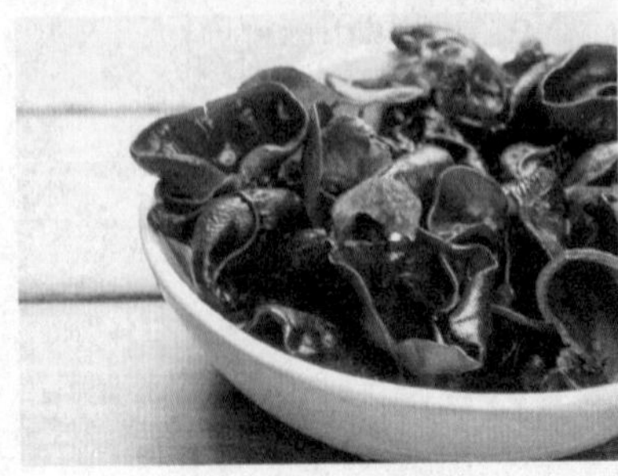

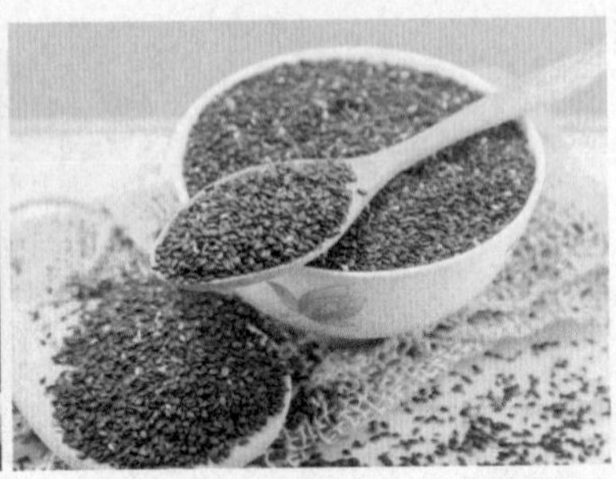

心律失常

病症说明

心律失常指心律起源部位、心博频率与节律或冲动传导等发生异常，即心脏的跳动速度或节律发生改变。此病可由冠心病、心肌病、心肌炎、风湿性心脏病等引起。另外，电解质或内分泌失调、麻醉、低温、胸腔、心脏手术、药物作用和中枢神经系统疾病等也是引起心律失常的原因。心律失常是一种自觉心脏跳动的不适感或心慌感。当心率加快时感到心脏跳动不适，心率缓慢时感到搏动有力。

对症食疗餐

1. 鲜莲子排骨汤：排骨 200 克，新鲜莲子 150 克，巴戟天 5 克，姜、盐各适量。将莲子泡发去心；排骨洗净，剁成小段；姜洗净切成小片；巴戟天洗净切成小段；锅中加水烧沸，下入排骨段汆水后捞出；排骨、莲子、巴戟天、姜放入汤煲，加适量水，大火烧沸后以小火炖 45 分钟，加盐调味即可。排骨、莲子、巴戟天三者合用，对失眠、多梦、身体虚弱、心律失常的患者有一定的食疗作用。

2. 酸枣仁莲子茶：干莲子 20 克，酸枣仁 10 克，冰糖 10 克。将干莲子泡水 10 分钟，酸枣仁入棉布袋内备用；莲子沥干水分后放入锅中，再放入酸枣仁袋，加入适量清水，以大火煮沸，再转小火续煮 20 分钟，关火，取出布袋；加入冰糖搅拌至融化，滤取茶汁即可（莲子也可食用）。本品具有养心安神的功效，对心律失常患者有一定的食疗效果。

宜吃食物

○宜 天麻、何首乌、绞股蓝、白果、莲子、白术、茯神、远志、钩藤、万年青、酸枣仁、柏子仁、红枣、荞麦、猪心、菠菜等

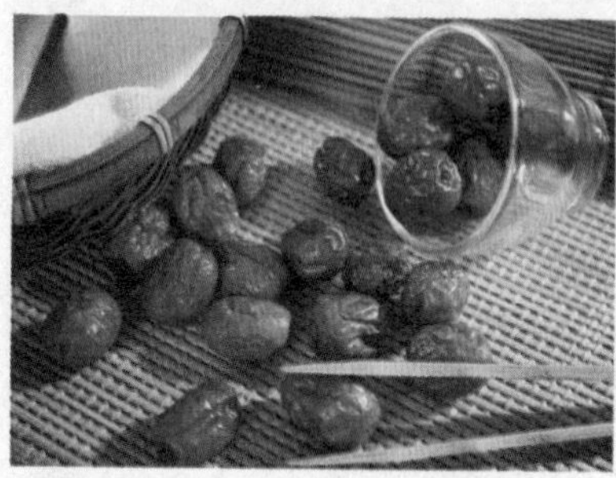

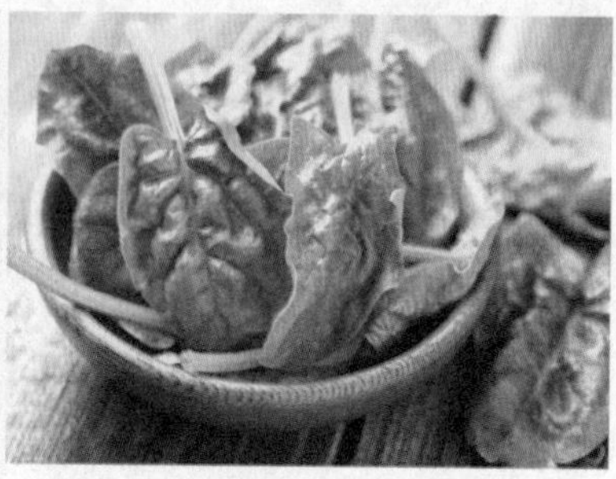

脑梗死

病症说明

脑梗死是指脑动脉出现粥样硬化和形成血栓，使管腔狭窄甚至闭塞，导致脑组织缺血、缺氧、坏死。引起脑梗死的主要因素包括：遗传、高血压、冠心病、糖尿病，肥胖、高脂血症等。此病一般在安静休息时发病，有部分患者在一觉醒来后，出现口眼歪斜、半身不遂、流口水等症状，这些是脑梗死的先兆。脑梗死的梗死部位以及梗死面积不同，表现出来的症状也会有所不同。有家族病史者和高血压、糖尿病、高脂血症、肥胖者以及大量吸烟者、年纪较大者为此病的高危人群。

对症食疗餐

1. 天麻川芎枣仁茶：枣仁 10 克，天麻 6 克，川芎 5 克。将天麻洗净，用淘米水泡软后切片；川芎、枣仁洗净；川芎、枣仁、天麻一起放入碗中，冲入开水，加盖闷 10 分钟后即可饮用。本品具有行气活血、平肝潜阳的功效，适合高血压、高脂血症、动脉硬化症、脑梗死等患者食用，症见头痛、头晕、四肢麻痹等。

2. 桂枝莲子粥：大米 100 克，莲子 30 克，桂枝 20 克，地龙 10 克，白糖 5 克。将大米洗干净，用清水浸泡；桂枝洗净，切小段；莲子、地龙洗净备用；锅置于火上，注入清水，放入大米、莲子、地龙、桂枝熬煮至米烂；放入白糖稍煮，调匀便可。本品具有温通经络、熄风止痉的作用，适合风痰阻络的脑梗患者食用。本品还适合冠心病以及心律失常的患者食用。

宜吃食物

宜 葛根、杏仁、丹参、红花、决明子、无花果、玉米、香蕉、苹果、海带、豆腐、大豆、紫菜、蓝莓、葡萄、奶制品、蜂蜜等

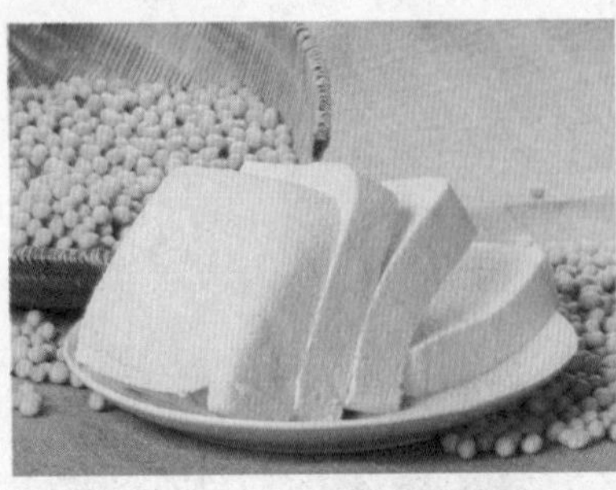

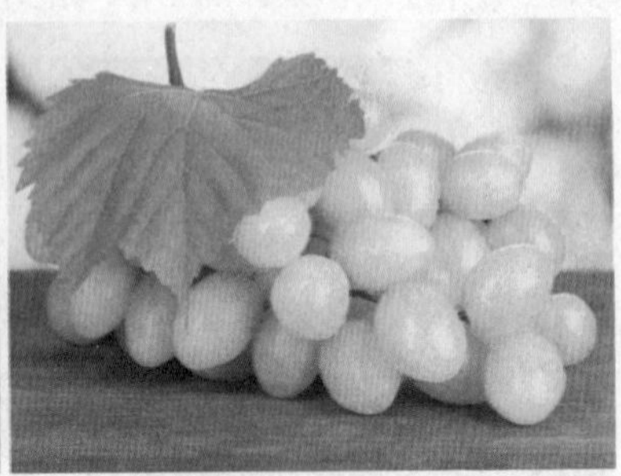

慢性支气管炎

病症说明

慢性支气管炎是由于感染或非感染因素引起气管、支气管黏膜及其周围组织的慢性非特异性炎症。临床出现有连续2年以上，每次持续3个月以上的咳嗽、咳痰或气喘等症状。化学气体如二氧化氮、二氧化硫等烟雾，对支气管黏膜有刺激和细胞毒性作用。吸烟为慢性支气管炎最主要的发病因素。呼吸道感染是慢性支气管炎发病和加剧的另一个重要因素。

对症食疗餐

1. 桑白杏仁茶：绿茶12克，桑白皮10克，杏仁10克，枇杷叶10克，红糖适量。将杏仁用清水洗净，捣碎备用；桑白皮、绿茶、杏仁碎、枇杷叶分别用清水洗净，一起放入洗净的锅中，注入适量清水，煎汁，去渣；再加入红糖，即可饮服。本品具有泻肺平喘、止咳化痰的功效，适合慢性支气管炎患者食用。

2. 半夏桔梗薏苡仁汤：薏苡仁50克，半夏10克，桔梗10克，百合、冰糖各适量。将半夏、桔梗、百合用水略冲洗；半夏、桔梗、薏苡仁、百合一起入锅，加1000毫升水煮至薏苡仁熟烂；加入冰糖调味即可。本品具有燥湿化痰、理气止咳的功效，适合痰湿蕴肺型的慢性支气管炎患者食用。

3. 莲子百合瘦肉汤：猪瘦肉200克，莲子30克，百合25克，盐适量。将猪瘦肉洗净，切小片；莲子、百合洗净备用。将猪瘦肉、莲子和百合一起入锅，加水煲熟，加盐调味。每日1次，连服数日。本品适合慢性支气管炎患者食用。

宜吃食物

○宜 黄芪、桑白皮、金橘、川贝、鱼腥草、人参、花生、白果、山药、无花果、银耳、柚子、板栗、猪肺、鸡蛋、鸡肉等

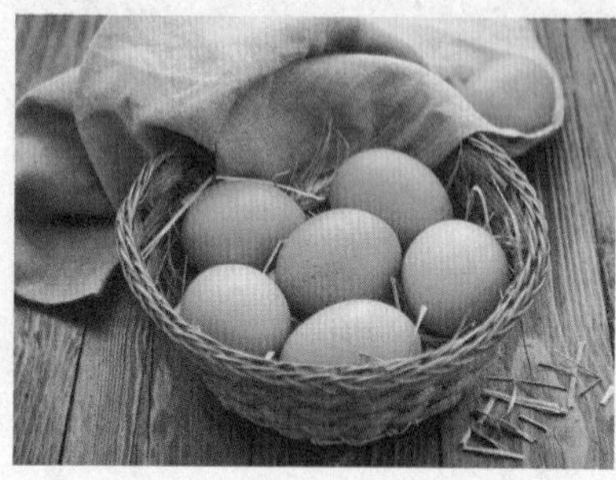

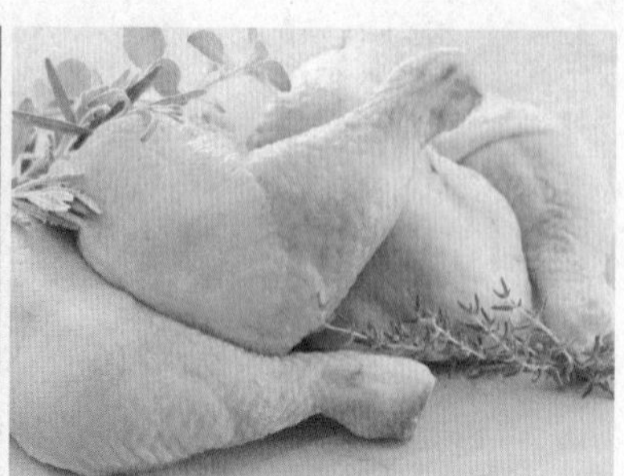

慢性咽炎

病症说明

慢性咽炎为咽部黏膜、黏膜下及淋巴组织的弥漫性炎症，常为上呼吸道炎症的一部分。其主要症状有患者自感咽部不适，咽干咳嗽等。咽炎多由病毒和细菌感染引起，主要致病菌为链球菌、葡萄球菌和肺炎球菌等。此症好发于长期吸烟者、长期遭受有害气体刺激者、多语、嗜酒或夜生活过度者。鼻疾病、扁桃体炎、龋病、粉尘、化学气体、烟酒过度以及贫血、便秘、肝脏病、肾脏病也都可引起咽炎。

对症食疗餐

1. 罗汉果瘦肉汤：猪瘦肉 500 克，罗汉果 1 个，枇杷叶 15 克，盐适量。将罗汉果洗净，打成碎块；枇杷叶洗净，浸泡 30 分钟；猪瘦肉洗净，切块；加入2000毫升水煮沸后加入罗汉果、枇杷叶、猪瘦肉，大火煲开后，改用小火煲 2 个小时，加盐调味即可。本品能清肺降气、化痰，主治百日咳、痰火咳嗽、血燥便秘等症；可辅助治疗肺炎、急性扁桃体炎等病症；对慢性咽炎患者有益。

2. 玄参萝卜清咽露：白萝卜 300 克，蜂蜜 30 毫升，黄酒 20 毫升，玄参 15 克。将白萝卜洗净，切成薄片；玄参洗净，用黄酒浸润备用；用碗 1 个，放入 2 层萝卜，再放入 1 层玄参，淋上蜂蜜 10 毫升，黄酒 5 毫升；如此放置4层，余下的蜂蜜加冷水 20 毫升，倒入碗中，大火隔水蒸 2 个小时即可。本品可清热利嗓、滋阴生津、化痰清热，对慢性咽炎、咽喉干燥等症均有食疗效果。

宜吃食物

○ 宜 玉竹、麦冬、玄参、银耳、黑木耳、猕猴桃、菌菇类、雪梨、火龙果、柚子等

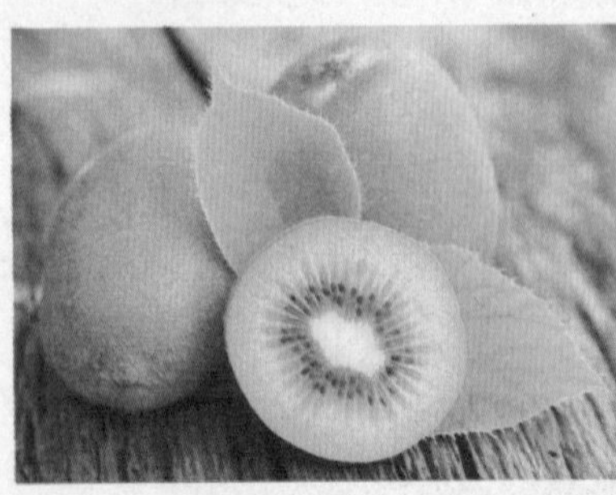

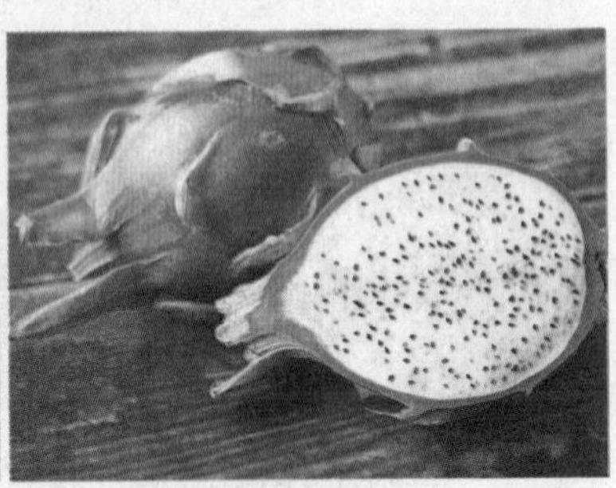

脂肪肝

病症说明

脂肪肝是指由各种原因引起的肝细胞内脂肪堆积过多。多发于肥胖者、过量饮酒者、缺少运动者、慢性肝病患者及中老年内分泌失调患者。一般而言，脂肪肝属可逆性疾病，早期诊断并及时治疗常可恢复正常。发病原因为：①长期饮酒，致使肝内脂肪氧化减少。②长期摄入高脂饮食或长期大量吃糖、淀粉等碳水化合物，使肝脏脂肪合成过多。③肥胖，缺乏运动，使肝内脂肪堆积过多。④糖尿病、肝炎等疾病所致。⑤某些药物引起的急性或慢性肝损害。

对症食疗餐

1. 决明子粥：大米100克，决明子10克，盐2克，葱适量。将大米洗净泡发；决明子洗净；葱洗净切葱花；锅置火上，倒入清水，放入大米，以大火煮至米粒开花；加入决明子煮至粥呈浓稠状，调入盐拌匀，再撒上葱花即可。本品具有清热平肝、润肠通便的功效，适宜于脂肪肝患者食用，还可有效抑制口腔细菌，对口腔溃疡有好的防治作用。

2. 泽泻枸杞子粥：大米80克，泽泻5克，枸杞子5克，盐1克。将大米洗净泡发；枸杞子洗净；泽泻洗净，加水煮好，取汁待用；锅置于火上，加入适量清水，放入大米、枸杞子以大火煮开；再倒入熬煮好的泽泻汁，以小火煮至浓稠状，调入盐拌匀即可。三者搭配合用，能利小便、清湿热、降脂瘦身的功效，适合脂肪肝、小便不畅、肥胖的患者食用。

宜吃食物

○宜 丹参、郁金、干贝、黑芝麻、黑木耳、黄瓜、上海青、冬瓜、菠菜、玉米、燕麦、海带、苹果、牛奶、红薯、豆腐、薏苡仁等

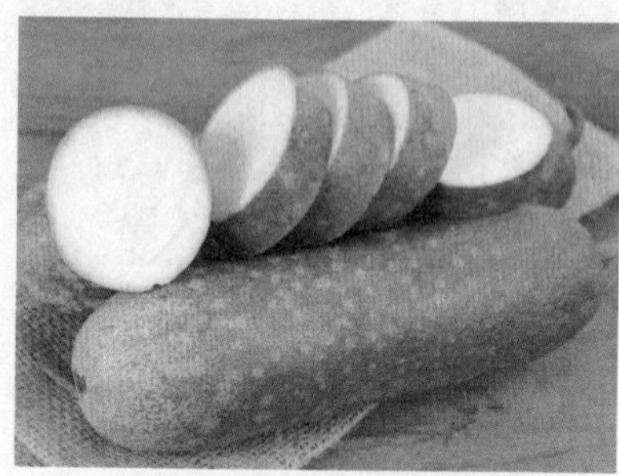

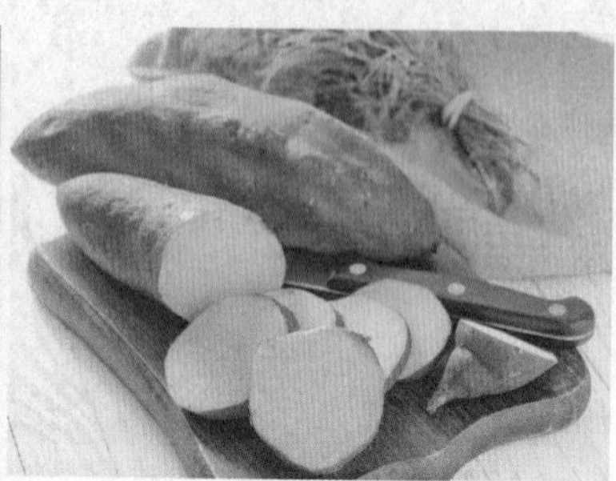

肝硬化

病症说明

肝硬化是指由于多种有害因素长期反复作用于肝脏，导致肝组织弥漫性纤维化，以假小叶和再生结节的形成为特征的慢性肝病。发病高峰年龄在35～48岁，长期酗酒、患有病毒性肝炎、有营养障碍等是肝硬化的高发人群。引起肝硬化的病因很多，不同地区的主要病因也不同。我国以肝炎病毒性肝硬化为多见，其次为血吸虫病肝纤维化，酒精性肝硬化亦逐年增加。此外，长期嗜酒、饮食不节、营养不良、大量用药等也是常见病因。

对症食疗餐

1. 猪苓垂盆草粥：大米35克，垂盆草30克，猪苓10克，冰糖8克。先将垂盆草、猪苓分别用清水洗净，一起放入锅中，加入适量清水煎煮10分钟左右，捞出垂盆草、猪苓，取药汁备用；另起锅，将药汁与淘洗干净的大米一同放入锅中，加水煮成稀粥；最后加入冰糖即成。本品具有利湿退黄、清热解毒的功效，对病毒性肝炎、黄疸、肝功能异常、肝硬化腹水等症有食疗作用。

2. 山药枸杞子炖甲鱼：甲鱼250克，山药30克，枸杞子20克，红枣15克，姜10克，盐适量。将山药去皮洗净，用水浸30分钟；枸杞子、红枣洗净；姜洗净切片；甲鱼用热水焯烫后宰杀，洗净切块；全部材料放入炖盅内；加入适量开水，炖盅加盖，小火炖2个小时，调入盐即可。本品具有软坚散结、滋阴利水、益气健脾的功效，能保肝抗癌，改善患者的体虚症状。

宜吃食物

○宜 泽泻、茵陈、龙胆草、垂盆草、西洋参、赤小豆、青菜、香菇、鲫鱼、泥鳅、鲤鱼、蜂蜜、猪瘦肉、谷类、乳制品、鸡蛋等

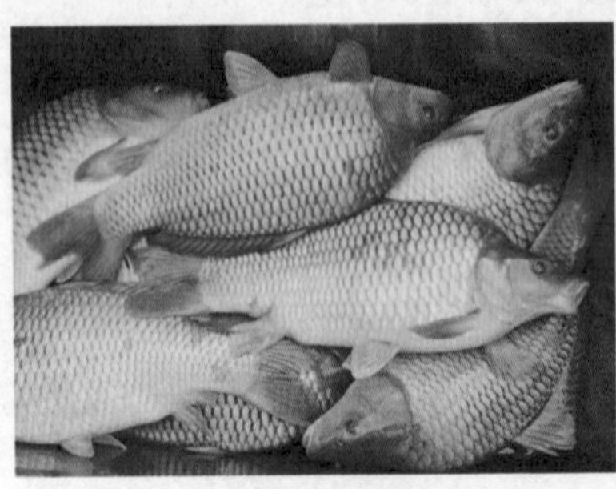

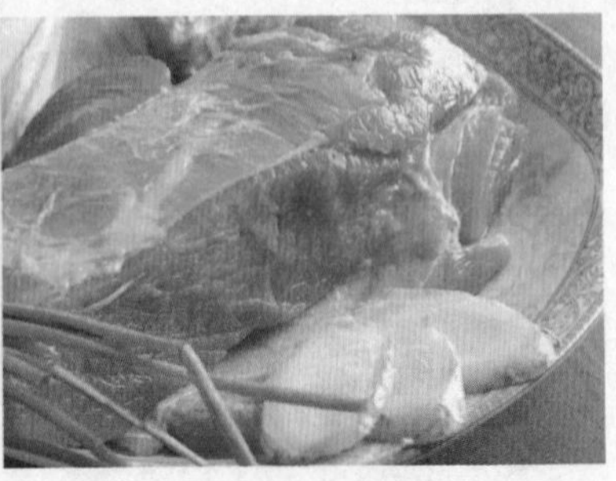

骨质疏松

病症说明

骨质疏松可分为原发性骨质疏松症和继发性骨质疏松症，原发性骨质疏松症主要是骨量低和骨的微细结构破坏，骨组织的矿物质和骨基质均有减少，导致骨的脆性增加和容易发生骨折。原发性骨质疏松症和内分泌因素、遗传因素、营养因素、废用因素等有关。因为饮食、生活习惯、周围环境、情绪等的影响，人的体液很多时候都会趋于酸性，酸性体质是钙质流失、骨质疏松的重要原因。随着年龄的增长，钙调节激素的分泌失调致使骨代谢紊乱，很容易导致继发性骨质疏松。

对症食疗餐

1. 板栗玉米排骨汤：猪排骨 350 克，玉米棒 200 克，高汤 100 毫升，板栗 50 克，葱花、姜末各 5 克，油、盐各适量。将猪排骨剁成小块，汆水；玉米棒洗净，切块；板栗洗净，备用；净锅上火，倒入油，将葱、姜爆香，下入高汤、猪排骨、玉米棒、板栗，调入盐煲熟即可。本品可补肾壮骨、补充钙质，缓解骨质疏松的症状。

2. 黑豆猪皮汤：猪皮 200 克，黑豆 50 克，红枣 10 枚（去核），盐、鸡精各适量。将猪皮刮干净，入开水汆烫，待冷却之后，切块；黑豆、红枣分别用清水洗净，泡发 30 分钟，放入砂锅里，加适量水，煲至豆烂；加猪皮煲 30 分钟，直到猪皮软化，便可加入适量盐、鸡精，用勺子搅拌均匀即可。本品适合骨质疏松、腰椎间盘突出、皮肤粗糙的患者食用。

宜吃食物

○宜 龙骨、牡蛎、虾米、紫石英、人参、黑木耳、黑芝麻、牛奶、螃蟹、鸡蛋、奶酪、鸡肝、鱼肝油、沙丁鱼、鳜鱼、紫菜、海带等

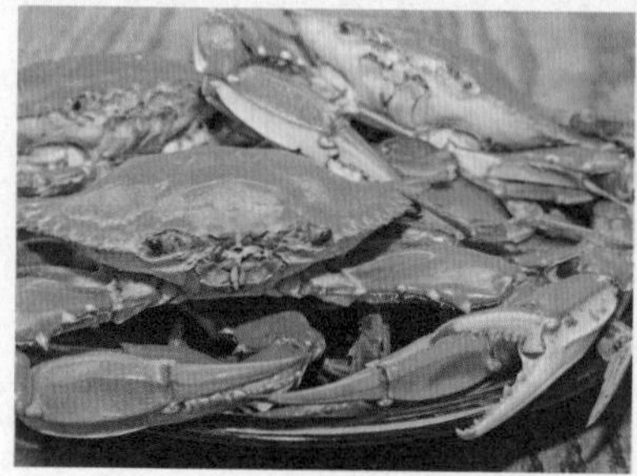

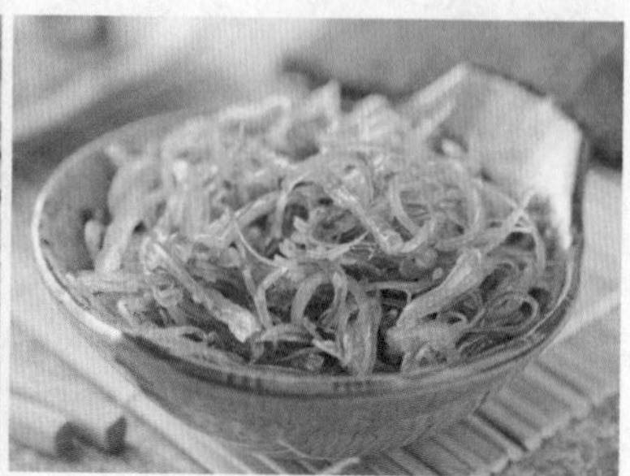

骨质增生

病症说明

骨质增生是骨关节退行性改变的一种表现，可分为原发性和继发性两种，多发生于45岁以上的中年人或老年人，男性多于女性。多由于中年以后体质虚弱及退行性病变，长期站立或行走及长时间保持某种姿势，肌肉的牵扯或撕脱，血肿机化，形成刺状或唇样的骨质增生。骨刺对软组织产生机械性的刺激和外伤后软组织损伤、出血、肿胀等因素也会导致骨质增生。

对症食疗餐

1. 补骨脂红枣粥：糯米100克，补骨脂20克，红枣6枚。将补骨脂用水煎15分钟取汁；糯米中加入药汁、红枣，煮成粥即可，趁热分2次服用。本品对骨质增生有一定的食疗效果。

2. 三七香菇炖鸡：鸡肉500克，香菇30克，红枣20克，三七12克，姜丝、蒜泥、盐各适量。将三七洗净；香菇洗净，以温水泡发；鸡肉洗净，斩件；红枣洗净；所有材料放入砂煲中，加入姜丝、蒜泥，注入适量水，小火炖至鸡肉烂熟，加盐调味即可。本品对骨质增生引起的关节压痛、肢体麻木有疗效。

3. 肉桂白芷百合饮：百合50克，白芷25克，肉桂20克，白糖15克。将肉桂、白芷、百合洗净，再将肉桂、白芷入锅，加500毫升清水，大火煮开5分钟，转小火煮30分钟，去渣取汁。将药汁加入百合、白糖、450毫升清水，大火煮开5分钟，转小火煮30分钟，分次饮服。本品适合腰椎骨质增生患者饮用。

宜吃食物

○ 宜 冬虫夏草、枸杞子、山药、西洋参、板栗、黑豆、鳝鱼、猪腰、羊腰、菠菜、洋葱、海带、鱼、鸡、猪瘦肉、牛奶、鸡蛋等

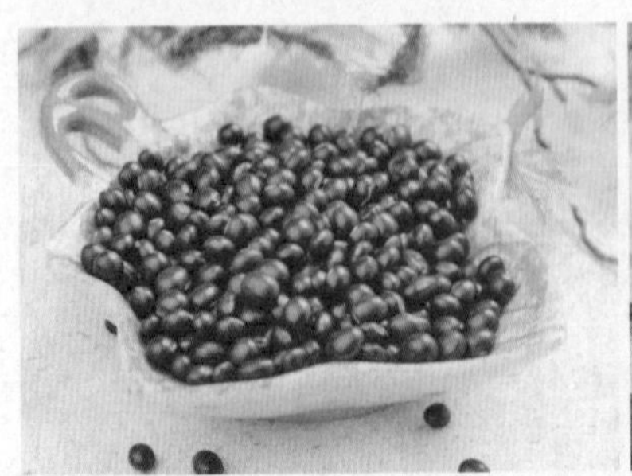

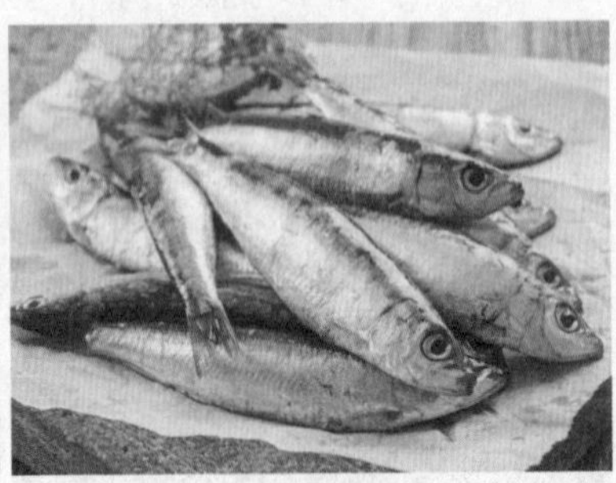

风湿性关节炎

病症说明

风湿性关节炎是一种常见的急性或慢性结缔组织炎症，临床以关节和肌肉游走性酸楚、重著、疼痛为特征。常反复发作，易累及心脏，引起风湿性心脏病。此病多发于中老年人，男性多于女性。致病因素较为复杂，最常见的病因主要是自身免疫性结缔组织病以及遗传因素。风湿出现之前会出现不规则的发热现象，不会出现寒战，并且用抗生素治疗无效。关节红、肿、热、痛明显，不能活动，发病部位常常是膝、髋、踝等下肢大关节，其次是肩、肘、腕关节，手足的小关节少见。

对症食疗餐

1. 土茯苓鳝鱼汤：鳝鱼 120 克，蘑菇 100 克，土茯苓 10 克，赤芍 10 克，当归 10 克，米酒 10 毫升，盐适量。将鳝鱼洗净，切小段；当归、土茯苓、赤芍、蘑菇洗净；全部原材料放入锅中，以大火煮沸后转小火续煮 20 分钟；加入盐、米酒。本品对湿热痹痛型风湿性关节炎有食疗疗效。

2. 莲藕赤小豆汤：莲藕 300 克，猪瘦肉250克，赤小豆50克，蒲公英10克，姜丝、葱末、料酒、盐、味精、香油各适量。将猪瘦肉洗净，切块；莲藕去节，去皮，洗净后切段；赤小豆去杂质，洗净备用；蒲公英洗净，用纱布包好，扎紧；锅内加适量水，放入猪瘦肉、莲藕、赤小豆、料酒、姜丝、葱末，大火烧沸，用小火煮 1 个小时；加入蒲公英包煎 10 分钟后取出丢弃，加入盐、味精、香油即成。本品对风湿性关节炎有一定的食疗作用。

宜吃食物

○宜 肉桂、附子、党参、番茄、甘蔗、西瓜、莲藕、赤小豆、丝瓜、绿豆、土豆、红薯、白菜、苹果、牛奶、玉米、菜花等

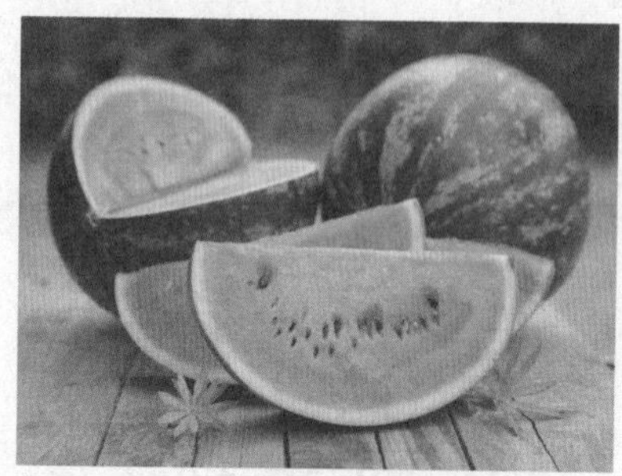

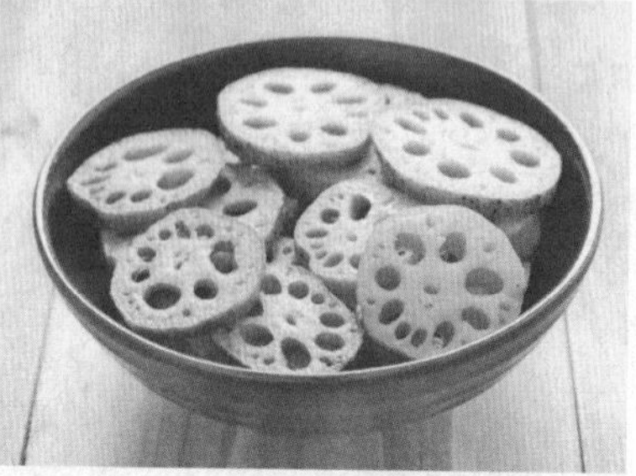

肩周炎

病症说明

肩周炎是肩关节周围肌肉、肌腱、滑囊和关节囊等软组织的慢性无菌性炎症。炎症导致关节内外粘连，从而影响肩关节的活动。本病多发于40岁以上人群，多发于中老年男性。多因年老体衰，全身退行性病变，活动功能减退，气血不旺盛，肝肾亏虚，复感风寒湿邪的侵袭，久之筋凝气聚、气血凝涩、筋脉失养、经脉拘急而发病。肩关节疼痛难耐、活动受限，严重者影响日常生活。

对症食疗餐

1. 散寒排骨汤：排骨250克，党参15克，柴胡10克，羌活5克，独活5克，川芎5克，细辛5克，茯苓5克，甘草5克，枳壳5克，干姜5克，盐适量。将所有药材洗净煎汁，留汁备用；排骨斩块，入沸水中汆烫，捞起冲净，放入炖锅，加药汁，再加水至盖过材料，以大火煮开，转小火炖约30分钟，加盐调味即可。本品具有祛湿散寒、理气止痛的功效，适合肩周炎、风湿性关节炎、风湿夹痰者食用。

2. 木瓜银耳猪骨汤：猪骨150克，木瓜100克，银耳10克，香油4毫升，盐适量。将木瓜去皮，洗净切块；银耳洗净，泡发撕片；猪骨洗净，斩块；热锅入水烧沸，下入猪骨，煲尽血水，捞出洗净；猪骨、木瓜放入瓦煲，注入水，大火烧沸后下入银耳，改用小火炖煮2个小时，加盐、香油调味即可。本品能祛风除湿、通经络，对腰椎间盘突出症、肩周炎患者有一定的食疗效果。

宜吃食物

○宜 丹参、当归、鸡血藤、蕲蛇、蚕沙、川乌、肉桂、青风藤、红枣、阿胶、木瓜、狗肉、桑葚、葡萄、板栗、黄鳝、鲤鱼、牛肝等

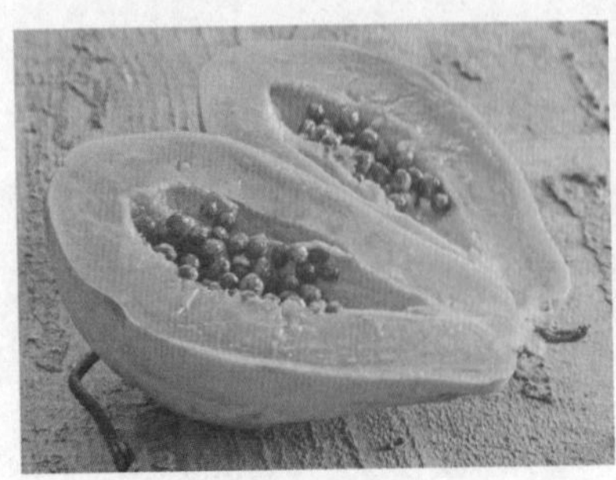

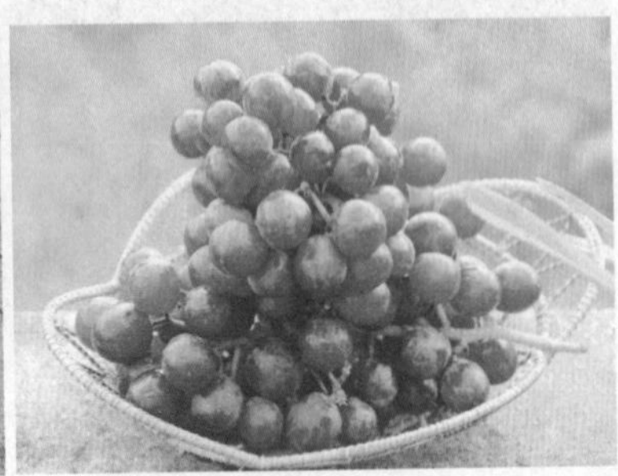

脱发症

病症说明

脱发是指头发脱落的现象。正常脱落的头发都是处于退行期及休止期的毛发，进入退行期与新进入生长期的毛发不断处于动态平衡。病理性脱发是指头发异常或过度的脱落。脱发的主要症状是头发油腻，或焦枯发蓬，没有光泽，有淡黄色的鳞屑固着难脱，或灰白色鳞屑飞扬，自觉瘙痒。引起脱发的原因有很多，主要有：①病理性原因，由于病毒、细菌、高热使毛母细胞受到损伤。②物理性原因，空气污染物堵塞毛囊导致的脱发。③化学性原因，有害化学物质对头皮组织毛囊细胞的损害导致脱发。④营养性原因，消化吸收机能障碍造成营养不良导致脱发。

对症食疗餐

1. 何首乌黑豆乌鸡汤：乌鸡1只，黑豆50克，何首乌15克，红枣10克，黄酒、葱段、姜片、盐、葱花各适量。将乌鸡处理干净，斩件；何首乌、黑豆、红枣均洗净；乌鸡、何首乌、黑豆、红枣、黄酒、葱段、姜片及盐加水烧沸后，改用小火煨至鸡肉熟烂；加葱花调味即可。本品有乌发防脱的功效，适合头发早白、脱发患者食用。

2. 胡桃芝麻糊：核桃仁50克，芝麻50克，白糖适量。将核桃仁洗净；芝麻去杂质，洗净备用；核桃仁、芝麻放入豆浆机内，加水适量，搅打成糊；加入白糖，搅拌均匀即可。本品能滋补肝肾、乌发防脱，对肾气亏虚引起的脱发、须发早白等症有食疗效果。

宜吃食物

○宜 黑芝麻、菟丝子、肉苁蓉、枸杞子、杜仲、女贞子、牡蛎、核桃、黑米、莴笋、猪腰、羊腰、海带、葡萄、柿子、板栗、花生等

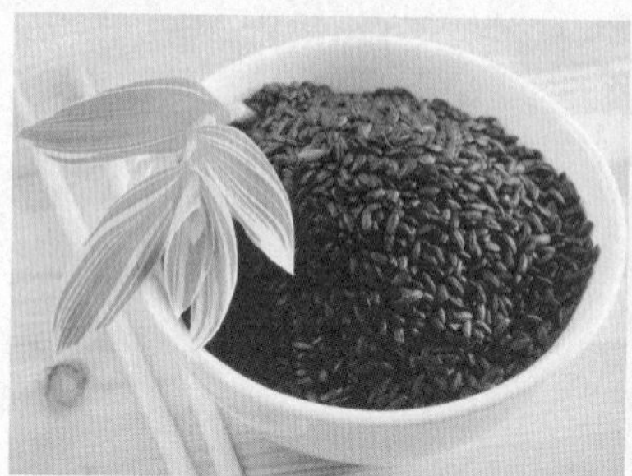

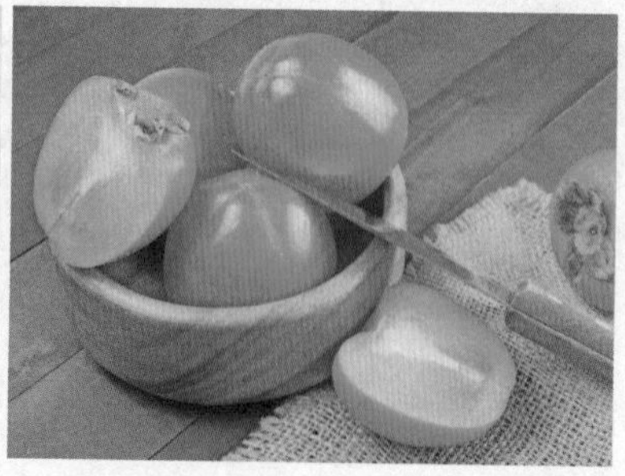